全国中医药行业中等职业教育"十三五"规划教材

内科学基础

（第二版）

（供中医、农村医学、中医康复保健、药剂、医学检验技术专业用）

主编 ◎ 张 霞

中国中医药出版社
·北 京·

图书在版编目（CIP）数据

内科学基础 / 张霞主编 .—2 版 .— 北京：中国中医药出版社，2018.12（2022.1重印）

全国中医药行业中等职业教育"十三五"规划教材

ISBN 978-7-5132-5110-5

Ⅰ.①内… Ⅱ.①张… Ⅲ.①内科学—中等专业学校—教材 Ⅳ.① R5

中国版本图书馆 CIP 数据核字（2018）第 153020 号

中国中医药出版社出版

北京经济技术开发区科创十三街 31 号院二区 8 号楼

邮政编码 100176

传真 010-64405721

山东百润本色印刷有限公司印刷

各地新华书店经销

开本 787×1092 1/16 印张 26.75 字数 546 千字

2018 年 12 月第 2 版 2022 年 1 月第 2 次印刷

书号 ISBN 978 – 7 – 5132 –5110-5

定价 85.00 元

网址 www.cptcm.com

社 长 热 线 010-64405720

购 书 热 线 010-89535836

维 权 打 假 010-64405753

微信服务号 zgzyycbs

微商城网址 https://kdt.im/LIdUGr

官 方 微 博 http://e.weibo.com/cptcm

天猫旗舰店网址 https://zgzyycbs.tmall.com

如有印装质量问题请与本社出版部联系（010-64405510）

中医药职业教育是我国现代职业教育体系的重要组成部分，肩负着培养新时代中医药行业多样化人才、传承中医药技术技能、促进中医药服务健康中国建设的重要职责。为贯彻落实《国务院关于加快发展现代职业教育的决定》（国发〔2014〕19号）、《中医药健康服务发展规划（2015—2020年）》（国办发〔2015〕32号）和《中医药发展战略规划纲要（2016—2030年）》（国发〔2016〕15号）（简称《纲要》）等文件精神，尤其是实现《纲要》中"到2030年，基本形成一支由百名国医大师、万名中医名师、百万中医师、千万职业技能人员组成的中医药人才队伍"的发展目标，提升中医药职业教育对全民健康和地方经济的贡献度，提高职业技术院校学生的实际操作能力，实现职业教育与产业需求、岗位胜任能力严密对接，突出新时代中医药职业教育的特色，国家中医药管理局教材建设工作委员会办公室（以下简称"教材办"）、中国中医药出版社在国家中医药管理局领导下，在全国中医药职业教育教学指导委员会指导下，总结"全国中医药行业中等职业教育'十二五'规划教材"建设的经验，组织完成了"全国中医药行业中等职业教育'十三五'规划教材"建设工作。

中国中医药出版社是全国中医药行业规划教材唯一出版基地，为国家中医中西医结合执业（助理）医师资格考试大纲和细则、实践技能指导用书、全国中医药专业技术资格考试大纲和细则唯一授权出版单位，与国家中医药管理局中医师资格认证中心建立了良好的战略伙伴关系。

本套教材规划过程中，教材办认真听取了全国中医药职业教育教学指导委员会相关专家的意见，结合职业教育教学一线教师的反馈意见，加强顶层设计和组织管理，是全国唯一的中医药行业中等职业教育规划教材，于2016年启动了教材建设工作。通过广泛调研、全国范围遴选主编，又先后经过主编会议、编写会议、定稿会议等环节的质量管理和控制，在千余位编者的共同努力下，历时1年多时间，完成了50种规划教材的编写工作。

本套教材由50余所开展中医药中等职业教育院校的专家及相关医院、医药企业等单位联合编写，中国中医药出版社出版，供中等职业教育院校中医（针灸推拿）、中药、护理、农村医学、康复技术、中医康复保健6个专业使用。

本套教材具有以下特点：

1. 以教学指导意见为纲领，贴近新时代实际

注重体现新时代中医药中等职业教育的特点，以教育部新的教学指导意

见为纲领，注重针对性、适用性以及实用性，贴近学生、贴近岗位、贴近社会，符合中医药中等职业教育教学实际。

2. 突出质量意识、精品意识，满足中医药人才培养的需求

注重强化质量意识、精品意识，从教材内容结构设计、知识点、规范化、标准化、编写技巧、语言文字等方面加以改革，具备"精品教材"特质，满足中医药事业发展对于技术技能型、应用型中医药人才的需求。

3. 以学生为中心，以促进就业为导向

坚持以学生为中心，强调以就业为导向、以能力为本位、以岗位需求为标准的原则，按照技术技能型、应用型中医药人才的培养目标进行编写，教材内容涵盖资格考试全部内容及所有考试要求的知识点，满足学生获得"双证书"及相关工作岗位需求，有利于促进学生就业。

4. 注重数字化融合创新，力求呈现形式多样化

努力按照融合教材编写的思路和要求，创新教材呈现形式，版式设计突出结构模块化，新颖、活泼，图文并茂，并注重配套多种数字化素材，以期在全国中医药行业院校教育平台"医开讲－医教在线"数字化平台上获取多种数字化教学资源，符合职业院校学生认知规律及特点，以利于增强学生的学习兴趣。

本套教材的建设，得到国家中医药管理局领导的指导与大力支持，凝聚了全国中医药行业职业教育工作者的集体智慧，体现了全国中医药行业齐心协力、求真务实的工作作风，代表了全国中医药行业为"十三五"期间中医药事业发展和人才培养所做的共同努力，谨此向有关单位和个人致以衷心的感谢！希望本套教材的出版，能够对全国中医药行业职业教育教学的发展和中医药人才的培养产生积极的推动作用。需要说明的是，尽管所有组织者与编写者竭尽心智，精益求精，本套教材仍有一定的提升空间，敬请各教学单位、教学人员及广大学生多提宝贵意见和建议，以便今后修订和提高。

国家中医药管理局教材建设工作委员会办公室

全国中医药职业教育教学指导委员会

2018 年 1 月

为适应内科学理论和临床研究迅速发展的形势，医学教育必须紧跟时代的步伐。《内科学基础》是全国中医药行业中等职业教育"十三五"规划教材。本教材编写坚持以基础理论、基本知识、基本技能为重心的"三基"原则，突出以医学生必须掌握的当前临床实用的内容为重点，凸显其作为医学生教材的特定要求，利于学生在今后的工作中更好地发挥中医药的优势，促进中医事业的蓬勃发展。

本教材共分为11个模块，每个模块均以常见病、多发病为重点编写，突出"必须、够用"原则。本教材特点为：①注重创新性：对某些名词及其定义做了必要的更新，同时增加新内容；②以学生为本：突出体现教材的适用性、实用性和针对性；③体现四个贴近：贴近学生现状，贴近社会需要，贴近岗位需求，贴近执业助理医师资格考试的需求；④体现针对性：参照内科疾病谱和临床多发病、常见病，在疾病上甄选；⑤体现学科进展：力求将公认的最新技术和最新方法予以阐述；⑥增加常见诊断参考值模块及内科专业英文单词，便于学生进一步学习，引导学生学习方式和学习效果的改变。

本教材由12位教师共同编写，具体分工如下：模块一由张霞和张铂威编写，模块二由张霞编写，模块三由李靖环编写，模块四由王亚丽编写，模块五由李彦娴编写，模块六由宋晶和尹淼编写，模块七由包春蕾编写，模块八由郑彬编写，模块九由井霖源编写，模块十由刘亚峰编写，模块十一由王晓芹编写。本教材由张霞统稿。

本教材在编写过程中，哈尔滨市卫生学校、山东中医药高等专科学校等单位对编写工作给予了大力支持，在此一并表示诚挚谢意。为编好本教材，全体编写人员秉承了严谨求实的精神和对教学高度负责的态度，不辞辛劳，倾注了大量的心血，高质量地完成了本教材的编写任务，在此谨向他们致敬。因时间仓促，本教材难免存在不足之处，敬请读者提出宝贵意见，以便再版时修订提高。

《内科学基础》编委会

2018年5月

目录

模 块 一

绪 论

【学习目标】

1. 掌握内科学的概念及内容。
2. 掌握内科学的进展。
3. 掌握内科学的学习方法。

一、内科学的概念及内容

内科学是研究内科疾病的病因、发病机制、临床表现、诊断、治疗与预防的一门临床医学基础学科。内科学所阐述的内容是临床医学各学科的基础，涉及面广、整体性强，并与各临床学科密切相关。

内科学是引导学生在已掌握基础医学、临床前期学科知识的基础上，从理论走向实践、从书本走向临床，帮助他们掌握为病人诊治疾病的实际本领，以利于学生在今后的临床、教学及科研工作中更好地发挥优势，促进医学事业的蓬勃发展。

本教材分为绪论、呼吸系统疾病、循环系统疾病、消化系统疾病、泌尿系统疾病、血液系统疾病、内分泌及代谢系统疾病、风湿性疾病、神经系统疾病、理化因素所致疾病、传染病，共 11 个模块。每个系统的具体内容包括概述、病因与发病机制、病理、临床表现、并发症、实验室及其他检查、诊断及鉴别诊断、治疗、预后和预防方面。内容力求反映近年来公认的新进展，选材的深度和广度力求符合本专业学生的实际需要，指导思想力求贯彻基础理论与临床实际相结合的原则。

内科学的核心就是教会学生以病人的主诉为中心，通过问诊和体格检查获取与其主诉相关的基本资料，并有的放矢地进行化验、影像学等辅助检查，然后综合各项结果，经过认真的鉴别诊断，提出诊断和治疗方法。每一环节都应贯穿医务人员的逻辑思维和缜密的分析、论证，是所有涉及临床学科的医务工作者都应学习和掌握的。

二、内科学的进展

内科疾病中慢性病多、老年病多、疑难杂症多、危重病多，以药物治疗为主，由于病程长，药物治疗显效慢，大部分疾病不能根治，常并发多脏器的损害，常给病人的躯体带来很大痛苦；病人患病后在各种需要得不到满足时，会产生一些不良的心理反应，如焦虑、恐惧、震惊、否定、怀疑与猜疑、抑郁、耻辱与犯罪感等。

躯体和心理的痛苦及社会支持系统的不完善严重影响着病人的健康。

（一）医学模式的转换

传统医学模式是"生物医学模式"（biomedical model），即以生物学为基础，重点在于诊断及防治疾病，这一医学模式忽略了心理、社会及环境等因素对人体的作用，随着社会的发展、认识的不断深化，人们发现在患病和治疗的过程中心理和社会因素的影响极为重要，与其密切相关的疾病的发生率和死亡率日益增加，因而逐渐转变为新的"生物－心理－社会医学模式"（bio-psycho-social medical model）。疾病防治的重点不仅仅是"病"，更包括"人"；不仅仅是传染病，更应重视与心理、社会和环境因素密切相关的非传染病（冠状动脉粥样硬化性心脏病、高血压、糖尿病、恶性肿瘤等）。最终目标是使人的身心处于更加良好的健康状态。因此，现代医学模式的产生，使治疗疾病的指导思想进展为从医病到医人；从局部到整体；从个体到群体；从治疗到预防、保健。内科疾病治疗的目标已不仅是治愈某一个疾病，还要促进康复、减少残疾、提高生活质量，同时重视生活方式、社会因素等长期的防治措施，才能进一步提高内科疾病的防治水平。

（二）循证医学的发展

循证医学（evidence-based medicine，EBM）是现代临床医学的重要发展趋势，强调临床医生要慎重、准确而明智地应用目前所能获得的最佳证据，将个人的临床经验与外部提供的客观资料相结合，为自己所面对的具体病人做出相对正确的处理决策。在过去的数十年中，循证医学的发展对临床医学产生了巨大的影响。循证医学的思想已被医学界、病人、各级政府及卫生部门所接受。目前，越来越多的系统评价（systematic review，SR）和大规模、多中心的随机对照试验（randomized controlled trial，RCT）为临床实践提供了可靠的依据，从而使循证医学成为临床医生对病人做出合理诊治方案的指导思想。近年来，国内外有关权威机构对许多常见病制定了相应的防治指南（如高血压病、冠状动脉粥样硬化性心脏病、支气管哮喘、慢性肾脏病、糖尿病和脑血管病等），"指南"集中反映了循证医学的观点，指导临床医生防治相关疾病。需强调指出的是循证医学只能是给临床医生提供重要的参考依据，它不能作为临床决策的唯一依据，更不能忽视医生对每一个具体病人的个体化分析。

（三）各专业学科的蓬勃发展

为了适应临床上对疾病诊断更加准确深入和治疗手段迅速发展的需要，现代内科学的专业化、专科化是必然趋势。由于遗传学、免疫学、内分泌学、细胞生物学、分子生物学、物质代谢等学科的进展，使很多疾病的病因和发病机制得以进一步阐明，并已深入到分子和基因水平。目前已发现数百种由于基因缺陷导致酶和其他蛋白质异常或缺乏而引发的遗传性疾病。而且，对自身免疫性疾病、原发性和获得性免疫缺陷及免疫调节异常疾病的发病机制有了进一步认识，如恶性肿瘤、风湿性疾病、部分慢性活动性肝炎、肾小球疾病、甲状腺功能亢进症等。

随着对疾病本质认识的不断深化，很多疾病的诊断标准、分型和分期得以更新修订，如糖尿病、高血压病、血脂异常等。由于医用生物化学、医用物理学、细胞生物学、分子生物学、现代免疫学、医学遗传学及计算机技术的渗透，内科学的实验室诊断方法亦随之迅速发展。酶学检查、酶联免疫吸附试验、基因诊断技术等的应用提高了检验的准确性和特异性。心、肺、脑、血压的电子监护系统的使用使我们能及时准确地掌握危重病人的病情变化。利用纤维内镜能直接观察、录像、采集标本（脱落细胞），进行活组织检查以明确诊断。应用三维立体成像和多普勒彩色血流显像的超声诊断技术、高精密度螺旋电子计算机 X 射线体层显像（CT）检查、磁共振体层显影（MRI）、数字减影法心血管造影及放射性核素检查等均能帮助提高内科疾病的诊断水平，血管内超声显像能显示血管壁结构的变化，弥补血管造影的不足。

新的有效药物不断涌现。受体学说的提出及对受体阻滞和神经介质的深入研究，导致从发病机制角度研制的新药不断问世，如 β 受体阻滞剂、H_2 受体阻滞剂、钙拮抗剂、血管紧张素转换酶抑制剂和血管紧张素 II 受体阻滞剂、质子泵阻滞剂等。对微生物致病机制和耐药性的深入探讨导致 β - 内酰胺类抗生素、喹诺酮类、抗病毒药物拉米夫定等药物问世，为抗感染治疗增加了生力军。基因重组技术生产的红细胞生成素、胰岛素、组织纤溶酶原激活剂、干扰素等已广泛应用于临床，显著提高了有关疾病的疗效。久经考验而逐步成熟的方案，如溶栓疗法、抗幽门螺杆菌方案、白血病的化疗方案、肾病综合征的免疫抑制治疗方案等均已被广大内科医生所采用，有利于提高临床治愈率。对先天性或获得性免疫缺陷综合征、超敏反应性疾病、自身免疫性疾病、免疫增生性疾病等，按其免疫应答机制和类型的不同，合理使用免疫抑制剂或免疫增强剂。免疫治疗恰当与否常是免疫性疾病治疗成败的关键。由基因突变而引发的许多疾病，可通过对缺陷基因进行修复、更换或采用基因调控等基因疗法进行治疗。基因疗法现已进入临床试验阶段，近期可望用于治疗血液病、肿瘤和心血管等疾病。

新的治疗技术令人瞩目，例如，在近年来治疗和预防非典型肺炎（SARS）及人禽流感的实践中，针对大规模流行的 SARS 和人禽流感已经有了初步的防治方案；冠心病的支架植入、心律失常的消融治疗、带球囊心导管的心脏瓣膜扩张术、先天性心脏病的封堵治疗等取得了较好的效果；针对 PML/RAR α 基因的全反式维 A 酸治疗早幼粒细胞白血病，抗 CD20 的利妥昔单抗治疗 B 淋巴细胞疾病，特异性抑制 BCR-ABL 阳性细胞增殖的伊马替尼治疗慢性粒细胞白血病等已用于临床治疗；重组 DNA 技术的成熟，EPO、G–CSF、TPO 及干扰素提高了临床疗效，使很多病人免受更大的创伤与痛苦。综上所述，各分支学科的共同发展促成了现代内科学的整体进步。

三、学习内科学的方法

1. 学习要求　本课程对理论部分的教学要求分为 3 个层次：掌握、熟悉、了解。掌握是重点内容，是指对基本理论、基本知识能有较深的理解，并能灵活地运用于临床；熟悉是重要内容，指能够懂得概念、辅助检查；了解是相关内容，是指对基本知识、基本理论能有一定的认识，能够记忆所学的知识要点。本课程对实践教学的要求分为熟练掌握与学会两个层次：熟练掌握是指能够独立、正确、规范地完成临床常用技术操作；学会是指在教师的指导下独立完成较为简单的技术操作，使学生初步具备从事临床工作的能力，为临床专业课的学习打下一个良好的基础。

2. 学习任务　理论与实践相结合：内科学作为临床医学的基础学科，内容浩瀚丰富，学习过程中要善于抓住要领，总结归纳，梳理知识脉络，化繁为简，并与临床实践紧密结合，按照"理论－实践－再理论－再实践"的认识论，不断深化对内科学知识体系的整体把握。中西医融会贯通，联系已学过的中医药知识，力求在西医诊断的基础上结合辨证论治，达到融会贯通，为继承和发扬中医学奠定坚实的基础。

3. 学习方式　应养成良好的学习习惯，在每一节新课开始之前，应做好充分的预习，提前对本次学习的内容有所了解，结合课堂学习基本当堂消化所学内容，课后充分复习与记忆所学知识，对于技能操作部分应进行反复的练习，直到熟练为止。另外，每堂课后应及时完成相应的作业，可根据每节课的知识重点、难点的要求进行反复学习，是一个循序渐进的过程，任何知识与技能都不可能很轻松地掌握，所以同学们应对学习中将遇到的困难有心理准备，时刻准备克服困难，战胜自己的畏难情绪，迅速地成长、成熟起来。

复习思考

一、名词解释

内科学。

二、简答题

1. 简述内科学的学习内容。

2. 简述学习内科学的方法。

模 块 二

呼吸系统疾病

【学习目标】

1. 掌握慢性阻塞性肺疾病、肺源性心脏病、支气管哮喘、肺炎、支气管扩张、肺结核、肺癌、呼吸衰竭的临床表现、诊断、鉴别诊断及治疗。

2. 熟悉呼吸系统常见疾病的病因与发病机制；理解肺炎、慢性呼吸衰竭、危重症哮喘的临床特点，并能制订初步的治疗措施。

3. 了解呼吸系统常见疾病的辅助检查和临床意义。

项目一　急性上呼吸道感染和急性气管－支气管炎

案例导入

刘某，男，30岁，因受凉，近2天鼻塞、咽痛、打喷嚏。查体：意识清楚，两肺呼吸音稍粗，T37℃，P88次/分，R22次/分，BP100/70mmHg。腹软，肝脾不大。血常规检查提示白细胞总数偏低，淋巴细胞比例45%。

思考：1. 该病人最可能的诊断是什么？诊断依据是什么？

2. 对该病人如何治疗？

一、急性上呼吸道感染

急性上呼吸道感染（简称上感）是包括外鼻、咽、喉部急性炎症的总称。主要病原体是病毒，少数是细菌。全年均可发生，冬、春季多发，免疫功能低下者普遍易感。通常病情较轻、病程较短、预后良好。但由于发病率高，不仅影响工作和生活，有时还可伴有急性支气管炎等严重并发症，并具有一定的传染性。

【病因与发病机制】

急性上感有 70%～80% 由病毒引起，常见有鼻病毒、冠状病毒、呼吸道合胞病毒、流感和副流感病毒、埃可病毒和柯萨奇病毒等。其他多由细菌引起，可单纯发生或继发于病毒感染，以溶血性链球菌多见，其次为流感嗜血杆菌、肺炎链球菌和葡萄球菌等。淋雨、受凉、气候突变、过度劳累等常见诱因可降低呼吸道局部防御功能，使原部位寄生的病原体迅速繁殖，也可因直接接触含有病原体的呼吸道飞沫、空气及污染的手和用具诱发。老幼体弱、免疫功能低下或有慢性呼吸道疾病如鼻窦炎、扁桃体炎者更易发病。

【病理】

组织学上可无明显病理改变，也可出现上皮细胞的破坏。常有炎症因子参与发病，使上呼吸道黏膜局部充血、水肿和分泌物增多，伴单核细胞浸润，浆液性及黏液性炎性渗出。继发细菌感染者可有中性粒细胞浸润及脓性分泌物。

【临床表现】

临床上常见以下几种类型：

1. 普通感冒　由病毒感染引起，俗称"伤风"，也称急性鼻炎。起病较急，潜伏期 1～3 天，随病毒而异，如肠病毒潜伏较短，腺病毒、呼吸道合胞病毒等潜伏期较长。主要表现为鼻部症状，可有鼻塞、喷嚏、流清水样鼻涕等，也可表现为咳嗽、咽干、咽痒或烧灼感，甚至鼻后滴漏感。2～3 天后鼻涕变稠，可伴咽痛、流泪、味觉减退、呼吸不畅、声音嘶哑等，有时引发咽鼓管炎致听力减退。严重者有发热、轻度畏寒和头痛等。体检可见鼻腔黏膜充血、水肿、有分泌物，咽部轻度充血。一般经 5～7 天痊愈，伴并发症者可致病程迁延。

2. 急性病毒性咽炎和喉炎

（1）急性病毒性咽炎　临床表现为咽痒和灼热感，咳嗽少见，咽痛不明显。当吞咽困难时，常提示链球菌感染；流感病毒和腺病毒感染时可有发热和乏力；腺病毒咽炎可伴有咽结膜炎。体检可见咽部明显充血、水肿，颌下淋巴结肿大且触痛。

（2）急性病毒性喉炎　临床表现为明显声嘶、讲话困难，可有发热、咽痛或咳嗽，并且咳嗽时咽喉疼痛加重。体检可见喉部充血、水肿，局部淋巴结轻度肿大和触痛，有时可闻及喉部的喘息音。

3. 急性咽结膜炎　表现为发热、咽痛、畏光、流泪，体检可见咽及结膜明显充血。病程 4～6 天，多发于夏季，由游泳传播，儿童多见。

4. 急性疱疹性咽峡炎　多由柯萨奇病毒 A 引起，表现为明显咽痛、发热，病程约为 1 周。体检可见咽部充血，软腭、悬雍垂、咽及扁桃体表面有灰白色疱疹及浅表溃疡，周围伴红晕。多发于夏季，多见于儿童，偶见于成人。

5. **急性咽扁桃体炎** 病原体多为溶血性链球菌，其次为流感嗜血杆菌、肺炎链球菌、葡萄球菌等。起病急，明显咽痛、畏寒、发热，体温可达 39℃以上。体检可见咽部明显充血，扁桃体肿大、充血，表面有黄色脓性分泌物。有时伴有颌下淋巴结肿大、压痛。

【辅助检查】

1. **血液检查** 病毒感染时，白细胞计数常正常或偏低，伴淋巴细胞比例升高。细菌感染者可有白细胞计数与中性粒细胞增多，严重化脓性感染可发现核左移。

2. **病原学检查** 因病毒类型繁多，且明确类型对治疗无明显帮助，一般无需病原学检查。细菌培养可判断细菌类型并做药物敏感试验以指导临床用药及疗效观察。

【诊断及鉴别诊断】

1. **诊断** 根据病史、流行病学、鼻咽部的症状和体征，结合周围血象和胸部 X 射线检查可做出临床诊断。一般无需病因诊断，特殊情况下可做病原学检查确定病原体。

2. **鉴别诊断**

（1）**急性气管－支气管炎** 表现为咳嗽、咳痰，鼻部症状较轻，白细胞计数升高，胸部 X 射线检查可见肺纹理增粗、紊乱。

（2）**过敏性鼻炎** 临床表现很像"伤风"。起病急骤，常表现为鼻黏膜充血和分泌物增多，伴有鼻痒、喷嚏频繁、鼻塞、大量清水样鼻涕，无发热，咳嗽较少。多由过敏因素如螨虫、灰尘、动物毛皮、花粉等刺激引起。如脱离过敏原，数分钟或 1～2 小时内症状即消失。体检可见鼻黏膜苍白、水肿，鼻分泌物涂片可见嗜酸性粒细胞增多，可做血液过敏原检测或皮肤针刺过敏试验以明确过敏原。

（3）**流行性感冒** 由流感病毒引起的急性呼吸道传染性疾病，传染性强，常有较大范围的流行。起病急，鼻咽部症状较轻，但全身症状较重，伴高热、全身酸痛和咽结膜炎症状。取病人鼻洗液中黏膜上皮细胞涂片，有助于诊断。近来已有快速血清 PCR 方法检查病毒，可供鉴别。也可常规做病毒分离或血清学检查明确诊断。

（4）**急性传染病前驱症状** 患病初期可有鼻塞、头痛等病毒感染类似症状，应予重视。如在出现上呼吸道症状 1 周内，呼吸道症状减轻但出现新的症状，需进行必要的检查，以免误诊。

【治疗】

目前尚无特效抗病毒药物，以对症治疗为主，同时注意休息、多饮水、戒烟酒等不良嗜好，保持室内空气流通和防治继发细菌感染。

1. **对症治疗** 对有急性咳嗽、鼻后滴漏感和咽干的病人常给予伪麻黄碱滴鼻治疗以减轻鼻部充血，必要时适当加用解热镇痛类药物。病情较重或年老体弱者应卧床休息。

2. 抗生素治疗　单纯病毒感染无需使用抗生素。如有白细胞计数升高、咽部肿痛、咳黄痰和流鼻涕等细菌感染症状时，可酌情选用口服青霉素、第一代头孢菌素、大环内酯类或喹诺酮类药物。极少需要根据病原菌选用敏感的抗生素。

3. 抗病毒药物治疗　目前尚无特效抗病毒药物，而且存在滥用抗病毒药物造成流感病毒耐药的现象。因此如无发热、免疫功能正常、发病超过 2 天的病人一般无需应用。免疫缺陷病人可早期常规使用。广谱抗病毒药物如利巴韦林和奥司他韦对流感病毒、副流感病毒和呼吸道合胞病毒等有较强的抑制作用，可缩短病程。

4. 中药治疗　可选用具有清热解毒和抗病毒作用的中药，如小柴胡冲剂、板蓝根冲剂、双黄连口服液等应用较为广泛。

【预后】

本病病情较轻、病程短、为自限性疾病，多数病人预后良好。但极少数年老、体弱者，尤其是合并严重慢性肺部疾病如慢性阻塞性肺疾病者，可因严重并发症而预后不良。

二、急性气管－支气管炎

急性气管-支气管炎是由生物性或非生物性如物理、化学刺激或过敏等因素引起的急性气管-支气管黏膜炎症。多为上呼吸道病毒感染引起，受凉为主要原因。临床症状主要为咳嗽和咳痰，以小儿和老年人多见，常发生于寒冷季节或气候突变时。在流感流行时，本病的发生率更高。也可由急性上呼吸道感染迁延不愈所致。另外，经常与理化刺激因子接触的人群均易罹患本病。

【病因与发病机制】

1. 微生物　常见病毒为腺病毒、流感病毒（甲、乙）和副流感病毒、冠状病毒、鼻病毒、呼吸道合胞病毒、单纯疱疹病毒，常见细菌为肺炎链球菌、流感嗜血杆菌等，近年来衣原体和支原体感染明显增加，在病毒感染的基础上继发细菌感染较多见。

2. 理化因素　粉尘、冷空气、刺激性气体或烟雾（如二氧化硫、二氧化氮、氨气、氯气等）的吸入，对气管－支气管黏膜造成急性刺激和损伤引起炎症反应。

3. 过敏因素　常见的吸入致敏原包括花粉、有机粉尘、真菌孢子等，或对细菌蛋白质过敏。

【病理】

肉眼见气管－支气管黏膜充血、肿胀，表面黏附白色或黄白色黏性分泌物。组织学分类：①急性卡他性气管－支气管炎：黏膜及黏膜下层充血、水肿，可见少量中性粒细胞浸润，表面黏液分泌增多；②急性化脓性气管 – 支气管炎：渗出物转变为脓性，黏膜及黏膜下大量中性粒细胞浸润。

【临床表现】

1.症状 起病较急，常先有上感症状。通常全身症状较轻，可有发热，体温38℃左右，多于3~5天降至正常。初为干咳或少量黏液痰，随后痰量增多，可转为黏液脓性或脓性痰，咳嗽加剧，偶伴痰中带血。咳嗽、咳痰可延续2~3周，如迁延不愈，可演变成慢性支气管炎。伴支气管痉挛时，可出现程度不等的胸闷气促或胸骨后憋闷感。

2.体征 可无明显的阳性表现，或在两肺听到散在干、湿啰音，部位不固定，咳嗽后可减少或消失。

【辅助检查】

1.血液检查 周围血中白细胞计数和分类无明显改变。细菌感染较重时，白细胞计数和中性粒细胞比例增高。

2.痰液检查 痰培养可发现致病菌。

3.影像学检查 胸部 X 射线检查可见肺纹理增粗。

【诊断及鉴别诊断】

1.诊断 根据病史，呼吸道症状，两肺散在干、湿啰音等体征，结合血象和胸部 X 射线检查，即可做出临床诊断。病毒和细菌检查有助于病因诊断。

2.鉴别诊断

（1）流行性感冒 起病急，发热，全身中毒症状明显，呼吸道局部症状较轻。流行病史、分泌物病毒分离和血清学检查，有助于鉴别。

（2）急性上呼吸道感染 鼻咽部症状明显，咳嗽轻，一般无痰。肺部检查无异常体征，胸部 X 射线检查正常。

【治疗】

1.一般治疗 休息，保暖，多饮水，补充足够热量。

2.对症治疗 咳嗽无痰或少痰，可用喷托维林（咳必清）、右美沙芬镇咳。咳嗽有痰而不易咳出，可选用盐酸氨溴索、溴己新（必嗽平）、复方甘草片化痰，也可雾化吸入以湿化气道帮助祛痰。目前棕色合剂较为常用，可达到止咳和化痰的双重效果，也可选用中成药止咳祛痰。发生支气管痉挛时，可用平喘药如茶碱类、β_2 受体激动剂等。发热可用解热镇痛药对症处理。

3.抗生素治疗 有细菌感染时应及时使用。首选新大环内酯类、青霉素类，也可选用头孢菌素类或喹诺酮类等药物。多数为口服抗生素，症状较重者可经肌内注射或静脉滴注给药，少数病人需要根据药敏试验指导用药。

【预后】

多数病人预后良好，少数年老体弱者可迁延不愈。

项目二 慢性支气管炎、慢性阻塞性肺疾病

一、慢性支气管炎

案例导入

胡某，男，35岁。咳嗽、咳痰伴喘息6年，近3年发作频繁，每年持续3个月以上。

思考：1.该病人最可能的诊断是什么？诊断依据是什么？

2.对该病人如何治疗？

慢性支气管炎（简称慢支）是气管、支气管黏膜及其周围组织的慢性非特异性炎症。临床特征主要是咳嗽、咳痰、喘息和反复感染，即"咳、痰、喘、炎"，常并发慢性阻塞性肺气肿。每年发病持续3个月，连续2年或2年以上。

【病因与发病机制】

1.有害气体或颗粒　这是重要的发病因素。如烟草、粉尘、刺激性气体等，可损伤气道上皮细胞，使支气管痉挛，纤毛运动受抑制。同时副交感神经功能亢进，使支气管平滑肌收缩，腺体分泌增加，黏液分泌增加，气道阻力增高，导致气道自净能力下降，易发生感染。

2.感染　这是重要的发生发展因素。主要是细菌和病毒感染，其他有支原体感染等。常见病原体有肺炎链球菌、流感嗜血杆菌、鼻病毒、流感病毒、呼吸道合胞病毒等。病毒感染常在细菌感染之前发生，均可造成气管－支气管黏膜损伤和慢性炎症。

3.自身免疫和气候变化　可见于高龄病人、免疫力低下者及冷空气刺激、气候突变等。低温刺激气道致腺体分泌增加、纤毛运动减弱、黏膜血管收缩、局部血液循环障碍；老年人肾上腺皮质功能减退，细胞免疫功能下降，溶菌酶活性降低，均易造成呼吸道的反复感染。

4.过敏因素　喘息型慢支病人往往有过敏史。

【病理】

慢支病变常起始于较大的支气管，各级支气管均可受累。主要病变为黏膜上皮损伤与修复性改变，支气管黏膜腺体肥大和增生、黏液腺化生及支气管壁其他组织的慢性炎性损伤。阻塞性肺气肿又称肺泡性肺气肿，根据发生部位和范围不同，可分为腺泡中央型肺气肿、全腺泡型肺气肿、腺泡周围型肺气肿，其中全腺泡型肺气肿的发生可能与遗传性 α_1-抗胰蛋白酶缺乏有关。

【临床表现】

1.症状　主要是慢性咳嗽、咳痰、喘息，呼吸道感染是急性加重的主要原因。

（1）慢性咳嗽　晨间咳嗽较多见，睡眠时有阵咳或咳痰。

（2）咳痰　多为白色黏液和浆液泡沫性痰，偶可痰中带血。清晨排痰较多，起床或睡眠时体位变动可增加排痰。急性发作时，可有大量脓痰。

（3）喘息　喘息明显者常称为喘息性支气管炎，部分病人可能同时发作支气管哮喘，合并肺气肿时可表现为活动后气急。

2.体征　早期多无异常体征。如合并哮喘可闻及广泛哮鸣音并伴呼气期延长。慢支急性发作时可有散在的干、湿啰音，多在背部和肺底部，咳嗽后可减少或消失。喘息性慢支发作时可闻及哮鸣音。

【辅助检查】

1.X射线检查　早期可无异常。反复发作时可见两肺纹理增粗、紊乱，以两下肺较明显。

2.呼吸功能检查　早期可无异常。小气道阻塞时，最大呼气流量-容量曲线在75%和50%肺容量时，流量明显降低；发展到气道狭窄或阻塞时，即可出现阻塞性通气功能障碍的表现，如第1秒用力呼气容积/用力肺活容积（FEV_1/FVC）<70%，最大通气量减少（<预计值的80%）。

3.血液检查　急性发作期或合并肺部感染时，可见白细胞及中性粒细胞增多。喘息性慢支可见嗜酸性粒细胞增多。

4.痰液检查　可见各种病原体，如肺炎链球菌、流感嗜血杆菌等。

【诊断及鉴别诊断】

1.诊断　依据咳嗽、咳痰，或伴有喘息，每年发病持续3个月，连续2年或2年以上，并排除有类似症状的其他慢性气道疾病即可做出诊断。如每年发病不足3个月，但有明确的客观检查依据亦可诊断。

2. 鉴别诊断

（1）咳嗽变异性哮喘　以刺激性咳嗽为特征，灰尘、油烟、冷空气等易诱发咳嗽，常有家庭或个人过敏史。抗生素治疗无效，支气管激发试验阳性可鉴别。

（2）支气管扩张　咳嗽、咳痰反复发作，咳大量脓性痰，痰液静置后可分层，可有咯血史，肺下部多有局限固定的湿啰音，可有杵状指（趾）。X 射线检查可见肺下部卷发状阴影。

（3）肺结核　病人通常表现出全身中毒症状，如发热、全身乏力、盗汗、消瘦、咯血等。X 射线检查和痰结核菌检查可以明确诊断。

【治疗】

慢支的治疗原则：防治呼吸道感染，解除气道阻塞，控制咳嗽、咳痰，控制各种并发症及避免诱因。

1. 急性加重期治疗

（1）控制感染　常用青霉素、红霉素、氨基苷类、头孢菌素类等。病情较重者可应用第三代头孢菌素如头孢曲松钠 2.0g 加于生理盐水中静脉滴注，每日 1 次。应根据疾病严重程度积极予以抗生素治疗，一般多选择静脉滴注给药。明确病原体后，根据药敏试验选用抗生素。

（2）止咳祛痰　止咳祛痰以改善症状，迁延期应坚持用药。常用溴己新 8～16mg，每日 3 次，或盐酸氨溴索 30mg，每日 3 次。避免使用中枢镇咳药如可待因等，以防抑制呼吸中枢及加重呼吸道阻塞。

（3）解痉平喘　常用氨茶碱、特布他林等口服，或沙丁胺醇、异丙托溴铵等雾化吸入。有严重喘息症状者可给予较大剂量雾化吸入治疗，如沙丁胺醇 500μg 或异丙托溴铵 500μg，或沙丁胺醇 1000μg 加异丙托溴铵 250～500μg，吸入给药以缓解症状。有过敏史者可短期少量应用糖皮质激素，如口服泼尼松龙 30～40mg/d，也可静脉给予甲泼尼龙 40～80mg，每日 1 次。如病人合并有呼吸衰竭、慢性肺心病、心力衰竭等，应对症治疗。

2. 缓解期治疗

（1）指导病人戒烟，减少或避免接触粉尘、刺激性气体等。

（2）锻炼身体，增强体质，预防感冒。

【预后】

部分病人可控制，不影响工作、生活；部分病人可发展成阻塞性肺疾病，甚至肺心病，预后不良。应监测慢性支气管炎病人的肺功能变化，以便及时选择有效的治疗方案，控制病情的发展。

二、慢性阻塞性肺疾病

案例导入

刘某，男，70岁，咳嗽、咳痰26年，胸闷气短10年。呼吸功能检查：残气量增加，残气量占肺总量的比值为45%。

思考：1.该病人最可能的诊断是什么？诊断依据是什么？

2.对该病人如何治疗？

慢性阻塞性肺疾病（COPD）是一组具有以气流受限不完全可逆为特征的肺部疾病，可进一步发展为慢性肺心病和呼吸衰竭，病情呈进行性发展，但通过合理的措施可以有效地预防和治疗。

COPD是呼吸系统疾病中的常见病，与有害气体及有害颗粒的异常炎症反应有关，致残率和病死率很高。同时由于肺功能进行性减退，严重影响病人的生活。

【病因与发病机制】

确切的病因不清楚，但与下列因素有关。

1. 吸烟 吸烟为重要的发病因素，烟龄越长，吸烟量越大，COPD患病率越高。烟草中的焦油、尼古丁等化学物质可损伤气道上皮细胞和纤毛运动，促使黏液分泌增多，使气道净化能力下降。还可使氧自由基产生增多，诱导中性粒细胞释放蛋白酶，破坏肺弹力纤维，诱发肺气肿。

2. 职业粉尘 接触职业粉尘及化学物质浓度过高或时间过长时，均可能产生与吸烟类似的COPD。

3. 空气污染 大气中的有害气体如二氧化硫、二氧化氮、氯气等可损伤气道黏膜上皮，使纤毛运动功能下降，黏液分泌增加。

4. 感染 与慢支类似，是COPD发生发展的重要因素。

5. 遗传 可能与 α_1-抗胰蛋白酶（α_1-AT）缺乏有关。

6. 炎症机制 COPD的特征性改变是气道、肺实质及肺血管的慢性炎症，中性粒细胞、巨噬细胞、T淋巴细胞等炎症细胞均参与了COPD发病过程。中性粒细胞的活化和聚集释放了多种损伤因子，引起慢性黏液高分泌状态并破坏肺实质。

7. 氧化应激 有许多研究表明COPD病人的氧化应激增加。氧化物可直接作用并破坏许多生化大分子，导致细胞功能障碍或细胞死亡，还可以破坏细胞外基质，引起蛋白酶失衡，促进炎症反应。

8. 其他 营养不良、气温变化等都有可能参与COPD的发生发展。

【病理】

COPD 的病理改变主要表现为慢性支气管炎及肺气肿。支气管黏膜上皮细胞变性、坏死，溃疡形成。纤毛变短、粘连，部分脱落。肺气肿可见肺过度膨胀，表面可见多个大小不一的大疱。肺组织柔软而缺乏弹性，呈灰白色，肺组织切面呈蜂窝状，触之捻发音增强。组织学分为肺泡性肺气肿和间质性肺气肿。肺泡性肺气肿多合并阻塞性通气功能障碍，故称阻塞性肺气肿。病变发生于肺腺泡，可分为：①腺泡中央型肺气肿，最常见，多伴有小气道炎症；②全腺泡型肺气肿，发生可能与 α_1-AT 缺乏有关；③腺泡周围型肺气肿。间质性肺气肿是由于肺内压急剧升高时，肺泡壁或细支气管壁破裂，气体进入肺间质所致。成串的小气泡可扩散至肺门、纵隔，甚至达胸部皮下引起皮下气肿。

【临床表现】

1. 症状　起病缓慢，病程较长。

（1）慢性咳嗽　随病程迁延可终身不愈。常晨间咳嗽明显，夜间有阵咳或排痰。

（2）咳痰　一般为白色黏液或浆液性泡沫痰，偶可带血丝，清晨排痰较多，起床或睡眠时体位变动可增加排痰。急性发作期痰量增多，可有脓性痰。

（3）气短或呼吸困难　早期仅在从事体力劳动时出现，后逐渐加重，日常活动甚至休息时也感到气短，是 COPD 的标志性症状。

（4）喘息和胸闷　重症病人或急性加重时出现喘息，肺气肿时可表现为活动后气急。

2. 体征　早期可无异常，随疾病进展出现肺气肿体征。

（1）视诊　桶状胸，胸廓前后径增大，肋间隙增宽，剑突下胸骨下角增宽。胸部呼吸运动减弱。部分病人呼吸变浅，频率增快。

（2）触诊　双侧语颤减弱。

（3）叩诊　肺部过清音，心浊音界缩小，肺下界和肝浊音界下移。

（4）听诊　两肺呼吸音减弱，呼气延长，心音遥远。部分病人可闻及湿啰音和（或）干啰音。

【辅助检查】

1. 肺功能检查　肺功能检查是判断气流受限的主要客观指标，对 COPD 诊断、严重程度判断、疾病进展、预后及治疗效果评价均有重要意义。

（1）第 1 秒用力呼气容积占用力肺活量百分比（FEV_1/FVC）是评价气流受限的一项敏感指标。吸入支气管舒张药后 $FEV_1/FVC < 70\%$ 及 $FEV_1 < 80\%$ 预计值者，可确定为不能完全可逆的气流受限。

（2）慢支合并肺气肿时，呈现 $FEV_1/FVC < 60\%$，最大通气量减少（<预计值的80%）；残气量/肺总量> 40%说明肺过度充气，有诊断价值。

2. 胸部X射线检查 COPD早期胸片可无改变，以后可出现肺纹理增粗、紊乱等非特异性改变，也可出现肺气肿改变。并发肺气肿时，可见两肺野透亮度增加，心脏常呈垂直位。

3. 血气分析 对确定发生低氧血症、高碳酸血症、酸碱平衡失调及判断呼吸衰竭类型有重要意义。

【诊断及鉴别诊断】

1. 诊断 主要根据吸烟等高危因素、临床表现及肺功能检查等综合分析确定。不完全可逆的气流受限是COPD诊断的必备条件。吸入支气管舒张药后 $FEV_1/FVC < 70\%$ 及 $FEV_1 < 80\%$ 预计值可确定为不完全可逆性气流受限。

有少数病人并无咳嗽、咳痰症状，仅在肺功能检查时 $FEV_1/FVC < 70\%$，而 $FEV_1 \geq 80\%$ 预计值，在排除其他疾病后，亦可诊断为COPD。

2. 鉴别诊断

（1）支气管哮喘 常在儿童或青年期突然发病，一般无慢性咳嗽、咳痰史，以发作性哮喘为特征。发作时两肺满布哮鸣音，缓解后症状消失，常伴过敏史。

（2）支气管扩张 咳嗽、咳痰反复发作，咳大量脓性痰，痰液静置后可分三层，常反复咯血，肺下部多有局限固定的湿啰音，可有杵状指（趾）。X射线检查可见肺下部卷发状阴影。

（3）肺结核 病人通常表现出全身中毒症状，如发热、全身乏力、盗汗、消瘦、咯血等。X射线检查和痰结核菌检查可以明确诊断。

（4）支气管肺癌 常见于40岁以上，长期吸烟的男性病人。表现为刺激性干咳、痰中带血及慢性咳嗽性质改变等，痰脱落细胞检查一般可明确诊断。

（5）弥漫性泛细支气管炎 大多数为男性非吸烟者，但几乎所有病人均有慢性鼻窦炎；胸部X射线检查和高分辨率CT显示弥漫性小叶中央结节影和过度充气征，红霉素治疗有效。

【治疗】

1. 稳定期治疗

（1）一般治疗 劝导病人戒烟；粉尘、刺激性气体所致者，应脱离该污染环境。

（2）支气管舒张药 短期应用可缓解症状，坚持长期应用可减轻症状。

① β_2 受体激动剂 首选沙丁胺醇，定量吸入器给药，每次 $100 \sim 200\mu g$（1～2喷），每24小时不超过8喷。特布他林有同等效果。长效 β_2 受体激动剂如沙美特罗、福莫特罗等，每日仅需吸入2次。

②抗胆碱能药 抗胆碱能药是 COPD 常用的药物，常定量吸入异丙托溴铵，起效较慢，每次 $40\sim80\mu g$，$3\sim4$ 次／日。还可选择长效药如噻托溴铵，可选择性作用于 M_1、M_3 受体，每次 $18\mu g$，1 次／日。

③茶碱类 茶碱缓释或控释片 0.2g，每 12 小时 1 次。氨茶碱，0.1g，3 次／日。

（3）祛痰药 祛痰药可用于痰不易咳出者。常用药物有盐酸氨溴索 30mg，3 次／日；羧甲司坦 0.5g，3 次／日。

（4）糖皮质激素 糖皮质激素适用于重度和极重度病人或反复发作的病人。长期吸入糖皮质激素与长效 β_2 受体激动剂联合制剂，可增加运动耐量、减少急性加重发作频率、提高生活质量，甚至改善肺功能。目前常用剂型有沙美特罗加氟替卡松，或福莫特罗加布地奈德。

（5）长期家庭氧疗 坚持每天 $10\sim15$ 小时（$1\sim2L/min$）持续吸氧，对 COPD 慢性呼吸衰竭者可提高生活质量和存活率。可鼻导管或面罩给氧。氧疗的目的是使病人在静息状态下，达到 $PaO_2\geq60mmHg$ 和（或）$SaO_2\geq90\%$。一般吸氧浓度为 $28\%\sim30\%$，应避免吸氧浓度过高引起 CO_2 潴留。氧疗指征：① $PaO_2\leq55mmHg$ 或 $SaO_2\leq88\%$，伴或不伴高碳酸血症；② PaO_2 $55\sim60mmHg$ 或 $SaO_2<89\%$，并有肺动脉高压、右心衰竭致水肿或红细胞增多症（血细胞比容 >0.55）。

2. 急性加重期治疗 急性加重期是指咳嗽、咳痰、呼吸困难比平时加重或痰量增多或成黄痰的临床阶段。

（1）确诊急性加重期的原因和病情严重程度 最常见原因是感染。根据严重程度安排门诊治疗或住院治疗。

（2）支气管舒张药 详见稳定期治疗。对于喘息症状严重者可给予较大剂量雾化吸入治疗，如沙丁胺醇 $500\mu g$ 或异丙托溴铵 $500\mu g$，或沙丁胺醇 $1000\mu g$ 加异丙托溴铵 $250\sim500\mu g$，通过小型雾化器吸入治疗以缓解症状。

（3）抗生素 当病人呼吸困难加重，咳嗽伴痰量增加、有脓性痰时，应根据病人所在地常见病原菌类型及药物敏感情况积极选用抗生素治疗。如门诊可用阿莫西林／克拉维酸、头孢唑肟 0.25g，3 次／日；头孢呋辛 0.5g，2 次／日；左氧氟沙星 0.4g，1 次／日；莫西沙星或加替沙星 0.4g，1 次／日；较重者可应用第三代头孢菌素如头孢曲松钠 2.0g 加于生理盐水中静脉滴注，1 次／日。住院病人一般多静脉滴注给药。

（4）糖皮质激素 对急性加重期病人可考虑口服泼尼松龙每日 $30\sim40mg$，也可静脉给予甲泼尼龙 $40\sim80mg$，1 次／日。连续应用 $5\sim7$ 天。

（5）祛痰药 酌情选用溴己新 $8\sim16mg$，3 次／日；盐酸氨溴索 30mg，3 次／日。

（6）吸氧 低氧血症病人可持续低流量、低浓度（$28\%\sim30\%$）鼻导管吸氧，避免吸入氧浓度过高引起 CO_2 潴留。

【预后】

本病患病率和死亡率较高，可进一步发展为肺心病或呼吸衰竭，大多预后不佳。经系统治疗，可缓解或减轻症状，提高病人的生活质量。

项目三　慢性肺源性心脏病

案例导入

韩某，女，70岁，慢性支气管炎合并阻塞性肺气肿病史20年。近日咳嗽加剧，咳大量黏液脓性痰，活动后心悸、乏力、呼吸困难。查体：T 38.3℃，P 110次／分，意识清，烦躁不安，发绀，听诊肺部散在湿啰音，肺动脉瓣区第二心音亢进，三尖瓣区收缩期杂音。

思考：1. 该病人最可能的诊断是什么？诊断依据是什么？

2. 对该病人如何治疗？

慢性肺源性心脏病（简称慢性肺心病）是由肺组织、肺血管或胸廓的慢性病变引起肺组织结构和（或）功能异常，致肺血管阻力增加，肺动脉压力增高，使右心室扩张和（或）肥厚，伴或不伴右心功能衰竭的心脏病，并排除先天性心脏病和左心病变引起者。我国绝大多数肺心病病人是在慢性支气管炎或肺气肿基础上发生的。

【病因与发病机制】

根据原发病发作的不同部位可分为三类。

1. **支气管－肺疾病**　以慢性阻塞性肺疾病（COPD）最常见，其次为支气管哮喘、支气管扩张、重症肺结核、尘肺等。

2. **胸廓运动障碍性疾病**　少见，如严重的脊椎侧凸后凸、类风湿关节炎、胸膜广泛粘连等造成的严重脊椎或胸廓畸形，脊髓灰质炎等引起的胸廓活动受限导致的肺功能受损，肺血管收缩、狭窄，阻力增加，形成肺动脉高压，最终发展成慢性肺心病。

3. **肺血管疾病**　更少见，原发性肺动脉高压、慢性血栓栓塞性肺动脉高压、肺小动脉炎等，均可使肺动脉狭窄、阻塞，引起肺血管阻力增加、肺动脉高压和右心负荷加重，逐渐形成慢性肺心病。

【病理】

1. **肺病变**　除原发病，如慢支、肺气肿、肺结核等，主要病变是肺小动脉病变。表现为肌型小动脉中膜平滑肌细胞增生、细胞外基质增多，内皮细胞增生肥大，内膜下出现纵行肌束，使血管壁增厚，管腔狭窄。肺泡壁毛细血管数量显著减少。

2. 心脏病变　心脏体积增大，右心室肥厚，心腔扩张。通常以肺动脉瓣下 2cm 处右心室肌壁厚 ≥ 5cm（正常为 3～4cm）为肺心病的病理诊断标准。镜下可见缺氧所致的心肌纤维萎缩，横纹消失。

3. 其他重要器官的损害　缺氧和高碳酸血症除影响心脏外，还可导致其他重要器官如脑、肝、肾、胃肠及内分泌系统、血液系统等发生病理改变，引起多器官功能损害。

【临床表现】

1. 肺、心功能代偿期

（1）症状　咳嗽、咳痰、气急、喘息，活动后心悸、呼吸困难、乏力，活动耐受力下降等。急性感染可加重以上症状，胸痛或咯血少见。

（2）体征　可见不同程度的发绀和肺气肿体征。偶有干、湿啰音，心音遥远，P2 亢进。可有颈静脉充盈、下肢轻微水肿等。三尖瓣区可出现收缩期杂音或剑突下心脏搏动增强，提示右心室肥厚。

2. 肺、心功能失代偿期

（1）呼吸衰竭

①症状　呼吸困难加重，夜间显著。常有昼睡夜醒现象，加重时出现神志恍惚、谵妄、躁动、抽搐、神经反射迟钝等肺性脑病的表现。

②体征　发绀明显，球结膜充血水肿，严重时可有视网膜血管扩张、视神经盘水肿等颅内高压的表现。腱反射减弱或消失，出现病理反射。CO_2 潴留致高碳酸血症，可引起周围血管扩张的表现，如皮肤潮红、汗多。

（2）心力衰竭

①症状　以右心衰竭为主，心悸、气促加重、乏力、胃肠道症状等。

②体征　发绀更明显，颈静脉怒张，心率增快，可出现心律失常，剑突下闻及收缩期杂音。肝大、压痛，肝颈静脉回流征阳性，下肢水肿，重症可有腹水。少数病人可出现肺水肿及全心衰竭的体征。

【辅助检查】

1. X 射线检查　除肺、胸基础疾病的特征，可有肺动脉高压，如右下肺动脉干扩张，其横径 ≥ 15mm；其横径与气管横径比值 ≥ 1.07；肺动脉段明显突出或其高度 ≥ 3mm；中央动脉扩张，外周血管纤细，形成"残根"征；右前斜位圆锥部凸出高度 ≥ 7mm；右心室增大征，均为诊断慢性肺心病的主要依据。

2. 血液检查　红细胞及血红蛋白升高；合并感染时白细胞计数及中性粒细胞比例增高，痰培养可见病原菌；血沉一般偏慢；谷丙转氨酶、血尿素氮及血和尿的 β_2- 微球蛋白（β_2-M）、血浆肾素活性（PRA）、血浆血管紧张素等含量增高；部分病人可有肝功能或肾功能异常；血电解质除钾外，多低于正常。

3.动脉血气分析　低氧血症和（或）高碳酸血症，如 $PaO_2 < 60mmHg$、$PaCO_2 > 50mmHg$，提示有呼吸衰竭。

4.心电图检查　主要表现为右心室肥大、肺型 P 波等。

5.超声心动图检查　右心室流出道内径≥30mm，右心室内径≥20mm，右心室前壁厚度≥5mm，左、右心室内径比值＜2，右肺动脉内径≥18mm 或肺动脉干≥20mm，右心房增大≥25mm，均用以诊断肺心病。

6.放射性核素检查　用 ^{99m}Tc-MAA 做肺灌注检查，出现肺上部血流增加，下部减少，说明肺动脉高压存在。

【诊断及鉴别诊断】

1.诊断

（1）有慢性支气管炎、肺气肿及其他引起肺的结构或功能损害而导致肺动脉高压、右心肥大的疾病。

（2）有慢性咳嗽、咳痰症状及肺气肿体征，剑突下有增强的收缩期搏动和（或）三尖瓣区心音明显增强或出现收缩期杂音，肺动脉瓣区第二心音明显亢进（心肺功能代偿期）。在急性呼吸道感染或较剧烈活动后出现心悸、气短及发绀等症状及右心功能不全的表现（心肺功能失代偿期）。

（3）胸部 X 射线、心电图、超声心动图检查显示右心肥厚。

2.鉴别诊断

（1）冠状动脉粥样硬化性心脏病（简称冠心病）　冠心病有典型的心绞痛、心肌梗死的病史或心电图表现，体格检查、X 射线和心电图检查可见左心室肥大的征象，可以鉴别。肺心病合并冠心病时，应详细询问病史、体格检查及做相关的心肺功能检查。

（2）风湿性心脏瓣膜病（简称风心病）　风心病的三尖瓣疾病应与肺心病的相对性三尖瓣关闭不全鉴别。前者通常有风湿性关节炎和心肌炎的病史，X 射线、心电图、超声心动图检查有特殊表现。

（3）原发性心肌病　多为全心增大，无慢性呼吸道病史，X 射线检查示无肺动脉高压等表现。

【治疗】

1.治疗原则　积极控制感染；通畅呼吸道，改善呼吸功能；纠正缺氧和二氧化碳潴留；控制呼吸和心力衰竭；积极处理并发症。

2. 急性发作期的治疗

（1）控制呼吸道感染 根据痰菌培养及药敏试验选择抗生素。在获得结果前，可根据感染的环境及痰涂片革兰染色选用抗生素。社区获得性感染以革兰阳性菌占多数，医院感染则以革兰阴性菌为主。常用青霉素类、氨基糖苷类、喹诺酮类及头孢菌素类药物，防止继发真菌感染。

（2）通畅呼吸道 改善通气功能，消除痰液，止咳祛痰，解除支气管痉挛，纠正缺氧和二氧化碳潴留。

（3）氧疗 低流量（1~2L/min）持续吸氧，应用呼吸兴奋剂，必要时行气管切开、气管插管和机械呼吸治疗。

（4）控制心力衰竭

①利尿剂 减少血容量、减轻右心负荷、缓解或消除水肿。以小剂量、间歇、联合、交替、缓慢使用为原则。如氢氯噻嗪 25mg，1~3 次 / 日；尿多时适量补钾或加用保钾利尿剂如氨苯蝶啶 50~100mg，1~3 次 / 日。利尿剂易造成酸碱失衡及电解质紊乱、痰液和血液黏稠度增高，应注意预防。

②强心剂 最常应用洋地黄类药物，但病人因缺氧及感染，对洋地黄类药物耐受性降低，疗效较差，且易发生中毒。用药前应先纠正缺氧、防治低钾血症。宜选择小剂量、作用快、排泄快的强心剂，如毛花苷 C（西地兰）0.2~0.4mg，加于 10% 葡萄糖溶液内静脉缓慢推注。应用指征是：①感染被控制、呼吸功能改善、用利尿剂后有反复水肿的心力衰竭病人；②以右心衰竭为主要表现而无明显感染者；③合并急性左心衰竭者。

③血管扩张剂 减轻心脏前、后负荷，降低心肌耗氧量，增加心肌收缩力，降低血液黏稠度。如钙通道阻滞剂、一氧化氮（NO）等可降低肺动脉压且无不良反应。血管扩张剂在扩张肺动脉的同时也扩张体动脉，会造成体循环血压下降，产生心率增快、PaO_2 下降、$PaCO_2$ 上升等不良反应。因此在慢性肺心病的临床治疗中，血管扩张剂的使用应密切结合病情。

（5）纠正心律失常 快速纠正心律失常可提高治疗效果。控制感染和纠正缺氧后，心律失常可自行消失。如果继续存在可根据心律失常的类型选用药物。

（6）纠正酸碱失衡及电解质紊乱 肺心病出现呼吸衰竭时，机体代偿能力不能保持体内平衡，可发生不同类型的酸碱失衡及电解质紊乱，应密切监测病情，及时采取治疗措施。

（7）营养支持疗法 改善营养状况，增强免疫力，提高对治疗的耐受性，促进疾病恢复，减少并发症，降低死亡率。

3. 缓解期的治疗

（1）治疗肺原发性疾病 止咳、祛痰、平喘和抗感染等。

（2）提高机体抵抗力和活动能力 在病情许可的情况下可适当进行体育锻炼。

（3）改善肺、心功能 腹式呼吸训练和缩唇呼气训练。

（4）防治引起急性发作的诱发因素　预防治疗呼吸道急性感染，戒烟并避免各种烟雾刺激。

【预后】

因原发疾病不同而异，与缓解期时的心肺功能状况及是否得到积极正确缓解期治疗管理密切相关。病死率已随医疗技术的发展而逐年下降。没有危重合并症的肺心病失代偿期病人经积极合理的抢救治疗，预后仍较好；合并消化道大出血、DIC、多器官功能衰竭者预后较差。

项目四　支气管哮喘

案例导入

孙某，女，24岁。每到春季即出现喘息，有时会出现突然发作的呼吸困难，伴咳嗽、咳痰，可自行缓解。血液检查：嗜酸性粒细胞升高，IgE增高。

思考：1. 该病人最可能的诊断是什么？诊断依据是什么？

　　　2. 对该病人如何治疗？

支气管哮喘（简称哮喘）是由嗜酸性粒细胞、肥大细胞和T淋巴细胞等多种炎性细胞介导的气道慢性炎症性疾病，这种慢性炎症与气道高反应性相关。典型表现为反复发作的喘息、伴有哮鸣音的呼气性呼吸困难、胸闷、咳嗽等症状。常于夜间或清晨发作、加重，多数病人可自行或治疗后缓解。

【病因与发病机制】

1. 病因

（1）遗传因素　有研究表明，哮喘的患病率存在遗传特点，即哮喘病人亲属患病率高于群体患病率，并且亲缘关系越近，患病率越高；病人病情越严重，其亲属患病率也越高。

（2）环境因素　主要包括某些过敏原，如尘螨、粉尘、真菌、动物毛屑、氨气、二氧化硫等各种吸入物，甚至还有一些食物，如牛奶、鸡蛋、鱼、虾、蟹等。另外，如细菌、病毒、寄生虫等感染因素，阿司匹林、普萘洛尔等药物因素，气候变化、运动、妊娠等都可能是哮喘的激发因素。

2. 发病机制

（1）变态反应　过敏原经呼吸道或其他途径进入人体后，可激活T淋巴细胞并使其分化为 Th1、Th2（主要是 Th2），同时释放多种白细胞介素（IL），Th2 可释放 IL-4、IL-5。IL-4 可促进 B 细胞增殖、分化，形成浆细胞，产生 IgE，IgE 与肥大细胞、嗜碱性粒细胞表面的高亲和性的 IgE 受体结合。IL-5 可选择性促进嗜酸性粒细胞分化，并使其激活，参与过敏反应。若过敏原再次进入体内，可与结合在细胞的 IgE 交联，使该细胞合成并释放多种活性介质导致平滑肌收缩、黏液分泌增加、血管通透性增高和炎症细胞浸润等，使气道病变加重，炎症浸润增加，产生哮喘的临床症状，这是一个典型的变态反应过程。

（2）气道炎症 气道炎症被认为是哮喘的本质。任何类型及分期的哮喘，都表现出多种炎症细胞尤其是嗜酸性粒细胞、肥大细胞和 T 淋巴细胞等在气道浸润和聚集。这些细胞相互作用可以分泌多种炎症介质和细胞因子，并与炎症细胞作用构成复杂的网络，使气道反应性增高，气道收缩，黏液分泌增加，血管通透性增强。

（3）气道高反应性 表现为气道对各种刺激因子出现过早或过强的反应，目前认为气道炎症是导致气道高反应性的重要机制之一。气道高反应性常有家族倾向、遗传倾向，哮喘病人 β 肾上腺素受体常呈遗传性封闭或敏感性降低，迷走神经张力亢进，均可导致支气管强烈收缩。一般根据在过敏原激发后哮喘发作时间不同，可分为速发性反应和迟发性反应。速发性反应在过敏原激发后 15~20 分钟，哮喘发作达高峰，一般与肥大细胞和 T 淋巴细胞有关；迟发性反应是在 6 小时左右发作，持续时间较长，常与嗜酸性粒细胞及嗜碱性粒细胞有关。

【病理】

疾病早期，因病理的可逆性，少有器质性改变。随疾病发展，肉眼可见肺膨胀及肺气肿，柔软、疏松且有弹性，支气管腔内有黏稠的痰液和黏液栓，支气管壁增厚，黏膜肿胀充血，黏液栓阻塞处局部见灶状肺不张。镜下，支气管黏膜上皮杯状细胞增多，黏液腺增生及平滑肌肥大，基底膜增厚并发生玻璃样变，黏膜水肿，黏膜固有层、黏膜下层及肌层可见嗜酸性粒细胞、单核细胞、淋巴细胞及浆细胞浸润。若哮喘长期反复发作，表现为支气管平滑肌肌层肥厚、气道上皮细胞下纤维化等，致气道重构和周围肺组织对气道的支持作用消失。

【临床表现】

1. 症状

（1）典型表现 典型表现为发作性伴有哮鸣音的呼气性呼吸困难或发作性咳嗽、胸闷，常在夜间或清晨发作或加重。在夜间及凌晨发作和加重是哮喘的特征之一。发病前多有干咳、喷嚏、流泪等先兆表现。病情严重时，病人常被迫坐起或呈端坐位，干咳或咳大量白色泡沫痰，张口抬肩呼吸、呼气费力，甚至发绀。哮喘症状可在数分钟内发作，持续数小时至数天，用支气管舒张药后可自行缓解，部分病人在缓解数小时后可再次发作。

（2）咳嗽变异型哮喘　少数病人以咳嗽为唯一症状，称为咳嗽变异型哮喘。

（3）运动性哮喘　运动时出现胸闷、咳嗽和呼吸困难等哮喘症状，终止运动或休息后可缓解，称为运动性哮喘，见于少数青少年。

（4）哮喘持续状态　严重的哮喘发作持续 24 小时以上，经治疗不易缓解者，称为哮喘持续状态。表现为极度呼吸困难、发绀、端坐呼吸、大汗，甚至出现呼吸、循环衰竭。

2. 体征　哮喘发作时，两肺呈过度充气状态，广泛哮鸣音，呼气音延长，当严重哮喘时哮鸣音可不出现称为寂静胸。可有心率增快、奇脉、颈静脉怒张、胸腹反常运动等。缓解后可无任何症状和体征，非急性发作期无异常体征。

3. 哮喘分期

（1）急性发作期　指气促、咳嗽、胸闷等症状突然发生或加剧，常有呼吸困难，以呼气流量降低为特征，常因接触过敏原或治疗不当导致。

（2）慢性持续期　较多病人无急性发作，但在相当长的时间内存在不同程度的哮喘症状，如胸闷、咳嗽、喘息等。

（3）缓解期　指经过治疗或未经治疗，症状、体征消失，肺功能恢复到急性发作前的水平，维持 4 周以上。

【辅助检查】

1. 血液检查　发作时可有嗜酸性粒细胞增高；合并感染时白细胞计数和中性粒细胞比例增高。

2. 肺功能检查　哮喘发作时，可有用力肺活量（FVC）降低，残气量（RV）、功能残气量（FRC）、肺总量（TLC）增加，残气量 / 肺总量比值（RV/TLC）增高。

（1）通气功能检测　在哮喘发作过程中，气道不完全或完全性阻塞，呈阻塞性通气功能改变，呼气流速指标均显著下降，FEV_1、FEV_1/FVC 及 PEF 均减少。肺容量指标可见 FVC 减少，RV、FRC 和 TLC 增加，RV/TLC 增高。缓解期时，以上指标可逐渐恢复。迁延不愈、反复发作者，其通气功能可逐渐下降。

（2）支气管舒张试验（BDT）　BDT 可以测定气道可逆性。有效的支气管舒张药可使发作时的气道痉挛得到改善，肺功能改善。常用沙丁胺醇、特布他林、异丙托溴铵等。支气管舒张试验阳性的诊断标准：①FEV_1 较用药前增加 ≥ 12%，且其绝对值增加 ≥ 200mL；②PEF 较治疗前增加 60L/min 或增加 ≥ 20%。

（3）支气管激发试验（BPT）　BPT 可以测定气道反应性。常用吸入激发剂如甲胆碱、组胺、甘露醇等。吸入激发剂后通气功能下降、气道阻力增加。一般适用于通气功能在正常预计值的 70% 以上的病人。如 FEV_1 下降 ≥ 20%，可诊断为支气管激发试验阳性。

（4）呼气峰流速（PEF）及其变异率测定　PEF 可反映气道通气功能变化，哮喘发作时 PEF 下降。因哮喘常在夜间或凌晨发作或加重，使其通气功能下降，故若24小时内 PEF 或昼夜 PEF 波动率≥20%，可判断气道可逆性改变。

3. X 射线检查　哮喘发作时两肺野透亮度增加，呈过度充气状态。合并感染时，可见肺纹理增粗和炎性浸润阴影。缓解期多无明显异常。

4. 痰液检查　痰涂片可见较多的嗜酸性粒细胞。

5. 动脉血气分析　哮喘发作早期，小气道阻塞不完全，因过度通气导致 $PaCO_2$ 降低，pH 上升，表现为呼吸性碱中毒；重症哮喘时，气道严重阻塞，可有 PaO_2 降低和 $PaCO_2$ 升高，出现呼吸性酸中毒，如缺氧明显，可并发代谢性酸中毒。

6. 特异性过敏原检测　哮喘病人大多是过敏性体质，对多数过敏原敏感。检测过敏性指标结合病史有助于对病人的病因诊断和避免或减少对致敏因素的接触。过敏性哮喘病人血清特异性 IgE 较正常人明显偏高。

【诊断及鉴别诊断】

1. 诊断

（1）反复发作性喘息、胸闷、气急或咳嗽，多与接触过敏原、运动、冷空气、理化刺激及病毒性上呼吸道感染等有关。

（2）发作时两肺可闻及散在或弥漫性哮鸣音，以呼气相为主，呼气延长。

（3）上述症状和体征可经治疗缓解或自行缓解。

（4）排除其他疾病所引起的喘息、气急、胸闷和咳嗽。

（5）临床表现不典型者（如无明显喘息或体征），应至少具备以下一项肺功能试验阳性：①支气管激发试验或运动激发试验阳性；②支气管舒张试验阳性，FEV_1 增加≥12%，且 FEV_1 绝对值增加≥200mL；③PEF 日内（或2周）变异率≥20%。

符合（1）～（4）条或（4）、（5）条者，可以诊断为哮喘。

2. 鉴别诊断

（1）慢性阻塞性肺疾病　多见于具有长期的吸烟史和（或）有害气体接触史的人，中老年男性居多。常见症状为慢性咳嗽、咳痰，喘息，胸闷，活动后呼吸困难。急性发作时或进入晚期，病人静息状态下也可出现呼吸困难。气流受限为不完全可逆（不同于哮喘，哮喘是可逆性气流受限），呈进行性发展。确诊需要肺功能检查，吸入支气管舒张药后，$FEV_1/FVC < 70\%$。

（2）左心衰竭引起的喘息样呼吸困难　这亦称心源性哮喘，发作症状与哮喘相似，但其病因及发病机制与支气管哮喘截然不同。病人多有高血压、冠心病、二尖瓣狭窄等病史和表现，如阵发性咳嗽，粉红色泡沫痰，两肺广泛的湿啰音和哮鸣音，左心扩大，心率增快，可闻及心尖部舒张期奔马律。胸部 X 射线检查示心脏增大，肺淤血征，有助于鉴别。

若难以鉴别，可雾化吸入 β_2 受体激动剂或静脉注射氨茶碱缓解症状后，进一步检查。

（3）异物或肿瘤 发生气道异物，病人多有"三凹征"，即锁骨上窝、胸骨上窝、肋间隙及腹上角在吸气时凹陷，属于吸气性呼吸困难，与哮喘不同。当气管或主支气管内发生肿瘤时，由于大气道梗阻，病人可能出现呼吸困难、喘鸣音等，如支气管肺癌压迫气道致其狭窄时可出现喘鸣或类似哮喘样呼吸困难，肺部可闻及哮鸣音，但肺癌的呼吸困难和喘鸣常无诱因，可有血痰，痰中可检出癌细胞，胸部 X 射线、CT、MRI、气管镜检查等可明确诊断。

【治疗】

目前尚无特效的治疗方法，原则上要求尽快控制症状，缓解气道阻塞，防治低氧血症，保持肺功能正常，使哮喘症状得到控制，减少复发乃至不发作。维持正常活动能力，避免不良反应，防止不可逆气流阻塞，使病人能与正常人一样生活、学习和工作。

1. 脱离过敏原 部分病人能找到引起哮喘的过敏原或其他因素，如尘螨、粉尘、动物皮毛、刺激性气体等，可使病人尽快脱离过敏原的接触，这是治疗哮喘最有效的方法。

2. 控制及预防哮喘药物治疗 此类药物主要治疗哮喘的气道炎症。

（1）糖皮质激素 糖皮质激素是最有效的控制气道炎症的药物。给药途径包括吸入、口服和静脉应用等，吸入为首选途径。

①吸入给药 吸入激素的局部抗炎作用强。通过吸气过程给药，药物直接作用于呼吸道，所需剂量较小。临床上常用的吸入激素有二丙酸倍氯米松、布地奈德、丙酸氟替卡松等。

研究结果证明吸入激素可以有效减轻哮喘症状、提高生命质量、改善肺功能、降低气道高反应性、控制气道炎症，减少哮喘发作的频率和减轻发作的严重程度，降低病死率。多数成年哮喘病人吸入小剂量激素即可较好地控制哮喘。但吸入激素易造成口咽部局部的不良反应，包括声音嘶哑、咽部不适和念珠菌感染，所以吸药后要及时用清水含漱口咽部。选用干粉吸入剂可减少以上不良反应。目前有证据表明成年哮喘病人每天吸入低至中剂量激素，不会出现明显的全身不良反应。长期大剂量吸入激素后可能出现全身不良反应，如皮肤瘀斑、肾上腺功能抑制和骨密度降低等。

②口服给药 口服给药适用于中度哮喘发作、慢性持续哮喘大剂量吸入激素联合治疗无效的病人和作为静脉用药治疗后的序贯治疗。一般使用半衰期较短的激素，如泼尼松、泼尼松龙等。对于激素依赖型哮喘病人，可采用每日或隔日清晨顿服的给药方式，以减少外源性激素对下丘脑－垂体－肾上腺轴的抑制作用。泼尼松的最佳维持剂量为每天≤10mg。主要不良反应有骨质疏松、高血压、糖尿病、下丘脑－垂体－肾上腺轴的抑制、肥胖、白内障、青光眼、肌无力等。

③静脉给药 严重的急性哮喘发作时，可经静脉及时给予琥珀酸氢化可的松（400~1000mg/d）或甲泼尼龙（80~160mg/d）。非激素依赖型哮喘病人可在短期（3~5日）内停药；有激素依赖倾向者应延长给药时间，控制哮喘症状后改为口服给药，并逐步减少激素用量。

（2）色甘酸钠 通过抑制炎症细胞，预防过敏原引起速发和迟发反应，对预防运动性哮喘和过敏原诱发的哮喘最有效。

（3）抗感染治疗 伴呼吸道感染者，可根据药敏试验选择敏感抗生素。

3.缓解哮喘发作药物治疗 此类药物主要作用为舒张支气管。

（1）β₂受体激动剂 β₂受体激动剂是控制哮喘发作的首选药物。可通过舒张气道平滑肌、降低微血管的通透性、增加气道上皮纤毛的运动等，以缓解哮喘症状。

①短效β₂受体激动剂 常用药有沙丁胺醇、特布他林和菲诺特罗等。首选吸入给药，通常在数分钟内起效，疗效可维持4~6小时，可缓解轻至中度急性哮喘症状，也可用于运动性哮喘。哮喘发作时，每次吸入沙丁胺醇100~200μg，或特布他林250~500μg，必要时每20分钟重复1次。这类药物应按需间歇使用，不宜长期、单一使用，也不宜过量，否则可引起骨骼肌震颤、低血钾、心悸等不良反应。若没有吸入型的短效β₂受体激动剂，也可短期内使用口服药物，如沙丁胺醇2~4mg，特布他林1.25~2.5mg，3次/日。通常在服药后15~30分钟起效，疗效维持4~6小时，虽然口服给药较吸入法方便，但不良反应更加明显。缓释剂型和控释剂型的平喘作用维持时间可达8~12小时，适用于夜间哮喘病人的预防和治疗。

②长效β₂受体激动剂 常用药有福莫特罗、沙美特罗及丙卡特罗。不提倡长期、单一使用长效β₂受体激动剂。这类药物舒张支气管平滑肌的作用可维持12小时以上。如沙美特罗经气雾给药，30分钟后起效，平喘作用维持12小时以上，适宜剂量50μg，2次/日；福莫特罗经吸入给药，3~5分钟后起效，平喘作用维持8~12小时或12小时以上，平喘作用具有一定的剂量依赖性，适宜剂量4.5~9μg，2次/日。吸入长效β₂受体激动剂适用于哮喘（尤其是夜间哮喘和运动诱发哮喘）的预防和治疗，福莫特罗因起效快，可按需用于哮喘急性发作时的治疗。

近年来推荐联合吸入糖皮质激素和长效β₂受体激动剂治疗哮喘。这两者具有协同的抗炎和平喘作用，可获得相当于（或优于）吸入加倍剂量糖皮质激素时的疗效，并可增加病人的依从性，减少吸入较大剂量糖皮质激素引起的不良反应，尤其适合于中、重度持续哮喘病人的长期治疗。

（2）抗胆碱能药物 吸入抗胆碱能药物如溴化异丙托品、溴化氧托品和噻托溴铵等，其舒张支气管的作用比β₂受体激动剂弱，起效也较慢，但长期应用不易产生耐药。与β₂受体激动剂联合应用具有协同、互补作用。溴化异丙托品气雾剂常用剂量为

20 ~ 40μg，3 ~ 4 次 / 日；经雾化泵吸入溴化异丙托品溶液的常用剂量为 50 ~ 125μg，3 ~ 4 次 / 日。有吸烟史的老年哮喘病人较为适宜，妊娠早期妇女和患有青光眼或前列腺肥大的病人应慎用。

（3）茶碱类 除具有舒张支气管平滑肌的作用，还有强心、利尿、扩张冠状动脉、兴奋呼吸中枢和呼吸肌等作用。低浓度茶碱类还有抗炎和免疫调节作用。

①口服给药 口服氨茶碱和控（缓）释型茶碱可用于轻至中度哮喘发作和维持治疗。一般剂量为每天 6 ~ 10mg/kg。口服控（缓）释型茶碱后，昼夜血药浓度平稳，平喘作用可维持 12 ~ 24 小时，尤其适用于夜间哮喘症状的控制。联合应用茶碱、糖皮质激素和抗胆碱能药物具有协同作用。但与 $β_2$ 受体激动剂联合应用时，易出现心率增快和心律失常，应慎用并适当减少剂量，且血药浓度过高，易引起药物中毒。

②静脉给药 将氨茶碱加入葡萄糖溶液中，缓慢静脉注射，注射速度不宜超过 0.25mg/（kg·min），或静脉滴注，维持剂量为 0.6 ~ 0.8mg/（kg·h），日注射量不超过 1.0g。茶碱类的主要副作用为胃肠道症状（恶心、呕吐）、心血管症状（心动过速、心律失常、血压下降）及多尿，偶可兴奋呼吸中枢，严重者可引起抽搐甚至死亡。最好在用药中监测血浆氨茶碱浓度，其安全有效浓度为 6 ~ 15μg/mL。发热者、孕妇、小儿或老年人及患有心、肝、肾功能障碍者尤需慎用。

4. 免疫疗法

（1）过敏原特异性免疫疗法（SIT） 采用特异性过敏原（如尘螨、花粉等），通过皮下注射，剂量由低至高，以产生免疫耐受性，使病人脱敏。

（2）抗 IgE 治疗 抗 IgE 单克隆抗体可应用于血清 IgE 水平增高的哮喘病人。目前主要用于经吸入糖皮质激素和长效 $β_2$ 受体激动剂联合治疗后症状仍未得到控制的严重哮喘病人。目前在 11 ~ 50 岁的哮喘病人的治疗研究中尚未发现明显不良反应，但由于药物临床使用的时间尚短，其远期疗效与安全性有待进一步观察。

【预后】

哮喘的转归和预后具有个体差异性，与正确的治疗关系密切。儿童期的哮喘通过积极规范的治疗，临床控制率可达 95%。轻症容易恢复；病情重，气道反应性增高明显，或伴有其他过敏性疾病则不易控制。若长期发作且并发 COPD、肺源性心脏病者等疾病预后不良。

项目五 肺 炎

📖 **案例导入**

郝某，男，40岁，1天前因醉酒，露宿街头。今日突然出现畏寒发热、周身酸痛、咳嗽、痰少，右侧胸痛。胸部X射线检查示右下肺内带片状密度均匀的模糊阴影，白细胞计数 $15 \times 10^9/L$，中性粒细胞比例85%。

思考：1. 该病人最可能的诊断是什么？诊断依据是什么？

2. 对该病人如何治疗？

肺炎是指由各种原因引起的，发生在终末气道、肺泡和肺间质的急性炎症。可由多种病原体、理化因素、过敏因素等导致，其中细菌性肺炎是最常见的类型，也是最常见的感染性疾病之一，属呼吸系统的常见病及多发病。肺炎是很多种肺组织炎症的总称，按其解剖部位、病因等可有多种分类。

1. 按解剖部位分类

（1）大叶性（肺泡性）肺炎 炎症起于肺泡，通过肺泡间孔向其他肺泡蔓延，以至于一个肺段或肺叶发生炎症。病原菌多为肺炎链球菌。X射线检查示肺叶或肺段的实变阴影。

（2）小叶性（支气管性）肺炎 病原体经支气管入侵并播散引起细支气管、终末细支气管及肺泡的炎症，又称支气管性肺炎。常继发于某些疾病，也可由细菌、病毒或支原体引起。X射线检查示沿肺纹理分布的不规则斑片状阴影。

（3）间质性肺炎 间质性肺炎发生在肺间质。常见的病原体包括细菌、病毒、支原体、衣原体等。X射线检查示一侧或双侧肺下部的不规则条索状阴影，其间有小片肺不张阴影。

2. 按病因学分类

（1）细菌性肺炎 细菌性肺炎是最常见的肺炎类型。最常见的病原体是肺炎链球菌，其次是葡萄球菌、肺炎杆菌、肺炎克雷白杆菌。

（2）病毒性肺炎 病毒性肺炎可由流感病毒、麻疹病毒、冠状病毒、单纯疱疹病毒等感染引起。

（3）非典型病原体肺炎 如支原体、衣原体等感染引起的肺炎。

（4）真菌性肺炎 常见于白色念珠菌、放线菌等感染。

（5）理化因素所致肺炎 如放射线损伤引起的放射性肺炎、刺激性气体及液体等引起的化学性肺炎。

3. 按感染途径分类

（1）社区获得性肺炎（CAP） 即在医院外罹患的肺炎。主要病原体是肺炎链球菌、支原体、衣原体等。

（2）医院获得性肺炎（HAP） 病人入院时不存在，也未处在潜伏期，而在入院后48小时后在医院内发生的肺炎。常见病原体是革兰阴性杆菌，如肺炎杆菌、铜绿假单胞菌等。

本项目主要介绍肺炎链球菌肺炎、葡萄球菌肺炎和病毒性肺炎。

一、肺炎链球菌肺炎

肺炎链球菌肺炎是由肺炎链球菌（又称肺炎球菌）引起的肺炎，占社区获得性肺炎的一半以上。通常起病急骤，以高热、寒战、咳嗽、咳铁锈色痰及胸痛为特征，胸部X射线检查示大片肺段或肺叶急性炎性实变。近年来因抗生素的广泛使用，使本病的起病方式、症状及X射线检查改变均不典型，并产生了一定的耐药性。

【病因与发病机制】

肺炎链球菌属革兰阳性球菌，有荚膜，致病机制是由其高分子多糖体的荚膜对组织的侵袭作用形成的。正常时，肺炎链球菌是口腔及鼻咽部的正常寄生菌群，但当机体出现受寒、过度疲劳、醉酒、感冒、糖尿病、免疫功能低下等使呼吸道防御功能削弱的状态时可致病。本病以冬季与初春多见，常与呼吸道病毒感染相伴，病人常为健康的青壮年。

【病理】

病理改变分为充血期、红色肝变期、灰色肝变期及消散期。充血期表现为肺组织充血水肿，肺泡内浆液渗出及红细胞、白细胞浸润，白细胞吞噬细菌，继而纤维蛋白渗出物溶解、吸收，肺泡重新充气。肝变期无确切分界，经早期应用抗生素治疗，典型的病理分期已很少见。消散期指病变消散后肺组织结构多无损坏，不留纤维瘢痕。极少数病人肺泡内纤维蛋白吸收不完全，甚至形成成纤维细胞，形成机化性肺炎。如未及时使用药物，个别病人可并发脓胸、中耳炎、关节炎。

【临床表现】

1. 症状 发病前常有上呼吸道感染、受寒、淋雨、疲劳等。典型表现为起病急骤，寒战、高热，数小时内体温可高达39~41℃，呈稽留热型。全身肌肉酸痛，累及患侧胸膜时，胸痛明显，可放射至肩或腹部，且咳嗽或深呼吸时加剧。干咳或咳少量黏痰，典型者在发病后2~3天出现铁锈色痰。偶有恶心、呕吐、腹胀、腹泻等症状，常被误诊为急腹症。

2. 体征 急性病容，面颊绯红、鼻翼翕动、呼吸浅快、口鼻周围有单纯性疱疹，病变广泛时可出现发绀。早期肺部体征无明显异常，或仅有呼吸运动减弱，叩诊稍浊，听诊可有呼吸音减低及胸膜摩擦音。肺实变时，表现为患侧呼吸运动明显减弱，语音颤动增强，叩诊呈浊音或实音，听诊有支气管呼吸音、干或湿啰音，累及胸膜时可闻及胸膜摩擦音。炎症累及膈膜胸膜时，可有上腹部压痛。重症感染时可伴休克、急性呼吸窘迫综合征（ARDS）及神经精神症状，表现为呼吸困难、烦躁、神志模糊、嗜睡、谵妄、昏迷等。累及脑膜时有颈抵抗及病理反射。本病病程大概 1~2 周。

【辅助检查】

1. 血常规检查 白细胞计数可达（10~20）×10⁹/L，中性粒细胞比例多在80%以上，并有核左移。年老体弱、免疫功能低下者的白细胞计数可不增高，但中性粒细胞比例仍增高。

2. 胸部 X 射线检查 早期肺纹理增多或受累肺叶、肺段模糊。随病情发展，肺叶或肺段出现淡薄、均匀阴影，实变期可见大片均匀致密阴影。消散期，炎性浸润逐渐吸收，可有片状区吸收较快呈"假空洞"征，一般于起病 3~4 周后才完全消散。

3. 痰液检查 痰培养 24~48 小时可确定病原体，是确诊的主要依据。

4. 病原学检查 常用聚合酶链反应（PCR）检测、荧光标记抗体检测。

【诊断及鉴别诊断】

1. 诊断 根据典型症状和体征，结合实验室及其他检查结果，较易于诊断。对于临床表现不典型者，需认真鉴别。病原菌检测是确诊本病的主要依据。

2. 鉴别诊断

（1）肺癌 多无急性感染中毒症状，部分病人咳嗽呈金属音，有时痰中带血丝，外周血白细胞计数不高，若痰培养发现癌细胞可以确诊。肺癌可并发阻塞性肺炎，经抗生素治疗后肺炎症状不易消散，或可见肺门淋巴结肿大，有时出现肺不张。若经过抗生素治疗后肺部炎症不易消散，或暂时消散后于同一部位再出现肺炎，应密切随访，尤其是对有吸烟史或年龄较大的病人，更需注意其病情变化。必要时可进一步做 CT、MRI、纤维支气管镜和痰脱落细胞等检查以确诊。

（2）肺结核 多有全身中毒症状，如午后低热、盗汗、疲乏无力、体重减轻、失眠等。胸部 X 射线检查可见病变多在肺尖或锁骨上下，密度不均，消散缓慢，可形成空洞或肺内播散。痰中可找到结核菌，一般抗生素治疗无效。

（3）急性肺脓肿 早期临床表现与肺炎链球菌肺炎相似。但随着病程进展，以咳出大量脓臭痰为特征。胸部 X 射线检查示脓腔及气液平面，易与肺炎相鉴别。

（4）肺血栓栓塞 肺血栓栓塞多有静脉血栓的危险因素，如血栓性静脉炎、心肺疾病、创伤、手术和肿瘤等病史，可发生咯血、晕厥，呼吸困难较明显，颈静脉充盈，胸部 X 射线检查示区域性肺纹理减少，有时可见尖端指向肺门的楔形阴影，动脉血气分析常见低氧血症及低碳酸血症。CT 肺动脉造影、放射性核素肺通气/灌注扫描和 MRI 等检查可进行鉴别。

【治疗】

1. 抗感染治疗　选用敏感的抗生素。抗感染是肺炎治疗的主要环节，一经诊断应立即给予抗生素治疗。首选青霉素 G，对于成年轻症病人可用 240 万 U/d，病情较重者宜用青霉素 G240 万～480 万 U/d，分次静脉滴注。有青霉素过敏者可用红霉素、林可霉素。对于青壮年社区获得性肺炎病人，常用青霉素类、第一代头孢菌素等，对耐药肺炎链球菌可使用对氟喹诺酮类抗生素等。对于老年人或需住院的社区获得性肺炎病人，常用氟喹诺酮类、β–内酰胺类、第二或三代头孢菌素，可联合大环内酯类抗生素。对于医院获得性肺炎病人常用第二或三代头孢菌素、β–内酰胺类、氟喹诺酮类抗生素。

2. 抗休克和抗感染治疗　对感染性休克病人施行抗休克和抗感染治疗。首先建立两条静脉通路，补充血容量，可根据中心静脉压调整。适量应用血管活性药，维持收缩压90～100mmHg。选择 2～3 种广谱抗生素联合、大剂量、静脉给药，对病情严重者可使用糖皮质激素。纠正水、电解质及酸碱失衡。控制输液速度，防止心力衰竭和肺水肿的发生。

3. 支持及对症治疗　病人应卧床休息，给予高蛋白质、高热量、高维生素的流质或半流质饮食，鼓励多饮水；剧烈胸痛者给予少量镇痛药，如可待因 15mg；寒战时可用热水袋保暖，高热时可用冰袋或冰帽及乙醇擦浴降温；不宜使用阿司匹林等退热药，以免大量出汗影响临床判断。有低氧血症者，应予以吸氧，若发绀明显且病情不断恶化者，可进行机械通气。有明显麻痹性肠梗阻者，应暂禁食水并胃肠减压。烦躁不安、谵妄者，遵医嘱予以地西泮 5～10mg，禁用有抑制呼吸作用的镇静药。

【预后】

本病经正确抗生素治疗后，高热常在 24 小时内消退，或数日内逐渐下降，但易发生肺外感染。肿瘤或异物阻塞支气管时，经治疗后肺炎虽可消散，但阻塞因素未除，肺炎可再次出现。

二、葡萄球菌肺炎

葡萄球菌肺炎是由葡萄球菌所引起的急性肺部化脓性感染，常继发于多种免疫功能已经受损的疾病，如糖尿病、血液病、肝病、酒精中毒、营养不良或原发支气管肺疾病、获得性免疫缺陷综合征等。本病起病多急骤，有高热、寒战、胸痛，脓性痰，量多，可带血丝或呈粉红色乳状。儿童患流感或麻疹时，葡萄球菌可经呼吸道而引起肺炎，若未予正确治疗，病死率较高。皮肤感染灶，如痈、疖、毛囊炎、蜂窝织炎等中的葡萄球菌亦可经血液循环而发生肺部感染。细支气管受阻而伴发气囊肿，尤多见于儿童病人。脓肿溃破后可引起气胸、脓胸或脓气胸，有时还可能伴发化脓性心包炎、胸膜炎等。

【病因与发病机制】

葡萄球菌为革兰染色阳性球菌，可分为凝固酶阳性的葡萄球菌（主要为金黄色葡萄球菌，简称金葡菌）及凝固酶阴性的葡萄球菌（主要有表皮葡萄球菌）。葡萄球菌的致病物质主要是毒素与酶，如溶血毒素、杀白细胞素、肠毒素等，具有溶血、坏死、杀白细胞及血管痉挛等作用。葡萄球菌致病力可用血浆凝固酶来测定，阳性者致病力较强。金葡菌凝固酶为阳性，是化脓性感染的主要原因，但其他凝固酶阴性的葡萄球菌亦可引起感染。随着医院内感染的增多，由凝固酶阴性葡萄球菌引起的肺炎也不断增多。医院获得性肺炎中葡萄球菌感染占 11%~25%。

【病理】

经呼吸道吸入引起的肺炎呈大叶性分布，支气管及肺泡破溃可使气体进入肺间质，并与支气管相通。血源性感染者，首先引起肺小动脉多发性菌栓或脓栓栓塞，肺间质和肺泡发生出血性水肿、炎性细菌浸润和纤维蛋白渗出，继而化脓组织坏死，形成多发性小脓肿，随脓液排出形成空腔。当坏死组织或脓液阻塞细支气管，则形成单向活瓣作用，产生张力性肺气囊肿。浅表的肺气囊肿若张力过高，可溃破形成气胸或脓气胸，并可形成支气管胸膜瘘。偶可伴发化脓性心包炎、脑膜炎等。

【临床表现】

1. 症状　本病起病急骤，寒战、高热，体温可高达 39~40℃，胸痛，脓性痰，量多，有时有血丝或呈脓血状。毒血症状明显，全身肌肉、关节酸痛，体质衰弱，精神萎靡，病情严重者可早期出现周围循环衰竭。院内感染者通常起病较隐匿，体温逐渐上升。老年人症状可不典型。血源性葡萄球菌肺炎常有皮肤伤口、疖痈和中心静脉导管置入等，或静脉吸毒史，咳脓性痰较少见。

2. 体征　早期可无异常体征，常与严重的中毒症状和呼吸道症状不平行，其后可出现两肺散在湿啰音。病变较大或融合时可有肺实变体征，气胸或脓气胸则有相应体征。血源性葡萄球菌肺炎应注意肺外感染病灶，静脉吸毒者多有皮肤针口和三尖瓣赘生物，可闻及心脏杂音。

【辅助检查】

1. 血液检查　外周血白细胞计数明显升高，中性粒细胞比例增加，核左移。

2. X 射线检查　X 射线检查显示肺段或肺叶实变，可形成空洞，或呈小叶状浸润，其中有单个或多发的液气囊腔。特征为 X 射线阴影的易变性，表现为一处炎性浸润消失而在另一处出现新的病灶，或很小的单一病灶发展成为大片阴影。治疗有效时，病变消散，阴影密度逐渐减低，2~4 周后病变完全消失，偶可遗留少许条索状阴影或肺纹理增多等。

3.细菌学检查　可行痰、胸腔积液、血和肺穿刺物等培养，是确诊的依据。

【诊断及鉴别诊断】

1.诊断　根据全身毒血症状，咳嗽、咳脓血痰，白细胞计数增高、中性粒细胞比例增加、核左移并有中毒颗粒和 X 射线表现，可做出初步诊断。但本病早期临床表现与 X 射线改变不符合，早期诊断常有困难，X 射线检查随访追踪肺部病变的动态变化对诊断有帮助。细菌学检查是确诊依据。

2.鉴别诊断

（1）肺炎链球菌肺炎　起病急骤，有高热、寒战，体温可达 39～41℃，呈稽留热型，胸痛。典型者咳铁锈色痰，也可通过痰培养鉴别确诊。

（2）肺结核　多有全身中毒症状，如午后低热、盗汗、疲乏无力、体重减轻、失眠等。胸部 X 射线检查可见病变多在肺尖或锁骨上下，密度不均，消散缓慢，可形成空洞或肺内播散。痰中可找到结核菌，一般抗生素治疗无效。

【治疗】

治疗应在早期将原发病灶清除引流，同时选敏感抗生素。医院外感染的金黄色葡萄球菌肺炎，仍可用青霉素 G。对于院内感染和部分院外发病者，多为凝固酶阳性的金黄色葡萄球菌感染，90% 以上产生青霉素酶，应予以耐酶的 β－内酰胺类抗生素，如苯唑西林、氯唑西林或萘夫西林。对青霉素耐药的菌株也可能对头孢菌素耐药，但仍可用头孢唑啉或头孢噻吩静脉滴注。对甲氧西林亦耐药的金黄色葡萄球菌（MRSA），可用万古霉素、利福平、SMZ-TMP、磷霉素、氟喹诺酮类及阿米卡星治疗。万古霉素 1～2g/d 静脉滴注，不良反应有静脉炎、皮疹、药物热、耳聋和肾损害等。口服新青霉素，并对脓腔做适当引流。

三、病毒性肺炎

病毒性肺炎是由上呼吸道病毒感染，向下蔓延所致的肺部炎症。可发生在免疫功能正常或抑制的成人和儿童。本病一年四季均可发生，但大多发生于冬春季节，可暴发或散发。密切接触的人群或有心肺疾病者容易罹患。社区获得性肺炎住院病人约 8% 为病毒性肺炎。婴幼儿、老人、原有慢性心肺疾病者或妊娠妇女，病情较重，甚至导致死亡。病毒性肺炎的发生与病毒的毒力、感染途径及宿主的年龄、免疫功能状态等有关。

【病因与发病机制】

急性呼吸道感染中，病毒感染占 90%，而病毒感染则以上呼吸道为主。引起肺炎的病毒以流行性感冒病毒为常见，如腺病毒、副流感病毒、冠状病毒等。婴幼儿常由呼吸道合胞病毒感染产生肺炎。引起成人肺炎的常见病毒为甲乙型流感病毒、腺病毒、副流感病毒、呼吸道合胞病毒和冠状病毒等。免疫抑制宿主为疱疹病毒和麻疹病毒的易感者；骨髓移植和器官移植受者易患巨细胞病毒和疱疹病毒性肺炎。病人可同时受一种以上病毒感染，并常继发细菌感染，免疫抑制宿主还常继发真菌感染。呼吸道病毒可通过飞沫或直接接触传播，且传播迅速、传播面广。病毒性肺炎为吸入性感染。在非细菌性肺炎中，病毒感染占 25%～50%，病人多为儿童，成人相对少见。

【病理】

病毒侵入细支气管上皮引起细支气管炎。感染可波及肺间质与肺泡而致肺炎。病毒性肺炎的基本病变为急性间质性肺炎，但病变形态常多样化，常由多种病毒感染或继发细菌感染所致。肉眼观，病变可不明显，肺组织因充血水肿而轻度增大。镜下，炎症由支气管、细支气管开始，沿肺的间质向纵深发展，支气管、细支气管及其周围组织和小叶间隔等间质充血水肿、淋巴细胞、单核细胞浸润，致肺泡间隔明显增宽，肺泡腔内无渗出或仅有少量浆液。炎性介质释出，直接作用于支气管平滑肌，致使支气管痉挛，临床上表现为支气管反应性增高。病变吸收后可留有肺纤维化。严重病人支气管、肺泡壁组织发生变性坏死。病毒性肺炎若合并细菌感染，常伴化脓性病变，从而掩盖其本身的特征。

【临床表现】

本病好发于冬春季节，症状较轻，与支原体肺炎的症状相似。有头痛、乏力、发热、咳嗽并咳少量黏痰、全身酸痛、倦怠，常无异常体征。小儿、老年人及免疫功能低下的病人，病毒性肺炎往往比较严重，有持续性高热、心悸、气急、发绀、极度衰竭，可伴休克、心力衰竭和氮质血症。肺泡间质和肺泡内水肿，严重者可发生呼吸窘迫综合征。肺部听诊可闻及湿啰音。

【辅助检查】

1. 血液检查　白细胞计数正常、稍高或偏低，血沉一般正常。

2. 细菌学检查　痰培养以单核细胞较多，常无致病菌。

3. X射线检查　可见肺纹理增多，小片状浸润或广泛浸润，病情严重者显示双肺弥漫性结节性浸润，但大叶实变及胸腔积液者均不多见。病毒性肺炎的致病原不同，其X射线征象亦有不同的特征。

4. 血清学检查　取急性期和恢复期的双份血清，补体结合试验、中和试验或血清抑制试验抗体滴度增高4倍或以上有确诊意义。近年用血清监测病毒的特异性IgM抗体，有助早期诊断。免疫荧光、酶联免疫吸附试验、酶标组化法等，可进行病毒特异性快速诊断。

【诊断及鉴别诊断】

1. 诊断　主要依据为临床表现及X射线改变，并排除由其他病原体引起的肺炎。确诊则有赖于病原学检查，包括病毒分离、血清学检查及病毒抗原的检测。呼吸道分泌物中细胞核内的包含体可提示病毒感染，但并非一定来自肺部，需进一步收集下呼吸道分泌物或肺活检标本做培养分离病毒。血清学检查常用的方法是检测特异性 IgG 抗体，如补体结合试验、血凝抑制试验、中和试验，但仅能作为回顾性诊断，无早期诊断价值。

2. 鉴别诊断

（1）支原体肺炎　约 1/3 病人无症状。以气管 - 支气管炎、肺炎、耳鼓膜炎等形式出现，而以肺炎最重。发病初有乏力、头痛、咽痛、发冷、发热、肌肉酸痛、食欲减退、恶心、呕吐等，头痛显著。发热高低不一，可高达 39℃。2～3 天后出现明显的呼吸道症状，如阵发性刺激性咳嗽，咳少量黏痰或黏液脓性痰，有时痰中带血。发热可持续 2～3 周。热度恢复正常后尚可遗有咳嗽，伴胸骨下疼痛，但无胸痛。血象中可出现嗜酸性粒细胞，经血液培养、PCR 等可鉴别。

（2）细菌性肺炎　临床表现较为明显，起病急骤，常有异常体征。通过血液检查、病原学检查等不难鉴别。

【治疗】

目前以对症治疗为主，卧床休息，保持空气流通，注意隔离消毒，预防交叉感染。给予足量维生素及蛋白质，多饮水及少量多次进软食，酌情静脉输液及吸氧。保持呼吸道通畅，及时清除上呼吸道分泌物等。原则上不宜应用抗生素预防继发性细菌感染，一旦明确已合并细菌感染，应及时选用敏感的抗生素。

临床已证实较有效的病毒抑制药物有以下几种：

1. 利巴韦林具广谱抗病毒功能，包括呼吸道合胞病毒、腺病毒、流感病毒和副流感病毒。用法为 0.8～1.0g/d，分 3～4 次服用；静脉滴注或肌内注射每日 10～15mg/kg，分 2 次。亦可用雾化吸入，每次 10～30mg，加蒸馏水 30mL，每日 2 次，连续 5～7 天。

2. 阿昔洛韦为一化学合成的抗病毒药，具有广谱、强效和起效快的特点。临床用于疱疹病毒、水痘病毒感染。尤其对免疫缺陷或应用免疫抑制剂者应尽早应用。用法为每次 5mg/kg，静脉滴注，每天 3 次，连续给药 7 天。

3. 更昔洛韦可抑制 DNA 合成，主要用于巨细胞病毒感染。用法为 7.5～15mg/（kg·d），连用 10～15 天。

4. 奥司他韦为神经氨酸酶抑制剂，对甲、乙型流感病毒均有很好作用，耐药发生率低。用法为 75mg，2 次 / 日，连用 5 天。

5. 阿糖腺苷为嘌呤核苷类化合物，具有广泛的抗病毒作用。多用于治疗免疫缺陷病人的疱疹病毒与水痘病毒感染。用法为 5～15mg/（kg·d），静脉滴注，10～14 天为 1 个疗程。

6. 金刚烷胺为人工合成胺类药物，有阻止某些病毒进入人体细胞及退热作用。临床用

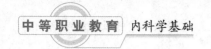

于流感病毒等感染。用法为成人每次100mg，早晚各1次，连用3～5天。

附：传染性非典型肺炎

传染性非典型肺炎是由SARS冠状病毒引起的一种具有明显传染性、可累及多个器官和系统的急性呼吸道传染病，世界卫生组织（WHO）将其命名为严重急性呼吸综合征。本病属呼吸道传染性疾病，主要传播方式为近距离飞沫传播或接触病人呼吸道分泌物。其主要临床特征为急性起病、发热、干咳、呼吸困难、白细胞计数不高或降低、肺部浸润和抗生素治疗无效。人群普遍易感，呈家庭和医院聚集性发病，多见于青壮年，儿童感染率较低。

【病因与发病机制】

2013年4月16日，世界卫生组织根据包括中国、加拿大、美国在内的11个国家和地区的13个实验室通力合作研究的结果，宣布严重急性呼吸综合征的病因是一种新型的冠状病毒，称为SARS冠状病毒。SARS病毒通过近距离飞沫或接触污染的物品传播。SARS病毒和其他人类及动物已知的冠状病毒相比较，基因序列分析数据显示SARS病毒并非为已知的冠状病毒之间新近发生的基因重组所产生，是一种全新的冠状病毒，与目前已知的三群冠状病毒均有区别，可被归为第四群。SARS病毒在环境中较其他已知的人类冠状病毒稳定，室温24℃下在尿液里至少可存活10天，在痰液中和腹泻病人的粪便中能存活5天以上，在血液中可存活15天。但病毒暴露在常用的消毒剂中即可失去感染性。

发病机制未明，推测SARS病毒通过其表面蛋白与肺泡上皮等细胞上的相应受体结合，导致肺炎的发生。

【病理】

病理改变主要是弥漫性肺泡损伤和炎症细胞浸润，早期特征是肺水肿、纤维素渗出、透明膜形成、脱屑性肺炎及灶性肺出血等病变；机化期可见到肺泡内含细胞性的纤维黏液样渗出物及肺泡间隔的成纤维细胞增生，部分病人出现明显的纤维增生，导致肺纤维化甚至硬化。

【临床表现】

潜伏期2～10天，常见为3～5天。起病急骤，多以发热为首发症状，体温常超过38℃，呈不规则热或弛张热、稽留热等，热程多为1～2周。起病3～7天后出现咳嗽、少痰，偶有血丝痰，可有畏寒、寒战，心悸、呼吸困难或呼吸窘迫，可伴有肌肉关节酸痛、头痛、乏力和腹泻。病人多无上呼吸道卡他症状。肺部体征不明显，部分病人可闻及少许湿啰音，或有肺实变体征。病情于10～14天达到高峰，发热、乏力等感染中毒症状加重，并出现频繁咳嗽，气促和呼吸困难，略有活动则气喘、心悸，被迫卧床休息。这个时期易发生呼吸道的继发感染。病程进入2~3周后，发热渐退，其他症状与体征减轻乃至消失。肺部炎症改变的吸收和恢复则较为缓慢，体温正常后仍需2周左右才能完全吸收恢复正常。

【辅助检查】

1. 血液检查　外周血白细胞计数一般不升高，或降低，常有淋巴细胞减少，可有血小板降低。部分病人血清转氨酶、乳酸脱氢酶及同工酶等升高。

2. 影像学检查　早期做胸部X射线检查可无异常，多呈肺纹理粗乱的间质性改变、斑片状或片状渗出影，典型的改变为磨玻璃影及肺实变影。可在2~3天内波及一侧肺野或两肺，约半数波及双肺。病变多累及中下叶并呈外周分布。少数出现气胸和纵隔气肿。CT以玻璃样改变最多见，还可见小叶内间隔和小叶间隔增厚（碎石路样改变）、细支气管扩张和少量胸腔积液。病变后期部分病人肺部有纤维化改变。

3. 分子生物学检测　以反转录聚合酶链反应（RT-PCR）法检查病人血液、呼吸道分泌物、大便等标本中SARS冠状病毒的RNA。或者将标本接种到细胞中进行培养，分离到病毒后，再以RT-PCR来鉴定是否是SARS病毒。

4. 病原学检查　目前在国内使用免疫荧光抗体法（IFA）和酶联免疫吸附试验（ELISA）来检测血清中SARS病毒特异性抗体。抗体阳转或出现4倍或以上升高，有助于诊断和鉴别诊断。IgG型抗体在起病后第1周检出率低或检不出，第2周末检出率80%以上，第3周末为95%以上，且效价持续升高，在病后第3个月仍保持很高的滴度。

【诊断及鉴别诊断】

1. 诊断　有与SARS病人接触或传染给他人的病史，起病急、高热、有呼吸道和全身症状，血白细胞计数正常或降低，有胸部影像学变化，配合SARS病原学检测阳性，排除其他表现类似的疾病，可以做出SARS的诊断。但需和其他感染性和非感染性肺部病变鉴别，尤其注意与流感鉴别。

2. 鉴别诊断

（1）单纯型流感　常突然起病，畏寒高热，体温可达39~40℃，多伴头痛、全身肌肉关节酸痛、极度乏力、食欲减退等全身症状，常有咽喉痛、干咳，可有鼻塞、流涕、胸骨后不适等。颜面潮红，眼结膜外眦轻度充血。如无并发症呈自限性过程，多于发病3~4天后体温逐渐消退，全身症状好转，但咳嗽、体力恢复常需1~2周。轻症流感与普通感冒相似，症状轻，2~3天可恢复。

（2）肺炎型流感　多见于老年人、儿童、原有心肺疾病的人群。主要表现为高热持续不退，剧烈咳嗽、咳血痰或脓性痰、呼吸急促、发绀，肺部可闻及湿啰音。胸部X射线检查可见两肺有散在的絮状阴影。痰培养无致病细菌生长，可分离出流感病毒。可因呼吸循环衰竭而死亡。

【治疗】

1. 一般治疗

（1）卧床休息。

（2）发热超过 38.5℃者，可使用解热镇痛药，儿童忌用阿司匹林，因可能引起 Reye 综合征；或给予冰敷、酒精擦浴等物理降温。

（3）有心、肝、肾等器官功能损害，应做相应的处理。

2. 氧疗　出现气促应给予持续鼻导管或面罩吸氧。

（1）鼻导管或鼻塞给氧　这是常用而简单的方法，适用于低浓度给氧，病人易于接受。

（2）面罩给氧　面罩上有调节装置，可调节罩内氧浓度，不需湿化，耗氧量较少。

（3）气管插管或气管切开插管　给氧效果好，且有利于呼吸道分泌物的排出和保持气道通畅。

（4）呼吸机给氧　这是最佳的氧疗途径和方法，常用于重症病人的抢救。

（5）其他　对出现 ARDS 的病人，宜直接应用有创正压机械通气治疗；出现休克或 MODS，应予相应支持治疗。

3. 糖皮质激素的应用　重症病人可酌情使用糖皮质激素。

应用糖皮质激素治疗应有以下指征之一：①有严重中毒症状，高热持续 3 天不退；②48 小时内肺部阴影面积扩大超过 50%；③有急性肺损伤（ALI）或出现 ARDS。用法为甲泼尼龙一般剂量为（2～4）mg/（kg·d），连用 2～3 周，密切注意糖皮质激素的不良反应和 SARS 的并发症。

4. 抗生素的应用　为了防治细菌感染，应使用抗生素覆盖社区获得性肺炎的常见病原体，临床上可选用大环内酯类、氟喹诺酮类、β－内酰胺类、四环素类等，如果痰培养或临床上提示有耐甲氧西林金葡菌感染或耐青霉素肺炎链球菌感染，可选用万古霉素等。

5. 抗病毒药物　至今尚无肯定有效的抗病毒药物治疗，治疗时可选择试用抗病毒药物。

【预后】

本病大多数病人预后不良，自 2013 年在国内暴发后，全国范围内控制率低、死亡率高。只有通过严格的预防和正规的治疗，才能将疫情控制在一个较低的水平。

【预防】

1. 控制传染源

（1）疫情报告　我国已将严重急性呼吸综合征列入《中华人民共和国传染病防治法》

2004 年 12 月 1 日施行的法定传染病乙类首位，并规定按甲类传染病进行报告、隔离治疗和管理。发现或怀疑本病时，应尽快向卫生防疫机构报告。做到早发现、早隔离、早治疗。

（2）隔离治疗病人 对临床诊断病例和疑似诊断病例应在指定的医院按呼吸道传染病分别进行隔离观察和治疗。

（3）隔离观察密切接触者 对医学观察病例和密切接触者，如条件许可应在指定地点接受隔离观察，为期 14 天。在家中接受隔离观察时应注意通风，避免与家人密切接触，并由卫生防疫部门进行医学观察，每天测量体温。

2. 切断传播途径

（1）社区综合性预防 减少大型群众性集会或活动，保持公共场所通风换气、空气流通；排除住宅建筑污水排放系统淤阻隐患。

（2）保持良好的个人卫生习惯 不随地吐痰，避免在人前打喷嚏、咳嗽、清洁鼻腔，且事后应洗手；确保住所或活动场所通风；勤洗手；避免去人多或相对密闭的地方，应注意戴口罩。

（3）及时就诊 医院应设立发热门诊，建立本病的专门通道。

3. 保护易感人群 保持乐观稳定的心态，均衡饮食，多喝汤饮水，注意保暖，避免疲劳，有足够的睡眠及在空旷场所做适量运动等，这些良好的生活习惯有助于提高人体对严重急性呼吸综合征的抵抗能力。

项目六 支气管扩张

案例导入

冯某，男，25 岁。今晨咯血 250mL，自诉数月前曾咯血一次，量不多，平时无明显的咳嗽、咳痰。查体：体温 37℃，听诊左肩胛下局限性少量湿啰音。

思考：1. 该病人最可能的诊断是什么？诊断依据是什么？

2. 对该病人如何治疗？

支气管扩张（bronchiectasis）多见于儿童和青年。大多继发于急、慢性呼吸道感染和支气管阻塞后，反复发生支气管炎症，使支气管壁结构破坏，引起支气管持久性、不可逆性扩张。临床主要表现为慢性咳嗽、咳大量脓痰和（或）反复咯血。

【病因与发病机制】

支气管扩张的主要病因是支气管 – 肺组织的感染和支气管阻塞，弥漫性支气管扩张常发生于有遗传、免疫或解剖缺陷的病人，如肺部纤毛运动障碍、软骨缺陷综合征、低免疫球蛋白血症的病人。局灶性支气管扩张可源于支气管－肺组织的感染和支气管阻塞，两者互相影响促使支气管扩张的发生和发展。另有约 30% 的支气管扩张病人病因未明。

当疾病损伤了宿主气道清除机制和防御功能，易发生感染和炎症，引起痰液潴留和阻塞，导致气道逐渐扩大。周围间质组织和肺泡的破坏导致了纤维化。

【病理】

支气管扩张常常是位于段或亚段支气管管壁的破坏和炎性改变，受累管壁的结构，包括软骨、肌肉和弹性组织破坏后被纤维组织替代。扩张的支气管内可积聚稠厚脓性分泌物，其外周气道也被分泌物阻塞。扩张的支气管包括三种类型：①柱状扩张：支气管呈均一管形扩张且突然在一处变细，远处的小气道往往被分泌物阻塞；②囊状扩张：扩张的支气管呈囊状改变；③不规则扩张：病变支气管腔呈不规则改变或呈串珠样改变。

【临床表现】

1.症状

（1）慢性咳嗽、咳大量脓痰　与体位改变有关，如晨起或卧床时咳嗽、痰量增多，当伴发急性感染时，脓痰明显增加并伴随肺炎，若有厌氧菌混合感染则有臭味。其严重度可用痰量估计：轻度，< 10mL/d；中度，10~150mL/d；重度 > 150mL/d。急性感染发作时，黄绿色脓痰量每日可达数百毫升。感染时痰液收集于玻璃瓶中静置后分层的特征为：上层为泡沫，中层为混浊黏液，下层为坏死组织沉淀物。

引起感染的常见病原体为铜绿假单胞菌、金黄色葡萄球菌、流感嗜血杆菌、肺炎链球菌和卡他莫拉菌。

（2）反复咯血　50%~70% 的病人有不同程度的咯血，从痰中带血到大量咯血，大出血为小动脉被侵蚀或增生的血管被破坏所致。部分病人以反复咯血为唯一症状，称为"干性支气管扩张"。

（3）反复肺部感染　特点是同一肺段反复发生肺炎并迁延不愈。这是由于扩张的支气管清除分泌物的功能丧失，引流差，易于反复发生感染。

（4）慢性感染中毒症状　如反复感染，可出现发热、乏力、食欲减退、消瘦、贫血，儿童可影响发育。

2.体征　早期可无明显体征。气道内有较多分泌物时，听诊可闻及湿啰音和干啰音。病变严重尤其是伴有慢性缺氧、肺源性心脏病和右心衰竭的病人可出现杵状指。

【辅助检查】

1.胸部 X 射线检查　病变区肺纹理增多、增粗、排列紊乱，囊状支气管扩张的气道表现为显著的囊腔，腔内可存在气液平面。由于受累肺实质通气不足、萎陷，扩张的气道往往聚拢，纵切面可见平行的双粗线，称为"双轨症"，横切面显示"环状阴影"。但是这一检查对判断支气管扩张缺乏特异性。

2. 支气管造影检查　支气管造影检查可明确诊断，经导管或支气管镜在气道表面滴注不透光的碘脂质造影剂，直接显像扩张的支气管。但因其为创伤性检查，现已被 CT 取代。

3. 胸部 CT 检查　胸部 CT 检查可清楚地显示扩张的支气管，高分辨率 CT（HRCT）进一步提高了诊断的敏感性，由于兼具无创、易重复、易被病人所接受的优点，现已成为支气管扩张的主要诊断方法。

4. 纤维支气管镜检查　当支气管扩张呈局限性且位于段支气管以上时，可出现"弹坑样"改变。

5. 痰液检查　痰液检查含有丰富的中性粒细胞及定植或感染的多种微生物。痰涂片染色及痰细菌培养结果可指导抗生素的合理使用。

6. 肺功能检查　肺功能检查可证实由弥漫性支气管扩张或相关阻塞性肺病导致的气流受限。

【诊断及鉴别诊断】

1. 诊断　根据既往有百日咳、支气管肺炎、肺结核等诱发支气管扩张的呼吸道感染病史，有反复咳脓痰、咯血的临床表现，HRCT 显示支气管扩张的异常影像学改变，即可明确诊断为支气管扩张，纤维支气管镜检查可明确出血、扩张或阻塞的部位，还可经纤维支气管镜进行局部灌洗。

2. 鉴别诊断

（1）慢性支气管炎　多发生在中年以上的病人，发病时间多为冬、春季节，咳嗽、咳痰症状明显，痰液多为白色黏液痰，但无反复咯血史。

（2）肺结核　常有低热、盗汗、乏力、消瘦等结核毒性症状，痰液检查能查出结核分枝杆菌。

（3）支气管肺癌　干性支气管扩张以咯血为主，易误诊为肺癌。X 射线、CT、纤维支气管镜及痰细胞学检查可进行鉴别。

（4）肺脓肿　起病急，有高热、咳嗽、咳大量脓臭痰，X 射线检查可见带有气液平面的空腔，周围有浓密炎症阴影。

【治疗】

1. 治疗基础疾病　积极治疗呼吸道感染，对于肺结核伴支气管扩张应积极抗结核治疗，低免疫球蛋白血症可用免疫球蛋白替代治疗。

2. 控制感染　若出现痰量及脓性分泌物增加等急性感染征象时需使用抗生素。最好根据痰培养及药敏试验的结果正确指导抗生素的使用，但在最开始常需给予经验治疗，如阿莫西林、氨苄西林、头孢克洛等。存在铜绿假单胞菌感染时，可选用喹诺酮类、氨基糖苷类或第三代头孢菌素如头孢他啶。对于慢性咳脓痰病人，还可考虑使用疗程更长的抗生素，如口服阿莫西林或吸入氨基糖苷类药物。

3. 治疗咯血　如果咯血的量少，可以口服卡巴克洛、云南白药。若咯血的量中等，可静脉滴注垂体后叶素；若出血量较大，经内科治疗无效，可考虑介入栓塞治疗或手术治疗。

4. 改善气流受限　对于伴有气道高反应和可逆性气流受限的病人，应用支气管舒张药可改善这一症状并可帮助清除气道分泌物，疗效显著。

5. 清除气道分泌物　使用化痰药物，以及振动、拍背、体位引流和雾化吸入等物理治疗，均有助于清除气道分泌物。

6. 外科手术治疗　手术指征：①病变为局限性，经内科治疗仍反复发作者；②大咯血来自增生的支气管动脉，病变局限，经休息和抗生素治疗无效者，保守治疗不能缓解者。

【预后】

支气管扩张预后的好坏取决于病变的范围和有无并发症，若病变范围局限、无并发症者经过积极的治疗可延长寿命。病变范围广泛者预后差。

项目七　肺结核

案例导入

林某，女，24岁，咳嗽、咯血、午后低热、盗汗、消瘦、乏力、食欲下降2个多月。

思考：1. 该病人最可能的诊断是什么？诊断依据是什么？

　　　2. 对该病人如何治疗？

肺结核（pulmonary tuberculosis）是由结核分枝杆菌引起的肺部慢性传染病，临床上多呈慢性发病过程，以低热、盗汗、消瘦、咳嗽、咯血为主要症状，具有病程长、易反复的特点。是21世纪严重危害人类健康的主要传染病，是我国重点控制的主要疾病之一。

自20世纪80年代以来，全球结核病疫情明显回升，呈现全球恶化的趋势，世界卫生组织（WHO）于1993年宣布结核病处于"全球紧急状态"，为遏制这次结核病危机，将积极推行全程督导短程化学治疗策略（DOTS）作为世界各国结核病规划的核心内容。当前结核病疫情虽出现缓慢的下降，但是由于耐多药结核病的增多，人类免疫缺陷病毒

（HIV）和结核分枝杆菌的双重感染等原因，结核病依然是危害人类健康的公共卫生问题。

【流行病学】

据 2010 年我国第五次结核病流行病学抽样调查估计：全国现有活动性肺结核病人 499 万，患病率 459/10 万；结核病年发病例 100 万，发病率 78/10 万，我国结核病疫情具有感染率高、患病率高、死亡率高、耐药率高、地区患病率差异大和年递减率低这"五高一低"的特点。结核病的高流行与国民生产总值（GDP）的低水平相适应。

1.传染源　主要是结核病病人，即痰直接涂片阳性者。

2.传播途径　主要通过咳嗽、喷嚏、大笑和大声谈话等方式把含有结核分枝杆菌的微滴排到空气中而传播，飞沫传播是肺结核最重要的传播途径，经消化道和皮肤等其他途径传播现已罕见。传播性的大小与病人排出结核分枝杆菌的量、空间含结核分枝杆菌微滴的密度及通风情况、接触的密切程度和时间长短、个体免疫力的状况有关。

3.易感人群　影响机体对结核分枝杆菌自然抵抗力的因素除遗传外，还包括生活贫困、居住拥挤、营养不良等社会因素，细胞免疫系统不完善的婴幼儿、老年人、HIV 感染者、免疫抑制剂使用者、慢性疾病病人都是结核病的易感人群。

【结核分枝杆菌】

人肺结核的致病菌 90% 以上为结核分枝杆菌，结核分枝杆菌抗酸染色呈红色，可抵抗盐酸酒精的脱色作用，故称抗酸杆菌。结核分枝杆菌生长缓慢，增殖一代需要 14~20 小时，至少需要 4~6 周才可看见菌落。结核分枝杆菌对干燥、冷、酸、碱等抵抗力强，在干燥的环境里可存活数月或数年。结核分枝杆菌对紫外线比较敏感，太阳光直射下痰中结核分枝杆菌经 2~7 小时被杀死，实验室或病房常用紫外线灯消毒，10W 紫外线灯距照射物 0.5~1m，照射 30 分钟具有明显杀菌作用。将痰涂在纸上直接焚烧是最简易的灭菌方法。

【结核病在人体的发生与发展】

1.原发感染　当人体初次吸入含结核分枝杆菌的飞沫后，是否感染取决于结核分枝杆菌的毒力和肺泡内巨噬细胞的吞噬杀菌能力。如果人体免疫力低下，入侵的结核分枝杆菌数量多、毒力强，结核分枝杆菌在体内存活下来，在肺泡巨噬细胞内外生长繁殖，这部分肺组织出现炎症病变，称为原发病灶。原发病灶中的结核分枝杆菌经肺内淋巴管引流到达肺门淋巴结，引起肺门淋巴结肿大。原发病灶、淋巴管炎和肿大的肺门淋巴结三者在 X 射线片上呈现"哑铃状"，称为"原发综合征"。人体通过细胞介导的免疫系统对结核分枝杆菌产生特异性免疫，发挥杀灭作用，最后使全身各器官的结核分枝杆菌大部分被消灭，这就是原发感染最常见的良性过程。但钙化灶中仍有可能潜伏少量长期处于休眠期的结核分枝杆菌，成为继发性结核病的来源之一。

2. 结核病免疫和迟发型变态反应　结核病主要的免疫机制是细胞免疫，体液免疫对控制结核分枝杆菌感染的作用不重要。1890 年 Koch 观察到，将结核分枝杆菌皮下注射给未受感染的豚鼠，10~14 天后局部皮肤红肿、溃烂，形成深的溃疡、不愈合，局部淋巴结肿大，最后豚鼠因结核分枝杆菌播散到全身而死亡；如果用同等量的结核分枝杆菌注入 3~6 周前已受少量结核分枝杆菌感染的豚鼠体内，2~3 天后局部红肿、浅表溃疡，继之较快愈合，无淋巴结肿大，无播散和死亡，此即 Koch 现象。较快的局部红肿和浅表溃疡是迟发型变态反应的表现，淋巴结无肿大及溃疡愈合较快是免疫力的表现。免疫力和迟发型变态反应之间的关系相当复杂，尚不十分清楚。

3. 继发性结核病　继发性结核病与原发性结核病有明显的差异。继发性肺结核的发病有两种方式：内源性复发和外源性重染。原发性结核病遗留下来的潜在病灶中结核分枝杆菌重新活动而发生的结核病，称为内源性复发。由于受到结核分枝杆菌的再感染而发病，称为外源性重染。继发性结核病具有重要的临床和流行病学意义，是医院防治工作的重中之重。

【病理】

结核病的基本病理变化是炎症渗出、增生和干酪样坏死。病理过程特点是破坏与修复常同时进行，故上述三种病理变化多同时存在。

【临床表现】

1. 症状

（1）呼吸系统症状

①咳嗽、咳痰　咳嗽、咳痰是肺结核最常见症状，早期咳嗽较轻、干咳或咳少量黏液痰，有空洞形成时，痰量增多，若合并其他细菌感染，痰可呈脓性。

②咯血　1/3~1/2 的病人有咯血，多数病人为少量咯血，少数病人为大咯血。

③呼吸困难　慢性重症肺结核时，肺功能受损，可出现渐进性呼吸困难。并发大量胸腔积液时，呼吸困难可急骤加重。

④胸痛　炎症波及胸膜时可表现为胸痛，随呼吸和咳嗽加重。

（2）全身症状　全身中毒症状表现为长期低热，多见于午后，可伴乏力、盗汗、食欲减退、体重减轻等。育龄期女性病人可有月经失调。

2. 体征　早期病变范围小，多无异常体征。因肺结核好发于上叶尖后段和下叶背段，故锁骨上下、肩胛区闻及湿啰音对诊断有极大帮助。渗出性病变范围较大时，则可有肺实变体征，如触觉语颤增强、叩诊浊音、听诊闻及支气管呼吸音等。较大的空洞性病变听诊可闻及支气管呼吸音。结核性胸膜炎时有胸腔积液体征：气管向健侧移位，患侧胸廓视诊饱满，触觉震颤减弱，叩诊实音，听诊呼吸音消失。

【诊断】

1. 诊断方法

（1）病史和症状体征

①肺结核接触史　是否有与肺结核病人的接触史，记录接触病人的排菌情况、接触时间、接触密切程度。

②临床表现　症状体征有一定的参考意义。

③诊疗过程　确定病人是原发感染还是继发感染。记录首次治疗时的用药种类、用药量和坚持规律用药情况等，对将来确定治疗方案有重要意义。

（2）影像学检查　胸部 X 射线检查是诊断肺结核的常规首选方法。胸部 X 射线检查可以发现早期轻微病变，确定病变范围、部位、形态；判断病变性质、有无活动性、有无空洞、空洞大小等。

（3）痰结核分枝杆菌检查　痰结核分枝杆菌检查是确诊肺结核的主要方法，也是制订化疗方案和考核治疗结果的主要依据。

①痰标本的收集　肺结核病人的排菌具有间断性和不均匀性的特点，所以要多次查痰。初诊病人至少要送 3 份痰标本：清晨痰、夜间痰和即时痰。无痰病人可采用痰诱导技术获取痰标本。

②记录　痰涂片检查是简单、快捷、易行和可靠的方法，但欠敏感性。痰培养为痰结核分枝杆菌检查提供准确可靠的结果，灵敏度高于痰涂片，是结核病诊断的"金标准"。痰菌阳性或阴性，分别以涂（＋）、涂（－）、培（＋）、培（－）表示。当病人无痰或未查痰时，则注明（无痰）或（未查）。

（4）纤维支气管镜检查　可以在病灶部位钳取活体组织进行病理学检查和结核分枝杆菌培养。

（5）结核菌素试验　结核菌素试验对于儿童、少年和青年的结核病诊断有参考意义。由于结核菌素试验阳性不能区分是结核分枝杆菌的自然感染还是卡介苗接种的免疫反应，因此该试验受到很大的限制。

2. 结核病分类标准

（1）原发性肺结核　多见于儿童及人烟稀少地区的成年人，无症状或症状轻微，多有结核病家庭接触史，结核菌素试验多为强阳性。肺部的原发病灶多发生于通气良好的肺部，如上叶底部、下叶上部，原发病灶、淋巴管炎和肿大的肺门淋巴结三者在 X 射线片上呈现"哑铃状"的原发综合征。原发病灶一般吸收较快，预后良好，可不留任何痕迹。

（2）血行播散型肺结核　血行播散型肺结核包含急性血行播散型肺结核（急性粟粒型肺结核）及亚急性、慢性血行播散型肺结核。急性粟粒型肺结核为大量结核杆菌一次或短时间内侵入血液循环引起的，可以全身性播散或仅限于肺内，常急骤起病，全身毒血症状重，可有高热、呼吸困难等。胸部 X 射线检查显示开始为肺纹理重，症状出现两周左右可发现由肺尖至肺底呈大小、密度和分布三均匀的粟粒状结节阴影，结节直径 2mm 左右。亚急性、慢性血行播散型肺结核病情进展缓慢，临床表现不典型，可无显著的中毒症状，X 射线检查显示大小不等、新旧不一的病灶，密度和分布不均，多在两肺上、中野。

（3）继发性肺结核　继发性肺结核又称成人肺结核，多见于 12 岁以上年长儿或成人。

①浸润型肺结核为临床最常见的继发性肺结核，多发生于肺尖和锁骨下，X 射线检查表现为小片状或斑点状阴影，大小不等，密度不均，可融合和形成空洞。渗出性病变易吸收，而纤维干酪增殖病变吸收很慢，可长期无改变。

②慢性纤维空洞型肺结核多因肺结核失治或误治，空洞迁延不愈，洞壁逐渐变厚并广泛纤维化而成。空洞形态不一，大多由干酪渗出性病变溶解形成洞壁不明显的、多个空腔的虫蚀样空洞。临床症状较多，发热、咳嗽、咳痰和咯血等，病人痰中经常排菌，是结核病重要的传染源。经有效的化疗后，空洞不闭合，但长期多次查痰阴性，诊断为"净化空洞"。但有些病人空洞还残留一些干酪组织，长期多次查痰阴性，临床上诊断为"开放菌阴综合征"，仍须随访。

③结核球多由干酪样病变吸收和周围纤维包裹或干酪空洞阻塞性愈合而形成。结核球多为 2~3cm，内有钙化灶或液化坏死形成空洞，同时 80% 以上结核球有卫星灶，可作为诊断和鉴别诊断的参考。

④干酪性肺炎多发生在机体免疫力和体质衰弱，又受到大量结核杆菌感染的病人，或淋巴结支气管瘘，淋巴结中的大量干酪样物质经支气管进入肺内而发生。大叶性干酪性肺炎 X 射线片呈大叶性密度均匀磨玻璃状阴影，痰中能查出结核分枝杆菌。小叶性干酪性肺炎症状较轻，X 射线片呈小叶斑片状播散病灶，多发生在双肺中下部。

（4）结核性胸膜炎　结核性胸膜炎为胸膜感染结核杆菌或对结核杆菌过敏反应所致，常见于青壮年。在临床上已排除其他原因引起的胸膜炎。临床上分为结核性干性胸膜炎、结核性渗出性胸膜炎和结核性脓胸。

（5）菌阴肺结核　菌阴肺结核为三次痰涂片及一次痰培养阴性的肺结核，其诊断标准为：①典型肺结核临床症状和胸部 X 射线表现；②抗结核治疗有效；③临床上可排除其他肺结核性肺部疾病；④ PPD（5IU）强阳性，血清抗结核抗体阳性；⑤痰结核菌 PCR 和探针检测呈阳性；⑥肺外组织病理证实结核病变；⑦支气管肺泡灌洗中检出抗酸分枝杆菌；⑧支气管或肺组织病理证实结核病变。具备①～⑥中 3 项或⑦～⑧中的任何 1 项可确诊。

（6）其他肺外结核 按部位和脏器命名，如骨结核、肾结核、肠结核、结核性脑膜炎等。

3.结核病的记录 按结核病分类、病变部位和范围、痰菌情况及化疗史的程序进行书写。如：原发性肺结核右中，涂（–），初治；继发性肺结核双上，涂（+），复治。血行播散型肺结核可注明急性或慢性，继发性肺结核可注明浸润性、纤维空洞等。并发症（如自发性气胸、肺不张等）、并存症（如硅沉着病、糖尿病等）、手术（如肺切除术后）可在化疗史后按并发症、并存症、手术等顺序书写。

【鉴别诊断】

1.肺炎 起病急，伴有发热、咳嗽、咳痰明显，胸痛、血白细胞计数和中性粒细胞比例增高。X射线检查表现密度较淡且均匀的片状或斑片状阴影，抗生素治疗后体温迅速下降，1~2周胸部X射线检查显示的肺部阴影有明显吸收。

2.支气管扩张 咳嗽、咳痰和反复咯血史，痰结核分枝杆菌阴性。CT特别是高分辨率CT可确诊，显示支气管管腔扩大。

3.COPD 多表现为慢性咳嗽、咳痰，少有咯血。冬季多发，发病年龄较大。肺功能检查为阻塞性通气功能障碍，胸部影像学检查有助于鉴别诊断。

4.肺癌 多见于40岁以上的病人，可有长期的吸烟史，刺激性干咳、明显胸痛和进行性消瘦。X射线检查显示肿块常呈毛刺、切迹。多次痰脱落细胞检查和病灶活组织检查是鉴别的重要方法。

5.肺脓肿 咳大量脓臭痰，胸部X射线检查显示为带有液平面的空洞，血白细胞计数和中性粒细胞比例增高。

【治疗】

1.化疗的原则 早期、规律、全程、适量、联合。整个治疗方案分强化和巩固两个阶段。

2.化疗的主要作用

（1）杀菌 迅速杀死病灶中大量繁殖的结核分枝杆菌，使病人由传染性转为非传染性，减轻组织破坏，缩短治疗时间，使病人早日工作，临床表现为痰菌迅速转阴。

（2）防止耐药菌产生 防止获得性耐药变异菌的出现是保证治疗成功的重要措施，耐药变异菌的发生不仅会造成治疗失败和复发，而且会造成耐药菌的传播。

（3）灭菌 彻底杀灭结核病变中半静止或代谢缓慢的结核分枝杆菌是化疗的最终目的，使完成规定疗程治疗后无复发或复发率很低。

3. 常用的抗结核药物

（1）异烟肼（INH，H）异烟肼是单一抗结核药物中杀菌力，特别是早期杀菌力最强者，对巨噬细胞内外的结核分枝杆菌均具有杀菌作用，能通过血脑屏障。成人剂量每日300mg，顿服；儿童为每日 5~10mg/kg，最大剂量每日不超过 300mg。对于结核性脑膜炎和急性粟粒型肺结核，剂量可加倍。不良反应是偶见药物性肝炎、周围神经炎，肝功能异常者慎用。如发生周围神经炎可服用维生素 B_6。

（2）利福平（RFP，R）利福平对巨噬细胞内外的结核分枝杆菌均有快速杀菌作用，特别对 C 菌群有独特的杀菌作用。常与 INH 联用，可缩短疗程。利福平及其代谢物为橘红色，服后大小便、眼泪等为橘红色，不良反应有过敏反应及肝损害。成人剂量为每日 8~10mg/kg，体重在 50kg 及以下者为 450mg，体重在 50kg 以上者为 600mg，顿服。儿童每日 10~20mg/kg。间歇给药，使用剂量为 600~900mg，每周 2 次。用药后如出现转氨酶上升可继续用药，加保肝治疗观察，如出现黄疸应立即停药。其他常用利福霉素类药物有利福喷丁（RFT）。

（3）吡嗪酰胺（PZA，Z）吡嗪酰胺具有独特的杀灭菌作用，对巨噬细胞内酸性环境中结核分枝杆菌 B 菌群有杀灭作用。在 6 个月标准短程化疗中，PZA 与 INH 和 RFP 联合用药，是三个不可缺少的重要药物。成人用药为 1.5g/d，每周 3 次用药为 1.5 ~ 2.0g/d，儿童每日为30~40mg/kg。常见的不良反应有高尿酸血症、关节痛、恶心、胃肠道反应和肝损害。

（4）链霉素（SM，S）链霉素对巨噬细胞外的结核分枝杆菌有杀菌作用，成人每天肌内注射 0.75g，每周 5 次，间歇用药每次为 0.75 ~ 1.0g，每周 2 ~ 3 次。不良反应为耳毒性、眩晕、肾毒性等。治疗时严格掌握用药剂量，儿童、孕妇、听力障碍或肾功能不良者慎用或禁用。

（5）乙胺丁醇（EMB，E）乙胺丁醇是抑菌药，成人剂量为 0.75 ~ 1.0g/d，口服，每周 3 次用药为 1.0~1.25g/d。不良反应为球后视神经炎，提醒病人发现视力异常应及时就医。儿童无症状判断力，不用。

（6）抗结核药品固定剂量复合制剂的应用（FDC）有多种抗结核药品按照一定的剂量比例合理组成，复合制剂能有效防止病人漏服，目前 FDC 的主要适用对象为初治活动性结核病人。

常用抗结核药物的用法、用量及主要不良反应见表 2-1。

表 2-1　常用抗结核药物的成人剂量和主要不良反应

药名	缩写	每日剂量（g）	间歇疗法一日量（g）	主要不良反应
异烟肼	H，INH	0.3	0.3～0.6	周围神经炎，偶有肝功能损害
利福平	R，RFP	0.45～0.6*	0.6～0.9	肝功能损害，过敏反应，大小便、眼泪等分泌物呈橘红色
利福喷汀	RFT		0.45～0.6	同"利福平"

药名	缩写	每日剂量（g）	间歇疗法一日量（g）	主要不良反应
吡嗪酰胺	Z，PZA	1.5～2.0	2～3	高尿酸血症，关节痛，胃肠道反应，肝损害
链霉素	S，SM	0.75～1.0	0.75～1.0	听力障碍，前庭功能损害，肾功能损害
乙胺丁醇	E，EMB	0.75～1.0**	1.5～2.0	球后视神经炎，视力减退
对氨基水杨酸钠	P，PAS	8～12***	10～12	胃肠道反应，过敏反应，肝功能损害
氧氟沙星	Ofx	0.6～0.8		肝肾毒性，光敏反应
卡那霉素	K，Km	0.75～1.0	0.75～1.0	听力障碍，眩晕，肾功能损害

注：* 体重 < 50kg 用 0.45g，> 50kg 用 0.6g；S、Z 用量亦按体重调节。** 前两个月 25mg/kg。*** 每日分 2 次服用（其他药物为每日 1 次）。

4.化疗方案

（1）初治活动性肺结核治疗方案

1）每日用药方案 ①强化期：H、R、Z、E，顿服，2 个月；②巩固期：H、R，顿服，4 个月。简写为：2HRZE/4HR。

2）间歇治疗方案 ①强化期：H、R、Z、E，每周 3 次，2 个月；②巩固期：H、R，每周 3 次，4 个月。简写为：$2H_3R_3Z_3E_3/4H_3R_3$。

（2）复治痰涂片阳性肺结核治疗方案 强烈推荐先对病人进行药物敏感性试验，敏感病人按下列方案治疗，耐药者纳入耐药治疗方案。

1）每日用药方案 ①强化期：H、R、Z、S、E，每日 1 次，2 个月；②巩固期：H、R、E，每日 1 次，6~10 个月。简写为：2HRZSE/6~10HRE。

2）间歇治疗方案 ①强化期：H、R、Z、S、E，每周 3 次，2 个月；②巩固期：H、R、E，每周 3 次，6 个月。简写为：$2H_3R_3Z_3S_3E_3/6H_3R_3E_3$。

以上方案必须全程督导化疗管理，以保证病人连续规律治疗。

5.耐药肺结核的防治策略 耐药肺结核，特别是 MDR-TB（至少耐异烟肼和利福平）和当今出现的广泛耐多药结核病 XDR-TB（除耐异烟肼和利福平外，还耐二线抗结核药）对全球结核病控制构成严峻的挑战。

制订 MDR-TB 治疗方案应注意：详细了解病人用药史，尽量用药物敏感试验指导治疗，WHO 推荐尽可能采用新一代氟喹诺酮类药物，不使用交叉耐药的药物，治疗方案至少含 4 种二线敏感药物；至少包括吡嗪酰胺、氟喹诺酮类、注射用阿米卡星或卡那霉素、乙硫或丙硫异烟胺和对氨基水杨酸钠；加强期应该为 8 个月，总治疗期为 20 个月或更长。检测治疗效果最好的标准是痰培养。MDR-TB 治疗药物见表 2-2。

表 2-2　治疗 MDR-TB 的抗结核药物

分类	药名
口服一线抗结核药物	异烟肼（H）；利福平（R）；乙胺丁醇（E）；吡嗪酰胺（Z）；利福布汀（Rfb）
注射抗结核药	卡那霉素（Km）；阿米卡星（Am）；卷曲霉素（Cm）；链霉素（S）
氟喹诺酮类药物	莫西沙星（Mfx）；左氧氟沙星（Lfx）；氧氟沙星（Ofx）
口服二线抗结核药物	乙硫异烟胺（Eto）；丙硫异烟胺（Pto）；环丝氨酸（Cs）；对氨基水杨酸钠（PAS）

预防耐药结核病的最佳策略是加强实施 DOTS 策略，使初治涂阳病人在良好的管理下达到高治愈率；另外，加强对 MDR-TB 的及时发现和给予合理治疗以阻止其传播。

【其他治疗】

1. 对症治疗　肺结核的一般症状在合理化疗下很快减轻或消失，咯血是常见症状，应止血、卧位，预防和抢救咯血所致的窒息并防止结核播散。

（1）发热、盗汗　应以卧床休息为主，不需特殊处理。

（2）咯血

①一般处理　少量咯血时可嘱病人卧床休息、放松，必要时可用少量镇静剂。大咯血时要特别注意保持呼吸道通畅，若有窒息现象，应立即取头低足高俯卧位，轻拍背部，以便血块排出。

②止血药物　大咯血时先用垂体后叶素 5~10U 加入 25% 葡萄糖液 40mL 中缓慢静脉注射，一般为 15~20 分钟，然后将垂体后叶素加入 5% 的葡萄糖，按 0.1U/（kg·h）速度静脉滴注。高血压、冠心病、心衰病人和孕妇禁用。

③输血　咯血过多者，根据血红蛋白和血压测定酌情给予少量输血。

2. 糖皮质激素的应用　一般情况下不用糖皮质激素治疗，因其能抑制机体免疫力。仅用于毒性症状过于严重时，在确保有效抗结核化疗的情况下，应用糖皮质激素以减轻变态反应。一般用泼尼松，口服，每日 20mg，顿服，1~2 周，以后每周递减 5mg，用药时间为 4~8 周。

3. 手术治疗　适用于肺组织严重破坏、经内科合理化疗无效、多重耐药的干酪样坏死灶、厚壁空洞、结核性脓胸等。

项目八　原发性支气管肺癌

案例导入

李某，男，68 岁，吸烟 40 余年，1 周前出现发热、咯血、咳嗽伴金属音，胸闷、气急、体重下降，感冒，X射线检查显示：肺门有可疑肿块影。

思考：1.该病人最可能的诊断是什么？诊断依据是什么？

2.对该病人如何治疗？

原发性支气管肺癌（primary bronchogenic carcinoma）简称肺癌，是指起源于各级支气管黏膜或腺体的恶性肿瘤。肺癌发病率为肿瘤的首位，多数病人一旦发现已经处于中、晚期，致使预后差。目前随着诊断方法的进步、新化疗药物及靶向治疗药物的出现等进步，生存率有所延长。

【病因与发病机制】

病因与发病机制尚未明确，但一般认为与以下因素有关：

1.吸烟 大量研究表明，吸烟是肺癌死亡率进行性增加的首要原因。吸烟与肺癌的发生呈正相关，吸烟量和肺癌之间存在着明显的量－效关系，开始吸烟的年龄越小、吸烟的量越大，发病率和死亡率就越高。与不吸烟相比，吸烟者发生肺癌的危险性平均高出9~10倍，重度吸烟者至少可达10~25倍。烟雾中的尼古丁、苯并芘、亚硝胺和少量放射性元素钋等均有致癌作用，尤其导致鳞状上皮细胞癌和未分化小细胞癌。被动吸烟也是肺癌的病因之一，丈夫吸烟的非吸烟妻子中，发生肺癌的危险性是夫妻均不吸烟家庭中妻子的2倍。使人欣慰的是戒烟后2~15年期间肺癌发生的危险性进行性减少，此后的发病率相当于终身不吸烟者。

2.职业因素 各种职业因素如石棉、无机砷化合物、铬及某些化合物、镍、三氯甲醚、芥子气；放射性物质如铀、镭衰变过程中产生的氡及氡子气；煤烟、焦油中的多环芳烃、烟草的加热产物。以上因素可使肺癌发生的危险性增加3~30倍。其中铀暴露和肺癌中的小细胞癌的发生关系密切，吸烟可增加这一危险。

3.空气污染 空气污染包括室内小环境和室外大环境的空气污染。由于人多数活动时间是在室内，所以室内小环境对人的健康影响越来越受到重视。室内被动吸烟、烹调过程产生的致癌物均可致癌。有资料显示，室内接触煤烟、烹调加热时释放出的油烟雾对女性腺癌的影响较大。在污染严重的大城市中，居民每日吸入空气中PM2.5含有的苯并芘量可超过20支纸烟的含量。

4.饮食与营养 肺癌发生危险性的增高和食物中含β胡萝卜素的蔬菜和水果摄入量较少有关。流行病学进一步研究表明，食用含β胡萝卜素较多的蔬菜、水果，可减少肺癌发生的危险性，对正在吸烟者和既往吸烟者保护作用尤其明显。

5.遗传和基因改变 肺癌具有遗传倾向性。经过长期的探索和研究，已经逐步认识到：肺癌可能是上述外因诱发细胞的恶性转化和不可逆的基因改变，如原癌基因的活化、抑癌基因的失活，从而导致细胞生长的失控，包括增殖、凋亡、分化、信号传递与运动等。

6.电离辐射 大剂量电离辐射可引起肺癌，不同射线产生的危害也不同。

【病理和分类】

1.按解剖学部位分类

（1）中央型肺癌 发生于段支气管至主支气管的肺癌称为中央型肺癌，约占3/4，以鳞状上皮细胞癌和小细胞癌较常见。

（2）周围型肺癌 发生于段支气管及其分支以下者称为周围型肺癌，约占1/4，以腺癌多见。

2.按组织病理学分类 肺癌的组织病理学分类分为两大类：

（1）非小细胞肺癌（non-small cell lung cancer，NSCLC）

1）鳞状上皮细胞癌（简称鳞癌） 鳞癌包括乳头状型、透明细胞型、小细胞型和基底细胞样型。以中央型肺癌多见，癌组织有向管腔内生长的倾向，早期常因支气管狭窄导致肺不张或阻塞性肺炎。癌组织易变性、坏死，形成空洞或癌性肺脓肿。鳞癌生长缓慢，转移较晚，手术切除的机会相对较多。典型的鳞癌显示细胞老化、角化珠形成和（或）细胞间桥。

2）腺癌 腺癌包括乳头状腺癌、支气管肺泡癌等，倾向于管外生长，也可循肺泡壁蔓延，常在肺边缘部形成直径2~4cm的肿块，多为周围型肺癌。典型的腺癌呈腺管或乳头状结构，细胞大小比较一致，圆形或椭圆形，胞质丰富，常含有黏液，核大，染色深，常有核仁，核膜比较清楚。腺癌早期即可侵犯血管、淋巴管，常在原发瘤引起症状前即已转移。支气管肺泡癌（或称肺泡细胞癌），有人认为它是分化好的腺癌之一，可保持在原位很长时间，或呈弥漫型，侵犯肺叶的大部分，甚至波及一侧或两侧肺。

3）大细胞癌 发生于肺门附近或肺边缘的支气管。大细胞癌细胞核较大，核仁明显，由大小不一多角形或不规则形细胞组成，常见大片出血、坏死和空洞形成；典型的大细胞癌细胞核大，核仁明显，核分裂象多见，可分巨细胞型和透明细胞型。大细胞癌转移较小细胞癌晚，手术切除机会大。

4）其他 腺鳞癌、类癌、肉瘤样癌、唾液腺型癌等。

（2）小细胞肺癌（small cell lung cancer，SCLC） 在原发性肺癌中恶性程度最高。典型小细胞癌位于肺中心部，偶尔见于周边部。典型的小细胞癌细胞小，圆形或菱形，类似于淋巴细胞。核呈细颗粒状或深染，核仁不明显，分裂象常见，胞质极稀少，某些病例细胞拉长呈纺锤形。生长快，侵袭力强，在其发生发展早期多已转移到肺门和纵隔淋巴结，并由于其易侵犯血管，在诊断时大多已有肺外转移。本型对放射治疗和化学药物治疗敏感。

【临床表现】

肺癌依据部位、类型、大小、发展阶段、有无并发症或转移而临床表现不同。5%~15% 的病人无症状，仅在常规体检、胸部影像学检查时发现。

1. 原发肿瘤引起的症状和体征

（1）咳嗽 咳嗽为常见的早期症状，常为刺激性干咳或咳少量黏液痰。如肿瘤导致支气管狭窄时，表现为持续性咳嗽，呈高调金属音。如继发感染时，咳黏液脓痰，痰量增加。

（2）咯血 咯血多见于中央型肺癌。癌组织血管丰富，痰内常间断或持续带血，如侵及大血管可引起大咯血。

（3）喘鸣 肿瘤向气管内生长引起支气管部分阻塞时，听诊可发现局限性哮鸣音。

（4）胸闷、气急 肿瘤引起支气管狭窄，发生胸腔积液，影响肺功能。

（5）发热 组织坏死可引起发热，抗生素治疗效果不佳。

（6）体重下降 不明原因的体重下降是恶性肿瘤常见的症状。此乃肿瘤对机体的消耗所致，晚期可表现为恶病质。

2. 肿瘤局部扩展引起的症状和体征

（1）胸痛 肿瘤侵犯胸膜或纵隔，可产生不规则的钝痛；侵入胸壁、肋骨或压迫肋间神经时可致胸痛剧烈，且有定点或局部压痛，呼吸、咳嗽则加重。肋骨、脊柱受侵犯时可有压痛点，但与呼吸、咳嗽无关。

（2）呼吸困难 肿瘤压迫大气道，可出现吸气性呼吸困难。

（3）声音嘶哑 如癌肿压迫或转移性淋巴结压迫喉返神经（左侧多见），声带麻痹，则发生声音嘶哑。

（4）吞咽困难 如果癌肿侵及食管，则出现咽下困难，尚可引起支气管 - 食管瘘。

（5）胸水 癌肿累及胸膜或肺淋巴回流受阻时，会产生胸水。

（6）上腔静脉阻塞综合征 如侵犯纵隔，压迫阻滞上腔静脉回流，导致上腔静脉压迫综合征，表现为头、上肢水肿，颈静脉怒张，胸壁静脉侧支循环扩张。

（7）Horner 综合征 肺尖部肺癌易压迫颈部交感神经引起同侧眼睑下垂、眼球内陷、瞳孔缩小、额部与胸壁无汗或少汗等，称为 Horner 综合征。

3. 胸外转移引起的症状和体征

（1）转移至中枢神经系统 可引起颅内压增高，如头痛、恶心、喷射性呕吐、精神状态异常。

（2）转移至骨骼 特别是肋骨、脊椎骨可引起骨痛和病理性骨折。

（3）转移至腹部 部分小细胞肺癌可转移至胰腺，引起胰腺炎或阻塞性黄疸。转移至腹部其他脏器的，如胃肠道，多无临床症状。

（4）转移至淋巴结 锁骨上淋巴结是肺癌常见的转移部位，病人可毫无症状，多位于前斜角肌区，无痛感，固定而坚硬、增多并融合、逐渐增大。

4. 副癌综合征　肺癌非转移性胸外表现，称为副癌综合征。有下列几种表现：高钙血症；分泌促肾上腺皮质激素样物质引起 Cushing 综合征；分泌抗利尿激素引起稀释性低钠血症；肥大性肺性骨关节病；分泌促性腺激素引起男性乳房发育；神经肌肉综合征，包括周围神经病变、脊髓小脑变性、重症肌无力等；类癌综合征，表现为皮肤潮红、心动过速、喘息、腹泻等。

【辅助检查】

1. 影像学检查　胸部 X 射线检查为常规检查方法，是发现肿瘤重要的方法之一。如检查发现可疑病变，可进一步选用 CT、MRI、单光子发射计算机断层显像（SPECT）、正电子发射计算机体层显像（PET）等检查。

2. 痰脱落细胞检查　痰脱落细胞检查是简单而有效的早期诊断手段之一。采集要求：痰标本收集方法正确、送检次数 3 次以上、痰中避免混入脓性分泌物，同时要求病理专家仔细对痰涂片进行全面检查，可使中央型肺癌诊断率提高到 80%，周围型肺癌诊断率亦不断提高。

3. 纤维支气管镜检查　纤维支气管镜检查对诊断、确定病变范围、明确手术指征与方式有帮助。可见的支气管内病变，刷检诊断率为 92%，活检诊断率为 93%。经支气管镜肺活检可提高周围型肺癌的诊断率。纤维支气管镜活检的缺点是得到的标本少，在处理黏膜下深部病变时容易漏诊，这时支气管镜针吸检查可提高诊断率。

4. 肿瘤标记物　肿瘤的标志物很多，包括蛋白质、内分泌物质、肽类和各种抗原物质如癌胚抗原（CEA）、某些酶如神经特异性烯醇酶（NSE）、cyfra21–1 等，这些标志物虽然对诊断有一定的帮助，但缺乏特异性，可对某些肺癌的病情监测有一定的参考价值。

5. 其他检查　针吸细胞学检查、纵隔镜检查、胸腔镜检查、开胸活检等均对诊断有帮助。

【诊断及鉴别诊断】

1. 诊断　肺癌的早期诊断极为重要，与远期生存率密切相关，因此，大力提倡对危险人群的筛查和早期诊断很有必要。对于 40 岁以上长期重度吸烟者或有危险因素接触史者，应该每年定期检查。有下列情况时应注意肺癌的可能：

（1）原有慢性呼吸道疾病，咳嗽性质改变者。

（2）无明显诱因的刺激性咳嗽持续 2～3 周，治疗无效。

（3）持续痰中带血但无其他原因可解释者。

（4）反复发作的同一部位的肺炎，特别是肺段性肺炎。

（5）原因不明的肺脓肿，无中毒症状，无大量脓痰，抗感染治疗效果不显著者。

（6）原因不明的四肢关节疼痛及杵状指（趾）。

（7）原有肺结核病灶已稳定，但形态或性质发生改变者。

（8）无中毒症状的胸腔积液，尤其是血性胸腔积液进行性增加者。

（9）X射线检查显示的局限性肺气肿或肺段、叶性肺不张，孤立性圆形病灶和单侧性肺门阴影增大者。

凡有上述表现，均应进行必要的辅助检查。

2. 鉴别诊断　肺癌常与其他疾病共存，或其影像学与其他肺部疾病类似，故常漏诊或误诊。因此诊断时须与下列疾病相鉴别：

（1）肺结核　多见于年轻病人，常有午后低热、咳嗽、盗汗、消瘦等结核中毒症状。肺结核球的病灶多位于结核好发部位，如肺上叶尖后段和下叶背段，病灶边界清楚，密度高，可有包膜；有时含钙化点，周围有纤维组织包裹，多年不变。急性粟粒型肺结核应与弥漫性肺泡细胞癌相鉴别，急性粟粒型肺结核的X射线检查显示为细小、分布均匀、密度较淡的粟粒样结节病灶；但弥漫性肺泡细胞癌两肺多有大小不等的结节状播散病灶，密度较高，进行性发展和增大，常有进行性呼吸困难。肺门淋巴结结核易与中央型肺癌相混淆，但肺门淋巴结结核抗结核治疗有效。

（2）肺炎　多见于青壮年，急性起病，寒战、高热、咳铁锈色痰，白细胞计数增高，抗生素治疗有效。若无毒性症状，抗生素治疗效果不明显，或在同一部位反复发生肺炎，应考虑肺癌的可能。肺部慢性炎症机化而形成的炎性假瘤，也易与肺癌相混淆，但炎性假瘤往往形态不整，核心密度极高，病灶长期无明显变化。

（3）肺脓肿　起病急，中毒症状明显，寒战、高热、咳大量脓臭痰，白细胞和中性粒细胞增高，胸部X射线片呈薄壁空洞，内壁光整，内有液平面，周围有炎性阴影。而癌性空洞常先有刺激性咳嗽、反复痰中带血，然后出现继发感染，胸部X射线片显示空洞壁厚，内壁凹凸不平。纤维支气管镜检查可帮助鉴别诊断。

【治疗】

治疗方案主要根据肿瘤的组织学决定。通常小细胞肺癌（SCLC）发现时已经转移，难以通过外科手术根治，主要依赖化疗或放、化疗综合治疗。相反非小细胞肺癌（NSCLC）可为局限性，外科手术或放疗可根治，但对化疗的反应较小细胞肺癌（SCLC）差。

1. 小细胞肺癌（SCLC）

（1）化疗　小细胞肺癌对化疗最敏感，以化疗为主的综合治疗可延长病人生存期。一线化疗药物有：足叶乙苷、伊立替康、顺铂、卡铂、异环磷酰胺。常使用的联合方案是足叶乙苷加顺铂或卡铂，3周为1个周期，共4~6个周期。初次联合化疗的不良反应：中至重度的粒细胞减少（粒细胞数 $0.5 \times 10^9/L \sim 1.5 \times 10^9/L$）和血小板减少症（血小板计数 $< 50 \times 10^9/L$）。

（2）放疗　对明确有颅脑转移的病人应该给予全脑高剂量放疗（40Gy），对于完全缓解的病人亦推荐预防性颅脑放射（PCI），能显著减少脑转移，但研究表明PCI后可发生认知力缺陷，应在治疗前告知病人。

（3）综合治疗　局限期的SCLC可考虑给予足叶乙苷加铂类药物化疗及同步放疗的综合治疗。

2.非小细胞肺癌（NSCLC）　可以耐受手术的Ⅰa、Ⅰb、Ⅱa、Ⅱb病人首选手术（不能手术的NSCLC病人70%预后差）。对于Ⅲa的病人，若年龄、心肺功能和解剖位置合适，也可考虑手术。Ⅲ期病人及拒绝或不能耐受手术的Ⅰ、Ⅱ期病人可考虑根治性放疗。联合化疗可增加生存率、缓解症状和提高生活质量，对于＜50%的时间卧床、主要器官功能可耐受的病人，推荐化疗，目前一线化疗推荐治疗方案为：含铂两药联合化疗，如紫杉醇＋卡铂、长春瑞滨＋顺铂等；对于非鳞癌病人一线化疗可选用培美曲塞＋顺铂或卡铂。化疗时注意根据最低粒细胞数量调整化疗剂量并且给予适当的支持治疗。

3.生物反应调节剂（BRM）　BRM为小细胞肺癌提供了一种新的治疗手段，如小剂量干扰素、转移因子、左旋咪唑、集落刺激因子（CSF）等在肺癌的治疗中都能增加机体对化疗、放疗的耐受性，提高疗效。

4.靶向治疗　靶向治疗是用靶向药物从分子水平上逆转肿瘤细胞的恶性生物学行为，从而达到抑制肿瘤生长甚至使其消退的目的。部分药物在晚期NSCLC治疗中显示出较好的临床疗效。

5.中医药治疗　中、西医相结合可以增加病人对放、化疗的耐受，减少病人对放、化疗的反应，对病人的恢复有一定的辅助作用。

【预后】

肺癌的预后取决于早发现、早诊断和早治疗。由于早期诊断不足致使肺癌预后差，86%的病人在确诊后5年内死亡，随着手术、放疗、化疗的综合治疗，病人总体5年生存率翻一倍。

项目九　呼吸衰竭

📖 案例导入

董某，男，71岁。既往反复咳嗽、咳痰10余年，1周来呼吸困难、咳嗽喘息加重。查体：神志恍惚、谵妄、不能回答问题，T37℃，P110次/分，R28次/分，BP160/100mmHg。桶状胸，两肺可闻及干湿啰音，肝大，肝颈静脉回流征阳性，双下肢水肿。动脉血气分析：PaO_2 54mmHg，$PaCO_2$ 70mmHg。

思考：1. 该病人最可能的诊断是什么？诊断依据是什么？

2. 对该病人如何治疗？

呼吸衰竭（respiratory failure）是凡各种原因引起的肺通气和（或）换气功能严重障碍，使静息状态下亦不能维持足够的气体交换，导致低氧血症伴（或不伴）高碳酸血症，进而引起一系列病理生理改变和相应临床表现的综合征。

确诊有赖于动脉血气分析：在海平面、静息状态下，动脉血氧分压（PaO_2）< 60mmHg，伴或不伴有二氧化碳分压（$PaCO_2$）> 50mmHg，可诊断为呼吸衰竭。血气分析：PaO_2 < 60mmHg，$PaCO_2$ 降低或正常，临床上称为 I 型呼吸衰竭；主要见于严重肺部感染性疾病、急性肺栓塞等肺换气功能障碍性疾病。血气分析：PaO_2 < 60mmHg，同时伴有 $PaCO_2$ > 50mmHg，临床上称为 II 型呼吸衰竭；主要见于慢性阻塞性肺疾病，系肺泡通气不足所致。

呼吸衰竭按照发病的急缓可以分为：

1. **急性呼吸衰竭** 指原来肺功能正常，由于某些突发因素或病情加重，引起通气和换气功能严重障碍。急性呼吸衰竭常见于严重创伤、休克、严重肺疾患等，短时间内即可发生呼吸衰竭，因机体来不及代偿，所以若不及时抢救，会危及生命。

2. **慢性呼吸衰竭** 慢性呼吸衰竭指在原有慢性肺部疾病的基础上，如 COPD、肺结核、间质性肺疾病等，这些疾病可使呼吸功能的损害逐渐加重，最终发展成为呼吸衰竭，由于时间较长，机体通过代偿，生理功能障碍和代谢紊乱较轻，但是当慢性呼吸衰竭合并急性感染或者气胸等情况时，会出现慢性呼吸衰竭的急性加重。

【病因】

1. **气道阻塞性疾病** 气管 - 支气管的炎症、异物、纤维化瘢痕、肿瘤等均可引起气道阻塞，进而引起肺通气不足或通气 / 血流比例失调，发生缺氧和（或）CO_2 潴留，导致呼吸衰竭。

2. **肺组织病变** 各种肺组织病变，如肺炎、肺水肿、严重肺结核等肺组织病变均可使有效弥散面积减少、通气 / 血流比例失调，导致缺氧和（或）CO_2 潴留。

3. **肺血管疾病** 肺栓塞、肺血管病变等可使肺通气 / 血流比例失调，或部分静脉血未经氧合直接流入肺静脉，导致呼吸衰竭。

4. **心脏疾病** 严重的心瓣膜病、心肌病、严重的心率失常等均可导致缺氧和（或）CO_2 潴留。

5. **神经肌肉病变** 脑炎、颅脑外伤、镇静催眠剂中毒等可以抑制呼吸中枢。重症肌无力、严重的钾代谢紊乱等可累及呼吸肌，引起呼吸肌的无力、麻痹，因呼吸动力下降而引起肺通气不足。

6. 胸廓与胸膜病变　严重的胸部外伤、自发性气胸、大量胸腔积液、胸膜肥厚与粘连，均可限制胸廓活动度，导致通气不足，进而发生呼吸衰竭。

【发病机制】

主要有肺通气不足、弥散障碍、通气／血流比例失调、氧耗增加、肺内动 - 静脉解剖分流增加五个机制，临床上单一机制引起呼吸衰竭的很少见，往往是多种机制共同发挥作用导致呼吸衰竭。

1. 肺通气不足　正常成人在静息状态下有效肺泡通气量约为 4L/min 才能维持正常的肺泡氧分压和肺泡二氧化碳分压，肺泡通气量减少会引起肺泡氧分压下降和肺泡二氧化碳分压上升，发生缺氧和二氧化碳潴留。

2. 弥散障碍　指 O_2 和 CO_2 等气体通过肺泡膜进行交换的物理弥散过程发生障碍。弥散的速度取决于肺泡膜两侧气体分压差、气体弥散系数及肺泡膜的弥散面积、厚度和通透性，同时还受血液与肺泡接触时间、心排血量、血红蛋白含量、通气／血流比例的影响。静息状态下，流经肺泡壁毛细血管的血液与肺泡的接触时间约为 0.72 秒，而 O_2 完成气体交换的时间为 0.25 ~ 0.3 秒，CO_2 则只需 0.13 秒，并且 O_2 的弥散能力仅为 CO_2 的 1/20，故弥散障碍时以低氧血症为主。

3. 通气／血流比例失调　肺泡血液的动脉化需要正常的肺通气功能、良好的弥散功能和正常的通气／血流比例。通气／血流比例失调有两种主要形式：①部分肺泡通气不足：肺炎、肺不张等肺部病变时，肺泡通气不足，通气／血流比值变小，部分未经氧合或未经充分氧合的静脉血（肺动脉血）通过肺泡的毛细血管或短路流入动脉血（肺静脉血）中，又称功能性分流。②部分肺泡血流不足：肺血管病变时病变的血管血流减少，通气／血流比值变大，肺泡通气不能被充分利用，又称为无效腔样通气。

4. 氧耗增加　发热、寒战、呼吸困难和抽搐均可增加氧耗，氧耗增加可导致肺泡氧分压下降，氧耗增加的病人，若同时伴有通气功能障碍，则会出现严重的低氧血症。

5. 肺内动 - 静脉解剖分流增加　常见于肺动 - 静脉瘘，肺动脉内的静脉血未经氧合直接流入肺静脉，导致 PaO_2 降低，提高吸氧浓度并不能提高分流静脉血的氧分压。

一、急性呼吸衰竭

【病因】

呼吸系统疾病如严重的呼吸系统感染、重度哮喘、自发性气胸等导致肺通气和（或）换气障碍；神经系统疾病如脑出血、急性颅内感染等可引起呼吸中枢抑制；重症肌无力、有机磷农药中毒等损伤神经－肌肉传导系统的疾病，引起通气不足，均可引起急性呼吸衰竭。

【临床表现】

急性呼吸衰竭的临床表现主要是低氧血症引起的呼吸困难和多脏器功能障碍。

1. 呼吸困难 呼吸困难是呼吸衰竭最早出现的症状。多数病人有明显的呼吸困难，可表现为呼吸频率、节律、幅度的改变。严重的甚至会出现"三凹征"。中枢性疾病导致的呼吸衰竭多表现为呼吸节律的改变，如潮式呼吸、间停呼吸等。

2. 发绀 发绀是缺氧的典型表现。当 $SaO_2 < 90\%$ 时，可出现口唇、甲床等处的发绀，红细胞增多症的病人发绀更明显；贫血的病人发绀不明显或者不发绀。

3. 神经精神症状 缺氧合并二氧化碳潴留时，可出现嗜睡、精神错乱、扑翼样震颤、抽搐、呼吸抑制、昏迷等表现。

4. 心血管系统表现 严重的低氧血症和高碳酸血症会直接抑制心血管中枢，造成血压下降、心律失常、心搏骤停等严重后果，亦可引起心肌损害，出现心电图的异常表现。

5. 消化和泌尿系统表现 严重的呼吸衰竭会损伤胃肠黏膜的屏障功能，引起胃肠黏膜水肿、糜烂、出血、溃疡，甚至引起上消化道出血。对肝肾也有影响，个别病例会出现蛋白尿、尿中含红细胞和管型尿。

【诊断】

除原发疾病、低氧血症及二氧化碳潴留所致的临床表现外，呼吸衰竭的诊断主要依靠动脉血气分析。而肺功能、影像学和纤维支气管镜等检查对于明确呼吸衰竭的原因非常重要。

1. 动脉血气分析 动脉血气分析是判断呼吸衰竭和酸碱失衡严重程度的重要指标，对于指导治疗具有重要的临床意义。pH 可反映机体的代偿状况，有助于鉴别急性和慢性呼吸衰竭。当 $PaCO_2$ 升高、pH 正常时，称为代偿性呼吸性酸中毒；当 $PaCO_2$ 升高、$pH < 7.35$ 时，则称为失代偿性呼吸性酸中毒。

2. 肺功能检测 肺功能检测可判断肺通气功能障碍的性质：阻塞性、限制性或混合性，以及是否合并换气功能障碍，并对通气、换气功能障碍的严重程度进行判断。

3. 胸部影像学检查 包括胸部 X 射线检查、胸部 CT、核磁共振、放射性核素扫描、肺血管造影和超声检查等。

【治疗】

总的治疗原则：加强呼吸支持，保持呼吸道通畅，纠正缺氧和改善通气。

1. 保持呼吸道通畅 保持呼吸道通畅是最基本、最重要的治疗措施。气道不畅会使呼吸时氧耗增加；气道分泌物阻塞时会加重感染，诱发肺不张；如气道完全阻塞时，会发生窒息，短时间导致病人死亡。

保持气道通畅的方法：①仰头托下颌法，将气道打开；②清除口鼻异物和分泌物；③必要时建立人工气道。人工气道建立有三种方法：简便人工气道、气管插管和气管切开。气管内插管是重建呼吸通道最可靠的方法。

病人有支气管痉挛，需积极使用支气管扩张药物，可选用 β_2 肾上腺受体激动剂、抗胆碱能药、糖皮质激素等。

2. 氧气疗法

（1）吸入氧浓度　原则是在保证 PaO_2 迅速提高到 60mmHg 或 $SpO_2 > 90\%$ 的前提下，尽量降低吸氧浓度。Ⅰ型呼吸衰竭应该给予较高浓度（>35%）吸氧，可以迅速缓解低氧血症而不会引起 CO_2 潴留。对于伴有高碳酸血症的Ⅱ型呼吸衰竭，需要将给氧浓度设定为达到上述氧合指标的最低值。

（2）吸氧装置　主要有鼻导管吸氧和面罩吸氧。

3. 增加通气量、改善 CO_2 潴留

（1）呼吸兴奋剂　常用的药物有尼可刹米和洛贝林，用量过大可引起不良反应。近年来取而代之的是多沙普仑。主要适用于中枢抑制引起的呼吸衰竭。在使用过程中，必须保持气道通畅，否则会引起呼吸肌疲劳，加重 CO_2 潴留；脑缺氧、脑水肿未纠正而出现频繁抽搐者慎用。

（2）机械通气　当机体出现严重的通气和（或）换气功能障碍时，用人工辅助通气装置（有创或无创呼吸机）来改善通气和（或）换气功能，即为机械通气。呼吸衰竭应用机械通气能维持必要的肺泡通气量，改善肺的气体交换效能，有利于呼吸功能恢复。

经鼻/面罩无创正压通气，简便易行，并发症少，但病人须具备以下基本条件：①意识清醒，能够合作；②无影响使用鼻/面罩的面部创伤；③血流动力学稳定；④病人无严重消化道出血、气道分泌物过多且排痰不利等须行气管插管的指征。

当急性呼吸衰竭病人昏迷逐渐加深，呼吸道分泌物增多，咳嗽和吞咽反射明显减弱或消失时，应气管插管进行机械通气。机械通气时应根据动脉血气分析结果和临床资料调整呼吸机参数。机械通气的主要并发症有：①通气不足，原有的低氧血症和高碳酸血症加重；②通气过度，引起呼吸性碱中毒；③潮气量过大导致气压伤；④人工气道长期存在引起呼吸机相关性肺炎（VAP）。

4. 病因治疗　在解决呼吸衰竭本身所致危害的前提下，积极治疗原发疾病，针对不同病因采取适当的治疗措施，才能从根本上治疗呼吸衰竭。

5. 一般支持疗法　应积极纠正电解质紊乱和酸碱平衡失调，对于呼吸衰竭的病人提供充足的营养及热量；加强液体的管理，防止血容量不足和液体负荷过大，对于提高呼吸衰

竭的治疗效果有一定的促进作用。

6. 其他重要脏器功能的监测与支持　重症呼吸衰竭往往会累及其他重要脏器，引发多脏器功能障碍综合征，须及时转入 ICU 监护。

二、慢性呼吸衰竭

【病因】

支气管 – 肺疾病如慢性阻塞性肺疾病、重型肺结核、尘肺等；胸廓与胸膜病变如胸部外伤、手术、广泛胸膜增厚等；神经及肌肉疾病如脊髓侧索硬化症等。

【临床表现】

慢性呼吸衰竭的临床表现与急性呼吸衰竭大致相同，但以下几个方面有所不同。

1. 呼吸困难　COPD 所致的呼吸困难，病情较轻时呼吸费力伴呼气延长，严重时发展为浅快呼吸，$PaCO_2$ 升高过快或显著升高时，病人呼吸转为浅慢或潮式呼吸。

2. 神经精神症状　随着 $PaCO_2$ 升高，病人的表现为先兴奋后抑制，兴奋症状包括：失眠、躁动、昼睡夜醒等，切忌应用镇静催眠药，以免加重 CO_2 潴留，诱发肺性脑病。

3. 循环系统症状　CO_2 潴留会引起皮肤充血、血压升高、心率增快，因脑血管扩张，病人会感到搏动性头痛。

【诊断】

主要的诊断标准是动脉血气分析：$PaO_2 < 60mmHg$，同时伴有 $PaCO_2 > 50mmHg$。

【治疗】

治疗原则与急性呼吸衰竭大致相似，但以下几个方面有所不同。

1. 氧疗　氧疗时需注意低浓度吸氧，防止血氧含量过高，长期慢性的 CO_2 潴留使病人的呼吸中枢感受器对 CO_2 敏感性下降，呼吸主要靠低氧血症对颈动脉体和主动脉体的化学感受器的刺激来维持，如果吸入高浓度的氧，立即解除低氧血症对外周化学感受器的刺激，会导致病人呼吸抑制，加重 CO_2 潴留。

2. 机械通气　根据病情选用无创或有创机械通气，早期进行无创机械通气可以防止呼吸衰竭的进一步加重，减少后期的气管插管率。

3. 抗感染　早期控制感染可以预防慢性呼吸衰竭的急性加重，抗感染治疗抗生素的选择参考相关章节。

4. 呼吸兴奋剂　慢性呼吸衰竭呼吸兴奋剂可以选择都可喜，每次 50～100mg，2 次 /日。都可喜通过刺激颈动脉体和主动脉体的化学感受器来兴奋呼吸中枢，增加通气量改善病人的呼吸困难。

5. 纠正酸碱平衡失调　慢性呼吸衰竭往往既有呼吸性酸中毒，同时又伴有代谢性碱中毒，因此当机械通气迅速地纠正呼吸性酸中毒的同时，应该给予盐酸精氨酸和氯化钾来纠正代谢性碱中毒。

三、呼吸支持技术

（一）氧疗

通过增加吸入氧浓度来纠正病人缺氧状态的治疗方法称为氧气疗法（简称氧疗）。

1. 适应证　慢性呼吸衰竭，$PaO_2 < 60mmHg$ 是公认的氧疗指征，对于急性呼吸衰竭，应适当放宽。对于不伴 CO_2 潴留的低氧血症，可给予较高浓度吸氧（≥35%），使 $PaO_2 \geq 60mmHg$ 或 $SaO_2 \geq 90\%$ 以上；对于伴有明显 CO_2 潴留的低氧血症，应给予低浓度（<35%）持续吸氧，控制 PaO_2 于 60mmHg 或 SaO_2 于 90% 或略高。

2. 氧疗装置

（1）鼻导管吸氧　主要优点为简单、方便、不影响病人进食。缺点为对鼻黏膜的刺激大，氧浓度不恒定，易受病人呼吸影响。吸入氧浓度与氧流量的计算公式：吸入氧浓度（%）=21+4×氧流量（L/min）。

（2）面罩吸氧　主要优点为吸氧浓度恒定，可按需调节氧流量，对鼻黏膜刺激性小。缺点为影响病人进食、咳嗽。

机械通气氧疗和高压氧疗在临床上较常用。

3. 注意事项　①防止氧中毒；②注意防火、防油、防热、防爆、防尘、防震；③注意吸入氧气的湿化；④注意定期消毒吸氧装置。

（二）人工气道的建立与管理

1. 建立人工气道的目的　①解除气道梗阻；②防止误吸；③清除呼吸道内分泌物；④严重低氧血症和高碳酸血症时正压通气治疗。

2. 建立人工气道的方法

（1）气道的紧急处理　首先保证病人有足够的通气及氧供，不必强求选用气管插管，如迅速清除口咽、鼻腔的分泌物，采用仰头托下颌法，放置口咽通气道，用简易呼吸器经面罩加压给氧。

（2）插管的操作方法　有经口腔和鼻腔的插管术。

（3）插管过程的监测　监测呼吸、血压、心电图、SpO_2、呼气末 CO_2（$ETCO_2$），$ETCO_2$ 对于确定导管是否插入气管内具有重要价值。

3. 气管插管的并发症　①动作粗暴导致牙齿脱落或黏膜损伤；②有时插管过程中迷走神经兴奋易导致心动过缓、心律失常乃至心脏骤停；③导管插入过深误入一侧支气管内，导致肺不张；④导管过粗易导致喉头水肿，导管过细易致导管扭曲，甚至堵塞。

4. 人工气道的管理

（1）固定好插管，防止脱落移位。

（2）详细记录插管的日期和时间、插管型号等。

（3）每日定时口腔护理，防止呼吸道感染。

（4）注意环境消毒隔离。

（5）在拔管前，必须清除气囊上的滞留物，防止误吸。

（6）做好胸部物理治疗。

（三）机械通气

机械通气是指运用呼吸机使病人恢复有效通气和改善氧合的技术方法。

1. 适应证　①通气功能障碍为主的疾病：如慢性阻塞性肺疾病急性加重、哮喘急性发作；②换气功能障碍为主的疾病：如重症肺炎、ARDS 等。

2. 禁忌证　气胸及纵隔气肿未行引流者。

3. 常用的通气模式及参数　常用的通气模式包括控制通气（CMV）、呼气末正压通气（PEEP）、持续气道正压通气（CPAP）、辅助通气（AMV）。

4. 并发症　与正压通气和人工气道有关。①呼吸机相关肺损伤，如气压–容积伤等；②呼吸机相关肺炎（VAP）；③血流动力学改变：心输出量减少、血压下降等。

5. 撤机　由机械通气状态到完全自主呼吸需要一个过渡阶段，称为撤机。撤机前应基本去除呼吸衰竭的病因，改善重要脏器的功能，纠正水、电解质和酸碱失衡，逐渐撤机。

理实一体化教学 1：胸腔穿刺术

胸腔穿刺术（thoracentesis）是自胸腔内抽取胸腔积液（或积气）的有创性操作。目的是抽取胸腔积液送检，明确其性质，以协助诊断；排出胸腔内积液或积气，以缓解压迫症状，避免胸膜粘连；向胸腔内注射药物，辅助治疗。

【适应证】

①对胸腔积液性质不明者，抽取胸腔积液检查，明确积液性质，协助病因诊断；②对大量胸腔积液和积气者，通过胸腔穿刺放液或排气，缓解压迫症状，避免胸膜粘连。同时可进行胸腔灌洗、注射药物等。

【禁忌证】

出血性疾病、病情危重、体质极其虚弱不能耐受者。

【术前准备】

1. 做普鲁卡因皮试，并将结果记录于病历上。

2. 用品准备：弯盘、无菌试管、无菌洞巾、12 号和 16 号穿刺针、2mL / 5mL / 50mL 注射器、小药碗、血管钳、细胶管、玻璃接管、7 号针头、纱布、无菌手套、2% 盐酸利多卡因注射液或 1% 盐酸普鲁卡因注射液、胶布等。

3. 病人准备：向病人及家属解释胸腔穿刺术的目的、方法及术中注意事项，做好心理护理，缓解病人紧张情绪，以取得病人配合。

【方法】

1. 安置体位：嘱咐病人反坐于靠背椅上，双手平放于椅背上缘，重病人亦可以采取侧卧位或半卧位。

2. 暴露穿刺部位：胸腔积液穿刺部位一般在肩胛线或腋后线第 7～8 肋间隙或腋中线第 6～7 肋间隙；气胸者选患侧锁骨中线第 2 肋间隙或腋前线第 4～5 肋间隙。

3. 常规消毒皮肤，戴无菌手套，覆盖消毒洞巾，麻醉。

4. 术者以左手示指与中指固定穿刺部位的皮肤，右手将穿刺针的三通活栓转到与胸腔关闭处，再将穿刺针在麻醉处缓缓刺入，当针锋抵抗感突然消失时，转动三通活栓使其与胸腔相通，进行抽液。助手用止血钳协助固定穿刺针，以防刺入过深损伤肺组织。注射器抽满后，转动三通活栓使其与外界相通，排出液体。抽吸完毕拔出穿刺针，局部覆盖无菌敷料，稍用力压迫片刻，用胶布固定后嘱病人静卧。及时记录抽取量，抽液者还应记录液体的颜色，并留取标本及时送检。

5. 病情观察：术中应严密观察有无胸膜反应，如病人出现头晕、面色苍白、出冷汗、心悸、脉细速、四肢发凉、血压下降、胸闷、胸痛、刺激性咳嗽等，应立即停止抽液，进行相应处理。

复习思考

一、名词解释

1. 肺炎链球菌肺炎。

2. 支气管哮喘。

3. 肺结核。

4. 呼吸衰竭。

二、简答题

1. 简述 COPD 的临床表现及诊断标准。

2. 简述慢性肺源性心脏病的病因。

3. 简述支气管哮喘的治疗。

4. 肺炎链球菌肺炎的鉴别诊断有哪些？如何治疗？

5. 简述支气管扩张的临床表现及治疗。

6. 简述肺结核的临床分型、主要临床表现，常用抗结核药物的不良反应。

7. 试述肺癌的早期诊断方法。

8. 简述急性呼吸衰竭的临床表现及治疗。

模块 三
循环系统疾病

案例导入

1. 张某，女，65岁，患风湿性心脏病20年，高血压8年，间断性活动后气促、心悸4年。一周前受凉后出现咳嗽、咳黄痰、发热，一天前心悸、气短加重，不能平卧，咳粉红色泡沫痰。查体：R30次/分，BP200/120mmHg，意识清醒，端坐位，面色苍白，口唇发绀，大汗淋漓，双肺满布湿啰音，心尖区听到舒张期奔马律。

思考：（1）张某可能发生了什么疾病？诊断依据是什么？

（2）对该病人如何治疗？

2. 李某，男，58岁。有冠心病病史8年。饱餐后突然感到左前胸压榨性闷痛，向左前臂放射，伴有上腹部饱胀，出冷汗，烦躁不安。查体：T37℃，BP75/50mmHg，心音低钝，节律整齐，心电图示：Ⅱ、Ⅲ、aVF导联ST段弓背向上抬高，有宽深的Q波。

思考：（1）此病人可能是什么疾病？

（2）为明确诊断，还应做哪些检查？

（3）对该病人应如何治疗？

项目一　概　述

循环系统由心脏、血管和调节血液循环的神经体液组成，其主要生理功能是心脏推动血液流动，通过血液将氧、营养物质和激素等供给全身组织器官，并将组织代谢废物运走，保证人体正常新陈代谢的进行。

心脏位于胸腔中纵隔内，有左、右心房和左、右心室4个腔，左心房与左心室之间的瓣膜是二尖瓣，右心房与右心室之间的瓣膜是三尖瓣；左心室与主动脉之间的瓣膜称主动脉瓣，右心室与肺动脉之间的瓣膜称肺动脉瓣。房室间隔结构完整及心脏瓣膜结构与功能正常，才能防止血液反流或分流（图 3-1）。

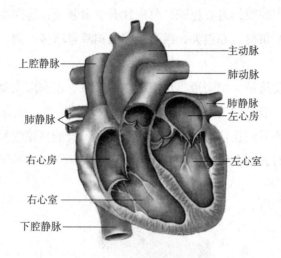

图 3-1 心脏解剖图

人体血液循环分为体循环和肺循环。血液由左心室泵出，经主动脉及其分支到达全身毛细血管，再经过各级静脉回到右心房，此过程为体循环。血液从右心室泵出，经肺动脉及其分支到达肺泡毛细血管，再经肺静脉进入左心房，此过程为肺循环（图 3-2）。

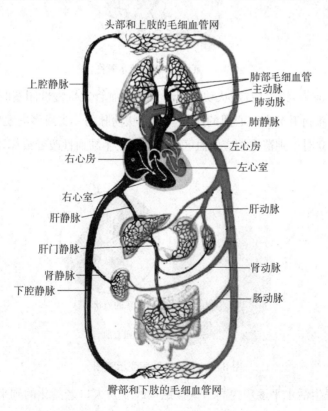

图 3-2 人体血液循环示意图

心壁分为三层，由内向外依次是心内膜、心肌层、心外膜。心外膜紧贴于心脏表面，与心包壁之间形成一个腔隙称为心包腔，腔内含有少量浆液，起润滑作用。感染累及心脏时可发生心内膜炎、心肌炎、心包炎，当心包腔内积液量增多达到一定程度时可产生心脏压塞的症状和体征。

心脏传导系统由窦房结、结间束、房室结、希氏束、左右束支及其分支和浦肯野纤维等特殊心肌细胞构成（图3-3）。这些细胞绝大多数有自律性，能发放冲动，其中以窦房结的自律性最高，为心脏的正位起搏点。当心脏传导系统的自律性和传导性发生异常改变或存在异常传导组织时，则会引起各种心律失常。

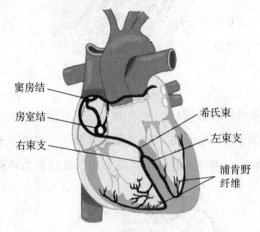

图3-3　心脏传导系统示意图

心脏的血液供应来自左、右冠状动脉，当某一支血管发生慢性闭塞时，其他血管有可能通过侧支形成来维持其分布区心肌的血供。当冠状动脉的一支或多支发生狭窄甚至阻塞，而侧支循环尚未建立时，则造成相应供血区域的心肌发生缺血性改变或坏死（图3-4）。

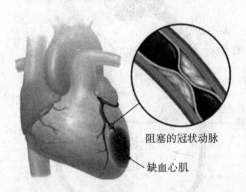

图3-4　冠状动脉病变示意图

随着我国人民生活水平逐步提高，饮食结构改变及人口老龄化的到来，心血管疾病的发病率和死亡率不断上升，已成为我国居民死亡的首要原因。近年来，新的诊疗手段不断出现，如多普勒超声、心血管造影、介入治疗、冠状动脉搭桥手术等，提高了心血管病的诊治水平。此外，积极开展心血管疾病的防治及危险因素的干预，对于降低心血管疾病的发病率也具有重要意义。

项目二　心力衰竭

【学习目标】

1. 掌握心力衰竭的临床表现、治疗。
2. 熟悉心力衰竭的病因、辅助检查。
3. 了解心力衰竭的发病机制。

心力衰竭（heart failure）是各种心脏疾病导致心功能不全的临床综合征。多数是由于心肌收缩力减弱，心排血量不能满足机体代谢的需要，导致器官、组织血液灌注不足，以肺循环和（或）体循环淤血为主要特征的临床综合征，又称为充血性心力衰竭。在某些情况下，心肌收缩力尚可使射血功能维持正常，但由于心肌舒张功能障碍左心室充盈压增高，使肺静脉回流受阻，导致肺循环淤血，称为舒张性心力衰竭。舒张性心力衰竭常见于冠心病和高血压性心脏病心功能不全的早期或原发性肥厚型心肌病等。

心力衰竭按其发展速度可分为急性和慢性两种；按其发生的部位可分为左心衰竭、右心衰竭和全心衰竭；按生理功能分为收缩性心力衰竭和舒张性心力衰竭。

一、慢性心力衰竭

慢性心力衰竭（chronic heart failure，CHF）是心血管疾病的最终归宿和主要的死亡原因。近年来冠心病和高血压的比例明显上升，已成为心力衰竭最常见的病因，心脏瓣膜病和心肌病位于其后。

【病因】

1. 基本病因

（1）原发性心肌损害　①缺血性心肌损伤，如冠心病心肌缺血和（或）心肌梗死是引起心力衰竭最常见的原因之一；②心肌炎和心肌病，临床上最常见的是病毒性心肌炎和扩张型心肌病；③心肌代谢障碍性疾病：以糖尿病性心肌病最常见，其他为维生素 B_1 缺乏、心肌淀粉样变性等。

（2）心室负荷过重　①容量负荷（前负荷）过重：主动脉瓣关闭不全、二尖瓣关闭不全、左右心或动静脉分流性的各种先天性心血管病等，使心室舒张期容量增加，前负荷加重。此外，慢性贫血、甲状腺功能亢进等疾病，也使心脏的容量负荷增加。②压力负荷（后负荷）过重：主要见于高血压、主动脉瓣狭窄、肺动脉高压、肺动脉瓣狭窄等疾病。

（3）舒张期心室充盈不足　①房室瓣狭窄或阻塞，如二尖瓣狭窄、左房黏液瘤等疾病，使血液从二尖瓣通过受阻，左心室充盈不足；②心室肌舒张障碍，如高血压、肥厚型心肌病等使心室肌肥厚，顺应性降低，心室内压力较高，心室充盈受阻。

2.诱因

（1）感染　以呼吸道感染为最常见，其次是感染性心内膜炎、全身感染等。

（2）严重心律失常　多见于快速型心律失常，以房颤最常见。

（3）身心过劳　如过度劳累、情绪激动、精神紧张、妊娠和分娩等。

（4）血容量增加　如钠摄入过多，输液或输血速度过快、过多。

（5）其他　用药不当或合并其他疾病等。

【发病机制】

1.代偿机制

（1）Frank-Starling 机制　通过增加心脏前负荷，使舒张末期心室容量增加，从而使心室肌纤维适当拉长，在一定范围内，心肌纤维伸展越长，收缩时肌纤维的缩短越明显，从而提高心排血量。但同时导致心室舒张末期压力增高，心房压、静脉压随之升高，静脉回流受阻，出现静脉淤血。

（2）心肌肥厚　当心室后负荷长期增加时，心肌纤维代偿性增粗，体积增大，心肌收缩力增强，心排血量增加。但心肌肥厚使心肌能量供给不足，最终导致心肌细胞死亡。同时心肌肥厚使心肌顺应性差，舒张功能降低，心室舒张末压升高。

（3）神经体液机制　①交感神经兴奋：心力衰竭时可反射性引起交感神经兴奋，使去甲肾上腺素（NE）水平升高，心肌收缩力增强，心率加快，心输出量增加，但同时引起血管收缩，心脏后负荷增加；NE 对心肌细胞有直接毒性作用，促使心肌细胞凋亡，参与心室重塑过程。②肾素 – 血管紧张素 – 醛固酮系统（RAAS）激活：心力衰竭时心排血量减少，肾血流量减少，使肾小球旁细胞分泌肾素增加，激活血管紧张素原，生成血管紧张素 I，在血管紧张素转换酶（ACE）的作用下，使血管紧张素 II（A II）生成增多，引起心肌收缩力增强，血管收缩，促进醛固酮分泌，使水钠潴留，增加血容量，增加心脏前负荷，起到代偿作用。但同时 RAAS 激活促使心脏和血管重塑，加重心肌损伤和心功能恶化。

2.心室重塑　在心脏功能受损、心腔扩大、心肌肥厚的代偿过程中，心肌细胞、胞外基质、胶原纤维网等均发生结构变化，称为心室重塑。这是心力衰竭发生发展的基本病理机制。心室重塑使心肌整体收缩力减弱，心肌纤维化使心室顺应性下降，心肌的收缩和舒张功能均降低。

3.其他 心室舒张功能不全、体液因子的改变等均参与心力衰竭的形成和发展。

【临床表现】

1.左心衰竭 主要表现为肺循环淤血和心排血量降低。

（1）症状

①呼吸困难 呼吸困难是左心衰竭最主要的症状。随着心力衰竭的加重，有三种表现形式：①劳力性呼吸困难：常出现在左心衰竭早期，主要特点是在劳动时出现，休息后可缓解。②夜间阵发性呼吸困难：这是左心衰竭的典型表现，发作多在夜间熟睡1~2小时后，病人因胸闷、气急突然憋醒，被迫坐起，伴阵咳、咳泡沫痰，严重者呈哮喘状态，肺部可听到哮鸣音，称为心源性哮喘。重者发展为急性肺水肿。③端坐呼吸：病人平卧时感到呼吸困难，半卧位或坐位时减轻，病人常被迫采取坐位。

②咳嗽、咳痰及咯血 咳嗽、咳痰多于劳动或夜间平卧时为重，坐位或立位时减轻或消失。痰液为白色浆液性泡沫状，偶见痰中带血。肺水肿时，咳粉红色泡沫痰。长期慢性肺淤血使肺静脉压力升高，血管扩张，破裂可致大咯血。

③头晕、乏力及心悸 此为心排血量降低，器官、组织血液灌注不足及代偿性心率加快所致。

④肾功能损害症状 长期慢性肾血流量减少出现血尿素氮、肌酐升高伴肾功能不全症状。

（2）体征

①心血管 除原有心脏病体征外，出现心率加快，左心室增大，心浊音界向左下扩大，心尖区闻及舒张期奔马律及肺动脉瓣区第二心音亢进。部分病人出现交替脉，严重者有发绀。

②肺部 可闻及湿啰音，轻者局限于肺底部，严重者扩展至全肺。

2.右心衰竭 主要表现为体循环淤血。

（1）症状 消化道症状最常见，因胃肠道及肝淤血所致，如食欲不振、恶心、呕吐、腹痛、腹胀。肝淤血引起右上腹胀痛，严重者伴有黄疸；肾淤血引起夜尿增多。

（2）体征

①心脏 除基础心脏病的体征外，右心室增大导致心浊音界向左侧扩大，胸骨左缘第3~4肋间闻及舒张期奔马律，三尖瓣区可有收缩期吹风样杂音。

②颈静脉怒张 颈静脉怒张是右心衰竭的主要体征之一，也是右心衰竭的早期表现。病人取半卧位或坐位，在锁骨上方见到充盈的颈外静脉。

③肝大、肝颈静脉回流征阳性 右心衰竭早期即出现肝脏淤血性肿大，表面光滑，质

地较软，有充实饱满感，压痛；用手掌压迫右上腹，可见颈静脉怒张更加显著，即为肝颈静脉回流征阳性。

④水肿　多出现在身体下垂部位，以内踝、外踝及胫前较明显，严重者发展为全身水肿，甚至出现胸水、腹水。

⑤发绀　为周围性发绀，主要表现为肢体末梢皮肤青紫。

3.全心衰竭　左、右心衰竭的临床表现同时存在，或以某一侧心力衰竭表现为主。若右心衰竭继发于左心衰竭时，肺淤血减轻，呼吸困难等症状反而有所缓解，但发绀加重。

【辅助检查】

1.胸部 X 射线检查　左心衰竭时可有肺门阴影增大、肺纹理增多等肺淤血征象；右心衰竭时可见右心室增大，有时伴胸腔积液表现。

2.超声心动图　提示心腔大小变化、心瓣膜结构及心脏功能情况。

3.心电图检查　可有左心室肥厚劳损、右心室肥大等心电图改变。

4.其他　放射性核素检查有助于判断心室腔大小，计算射血分数和左心室最大充盈速度。心导管检查可测定肺毛细血管楔压（PCWP）、心排出量（CO）、心脏指数（CI）、中心静脉压（CVP），其中 PCWP 反映左心功能状况，CVP 反映右心功能状况。

【诊断及鉴别诊断】

1.诊断　综合病因、病史、症状、体征及客观检查而确定。

（1）原有心脏病病史。

（2）心力衰竭的症状体征：左心衰竭的呼吸困难、肺部湿啰音，右心衰竭的颈静脉怒张、肝大、肝颈静脉回流征阳性、水肿等。

（3）心功能分级：根据病人活动能力，可将心功能分为四级（表 3-1）。

表 3-1　心功能分级（NYHA）

心功能分级	表现特点
Ⅰ	日常活动量不受限制，一般活动不引起疲乏、心悸、呼吸困难或心绞痛
Ⅱ	体力活动轻度受限，休息时无自觉症状，一般体力活动可出现上述症状，休息后很快缓解
Ⅲ	体力活动明显受限，休息时无症状，低于一般体力活动时即可引起上述症状，休息较长时间后症状方可缓解
Ⅳ	不能从事任何体力活动，休息状态下也出现心力衰竭症状

2.鉴别诊断　心力衰竭应与下列疾病进行鉴别：

（1）支气管哮喘　左心衰竭病人可出现呼吸困难，严重者称为心源性哮喘，应与支气管哮喘进行鉴别（表 3-2）。

表3-2　心源性哮喘与支气管哮喘的鉴别

鉴别点	心源性哮喘	支气管哮喘
病史	器质性心脏病史	青少年时期常有过敏史，常反复发作
临床表现	咳白色或粉红色浆液性泡沫痰，端坐体位，肺部闻及湿啰音	发作时咳白色黏痰，肺部可闻及广泛哮鸣音
X射线检查	肺野透明度降低，呈蝶翼状阴影	肺野过度充气，透明度增高
治疗	强心、利尿、扩血管药	扩张支气管药

如果短期内鉴别困难，可先给氧及静脉使用氨茶碱进行治疗。

（2）心包积液、缩窄性心包炎　应根据病史、心脏体征进行鉴别，超声心动图可以确诊。

（3）肝硬化腹水　非心源性肝硬化无颈静脉怒张和肝颈静脉回流征。

【治疗】

慢性心力衰竭的治疗要点包括病因治疗、一般治疗和药物治疗。

1. 病因治疗　主要针对导致心功能受损的常见疾病，如高血压、冠心病、糖尿病等进行早期有效的治疗，延缓或防止心力衰竭的发生。

2. 一般治疗　包括预防和治疗感染、心律失常、甲状腺功能亢进和贫血等诱发因素，注意低盐饮食。应根据心功能状态合理安排活动和休息，若活动中出现呼吸困难、胸痛、心悸、疲劳等不适时应停止活动，并以此作为限制最大活动量的指征。

心功能Ⅰ级：不限制一般的体力活动，适当参加体育锻炼，应循序渐进地增加活动量，避免剧烈运动和重体力劳动。

心功能Ⅱ级：适当限制体力活动，增加午睡时间，可做轻体力劳动。

心功能Ⅲ级：应严格限制一般的体力活动，每天有充分休息时间，可以自理日常生活或在他人协助下自理。

心功能Ⅳ级：绝对卧床休息，生活必须由他人照顾，病情好转后，鼓励病人尽早做适量的活动。

3. 药物治疗　主要包括以下四大类药物：

（1）利尿剂　利尿剂是治疗慢性心力衰竭的基础药物，主要是通过增加水钠排出，减少血容量，减轻肺循环和体循环淤血的症状。原则上应以最小剂量长期维持。常用利尿剂包括排钾利尿剂如呋塞米、氢氯噻嗪；保钾利尿剂如螺内酯、氨苯蝶啶。注意监测血电解质，尤其是血钾。

（2）肾素－血管紧张素－醛固酮系统抑制剂

①血管紧张素转换酶抑制剂（ACEI）：主要作用是抑制循环及局部组织中血管紧张素Ⅱ的生成，兼有扩张小动脉和静脉的作用，减轻淤血症状。治疗从小剂量开始，逐渐加

量，至适量后长期维持、终身用药。常用制剂为卡托普利、贝那普利、培哚普利等。注意有无干咳、过敏等不良反应，监测血钾。

②血管紧张素受体拮抗剂（ARB）：当心力衰竭病人因 ACEI 的不良反应而不能耐受时，改用 ARB，如氯沙坦、缬沙坦、坎地沙坦、厄贝沙坦等。

③醛固酮受体拮抗剂：小剂量螺内酯可阻断醛固酮效应，对抑制心血管的重构、改善慢性心力衰竭的远期预后有很好的作用。中重度心力衰竭病人可加用小剂量醛固酮受体拮抗剂，但须监测血钾。

（3）β 受体阻滞剂　β 受体阻滞剂对抗代偿机制中交感神经激活的效应，抑制心室重塑，长期应用能明显提高运动耐量，降低死亡率，改善心力衰竭预后。原则上待心力衰竭情况稳定，由小剂量开始，逐渐加量，适量维持。常用药物为美托洛尔、比索洛尔、卡维地洛。

（4）正性肌力药物　包括洋地黄类药物和其他如 β 受体兴奋剂、磷酸二酯酶抑制剂等正性肌力作用药物。其中以洋地黄类药物最常用。

洋地黄类药物具有加强心肌收缩力，抑制心脏传导系统，减慢心率，但不增加心肌耗氧量的作用。常用药物为地高辛。用药过程中应注意观察和预防洋地黄类药物中毒。

洋地黄中毒的预防：①老年、冠心病、重度心力衰竭、低钾低镁血症、肾功能减退等情况对洋地黄较敏感，使用时应严密观察病人用药后反应。②严格按医嘱给药。注意洋地黄不能与奎尼丁、普罗帕酮（心律平）、维拉帕米（异搏定）、钙剂、胺碘酮等药物合用，以免增加药物毒性。③必要时监测血清地高辛浓度。用毛花苷 C 或毒毛旋花子苷 K 时必须稀释后缓慢（10~15 分钟）静脉注射，并同时观察心率、心律及心电图变化。④病人给药前自测脉搏，当脉搏 < 60 次 / 分或节律不规则应暂停服药并通知医生。

洋地黄中毒的表现：①洋地黄中毒最严重的反应是各类心律失常，最常见是室性期前收缩或呈二联律或三联律。长期心房颤动病人使用洋地黄后心律变得规则，心电图 ST 段呈鱼钩样改变，也应注意有发生洋地黄中毒的危险。②消化系统：有食欲不振、恶心、呕吐、腹痛、腹泻等，常为洋地黄中毒的首发症状，也是最常见的症状。③神经系统：有视力模糊、黄视、绿视、头痛、头晕、幻觉等。

洋地黄中毒的处理：①立即停用洋地黄；②低血钾者可口服或静脉补钾，同时停用排钾利尿剂；③纠正心律失常。快速性心律失常首选利多卡因或苯妥英钠，一般禁用电复律，因易致心室颤动。传导阻滞及缓慢性心律失常可用阿托品静脉注射或安置临时心脏起搏器。

二、急性心力衰竭

急性心力衰竭（acute heart failure）是指由于急性心脏病变引起心排血量显著而急骤降低，导致组织器官灌注不足和急性淤血综合征。临床上以急性左心衰竭最常见，左心室排血量急剧下降或左心室充盈障碍时，肺循环压力骤然升高而出现急性肺水肿的表现。本项目主要讨论急性左心衰竭。

【病因】

1. 急性心肌损害　如急性广泛前壁心肌梗死、急性心肌炎等。

2. 急性心室负荷过重　乳头肌功能失调或断裂、腱索断裂、瓣膜穿孔、室间隔穿孔、输液过多过快等。

3. 急性心排血受阻或舒张受限　如严重心律失常等。

【临床表现】

1. 症状　主要为急性肺水肿的表现，如病人突感严重的呼吸困难，呼吸频率常达30~40次/分，强迫坐位，伴极度烦躁不安、有窒息感、口唇发绀，大汗淋漓、皮肤湿冷，频繁咳嗽、咳大量粉红色泡沫样痰。

2. 体征　面色灰白、口唇发绀、心率增快，心尖部可闻及舒张期奔马律，两肺满布湿啰音和哮鸣音，血压早期可升高，随后下降，严重者可出现心源性休克。

【诊断及鉴别诊断】

1. 诊断　主要依据有：①有引起急性心力衰竭的病因；②严重呼吸困难，咳粉红色泡沫痰，两肺满布湿啰音；③心尖部舒张期奔马律。

2. 鉴别诊断　应与支气管哮喘进行鉴别。

【治疗】

急性左心衰竭为临床危重症，缺氧和严重的呼吸困难可以危及生命，应积极抢救，迅速缓解症状、挽救病人生命。

1. 休息与体位　病人取坐位，双腿下垂，以利于呼吸和减少静脉回心血量。

2. 氧疗　给予高流量6~8L/min间断吸氧，并通过20%~30%的乙醇湿化，以降低肺泡内泡沫的表面张力，改善肺泡通气，必要时采用呼吸机持续加压（CPAP）吸氧。

3. 严密监护　进行心电监护，监测病人的生命体征、意识状态、血氧饱和度等。

4. 镇静　吗啡3~5mg静脉缓慢注射，必要时每间隔15分钟重复1次，共2~3次。吗啡可以使病人镇静，减少躁动，减少耗氧量；同时减慢呼吸频率，使呼吸深度增加，增加肺泡的通气量，减轻呼吸困难；扩张小血管减轻心脏负荷。注意监测呼吸、血压、意识状态。呼吸抑制、血压下降、昏迷病人禁用。

5. 利尿剂　呋塞米20~40mg静脉注射，应严格记录出入液量。

6. 强心剂　毛花苷C（西地兰）0.4~0.8mg缓慢推注。急性心肌梗死病人24小时内一般不宜使用。也可以用 β 受体兴奋剂如多巴胺、多巴酚丁胺等。

7. 血管扩张剂　硝普钠的起始剂量 0.3μg/（kg·min）静脉滴注，之后严密观察血压，根据血压调整剂量。注意现用现配，避光滴注，连续使用不得超过 24 小时，以免引起氰化物中毒。也可使用硝酸酯类如硝酸甘油、硝酸异山梨酯等。

8. 解痉平喘药　氨茶碱缓慢稀释后静脉推注，缓解支气管痉挛，还具有正性肌力和扩血管、利尿作用。

9. 糖皮质激素　地塞米松 10~20mg 或琥珀酸氢化可的松 100mg 静脉注射，可降低外周血管阻力，减少回心血量，减轻肺毛细血管通透性，减轻肺水肿。

10. 机械辅助治疗　有条件可实施主动脉球囊反搏（IABP）等。

项目三　心律失常

【学习目标】

1. 掌握临床常见心律失常的心电图特点。
2. 熟悉各种心律失常的病因、治疗。
3. 了解心律失常的分类。

一、概述

正常心脏冲动起源于窦房结，并沿心脏传导系统下传，使房室按序、协调兴奋，产生相应的机械活动，完成心脏泵血功能。心脏传导系统受交感神经和副交感神经支配。交感神经兴奋可提高心肌的自律性和传导速度，而迷走神经则起抑制作用。

心律失常（cardiac arrhythmia）是指心脏电激动的形成和（或）传导等异常，导致心脏机械活动的频率或节律发生异常。

【发病机制】

心律失常的发病机制分为冲动形成异常和冲动传导异常。

1. 冲动形成异常

（1）窦性心律失常　包括：①窦性心动过速；②窦性心动过缓；③窦性心律不齐；④窦性停搏。

（2）异位心律　常见的有：①期前收缩（房性、房室交界性、室性）；②阵发性心动过速（室上性、室性）；③心房扑动、心房颤动；④心室扑动、心室颤动。

2. 冲动传导异常

（1）传导阻滞 ①窦房传导阻滞；②房内传导阻滞；③房室传导阻滞；④束支或分支阻滞（左、右束支及左束支分支传导阻滞），室内阻滞。

（2）传导路径异常 预激综合征。

【分类】

按照心律失常发生时心率的快慢，将其分为快速性心律失常和缓慢性心律失常。

1. **快速性心律失常** 包括期前收缩、心动过速、扑动和颤动等。

2. **缓慢性心律失常** 包括窦性心动过缓、房室传导阻滞等。

【诊断】

1. **病史** 心律失常发生的病因或诱因、症状、发作和终止的情况、发作频率、既往治疗措施等。

2. **体格检查** 根据心率、心律、心音、脉搏的变化判断心律失常的类型。

3. **辅助检查**

（1）心电图 心电图是诊断心律失常最重要的一项无创性检查方法。临床上多采用12导联心电图，并记录长Ⅱ导联进行分析。

（2）动态心电图（dynamic electrocardiogram） 动态心电图仪是一种小型便携式记录器，可以连续记录24小时的心电图，病人的日常工作和活动均不受限制。此项检查可以用于间歇性发作的心律失常，判断心悸、晕厥与心律失常是否有关，以及起搏器或植入性心律转复除颤器的疗效及工作情况。

（3）运动试验 运动试验一般用于诊断冠心病，也可用于诊断运动诱发的心律失常。但应注意正常人在运动试验时也可以发生室性期前收缩等心律失常。

（4）食管导联心电图 食管导联心电图结合电刺激技术有助于对常见室上性心动过速机制的判断、室上性心动过速伴室内差异性传导和室性心动过速的鉴别及窦房结功能的评价。

（5）心内电生理检查 心内电生理检查用于确定异常传导通道的部位、房室传导阻滞的部位，并且可通过射频消融术治疗某些心律失常。

【治疗】

1. **病因和诱因治疗** 治疗基础心脏病及其他病理情况，避免吸烟、饮酒、情绪激动。

2. **药物治疗** 分为抗快速性心律失常药物和抗缓慢性心律失常药物两大类。

（1）抗快速性心律失常药物 分为Ⅰ类、Ⅱ类、Ⅲ类、Ⅳ类和其他类。

Ⅰ类：钠通道阻滞剂。又分为3个亚类。①ⅠA类：如普鲁卡因胺等；②ⅠB类：

如利多卡因、美西律、苯妥英钠、莫雷西嗪等；③ⅠC类：如普罗帕酮、氟卡尼等。

Ⅱ类：β受体阻滞剂。常用药物有阿替洛尔、美托洛尔、比索洛尔等。

Ⅲ类：延长动作电位时程药。常用药物有胺碘酮、索他洛尔、伊布利特等。

Ⅳ类：钙通道阻滞剂。常用药物有维拉帕米、地尔硫卓等。

其他类：如洋地黄类、腺苷、硫酸镁等。

（2）抗缓慢性心律失常药物　用于窦性心动过缓、房室传导阻滞。常用药物有：①β受体激动剂：如异丙肾上腺素、肾上腺素等；②M受体阻滞剂：如阿托品、山莨菪碱等。

3. 机械及电治疗

（1）机械刺激　通过刺激咽喉部、按摩颈动脉窦等方法兴奋迷走神经，终止阵发性室上性心动过速。

（2）心脏电复律　适用于快速性心律失常，尤其是伴有血流动力学异常者。分为同步直流电复律和非同步直流电复律。同步直流电复律适用于有QRS波形成的心律失常，非同步直流电复律适用于无QRS波形成的心律失常，如心室扑动、心室颤动。

（3）人工心脏起搏　①抗心动过缓起搏：用于高度或三度房室传导阻滞、窦性停搏、病态窦房结综合征等严重缓慢性心律失常，可分为临时性和永久性心脏起搏，前者主要用于短暂性、可恢复的缓慢性心律失常，后者用于不能恢复的缓慢性心律失常；②抗心动过速起搏：适用于药物不能控制、发作频率快、持续时间长、症状较重，同时需要抗心动过缓治疗者；③埋藏式自动心脏复律除颤器（ICD）：兼备起搏和复律功能，出现快速性心律失常可以终止发作，出现缓慢性心律失常或心脏暂停时又可起搏心脏。

（4）心导管射频消融术　适用于治疗有折返径路的快速性心律失常，如房室结折返性心动过速、房室折返性心动过速、室性心动过速、心房颤动、心房扑动、预激综合征等。

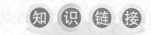

心导管射频消融术

心导管射频消融术（radio frequency catheter ablation，RFCA）是治疗心律失常的一种导管治疗技术。射频电能是一种低电压高频（30kHz～1.5MHz）电能。射频消融仪通过导管头端的电极释放射频电能，在导管头端与局部的心肌内膜之间电能转化为热能，达到一定温度（46～90℃）后，使特定的局部心肌细胞脱水、变形、坏死，自律性和传导性能均发生改变，从而使心律失常得以根治。

4. 外科手术

通过手术切除、离断参与心动过速发生的组织，达到治疗快速性心律失常的目的。

【预后】

无器质性病变的心律失常病人预后较好，应消除紧张情绪。有器质性心脏病或其他病理原因的病人应积极治疗原发病，避免诱因，减少发作，严格遵医嘱治疗，定期监测病情，发现异常及时与医生取得联系。

二、常见心律失常

（一）窦性心律失常

正常窦性心律的冲动起源于窦房结，成人频率为 60~100 次 / 分。窦性心律失常主要包括窦性心动过速、窦性心动过缓、窦性停搏和病态窦房结综合征。

【病因】

1. **生理性** 正常人剧烈运动、劳累、情绪激动、饮浓茶、饮酒等。

2. **病理性** 器质性心脏病、甲状腺功能亢进、贫血、发热、心力衰竭、休克等情况。

3. **药物作用** 如洋地黄、β 受体阻滞剂、肾上腺素类、阿托品等。

【临床表现】

轻者可无症状，窦性心动过速病人常感到心悸；窦性心动过缓病人心率不低于 50 次 / 分，一般无明显症状，心率过慢可导致头昏、乏力、胸闷等；窦性心律不齐通常无症状，吸气时心率加快，呼气时心率减慢；窦性停搏病人如果停搏时间过长可出现眩晕、黑蒙或短暂意识障碍，严重者发生阿 – 斯综合征；病态窦房结综合征病人常有胸痛、心悸、头昏、乏力等器官供血不足的表现。

【心电图表现】

1. **窦性心动过速** 窦性 P 波，P–P 间期＜ 0.6 秒，心率＞ 100 次 / 分（图 3-5）。

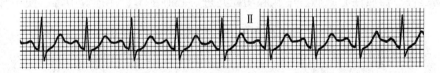

图 3-5 窦性心动过速

2. **窦性心动过缓** 窦性 P 波，P–P 间期＞ 1.0 秒，心率＜ 60 次 / 分。

3. **窦性心律不齐** 窦性 P 波，同导联 P–P 间期差＞ 0.12 秒（图 3-6）。

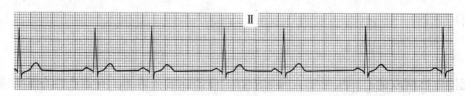

图 3-6 窦性心动过缓伴心律不齐

4. **窦性停搏** 在一段长间歇内无窦性 P 波；长 P-P 间期与正常 P-P 间期之间不呈倍数关系；长间歇内可出现逸搏或逸搏心律（图 3-7）。

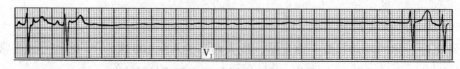

图 3-7 窦性停搏

5. **病态窦房结综合征** 表现为以下情况：持续性窦性心动过缓，窦性停搏或窦房传导阻滞，心动过缓合并室上性心动过速。

【治疗】

主要针对病因或诱因治疗；窦性心动过速可用 β 受体阻滞剂治疗；窦性心动过缓、窦性停搏可用阿托品、异丙肾上腺素，必要时安装心脏起搏器；病态窦房结综合征以安装心脏起搏器为主要治疗。

（二）期前收缩

期前收缩又称为早搏，指起源于窦房结以外的异位起搏点提前发放冲动使心脏收缩。根据其起搏部位的不同，可分为房性早搏、房室交界性早搏、室性早搏。临床上以室性早搏（简称室早）最常见。

【病因】

1. **生理性** 正常人剧烈运动、劳累、情绪激动、饮浓茶、饮酒等。
2. **病理性** 器质性心脏病、甲状腺功能亢进、心脏手术、洋地黄中毒、使用肾上腺素类等。

【临床表现】

1. **症状** 房性与房室交界性早搏多无特殊症状。偶发室早一般无症状，部分病人可表现有心悸或心跳暂停感。频发早搏，特别是室早，常常表现为乏力、头昏、胸闷、憋气等。
2. **体征** 除了原发病体征外，心脏听诊时可闻及较长间歇，第一心音增强，第二心音减弱或消失。

【心电图表现】

1. **房性早搏** ①提前出现的 P' 波，形态与窦性 P 波略不同；② P'-R 间期＞0.12 秒；③提前出现的 QRS 波群形态多正常；④代偿间歇多不完全（图 3-8）。

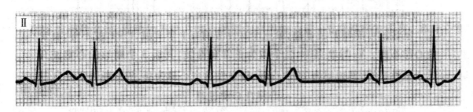

图 3-8　房性早搏

2. **房室交界性早搏** ①提前出现 P' 波或 QRS 波，P' 波呈逆行性，即方向与窦性 P 波方向相反，可在 QRS 波之前、之中或之后；② P'-R 间期＜0.12 秒；③提前出现的 QRS 波群形态多正常，少数增宽变形；④代偿间歇多完全（图 3-9）。

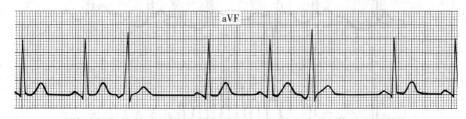

图 3-9　房室交界性早搏

3. **室性早搏** ① QRS 波群提早出现，其前无 P 波；② QRS 波群宽大畸形，时限＞0.12 秒，T 波方向常与 QRS 主波方向相反；③代偿间歇完全（图 3-10）。

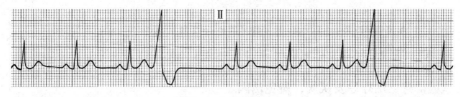

图 3-10　室性早搏

室性早搏的特殊类型：①频发室早：指室性早搏＞5 个 / 分；②多源性室早：指同一导联上出现多种形态的室性早搏，且联律间期互不相同，提示存在多个异位起搏点（图 3-11）；③室早二联律、三联律：若每次正常窦性搏动之后出现一个室性早搏，为室早二联律；每两次正常窦性搏动之后出现一个室性早搏，为室早三联律；④成对室早：若两个室性早搏连续出现，则称之为成对室早；⑤室性早搏 R-on-T 现象：即提前出现的室早恰好落在前一个窦性心律的 T 波上（图 3-12）。

以上室性早搏较为危险，容易导致心室颤动。

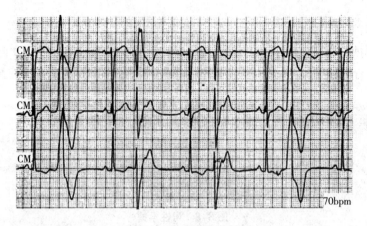

图 3-11　多源性室性早搏

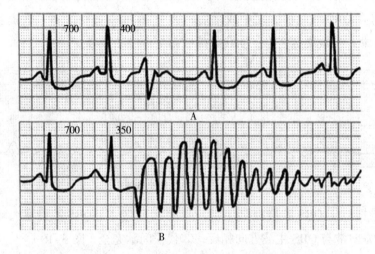

图 3-12　室性早搏 R-on-T 现象

A.室性早搏 R-on-T 现象；B.室性早搏 R-on-T 现象诱发室性心动过速或室颤

【治疗】

1.病因治疗　治疗原发疾病，避免诱因。

2.药物治疗

（1）房性早搏、房室交界性早搏　可用 β 受体阻滞剂治疗。

（2）室性早搏　无器质性心脏病者必要时可以选用 β 受体阻滞剂、美西律、普罗帕酮等药物。对于急性心肌梗死早期的室早，使用 β 受体阻滞剂可以减少心室颤动的危险；如果出现频发性、多源性、成对及 R-on-T 室早，可选择静脉使用胺碘酮、利多卡因等，病情稳定后改用口服药物。

（三）阵发性心动过速

阵发性心动过速是阵发、快速而规律的异位心律，由 3 个或 3 个以上连续发生的期前收缩形成。心率多在 160~220 次 / 分，心律规则或比较规则。根据异位起搏点的位置，分为房性、房室交界性和室性阵发性心动过速，前两者难以区分，常统称为阵发性室上性心动过速（简称室上速）。特征为突发、突止。

【病因】

1. 生理性　正常人剧烈运动、劳累、情绪激动、饮浓茶、饮酒等。

2. 病理性　器质性心脏病、甲状腺功能亢进、心脏手术、洋地黄中毒、使用肾上腺素类等。

【临床表现】

1. 症状　阵发性心动过速常突然发作，心率增快至 150～250 次 / 分，持续数秒、数小时或数日后突然中止。可表现为心悸、乏力、头昏、心绞痛、呼吸困难或昏厥，发作持续时间较长，可出现呼吸困难、大汗淋漓、四肢冰冷、心绞痛、低血压、昏厥和少尿，甚至发生阿 - 斯综合征。

2. 体征　阵发性室上速听诊时心率规则，快而整齐，第一心音强弱一致；室性心动过速听诊时第一、第二心音分裂，心律基本规则，第一心音强度不一致。

【心电图表现】

1. 阵发性室上性心动过速　连续 3 个或 3 个以上快速均齐的 QRS 波群，形态及时限正常，若伴有室内差异传导，QRS 波群可宽大畸形；心率为 160~250 次 / 分，心律绝对规则；可伴有继发性 ST-T 改变（图 3-13）。

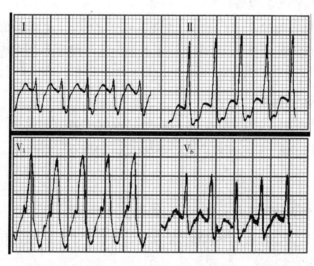

图 3-13　阵发性室上性心动过速

2. 阵发性室性心动过速　连续 3 个或 3 个以上快速、宽大畸形的 QRS 波群，时限 > 0.12 秒；心室率 140~220 次 / 分，节律可稍不规则；多无 P 波，如能发现 P 波，P 波与

QRS 波群无关，频率比 QRS 波群慢；常伴继发性 ST-T 改变；偶有室上性心室夺获或室性融合波（图 3-14）。

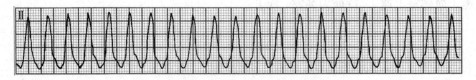

图 3-14 阵发性室性心动过速

【治疗】

1. 病因治疗 积极治疗病因，去除诱因。

2. 终止发作

（1）阵发性室上性心动过速 ①首选刺激迷走神经：通过刺激咽喉部、按摩颈动脉窦等方法，终止发作，适合于无明显血流动力学障碍者；②药物：5mg 维拉帕米加入 20mL 葡萄糖液静脉注射，或选用普罗帕酮、腺苷、毛花苷 C 等药物；③同步直流电复律：当病人出现严重心绞痛、低血压、心力衰竭时，应立即行同步直流电复律。

（2）阵发性室性心动过速 ①同步直流电复律：对血流动力学障碍者首选能量为 100~200J；②药物：血流动力学稳定者，可用利多卡因、胺碘酮、普罗帕酮等。

3. 预防复发

（1）阵发性室上性心动过速 ①经皮射频消融术：为首选方法；②药物：可选用普罗帕酮、胺碘酮、维拉帕米、地高辛等。

（2）阵发性室性心动过速 ①药物：胺碘酮可预防发作，也能降低猝死的发生率；β 受体阻滞剂主要降低猝死发生率；②其他：射频消融术、埋藏式心脏复律除颤器、外科手术等。

（四）心房扑动与颤动

心房扑动（简称房扑）指心房内产生 300 次 / 分左右快而规则的冲动，心房收缩快而协调；心房颤动（简称房颤）指心房内产生 350~600 次 / 分的不规则冲动。房颤较房扑多见。

【病因】

1. 生理性 正常人剧烈运动、劳累、情绪激动、饮浓茶、饮酒等。

2. 病理性 器质性心脏病、甲状腺功能亢进、心脏手术、洋地黄中毒、使用肾上腺素类等。

【临床表现】

1. 症状 症状的轻重与心率快慢有关。心率不快，可无症状；心率快时可出现心前区不适、心悸和气促；超过 150 次 / 分，可出现心绞痛、昏厥、急性肺水肿或心源性休克。

房颤和房扑均容易形成心房内血栓，脱落后引起动脉栓塞，其中以脑栓塞最常见。

2. 体征

（1）房扑 心律规则或不规则。

（2）房颤 有三个特点：①心音强弱不等；②心律绝对不规则；③脉率少于心率，即脉搏短绌。

【心电图表现】

1. 心房扑动 ①P 波消失，代之以规则的锯齿波（f 波），频率为 250~350 次 / 分；②心室律规则或不规则；③ QRS 波群形态和时限正常（图 3-15）。

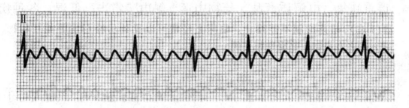

图 3-15 心房扑动

2. 心房颤动 ①P 波消失，代之以大小、形态、间距均不等的锯齿波（f 波），频率为 350~600 次 / 分；②心室律绝对不规则；③ QRS 波群形态和时限正常（图 3-16）。

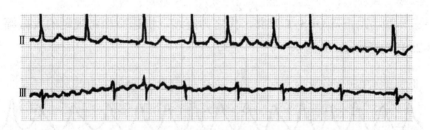

图 3-16 心房颤动

【治疗】

1. 病因治疗 积极寻找心房扑动、心房颤动的原发疾病和诱发因素，做出相应处理。

2. 控制心室率 宜选用 β 受体阻滞剂、钙通道阻滞剂、洋地黄制剂等。

3. 复律治疗

（1）心房扑动 对于有血流动力学紊乱者，应立即终止发作。主要措施有：①同步直流电复律为最有效方法；②食管心房调搏术；③药物：首选胺碘酮；④射频消融术。

（2）心房颤动 ①药物：以胺碘酮最常用，尤其是有器质性心脏病者；也可选用普罗帕酮、伊布利特等；②同步直流电复律：药物转复无效者可用。

4. 抗凝治疗　目的是防止血栓和栓塞，对持续性房颤、房扑应口服华法林抗凝，使凝血酶原时间国际标准化比值（INR）维持在 2.0~3.0。

（五）心室扑动与颤动

发生心室扑动（简称室扑）或心室颤动（简称室颤）时，心室肌失去正常收缩能力，无法正常射血。室扑可以发展为室颤，临床上表现为心跳停止，是最严重的致命性心律失常，如果不能得到及时救治，病人可在数分钟内死亡。

【病因】

1. 器质性心脏病　冠心病、心肌病、完全性房室传导阻滞、主动脉瓣狭窄或关闭不全、预激综合征合并房颤导致极快的心室率等。

2. 其他　严重缺氧、电解质紊乱、药物中毒、触电、雷击、低温、各种疾病的终末期等。

【临床表现】

1. 症状　发生室扑或室颤时心脏停搏，身体组织器官供血停止，病人可于 8~10 秒出现阿–斯综合征的一系列表现，如意识丧失、抽搐、呼吸停顿、大小便失禁。

2. 体征　听诊心音消失，脉搏、血压测不出。

【心电图表现】

1. 心室扑动　无正常 QRS–T 波群，代之为连续、快速而相对规则的大振幅波动，频率在 150~250 次/分（图 3-17）。

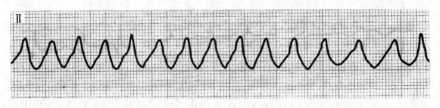

图 3-17　心室扑动

2. 心室颤动　P 波、QRS 波与 T 波消失，代之以形态、节律极不规则的、连续的小振幅波，频率在 250~500 次/分（图 3-18）。

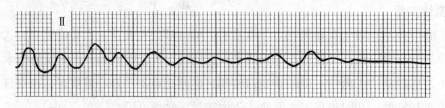

图 3-18　心室颤动

【治疗】

室扑和室颤是致命性的心律失常，必须争分夺秒地抢救。

治疗措施：①立即实施心肺复苏（CPR）；②非同步直流电复律。

（六）房室传导阻滞

房室传导阻滞又称房室阻滞，是指房室交界区脱离了生理不应期后，心房冲动传导延迟或不能传导至心室。根据传导阻滞的严重程度，将其分为三度。

一度：传导时间延长，全部冲动仍能传导。

二度：分为两型，Ⅰ型（莫氏Ⅰ型）：表现为传导时间进行性延长，直至一次冲动不能传导；Ⅱ型（莫氏Ⅱ型）：表现为间歇出现的传导阻滞。

三度：又称完全性传导阻滞，此时全部冲动不能被传导。

【病因】

1.病理性　急性心肌梗死、冠状动脉痉挛、心肌炎、心肌病、先天性心血管病、原发性高血压、心脏手术等；其他如电解质紊乱、药物影响等。

2.生理性　正常人、运动员可发生，尤其是休息睡眠时多见。

【临床表现】

1.一度房室传导阻滞　无症状，听诊第一心音强度减弱。

2.二度房室传导阻滞　Ⅰ型病人听诊第一心音逐渐减弱并有心搏脱漏；Ⅱ型病人常感到疲乏、头昏、昏厥、抽搐等，听诊也有心搏脱漏，但第一心音恒定。

3.三度房室传导阻滞　出现疲乏、头晕、晕厥、心绞痛、心力衰竭等症状。若心室率过慢导致脑缺血，出现暂时性意识丧失，甚至抽搐，即阿-斯综合征，严重者猝死。听诊第一心音强度经常变化，间或听到响亮清晰的第一心音（大炮音）。

【心电图表现】

1.一度房室传导阻滞　表现为P-R间期延长，无QRS波群脱落（图3-19）。

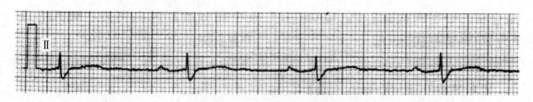

图3-19　一度房室传导阻滞

2.二度房室传导阻滞　表现为部分P波后QRS波群脱落，按脱落特点又可分为两种类型：Ⅰ型P-R间期逐渐延长（图3-20）；Ⅱ型P-R间期固定不变（图3-21）。

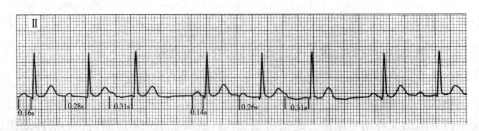

图 3-20 二度 I 型房室传导阻滞

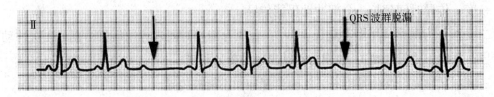

图 3-21 二度 II 型房室传导阻滞

3.三度房室传导阻滞 表现为 P 波与 QRS 波群互不相关，P-P 间距和 R-R 间距各自保持一定的节律，其 P 波频率大于 QRS 波群频率（图 3-22）。

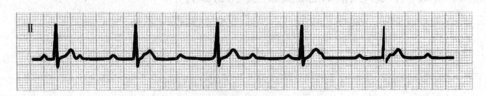

图 3-22 三度房室传导阻滞

【治疗】

1.病因治疗 积极治疗原发病。

2.药物和电学治疗 对于一度或二度 I 型房室传导阻滞心室率正常者，无需治疗；二度 II 型与三度房室传导阻滞者，心室率过慢，可用阿托品、异丙肾上腺素等药物治疗；心室率缓慢＜ 40 次 / 分，症状明显，易发生阿 – 斯综合征者，应首选临时或永久性心脏起搏器治疗。

项目四　原发性高血压

【学习目标】

　　1. 掌握原发性高血压的判断标准、临床表现、处理要点和护理措施。

　　2. 熟悉原发性高血压的发病因素、分类及临床类型。

　　3. 了解原发性高血压的辅助检查特点及预后。

　　原发性高血压（primary hypertension）指病因未明的以体循环动脉血压升高为主的临床综合征，通常简称高血压。高血压是重要的心脑血管疾病的危险因素，可导致心、脑、肾等重要脏器受损，最终引起功能衰竭。

　　少数血压增高者继发于其他疾病，称为继发性高血压，诊断时注意鉴别。

　　高血压患病率存在地域、城乡、年龄差异。北方高于南方，城市高于农村，随年龄增长而升高，男性女性总体患病率差异不大。

　　【病因】

　　原发性高血压的发生为多因素导致，主要是遗传因素和环境因素相互作用的结果。与高血压发病有关的因素有：

　　1. 遗传因素　高血压有明显的家族聚集性。约60%高血压病人有高血压家族史。父母均有高血压，子女发病概率高达46%。

　　2. 环境因素

　　（1）饮食因素：高盐、高蛋白质、高饱和脂肪酸、低钾、低钙、低叶酸饮食属于升压因素；饮酒量与血压水平呈正相关。

　　（2）精神因素：精神紧张度高的职业及长期在噪声环境中生活亦增加高血压的发病率。

　　（3）体重：超重或肥胖，尤其是腹型肥胖者易患高血压。

　　（4）吸烟。

　　（5）其他：长期服用避孕药、阻塞性睡眠呼吸暂停综合征（OSAS）等均与高血压的发生有关。

　　【发病机制】

　　1. 交感神经系统活动亢进　精神紧张和精神刺激等因素使大脑皮质下中枢功能发生变

化，最终导致交感神经活性亢进，血管收缩，血压升高。

2. 肾素 – 血管紧张素 – 醛固酮系统（RAAS）激活 血管紧张素Ⅱ是RAAS的主要效应物质，通过血管紧张素Ⅱ受体发挥以下作用：①血管收缩，外周阻力增加；②醛固酮分泌增加，水钠潴留，血容量增加；③交感神经兴奋。以上作用均可使血压升高。近年来发现，组织中的RAAS对血管、心脏功能和结构的影响，在高血压的发生和发展中起到更大作用。引起RAAS激活的因素有肾灌注量减少、精神紧张、低钾血症等。

3. 肾性水钠潴留 肾性水钠潴留导致血容量增加，增加心排血量，外周血管阻力增加，血压升高。

4. 血管机制 血管内皮系统生成、激活和释放的各种血管活性物质分泌和灭活异常影响动脉的结构和功能。老年人由于大动脉弹性降低，心室收缩，血液迅速流向外周，导致收缩压增高，而舒张压降低，这是老年人单纯收缩期高血压的重要机制。

5. 胰岛素抵抗（IR） 胰岛素抵抗是指机体对胰岛素的敏感性降低，必须以高于正常的胰岛素水平来维持正常的糖耐量。近年来认为IR是2型糖尿病和高血压发生的共同病理生理基础。IR导致了继发性高胰岛素血症，使肾脏水钠重吸收增强，交感神经兴奋，动脉弹性减退，从而使血压升高。

【病理生理和病理】

1. 病理生理 血压主要决定于心输出量和体循环外周血管阻力。平均动脉血压 = 心输出量 × 外周血管阻力。随年龄增长可呈现不同的血流动力学特征。

（1）年轻人 主要表现为收缩压增高。血流动力学主要改变为心输出量增加，与交感神经的过度激活有关。

（2）中年人（30～50岁） 主要表现为舒张压增高，常见于中年男性，伴随体重增加。血流动力学主要改变为外周血管阻力增加。

（3）老年人 主要表现为收缩压增高，舒张压降低，称为单纯收缩期高血压。与大动脉的弹性减低有关。

2. 病理 心脏和血管是高血压的主要靶器官，导致心、脑、肾、视网膜病变。

（1）心脏 长期后负荷增加引起左心室肥厚扩大，称为高血压性心脏病；冠状动脉粥样硬化导致心肌缺血缺氧，引起冠心病。

（2）脑 脑动脉粥样硬化引起脑部缺血缺氧，并发血栓引起脑血栓形成，小动脉发生闭塞形成腔隙性脑梗死。长期高血压引起脑血管壁损伤变形，形成微动脉瘤，一旦破裂引起脑出血。

（3）肾脏 长期高血压使肾动脉硬化，肾小球纤维化、萎缩，引起肾功能损害，最终导致慢性肾衰竭。

（4）视网膜 视网膜小动脉的病变能反映全身小动脉的情况，因此眼底检查有助于了解高血压的严重程度。根据其血管变化分为四级：Ⅰ级，视网膜动脉痉挛；Ⅱ级，视网膜动脉狭窄，动静脉交叉压迫；Ⅲ级，在上述病变的基础上，出现眼底出血或棉絮状渗出；Ⅳ级，在上述基础上出现视盘水肿。

【临床表现】

1.症状 大多起病隐匿、进展缓慢，症状缺乏特异性，常见的有头痛、头晕、耳鸣、失眠、乏力等症状。部分病人无症状，在体检时发现，少数病人在出现心、脑、肾等并发症后才被发现。如果突然出现严重头痛、头晕或眩晕，要注意脑血管病、高血压脑病、血压过度波动等。

2.体征 血压随季节、昼夜等因素有较大波动，冬季血压较高，清晨起床活动后血压迅速升高。体检时可闻及主动脉瓣区第二心音亢进，主动脉瓣区收缩期杂音。

【并发症】

长期高血压可致心、脑、肾等靶器官损害，甚至出现功能衰竭。

1.脑血管病包括脑出血、短暂性脑缺血发作（TIA）、脑血栓形成、腔隙性脑梗死。

2.心力衰竭和冠心病。

3.慢性肾衰竭。

4.主动脉夹层：临床表现是急性起病、突发剧烈胸痛、休克及血肿压迫相应的主动脉分支血管出现的脏器缺血症状。

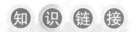

主动脉夹层预防是关键

主动脉夹层是主动脉腔内的血液通过内膜的破口进入主动脉壁中层而形成的血肿，也称为主动脉夹层动脉瘤、主动脉夹层血肿或主动脉夹层分离，简称主动脉夹层。80%以上的主动脉夹层病人有高血压，且男性多于女性。此病一旦发生，死亡率极高，应积极预防。

患有高血压的中年男子是主动脉夹层的高发人群，日常生活中一定要注意控制好血压，一旦出现胸痛现象最好做个检查。下列情况容易诱发主动脉夹层，比如提重物、剧烈运动、用力咳嗽、长时间熬夜等。日常生活中要注意避免这些诱因。

【辅助检查】

1.基本项目　血液生化（空腹血糖、血脂、血肌酐、血钾）；血常规；尿常规；心电图检查。

2.推荐项目　超声心动图、颈动脉超声、餐后2小时血糖、24小时动态血压监测、血同型半胱氨酸、尿蛋白定量、尿白蛋白定量、眼底、胸部X射线检查等。

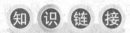

24小时动态血压监测

24小时动态血压监测就是用动态血压记录仪测定一个人昼夜24小时内每间隔一定时间内的血压值。我国学者建议24小时均值130/80mmHg、白昼均值135/85mmHg、夜间均值125/75mmHg可以作为现阶段国人动态血压上限值的参考标准，若血压大于140/90 mmHg的次数超过总记数的20%为高血压诊断标准。

24小时动态血压监测的临床意义：①有助于发现"白大衣"高血压；②有助于了解血压的波动特点；③有助于判断高血压病情程度；④有助于判断预后；⑤有助于指导药物治疗。

3.选择项目　对怀疑为继发性高血压病人，根据需要选择以下检查项目：血浆肾素活性、血尿醛固酮、血尿皮质醇、血尿儿茶酚胺、动脉造影、肾和肾上腺超声、CT或MRI、睡眠呼吸监测等。

【诊断及鉴别诊断】

1.高血压的诊断及分级　在未服用降压药物的情况下，测量肱动脉血压，非同日测三次血压，收缩压均≥140mmHg和（或）舒张压均≥90mmHg，可以诊断为高血压。成人血压水平和分类见表3-3。

表3-3　血压水平和分类（2004年）

类别	收缩压（mmHg）	舒张压（mmHg）
正常血压	< 120	< 80
正常高值	120～139	80～89
高血压	≥ 140	≥ 90
1级高血压（轻度）	140～159	90～99
2级高血压（中度）	160～179	100～109
3级高血压（重度）	≥ 180	≥ 110
单纯收缩期高血压	≥ 140	< 90

注：当收缩压和舒张压分属于不同分级时，以较高的级别作为标准。

2. 判断是否为原发性高血压 与下列继发性高血压进行鉴别。

以下线索提示有继发性高血压可能：①严重或顽固性高血压；②年轻时发病；③原来控制良好的高血压突然恶化；④突然发病；⑤合并周围血管病的高血压。

常见的继发性高血压有肾脏疾病，如肾小球肾炎、多囊肾、肾动脉狭窄；内分泌疾病，如嗜铬细胞瘤、原发性醛固酮增多症、皮质醇增多症等。

（1）肾实质性高血压 肾实质性高血压是最常见的继发性高血压。以慢性肾小球肾炎最为常见，应对所有高血压病人初诊时进行尿常规、尿蛋白检查以筛查排除肾实质性高血压。体检时双侧上腹部如触及肿块，应怀疑多囊肾，并做腹部超声检查，有助于明确诊断。

（2）肾血管性高血压 肾血管性高血压是第二常见的继发性高血压。常见病因是多发性大动脉炎（年轻人多见）和动脉粥样硬化（老年人多见）。肾动脉狭窄时脐上可闻及血管杂音，但不常见。实验室检查有可能发现高肾素、低血钾。肾动脉彩色多普勒超声检查是敏感性和特异性很高的无创筛查手段。肾动脉造影可确诊。

（3）原发性醛固酮增多症 原发性醛固酮增多症表现为肌无力、周期性麻痹、烦渴、多尿。实验室检测血钾降低，血浆肾素活性显著低下（< 1ng/mL/h），且血浆醛固酮水平明显增高提示该病。血浆醛固酮（ng/dL）与血浆肾素活性（ng/mL/h）比值大于50，高度提示原发性醛固酮增多症。CT/MRI 检查有助于确定病变部位和性质。

（4）库欣综合征（Cushing's syndrome） 库欣综合征病人中80%伴高血压。病人典型表现如满月脸、向心性肥胖、皮肤紫纹等常提示此综合征。实验室检查测定24小时尿17- 羟和17- 酮类固醇水平增高提示本病。

（5）嗜铬细胞瘤 嗜铬细胞瘤是肾上腺髓质或交感神经节的嗜铬细胞发生的肿瘤，释放出过多的肾上腺素、去甲肾上腺素、多巴胺。表现为阵发性血压升高伴心动过速、头痛、出汗、面色苍白。发作期间做尿与血儿茶酚胺及其代谢产物的检测，如有显著升高，提示本病。超声或 CT 检查可做出定位诊断。

3. 高血压病人心血管危险分层 根据心血管病的危险因素、靶器官损害、糖尿病及并发症情况，将高血压病人分为低危、中危、高危和极高危四组，代表近10年内发生心脑血管病的概率分别为< 15%、15% ~ 20%、20% ~ 30%、> 30%（表3-4，表3-5）。

表3-4 高血压病人心血管危险分层标准

其他危险因素和病史	高血压		
	1级高血压	2级高血压	3级高血压
无其他危险因素	低危	中危	高危
1~2 个危险因素	中危	中危	极高危
≥ 3 个危险因素或靶器官损害	高危	高危	极高危
临床并发症或糖尿病	极高危	极高危	极高危

表3-5 影响高血压病人心血管预后的因素

心血管病的危险因素	靶器官损害	并发症或糖尿病
①血压水平（1～3级）	①左心室肥厚：	①脑血管病：
②男性＞55岁，女性＞65岁	心电图：$SV_1+RV_5＞39mm$	缺血性卒中，脑出血，
③吸烟	超声心动图：	短暂性脑缺血发作
④血脂异常：	LVMI 男性≥$125g/m^2$，	②心脏疾病：
TC≥5.7mmol/L 或	女性≥$120g/m^2$	心肌梗死史、心绞痛、冠状动
LDL-C＞3.3mmol/L 或	②颈动脉超声 IMT≥0.9mm 或	脉血运重建、充血性心力衰竭
HDL-C＜1.0mmol/L	动脉粥样硬化斑块	③肾脏疾病：
⑤早发心血管病家族史	③颈股动脉 PWV≥12m/s	糖尿病肾病
（一级亲属发病年龄男性＜55岁，女性＜	④ABI＜0.9	肾功能受损
65岁）	⑤eGFR＜60mL/（min·$1.73m^2$）或	血清肌酐：男性＞133mmol/L
⑥腹型肥胖或肥胖：	血清肌酐轻度升高：	女性＞124mmol/L
腹型肥胖：	男性115～133μmol/L	尿蛋白＞300mg/24h
腰围：男性≥85cm	女性107～124μmol/L	④周围血管病
女性≥80cm	⑥微量白蛋白尿：	⑤视网膜病变：
肥胖：BMI≥$28kg/m^2$	尿白蛋白30～300mg/24h；	出血或渗出，视盘水肿
⑦缺乏体力活动	白蛋白/肌酐比≥30mg/g	⑥糖尿病
⑧血同型半胱氨酸升高（≥10μmol/L）		

注：TC：总胆固醇；LDL-C：低密度脂蛋白胆固醇；HDL-C：高密度脂蛋白胆固醇；BMI：体重指数；LVMI：左心室质量指数；IMT：内膜中层厚度；PWV：脉搏波传导速度；ABI：踝臂指数；eGFR：估测的肾小球滤过率。

【治疗】

高血压的治疗目标是最大限度地降低心脑血管病的发生率和死亡率。因此在降低血压的同时，需要治疗所有已明确的可逆的危险因素，包括吸烟、血脂异常和糖尿病，还要合理控制并存临床情况。

高血压的降压目标是：一般高血压病人血压降至＜140/90mmHg；冠心病、糖尿病、心力衰竭及慢性肾病病人降至＜130/80mmHg；老年人收缩压降至＜150mmHg，如能耐受可降至140mmHg以下。

高血压的治疗措施有：

1.非药物治疗　主要是干预生活方式，适合于所有的高血压病人。

（1）减轻体重　将BMI尽可能控制在$24kg/m^2$以下。

（2）减少钠盐摄入　尽量减少烹调用盐，食盐摄入量＜6g/d。

（3）补充钙和钾盐　多吃蔬菜水果和奶制品。

（4）减少脂肪摄入　减少食用油摄入，尽量少吃或不吃肥肉和动物内脏。

（5）戒烟限酒　戒烟。男性饮酒的酒精不超过25g，即葡萄酒小于100～150mL，或啤酒小于250～500mL，或白酒小于25～50mL；女性则减半量。

（6）增加运动　选择舒缓的运动，如慢跑、快走、打太极、打门球等，运动频率一般每周3～5次，每次30～60分钟。若运动后自我感觉良好，且保持理想体重，则表明运动量和运动方式适宜。

（7）减轻精神压力，保持心态平衡。

2.药物治疗

（1）治疗对象　①高血压2级或以上病人；②高血压合并糖尿病，或者已经有心、脑、肾等靶器官损害和并发症病人；③血压持续升高，改善生活方式后血压仍未获得有效控制者。

（2）药物种类　目前常用降压药物可归纳为5大类，即利尿剂、β受体阻滞剂、钙通道阻滞剂（CCB）、血管紧张素转换酶抑制剂（ACEI）、血管紧张素Ⅱ受体阻滞剂（ARB）。

①利尿剂：通过促进肾脏对水钠的排泄，减少循环血量，从而降低血压。适用于1/2级高血压、老年高血压、单纯收缩期高血压伴充血性心力衰竭。常用药物有排钾利尿剂如噻嗪类：氢氯噻嗪25mg，每日1～3次；袢利尿剂：呋塞米20mg，每日1～2次；保钾利尿剂：螺内酯50mg，每日1～3次。

②β受体阻滞剂：通过阻断交感神经的β受体，抑制心脏，降低血压。适用于心率较快的中青年高血压，合并心绞痛、心肌梗死后、快速性心律失常、充血性心力衰竭的高血压。常用药物有美托洛尔25～50mg，每日1～2次；阿替洛尔12.5～25mg，每日1～2次。

③钙通道阻滞剂（CCB）：通过阻断心肌和血管上的钙通道，抑制心肌和血管收缩，降低血压。此类药物对血脂、血糖等无明显影响，长期应用还具有抗动脉粥样硬化的作用，适合于老年高血压，单纯收缩期高血压，合并糖尿病、周围血管病、冠心病的高血压。常用药物有氨氯地平5～10mg，每日1次；非洛地平5～10mg，每日1次；硝苯地平缓释片10～20mg，每日2次；尼群地平10～20mg，每日2次。

④血管紧张素转换酶抑制剂（ACEI）：通过抑制RAS和缓激肽的降解，抑制ATⅡ的生成，减弱其作用；通过抑制缓激肽的降解，使血管扩张，血压下降。适用于伴心力衰竭、心肌梗死、糖尿病肾病、有蛋白尿的高血压。常用药物如卡托普利12.5～25mg，每日3次；依那普利2.5～5mg，每日2次。

⑤血管紧张素Ⅱ受体阻滞剂（ARB）：通过阻断ATⅡ受体，减弱其作用。其适应证与ACEI相同，以及ACEI所致咳嗽不能耐受的病人。常用药物如氯沙坦1～2mg，每日2次；坎地沙坦8～16mg，每日1次。

（3）用药原则　①从小剂量开始逐渐加量；②优先选择长效制剂；③联合用药，以减少药物剂量，减轻副作用；④个体化治疗。

3.高血压急症的处理　高血压急症是指原发性或继发性高血压病人，在某些诱因的作用下，血压突然和明显升高（一般＞180/120mmHg），伴进行性心、脑、肾等器官功能不全的表现。包括高血压脑病、颅内出血、脑梗死、急性心力衰竭、急性冠脉综合征（不稳定型心绞痛、心肌梗死）、主动脉夹层等。

及时正确地处理高血压急症十分重要，可在短时间内使病情缓解，预防进行性或不可逆性靶器官损害，降低死亡率。采取静脉滴注降压药，迅速降压，可以选择硝普钠、硝酸甘油、尼卡地平、拉贝洛尔等起效快、作用时间短的药物，但应防止血压急骤下降引起重要器官缺血，故应采取逐步控制性降压。即开始的 24 小时内将血压降低 20%～25%，48 小时内血压不低于 160/100mmHg。如果降压后发现有重要器官的缺血表现，血压降低幅度应更小些。在随后的 1～2 周内，再将血压逐步降到正常水平。

【预后】

原发性高血压的预后不仅与血压水平有关，而且与是否合并其他心血管疾病危险因素及靶器官损害程度有关。因此，要改善高血压病人的预后，必须在降低血压的同时，干预所有已明确的可逆的危险因素，还要合理控制并存临床情况，降低其心血管疾病的危险度。

项目五　冠状动脉粥样硬化性心脏病

【学习目标】

1. 掌握心绞痛、心肌梗死的临床表现、诊断和治疗措施。
2. 熟悉冠状动脉粥样硬化性心脏病的病因。
3. 了解冠状动脉粥样硬化性心脏病的辅助检查。

冠状动脉粥样硬化性心脏病（coronary atherosclerotic heart disease）是指冠状动脉粥样硬化使血管管腔狭窄或阻塞和（或）因冠状动脉功能性改变痉挛导致心肌缺血缺氧或坏死而引起的心脏病，简称冠心病，亦称缺血性心脏病。

冠心病是动脉粥样硬化导致器官病变的最常见类型，也是严重危害人类健康的常见病。多发生在 40 岁以后，男性多于女性，脑力劳动者较多。

【分型】

1. 根据临床表现和病理生理的变化分为五型　①隐匿型冠心病；②心绞痛；③心肌梗死；④缺血性心肌病；⑤猝死。临床上以心绞痛、心肌梗死较常见。
2. 根据发病特点和治疗原则分为两大类
（1）慢性冠脉病　包括稳定型心绞痛、缺血性心肌病、隐匿型冠心病等。

（2）急性冠脉综合征（ACS） 包括不稳定型心绞痛（UA）、非 ST 段抬高性心肌梗死（NSTEMI）和 ST 段抬高性心肌梗死（STEMI）。

【病因】

冠心病是多病因的疾病，即多种危险因素作用于不同环节所致。

1. 主要的危险因素

（1）年龄、性别：多发生在 40 岁以上的中老年人，男性多于女性，但更年期以后女性发病率增加。此因素属于不可改变的危险因素。

（2）血脂异常：脂质代谢异常是动脉粥样硬化重要的危险因素。其中总胆固醇（TC）、总甘油三酯（TG）、低密度脂蛋白（LDL）、极低密度脂蛋白（VLDL）、载脂蛋白 B（ApoB）增高，高密度脂蛋白（HDL）和载脂蛋白 A（ApoA）降低，都属于危险因素。

（3）高血压。

（4）糖尿病和糖耐量异常。

（5）吸烟。

2. 次要的危险因素

①肥胖；②体力活动少，经常从事脑力劳动者；③饮食：进食高热量、高胆固醇、高盐、高碳水化合物；④遗传因素；⑤性格急躁、争强好胜者；⑥其他：血中同型半胱氨酸增高、胰岛素抵抗、血中纤维蛋白原及凝血因子增高等。

【发病机制】

当冠状动脉发生粥样硬化导致管腔狭窄，其供血供氧量减少，不能满足心肌耗氧的需求，即可引起心肌缺血缺氧，严重者引起心肌坏死。

一、稳定型心绞痛

稳定型心绞痛（stable angina pectoris）又称劳力性心绞痛，是在冠状动脉固定性严重狭窄的基础上，由于心肌负荷增加，导致心肌急剧、暂时的缺血缺氧所引起以胸痛为主要表现的临床综合征。

【病因】

最常见的病因是冠状动脉粥样硬化引起管腔狭窄和（或）痉挛，其次是重度主动脉瓣狭窄或关闭不全、肥厚型心肌病等。

【发病机制】

心绞痛的发病机制主要是由于心肌耗氧量大于心肌供氧量所致。

冠状动脉固定性狭窄导致心肌供氧固定性减少，但如能满足静息时心肌耗氧的需要，则休息时无症状。在劳动、运动、情绪激动等情况下，心肌负荷增加，心肌耗氧量增加，而冠状动脉供血供氧不能相应增加以满足心肌对氧的需求，即可引起心绞痛。

【临床表现】

1. 症状　以发作性胸痛或心前区不适为主要症状，其特点有：

（1）部位　位于胸骨后，可波及心前区，约手掌大小范围。常放射至左肩、左臂内侧达无名指和小指，或至咽、颈、背部等。

（2）性质　常为憋闷性、压榨性、紧缩性疼痛或不适，偶伴濒死感。发作时病人常被迫停止原来的活动。

（3）持续时间　疼痛一般可持续 3~5 分钟，一般不超过 30 分钟。

（4）缓解方式　一般停止原来的活动或情绪平复后可逐渐缓解，或舌下含服硝酸甘油几分钟内缓解。

（5）诱因　常因体力劳动或情绪激动（如愤怒、焦虑、过度兴奋）而诱发，也可在饱餐、寒冷、阴雨天气、吸烟时发生。

2. 体征　一般无异常体征。心绞痛发作时常出现面色苍白、表情焦虑、皮肤湿冷或出汗、血压升高、心率增快。

【辅助检查】

1. 心电图检查　心电图检查为诊断心绞痛最常用的方法。发作时大多数病人可出现暂时性 ST 段压低，T 波倒置（图 3-23）；静息时半数病人心电图可正常。对可疑冠心病病人可采用运动负荷试验及 24 小时动态心电图监测，能明显提高缺血性心电图的检出率，有助于非典型发作病人的诊断。

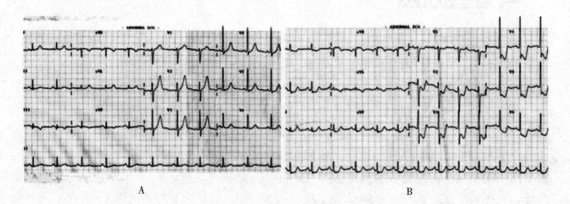

图 3-23　心绞痛发作前和发作时的心电图对比

A. 心绞痛发作前的心电图；B. 心绞痛发作时的心电图

2. 冠状动脉造影　选择性冠状动脉造影可使左、右冠状动脉及其主要分支得到清楚的显影，具有确诊价值，是诊断冠心病的金标准，并对选择治疗方案及预后判断极为重要（图 3-24）。

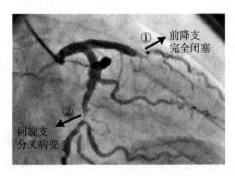

图 3-24　冠状动脉造影

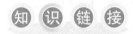

冠状动脉造影及介入治疗

冠状动脉造影具有集诊断和治疗于一体的优势。冠状动脉造影是将特殊的导管经股动脉或桡动脉处穿刺后插至冠状动脉开口，选择性地将造影剂注入冠状动脉，记录显影过程，用以判断冠状动脉有无病变。在此基础上，可行冠状动脉介入治疗。

经皮冠状动脉介入治疗（percutaneous coronary intervention，PCI）是指经心导管技术疏通狭窄甚至闭塞的冠状动脉管腔，从而改善心肌的血流灌注的治疗方法。包括经皮球囊冠状动脉成形术（PTCA）、冠状动脉支架植入术等。PTCA 采用股动脉途径或桡动脉途径，将指引导管送至待扩张的冠状动脉口，再将相应大小的球囊沿导引钢丝送到狭窄的节段，根据病变的特点用适当的压力和时间进行扩张，达到解除狭窄的目的。冠状动脉支架植入术将以不锈钢或合金材料制成的网状带有间隙的支架置入冠状动脉内狭窄的节段支撑血管壁，维持血流。

3. 超声检查　超声心动图检查可探测到缺血区心室壁的运动异常，冠状动脉内的超声显像可显示血管壁的粥样硬化病变等。

4. 实验室检查　检测血糖、血脂以了解冠心病危险因素；检测血清心肌损伤标志物如肌钙蛋白 I 或 T、肌酸激酶（CK）及同工酶（CK-MB），以帮助诊断，与 ACS 鉴别。

5. 其他　放射性核素检查、多层螺旋 CT 冠状动脉成像等。

【诊断及鉴别诊断】

1. 诊断　根据①典型心绞痛发作特点；②冠心病的易患因素；③心电图表现或其他检查进行诊断。

2. 鉴别诊断

（1）急性冠脉综合征　根据胸痛的特点、心电图特点、心肌坏死标志物检测结果进行鉴别。

（2）其他原因引起的心绞痛　包括严重的主动脉瓣狭窄或关闭不全、风湿性冠脉炎、肥厚型心肌病等，要根据原发疾病的临床表现进行鉴别。

（3）肋间神经痛或肋软骨炎　肋间神经痛常累及 1~2 个肋间，为刺痛或灼痛，多为持续性而非发作性，咳嗽、用力呼吸和身体转动可使疼痛加剧，沿神经走行有压痛。肋软骨炎在肋软骨处有压痛。

（4）心脏神经官能症　为短暂数秒钟刺痛或持续数小时的隐痛，病人常喜欢叹气样呼吸，胸痛部位多在心尖部附近，症状多在疲劳之后而非劳动当时出现。有时在较重体力活动时反而不出现胸痛。含服硝酸甘油无效或 10 多分钟后才见效。

（5）其他　有些不典型疼痛需与食管疾病、消化性溃疡、颈椎病等鉴别。

【治疗】

1. 发作时治疗

（1）休息　发作时立刻停止活动休息，减少心肌的耗氧量。

（2）药物治疗　首选硝酸甘油 0.5mg 舌下含服。

2. 缓解期治疗

（1）控制危险因素、避免诱因。

（2）药物治疗：包括改善心肌缺血的药物和预防心肌梗死的药物。

1）改善心肌缺血的药物有：①硝酸酯类：为静脉扩张药，可以降低心肌负荷，减少心肌耗氧量；扩张冠状动脉，增加心肌供血。常用药物有二硝酸异山梨酯、单硝酸异山梨酯。此类药物的不良反应主要有头胀、头痛、面色潮红、眼睛充血、心率加快、血压下降等。② β 受体阻滞剂：能抑制 β 受体，减慢心率、减弱心肌收缩力，降低心肌耗氧量。常用药物有美托洛尔，25~100mg，每日 2 次；阿替洛尔，12.5~25mg，每日 1~2 次。③钙通道阻滞剂：通过阻断心肌和血管上的钙通道，抑制心肌收缩力，减慢心率，降低心肌耗氧量；扩张外周血管，降低血压，降低心肌负荷；扩张冠状动脉，解除冠状动脉痉挛，增加心肌供血。常用药物有地尔硫卓 30~60mg，每日 2~3 次。

2）预防心肌梗死的药物有：①抗血小板聚集药：常用药物有阿司匹林 75~150mg/d；氯吡格雷 75mg，每日 1 次。②他汀类药物：具有调节血脂、延缓斑块进展、稳定斑块、抗炎的作用。常用药物有辛伐他汀 10~20mg，每晚 1 次；阿托伐他汀 10~80mg，每日 1 次。③ ACEI 或 ARB：可以降低冠心病病人的心血管死亡率。对稳定型心绞痛合并高血压、糖尿病、心力衰竭的高危病人建议使用。常用药物如卡托普利，12.5~25mg，每日 3

次；依那普利，2.5~5mg，每日2次；氯沙坦，1~2mg，每日2次；坎地沙坦8~16mg，每日1次。

3.血管重建治疗

（1）经皮冠状动脉介入治疗（PCI）：包括经皮球囊冠状动脉成形术（PTCA）、冠状动脉支架植入术等。

（2）冠状动脉旁路移植术（CABG）。

【预后】

稳定型心绞痛病人大多数能生存很多年，但也有发生急性心肌梗死或猝死的危险。决定预后的主要因素为冠状动脉病变的程度、心肌缺血的范围和程度。

二、急性冠脉综合征

急性冠脉综合征（ACS）是一组由急性心肌缺血引起的临床综合征，主要包括不稳定型心绞痛（UA）、非ST段抬高性心肌梗死（NSTEMI）和ST段抬高性心肌梗死（STEMI）。动脉粥样硬化不稳定斑块破裂导致冠状动脉内血栓形成，是大多数ACS发病的主要病理基础。

（一）不稳定型心绞痛和非ST段抬高性心肌梗死

不稳定型心绞痛和非ST段抬高性心肌梗死是由于动脉粥样硬化斑块破裂，伴有血栓形成、血管痉挛所导致的临床综合征。

【临床表现】

1.**不稳定型心绞痛**　胸痛的性质和部位与稳定型心绞痛相似，但程度更重，持续时间更长，在休息时也可发生。其临床类型有：①静息型心绞痛：其特点是休息时发生，持续时间常>20分钟；②初发型心绞痛：通常是指首发症状出现的1~2个月内发生，而且很轻的体力活动可诱发；③恶化型心绞痛：其特点是心绞痛较前逐渐加重，如程度更剧烈、时间更长、发作更频繁等；④变异型心绞痛：表现为静息时发作，心电图有一过性ST段抬高。

2.**非ST段抬高性心肌梗死**　症状与UA相似而更重。

【辅助检查】

1.心电图检查：胸痛发作时表现为ST段抬高或压低，T波低平或倒置。上述改变若随着心绞痛的缓解而完全或部分消失，UA的可能性大。若心电图改变持续12小时以上，则提示NSTEMI的可能。

2.心脏坏死标志物检查：检测血清中肌钙蛋白（cTn）I或T比肌酸激酶（CK）及同工酶（CK–MB）更敏感、更可靠。在症状发生24小时内，cTn若明显增高需要考虑

NSTEMI 的诊断。

3. 连续心电监护。

4. 冠状动脉造影：能提供详细的血管相关信息，帮助指导治疗并评价预后。

5. 其他检查：心脏超声、放射性核素检查等。

【诊断及鉴别诊断】

1.诊断　根据以下方面一般可以诊断 UA/NSTEMI：①胸痛的特点；②典型的心电图改变；③心肌坏死标志物测定结果。必要时参考冠状动脉造影等其他检查结果。

2.鉴别诊断　需要与 ST 段抬高性心肌梗死进行鉴别。

【治疗】

UA/NSTEMI 是严重、具有潜在威胁的疾病，其治疗目的有：①即刻缓解缺血；②预防心肌梗死、猝死等严重后果。治疗措施有：

1.一般治疗　立即卧床休息，消除紧张情绪；吸氧；必要时进行心电、呼吸、血压、血氧饱和度监测。积极处理感染、发热、快速性或严重缓慢性心律失常等影响心肌耗氧和心肌射血的情况。

2.药物治疗

（1）抗心肌缺血药　可以选用：①硝酸酯类药物，可先舌下含服 1 次，隔 3~5 分钟重复含服，共 3 次，仍无效，可以静脉滴注硝酸甘油；② β 受体阻滞剂：应尽早用于无禁忌证的 UA/NSTEMI；③钙通道阻滞剂，首选用于血管痉挛性心绞痛，如变异型心绞痛。建议将硝酸酯类药物与 β 受体阻滞剂合用，可以增强疗效。

（2）抗血小板药　首选阿司匹林，除非有禁忌证，所有 UA/NSTEMI 均应尽早使用，首次嚼服 300mg，随后 75 ~ 100mg/d，长期服用。

（3）抗凝治疗　首选低分子肝素皮下注射，还有如肝素、磺达肝癸钠等。

（4）调脂治疗　常用他汀类药物。

（5）其他　ACEI 或 ARB 等。

3.冠状动脉血运重建术　包括 PCI 和 CABG。

（二）ST 段抬高性心肌梗死

ST 段抬高性心肌梗死（STEMI）指在冠状动脉病变的基础上，发生冠状动脉供血急剧减少或中断，使相应的心肌严重而持久地缺血，导致坏死。

【病因与发病机制】

心肌梗死的基本病因是冠状动脉粥样硬化，造成管腔严重狭窄和心肌供血不足，而侧支循环未充分建立或各种原因导致心排血量锐减，心肌耗氧量剧增，以致心肌严重而持久地急性缺血达 20~30 分钟或 30 分钟以上，即可发生心肌梗死。

绝大多数的心肌梗死是由于不稳定的粥样硬化斑块破裂，继而出血和管腔内血栓形成，使管腔闭塞。促使粥样硬化斑块破裂出血和血栓形成的诱因有体力活动、情绪激动、饱餐，尤其是高脂餐、休克、脱水、出血、手术、严重心律失常等。6~12 时为高发时段。

【临床表现】

1. 先兆　多数病人在发病前数日出现胸闷不适、心悸、气急、烦躁、心绞痛等，尤其以新发心绞痛、原有心绞痛加重、变异型心绞痛最为突出。及时处理先兆症状，可避免心肌梗死的发生。

2. 症状

（1）疼痛　疼痛为最早、最突出的症状。疼痛部位和性质与心绞痛相似，但诱因不明显，程度更重，呈难以忍受的压榨、窒息或烧灼样的疼痛，伴有大汗、烦躁不安、恐惧及濒死感，持续时间可长达数小时或数天，休息或含服硝酸甘油无效。少数病人疼痛可位于上腹部、咽部、颈部、背部等，容易发生误诊。

（2）胃肠道症状　疼痛剧烈时常有恶心、呕吐、上腹痛、腹胀、呃逆等。

（3）心律失常　心律失常见于 75%~95% 病人，多发生于发病后 1~2 天，尤其是 24 小时内最多见。以室性心律失常最常见，尤其是室性早搏，如出现频发、多源、成对、R-on-T 室性早搏及短阵室性心动过速，常为心室颤动的先兆。室颤是 AMI 病人早期的主要死因。房室传导阻滞和束支传导阻滞也较常见，多发生在下壁心肌梗死的病人。前壁心肌梗死者并发房室传导阻滞常提示梗死范围大，情况严重。

（4）低血压和休克　血压下降较常见。如疼痛缓解而收缩压仍低于 80mmHg，而且病人烦躁不安、面色苍白、皮肤湿冷、脉搏细快、大汗淋漓、尿量减少（< 20mL/h）、神志迟钝甚至晕厥，则为休克。主要是心源性。

（5）心力衰竭　主要是急性左心衰竭，在最初几天内发生，出现呼吸困难、咳嗽、咳白色泡沫痰等表现，重者出现肺水肿，随后可出现右心衰竭的表现。

（6）全身症状　主要有发热，体温一般在 38℃左右，很少超过 39℃，由坏死物质被吸收所引起。一般发生在疼痛后 24~48 小时，持续约 1 周，发热程度与梗死范围呈正相关。

3. 体征　除早期血压可增高外，几乎都有血压降低；心率快、心律不齐；心尖部第一心音减弱，可闻及奔马律。

【并发症】

1. 乳头肌功能失调或断裂　发生率 50%。表现为心尖部听到收缩期杂音，可引起心力衰竭。

2. **心脏破裂** 少见，多为心室壁游离壁破裂，造成心包积血，急性心脏压塞而猝死。

3. **心室壁瘤** 主要见于左心室。体检心界向左侧扩大，心电图 ST 段持续抬高，超声心动图可以确诊。心室壁瘤可导致心力衰竭、栓塞和室性心律失常。

4. **栓塞** 见于起病后 1~2 周，为左心室附壁血栓脱落，引起脑、肾、脾、四肢等动脉栓塞。也可因下肢静脉血栓脱落导致肺栓塞，严重者引起猝死。

5. **心肌梗死后综合征** 于数周至数月出现，表现为心包炎、胸膜炎、肺炎等。

【辅助检查】

1. **心电图检查** 有特征性的改变和动态性的改变，对 AMI 诊断、定位、疾病的恢复有意义。

（1）**特征性改变** ①ST 段抬高呈弓背向上型，在面向坏死区周围心肌损伤区的导联上出现；②宽而深的 Q 波（病理性 Q 波），在面向透壁心肌坏死区的导联上出现；③T 波早期高耸直立，逐渐转为倒置，在面向损伤区周围心肌缺血区的导联上出现。

（2）**动态性改变** 分为四个时期：①超急性期：起病数小时内，无异常 T 波或出现异常高耸的 T 波；②急性期：数小时后，ST 段明显抬高，弓背向上，与直立的 T 波连接，形成单相曲线；2 日内出现病理性 Q 波，同时 R 波减低；Q 波在 3~4 天内稳定不变，以后 70%~80% 永久存在；③亚急性期：在早期如不进行治疗干预，ST 段抬高持续数日或两周左右，逐渐回到基线水平，T 波则变为平坦或倒置；④慢性期：数周或数月后，T 波呈 V 形倒置，两肢对称，波谷尖锐，可永久存在，也可逐渐恢复。

（3）**定位诊断** ST 段抬高性心肌梗死的定位可根据出现特征性改变的导联数来判断：V_1、V_2、V_3 导联示前间壁心肌梗死；V_3~V_5 导联示局限前壁心肌梗死；V_1~V_5 导联示广泛前壁心肌梗死；Ⅱ、Ⅲ、aVF 导联示下壁心肌梗死（图 3-25）；Ⅰ、aVL 导联示高侧壁心肌梗死。

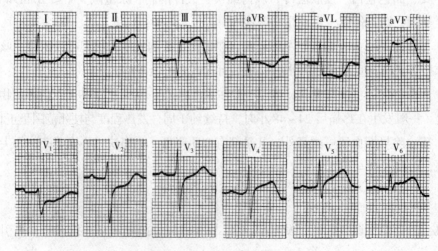

图 3-25 急性下壁心肌梗死

2. 血清心肌坏死标志物测定

（1）心肌酶测定　肌酸激酶同工酶（CK–MB）：发病4小时内开始升高，16～24小时达高峰，3～4天恢复正常。其增高程度能反映梗死的范围，其高峰出现时间是否提前有助于判断溶栓效果。

（2）肌红蛋白测定　血清肌红蛋白的升高时间较CK略早，在2小时左右，12小时达高峰，24～48小时即恢复正常。

（3）肌钙蛋白测定　心肌肌钙蛋白I（cTnI）或T（cTnT）在起病3～4小时后升高，cTnI于11～24小时达高峰，7～10天降至正常，cTnT于24～48小时达高峰，10～14天降至正常。

3. 超声心动图　超声心动图可了解心室各壁的运动情况和左心室功能，诊断心室壁瘤和乳头肌功能不全。

4. 血液检查　发病1周内白细胞计数增高，红细胞沉降率增快，可持续1～3周。

【诊断及鉴别诊断】

1. 诊断　根据①典型的临床表现；②特征性心电图改变；③心肌坏死标志物含量增高，可以做出诊断。对中老年人，突然出现严重心律失常、心力衰竭、休克而原因不明，或出现较重而持久的胸闷、胸痛、上腹痛等，都应考虑本病的可能。宜先按AMI进行处理，再进一步检查确定诊断。

2. 鉴别诊断　需与下列疾病进行鉴别。

（1）心绞痛　鉴别要点见表3-6。

表3-6　心绞痛与心肌梗死的鉴别

鉴别诊断项目	心绞痛	急性心肌梗死
疼痛		
（1）部位和性质	胸骨后部，压榨或憋闷样	与心绞痛相似，也可在上腹部等其他部位
（2）程度	轻	剧烈，伴有窒息感、大汗
（3）诱因	常在劳力、情绪激动时发作	不常有
（4）时间	短，15分钟以内	长，半小时以上
（5）硝酸甘油疗效	显著缓解	不能缓解
呼吸困难	极少	可有
血压	升高或无明显改变	降低，甚至发生休克
发热	无	常有
心电图变化	暂时性 ST–T 改变	特征性改变及动态演变
血清心肌坏死标志物升高	无	有

（2）急腹症　病人有上腹痛、恶心、呕吐等症状时，容易误诊为急性胰腺炎、急性胆囊炎、胆石症、急性胃炎等。通过详细询问病史、腹部体检、心电图检查、血清心肌坏死标志物检测进行鉴别。

（3）急性肺栓塞　可出现胸痛、咯血、呼吸困难、发绀、休克等。体检：肺动脉瓣区第二心音亢进、右心衰竭的体征。

（4）急性心包炎　急性心包炎的疼痛与发热同时出现，早期可听到心包摩擦音。全身症状较轻。

【治疗】

本病强调及早发现、及早诊断、及早治疗。治疗原则是尽快恢复心肌的血液灌注（溶栓或介入治疗），挽救濒死心肌，防止梗死扩大，缩小心肌缺血范围；保护和维持心脏功能，及时处理心律失常、心力衰竭、休克及各种并发症。

1. 监护和一般治疗　卧床休息至少 12 小时、给氧、心电监护、建立静脉通道。

2. 解除疼痛

（1）吗啡或哌替啶　遵医嘱尽快止痛，哌替啶或吗啡肌内注射，必要时 1~2 小时重复注射 1 次。注意观察有无低血压、呼吸抑制等副作用。

（2）硝酸酯类药物　硝酸甘油或硝酸异山梨酯舌下含服或静脉滴注。下壁梗死、可疑右心室梗死不用。

（3）β 受体阻滞剂　无禁忌证者，应在发病 24 小时内尽早常规使用。

3. 抗血小板药　使用抗血小板聚集药如阿司匹林，方法同 UA 或 NSTEMI。

4. 抗凝治疗　多用低分子肝素皮下注射。溶栓治疗时可辅助应用肝素。

5. 心肌再灌注　血管开通时间越早，挽救的心肌越多。起病 3~6 小时、最多 12 小时内，使闭塞的冠状动脉再通，心肌得到再灌注，濒临坏死的心肌可能得以存活或使坏死范围缩小，减轻梗死后心肌重塑，改善预后。

（1）PCI　PCI 包括经皮冠状动脉腔内成形术（PTCA）和冠状动脉内支架植入术。对具备适应证的病人应尽早实施直接 PCI，获得更好的治疗效果。

（2）溶栓疗法

1）溶栓适应证：①起病 < 12 小时；②年龄 < 75 岁；③两个或两个以上导联 ST 段抬高（胸导联 ≥ 0.2mV，肢体导联 ≥ 0.1mV）。

2）溶栓禁忌证：①既往发生过出血性脑卒中，6 个月之内发生过缺血性脑卒中者；②近期（2~4 周）有活动性内脏出血、创伤、外科大手术；③2 周内曾有过在不能压迫部位行血管穿刺术；④入院前有严重而且未控制的高血压（ > 180/110mmHg）；⑤目前正在使用治疗剂量的抗凝剂等。

3）常用溶栓药物：用纤溶酶原激活剂激活血栓中的纤溶酶原而溶解冠状动脉内的血栓。常用药物有：①尿激酶（UK）30 分钟内静脉滴注 150 万 ~200 万 U；②重组组织型纤溶酶原激活剂（rt-PA）先静脉推注 15mg，继而 30 分钟内静脉滴注 50mg。

4）溶栓再通的判断标准：分为直接指标和间接指标。直接指标是根据冠状动脉造影观察血管再通情况。间接指标有：①抬高的 ST 段于 2 小时内回降＞ 50%；②胸痛症状于 2 小时内基本消失；③于 2 小时内出现再灌注性心律失常；④血清 CK-MB 峰值提前到 14 小时以内。

（3）紧急主动脉－冠状动脉旁路移植术 介入治疗失败或溶栓治疗无效有手术指征者，争取 6~8 小时内施行主动脉－冠状动脉旁路移植术。

6. 消除心律失常 ①发生心室颤动立即非同步直流电除颤；②一旦发现室性期前收缩或室性心动过速，立即静脉注射利多卡因 50~100mg，必要时重复或维持使用，室性心律失常反复发作者使用胺碘酮；③缓慢性心律失常，用阿托品肌内注射或静脉注射，二度或三度室房传导阻滞者，宜用临时心脏起搏器。

7. 控制休克 发生心源性休克，应在血流动力学监测下，及时补充血容量、合理使用升压药及血管扩张剂、纠正酸中毒等。

8. 治疗心力衰竭 主要是治疗急性左心衰竭，以吗啡和利尿剂为主，亦可选用血管扩张剂减轻左心室负荷。AMI 发生后 24 小时内尽量避免使用洋地黄制剂，右心室梗死者慎用利尿剂。

【预后】

预后与梗死范围的大小、侧支循环产生的情况及治疗是否及时和长期坚持有关。死亡多发生在第一周内，发生严重心律失常、休克、心力衰竭者死亡率高。

项目六 心脏瓣膜病

【学习目标】

1. 掌握心脏瓣膜病的临床表现。

2. 熟悉心脏瓣膜病的辅助检查。

3. 了解心脏瓣膜病的治疗。

心脏瓣膜病（valvular heart disease）是因炎症、缺血坏死、退行性变、黏液样变性、先天畸形、创伤等引起的心脏瓣膜狭窄及（或）关闭不全的心脏病。临床上以风湿热所致的风湿性心脏瓣膜病最常见，简称风心病，主要累及 40 岁以下青年女性。风心病最常累及的瓣膜为二尖瓣，其次为主动脉瓣，以二尖瓣狭窄伴主动脉瓣关闭不全多见。

一、二尖瓣狭窄

【病因】

1.风湿热 风湿热是二尖瓣狭窄的主要病因，是机体感染 A 组 β 溶血性链球菌导致的免疫性炎症，所形成的免疫复合物沉积在心脏，引起心肌炎，侵害到瓣膜形成慢性损害，引起慢性心脏瓣膜病。病人常有慢性咽炎、扁桃体炎等链球菌感染史。

2.其他 先天性畸形、老年人二尖瓣钙化等。

【病理生理】

1.左心房压增高 二尖瓣狭窄，左心房内血液向左心室充盈受阻，导致左心房压增高，增加左心房与左心室间的跨瓣压，促使血液充盈到左心室并维持心排血量。

2.肺淤血 左心房压增高，肺静脉回流受阻，导致肺淤血，严重者可引起肺淤血加重甚至肺水肿。

3.右心室肥大 肺静脉压力增高导致肺动脉的压力增高，增加右心室后负荷，右心室肥厚扩大，终致右心衰竭。

【临床表现】

1.症状 轻度二尖瓣狭窄时症状不明显。中度二尖瓣狭窄时，可出现如下症状。

（1）呼吸困难 肺淤血所致，劳力性呼吸困难为最早期的症状，随狭窄加重，可出现夜间阵发性呼吸困难和端坐呼吸，甚至发生急性肺水肿。

（2）咯血 可有血性痰或带血丝痰。严重二尖瓣狭窄可出现大量咯血，是黏膜下淤血、扩张而壁薄的支气管静脉破裂所致。

（3）咳嗽 夜间睡眠时及劳动后咳嗽，多为干咳。并发支气管或肺部感染时，可伴有黏液痰或脓痰。

（4）其他 左心房扩大和左肺动脉扩张可压迫左喉返神经，引起声音嘶哑；左心房显著扩大可压迫食管，引起吞咽困难；右心衰竭时可出现食欲减退、腹胀、恶心等症状。

2.体征

（1）二尖瓣面容 口唇轻度发绀，面颊紫红色。

（2）心脏 ①心尖部可触及舒张期震颤，听诊可闻及心尖区舒张中晚期隆隆样杂音，这是二尖瓣狭窄的特征性体征；②肺动脉瓣区第二心音亢进；③二尖瓣开瓣音，若听到说明瓣膜尚有弹性。

【并发症】

1.心律失常　心房颤动最多见。房颤可诱发急性肺水肿、右心衰竭、栓塞等其他并发症。

2.急性肺水肿　急性肺水肿是重度二尖瓣狭窄的严重并发症。常因剧烈运动、情绪激动、感染、心律失常所诱发。

3.右心衰竭　右心衰竭为晚期常见并发症。

4.血栓栓塞　慢性房颤的病人，因左心房扩张和淤血易形成血栓，血栓脱落引起动脉栓塞，尤以脑栓塞最常见。

5.肺部感染　与肺淤血有关。

6.感染性心内膜炎　少见。

【辅助检查】

1.超声心动图检查　超声心动图检查是确诊该病最敏感可靠的方法。M型超声心动图示二尖瓣前叶呈"城墙样"改变（图3-26）。彩色多普勒超声可以较准确地判断瓣膜狭窄程度。

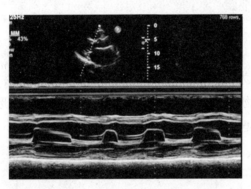

图3-26　二尖瓣狭窄超声心动图表现

2.X射线检查　中、重度狭窄时，可见左心房增大，肺动脉段突出，心影呈梨形。肺部可有肺淤血或肺水肿的征象。

3.心电图检查　窦性心律者可见"二尖瓣型P波"（P波增宽，时间>0.12秒），提示左心房扩大。伴有房颤者心电图有相应的特点。

【诊断及鉴别诊断】

1.诊断　心尖部舒张期杂音提示二尖瓣狭窄，超声心动图可以确诊。

2.鉴别诊断　心尖部舒张期杂音还可见于下列疾病，如主动脉瓣关闭不全、左心房黏液瘤等，超声心动图可以鉴别。

【治疗】

1.一般治疗　①预防性抗风湿治疗，可用苄星青霉素120万U，每月肌内注射1次；

②注意避免重体力活动。

2.并发症治疗

（1）大量咯血　取坐位，使用镇静剂，静脉使用利尿剂。

（2）急性肺水肿　处理原则与急性左心衰竭相似。但应注意：①选用扩张静脉，减轻心脏前负荷的药，避免使用扩张动脉的药；②正性肌力药物对二尖瓣狭窄的肺水肿无益，仅在房颤伴心室率过快时可用毛花苷 C，以减慢心室率。

（3）房颤　急性快速房颤首先应控制心室率，可用毛花苷 C 静脉注射。当血流动力学不稳定，如出现肺水肿、休克、心绞痛或晕厥者，应立即电复律。

（4）预防栓塞　二尖瓣狭窄合并房颤时，极易引起栓塞。若无禁忌，无论是阵发性还是持续性，均应长期口服华法林抗凝，达到 2.0~2.5 的国际标准化比值（INR）。

3.介入及手术治疗　①经皮球囊二尖瓣成形术；②二尖瓣分离术；③人工瓣膜置换术。

二、二尖瓣关闭不全

【病因】

1.风湿热　风湿热为主要病因，是机体感染 A 组 β 溶血性链球菌导致的免疫性炎症，所形成的免疫复合物沉积在心脏，引起心肌炎，侵害到瓣膜形成慢性损害，引起慢性心脏瓣膜病。病人常有慢性咽炎、扁桃体炎等链球菌感染史。

2.其他　腱索断裂、感染性心内膜炎、缺血性心脏病等。

【病理生理】

1.左心房压增高，肺淤血　收缩期血液由左心室经关闭不全的二尖瓣反流到左心房，左心房压力急剧升高，导致肺淤血或急性肺水肿。

2.心排血量减少　左心室的血液一部分发生反流，故射入主动脉血量减少，心排血量减少，导致脏器缺血。

3.左心室前负荷增大　反流入左心房的血液会同肺静脉回流的血液在舒张期充盈到左心室，左心室前负荷增大，导致左心衰竭。

4.右心室受累　肺静脉压力增高导致肺动脉的压力增高，增加右心室后负荷，右心室肥厚扩大，终致右心衰竭。

【临床表现】

1.急性　轻者出现劳力性呼吸困难，重者可出现急性左心衰竭，甚至急性肺水肿、心源性休克。

2.慢性 症状轻重主要取决于二尖瓣反流严重程度。

（1）症状 轻症者可无症状。严重反流时主要表现是：①疲乏无力；②肺淤血的表现，如呼吸困难等；③右心衰竭，为晚期表现。

（2）体征 ①心尖搏动呈抬举样，左心室增大时向左下移位，心界向左下扩大；②心尖区可闻及全收缩期吹风样杂音，向左腋下和左肩胛下区传导。此杂音为二尖瓣关闭不全的特征性体征。

【并发症】

与二尖瓣狭窄相似，但左心衰竭、感染性心内膜炎较二尖瓣狭窄时多见，而体循环栓塞比二尖瓣狭窄时少见。

【辅助检查】

1.超声心动图检查 超声心动图检查是确诊该病最敏感可靠的方法。

2.X射线检查 中、重度慢性狭窄时，可见左心房、左心室增大。急性者心影正常。肺部可有肺淤血或肺水肿的征象。

3.心电图检查 窦性心律者可见"二尖瓣型P波"（P波增宽，时间＞0.12秒），提示左心房扩大，也可有左心室肥厚劳损的表现。

【诊断及鉴别诊断】

1.诊断 心尖部收缩期杂音提示二尖瓣关闭不全，超声心动图可以确诊。

2.鉴别诊断 心尖部收缩期杂音还可见于下列疾病，如三尖瓣关闭不全、室间隔缺损、主动脉瓣狭窄、肥厚型梗阻性心肌病等，超声心动图可以鉴别。

【治疗】

1.内科治疗

（1）急性 用动脉扩张剂，降低左心室射血压力，增加心排血量。低血压者不宜使用。

（2）慢性 重点是预防风湿热，防治并发症。

2.手术治疗 手术治疗是根本性措施，主要方法有二尖瓣修补术和置换术。

三、主动脉瓣狭窄

【病因】

1.先天性畸形 有单叶瓣、二叶瓣、三叶瓣畸形。

2.退行性钙化 见于老年人。

3. 风湿热　常伴有主动脉瓣关闭不全及二尖瓣病变。

【病理生理】

1. 左心室肥厚扩大　收缩期左心室射血受阻，后负荷增加，左心室先肥厚后扩大，最终引起左心衰竭。

2. 脏器缺血　左心室心排血量减少，导致冠状动脉供血减少，脑供血不足。

【临床表现】

1. 症状　出现较晚。呼吸困难、心绞痛和晕厥为典型主动脉瓣狭窄的三联征。

（1）呼吸困难　首发为劳力性呼吸困难，随病情发展，出现阵发性夜间呼吸困难、端坐呼吸乃至急性肺水肿。

（2）心绞痛　其原因是：①左心室后负荷增加，射血时间长，心肌耗氧量增加；②心室壁增厚，心肌毛细血管密度减少；③舒张期心腔内压力增高，心内膜下血管受压，灌注减少。

（3）晕厥　主要与心排出量减少有关。多发生在劳动时。

2. 体征

（1）心脏　主动脉瓣第一听诊区可闻及粗糙而响亮的收缩期吹风样杂音，向颈动脉传导，常伴震颤，此为特征性体征。其他如心尖搏动呈抬举性；主动脉瓣区第二心音减弱。

（2）血压　收缩压降低，脉压减小。

【并发症】

1. 心律失常：可发生室性心律失常、心房颤动、房室传导阻滞等。

2. 心脏性猝死。

3. 左心衰竭。

【辅助检查】

1. 超声心动图检查　超声心动图检查是确诊该病敏感可靠的方法。

2. 心电图检查　可有左心室肥厚劳损的表现。

【诊断及鉴别诊断】

1. 诊断　主动脉瓣区收缩期喷射性杂音提示主动脉瓣狭窄，确诊有赖于超声心动图。

2. 鉴别诊断　需要与下列疾病，如肥厚型梗阻性心肌病、二尖瓣关闭不全、三尖瓣关闭不全、室间隔缺损等区分，用超声心动图可以鉴别。

【治疗】

1. 内科治疗　重点是预防风湿热，防治并发症。

2. **手术治疗** 凡出现症状者，均应考虑手术。主要方法有人工瓣膜置换术、直视下主动脉瓣分离术。

3. **介入治疗** 主要方法有：①经皮球囊主动脉瓣成形术；②经皮主动脉瓣置换术。

四、主动脉瓣关闭不全

【病因】

1. **急性** 主要病因有：①感染性心内膜炎；②外伤导致主动脉瓣破损；③主动脉夹层导致主动脉瓣环扩大；④人工瓣膜撕裂等。

2. **慢性**

（1）主动脉瓣本身病变 ①风湿性；②先天性畸形；③退行性病变；④黏液样变性等。

（2）主动脉根部扩张 为相对性关闭不全。① Marfan 综合征；②梅毒性主动脉炎等。

【病理生理】

1. **左心前负荷过重** 左心室舒张期血液由主动脉反流，舒张末压升高，左心房排空受阻，压力增高，引起肺淤血、肺水肿。慢性病变使左心室代偿性扩大，最终引起慢性左心衰竭。

2. **血压变化** 左心室收缩期射血量增大，收缩压增高，而舒张期血液回流，舒张压减低，脉压增大。

【临床表现】

1. **症状**

（1）急性 主要为急性肺水肿的表现。

（2）慢性 早期可无症状。首发症状可为与心搏量增多有关的心悸、心前区不适、头部动脉强烈搏动感等。晚期可出现左心室衰竭，常有心绞痛、体位性头晕或晕厥。

2. **体征**

（1）心脏 胸骨左缘第3、4肋间可闻及舒张期叹气样杂音，坐位前倾和深呼气时易听到，向心尖部传导，此为特征性体征；还有第一心音减弱，主动脉瓣区第二心音减弱或消失。慢性者可见心尖搏动向左下移位，心界向左下扩大等。

（2）周围血管征 收缩压增高而舒张压降低，脉压增大，可出现：①水冲脉；②股动脉枪击音；③毛细血管搏动征；④ Duroziez 双重杂音等。

【并发症】

1. **感染性心内膜炎** 常见。

2. 室性心律失常　较常见。

3. 左心衰竭　急性者较早出现，慢性者常于晚期出现。

【辅助检查】

1. 超声心动图检查　M 型超声心动图显示舒张期二尖瓣前叶或室间隔纤细扑动，为主动脉瓣关闭不全的可靠诊断征象。

2. X 射线检查　慢性者左心室增大，升主动脉扩张明显，呈"靴形心"。

3. 心电图检查　有左心室肥厚劳损的表现。

【诊断及鉴别诊断】

1. 诊断　主动脉瓣第二听诊区舒张期叹气样杂音提示主动脉瓣关闭不全，超声心动图可以确诊。

2. 鉴别诊断　需要与二尖瓣狭窄进行鉴别。

【治疗】

1. 内科治疗　重点是预防风湿热，防治感染性心内膜炎、心力衰竭等并发症。

2. 手术治疗　凡出现症状者，均应考虑手术。主要方法有人工瓣膜置换术、主动脉瓣修复术。

【预后】

心脏瓣膜病应在并发症出现之前及时进行手术治疗，否则预后较差。

项目七　感染性心内膜炎

【学习目标】

1. 掌握感染性心内膜炎的临床表现、治疗。

2. 熟悉感染性心内膜炎的病因、辅助检查。

3. 了解感染性心内膜炎的并发症。

感染性心内膜炎（infective endocarditis）是心内膜表面有细菌或真菌等病原微生物的感染，并伴有赘生物的形成。赘生物为形态、大小均不一致的血小板和纤维素团块，内含大量微生物和炎性物质。瓣膜是最常受损的部位，但也可发生在房室间隔缺损、腱索或心脏壁内膜等处。根据病程可分为急性和亚急性。

【病因与发病机制】

1.病因 感染性心内膜炎的主要致病菌为链球菌和葡萄球菌。急性感染性心内膜炎主要由金黄色葡萄球菌引起，少数可见于淋球菌、肺炎球菌等所致。亚急性感染性心内膜炎由草绿色链球菌感染最常见，其次可为 D 族链球菌或真菌、立克次体等。

2.发病机制

（1）亚急性 亚急性者多发生于器质性心脏病，首先是心脏瓣膜病，其次是先天性心血管病。血液冲击心脏或大血管内膜导致局部损伤，形成赘生物。细菌引起的口腔、皮肤、胃肠道、泌尿生殖道等感染导致暂时性菌血症，细菌定居在赘生物上，即发生感染性心内膜炎。

（2）急性 循环血液中细菌量大，毒力强，具有高度侵袭性和黏附于内膜的能力，可以黏附于正常心瓣膜引起感染性心内膜炎。

【临床表现】

从局部感染引起短暂性菌血症到症状出现多在 2 周左右时间。

1.发热 发热是感染性心内膜炎最常见的症状和体征。急性感染者呈暴发性败血症过程，体温较高难以控制；病人常有寒战、头痛、周身不适、食欲不振、体重下降等。亚急性感染者起病隐匿，全身中毒症状较轻。

2.心脏杂音 80%以上的病人可闻及心脏杂音。系由基础心脏病和心内膜炎所致的瓣膜损害导致。

3.栓塞 栓塞多见于疾病后期。赘生物所引起的栓塞可发生于机体任何部位，以脑栓塞的发生率最高，如剧烈头痛、偏瘫、失明、失语等，还可见于心、肾、脾等处。

4.周围体征 ①瘀点：多见于锁骨以上皮肤、口腔黏膜、睑结膜；② Osler 结节：为指（趾）垫出现直径 5~15mm 的红色或紫色的痛性结节，常见于亚急性感染者；③ Roth 斑：视网膜的卵圆形出血斑，中心呈白色，多见于亚急性感染者；④ Janeway 损害：常见于手掌和脚底的无痛性出血斑，多见于急性感染者。

5.其他 脾大、贫血等。

【并发症】

1.心脏 心力衰竭最常见。其他如急性心肌梗死、心肌脓肿、化脓性心包炎、心肌炎等。

2.细菌性动脉瘤 多见于亚急性者。易发生在主动脉、脑、内脏、四肢等，发生于肢体的容易发现，可扪及搏动性肿块；发生于内脏的往往动脉瘤破裂方可发现。

3.神经系统 如脑栓塞、脑出血、中毒性脑病、脑脓肿等。

4. **肾损害** 如肾小球肾炎、肾动脉栓塞、肾梗死等。

【辅助检查】

1. **血液检查** 半数以上的亚急性感染者表现为正细胞正色素性贫血，活动期血沉增快。白细胞计数正常或轻度升高。

2. **尿常规检查** 可出现血尿或轻度蛋白尿。

3. **血培养** 血培养是诊断感染性心内膜炎最有价值的方法，其阳性率高达80%以上。近期未进行抗生素治疗的病例其血培养的阳性率可高达95%以上。已用过抗生素者，停药2~7天后采血。本病的菌血症为持续性，无需在体温升高时采血。

4. **超声心动图检查** 超声心动图检查可发现心腔内、瓣膜上或血管内有无赘生物的存在，对明确感染性心内膜炎诊断有重要价值。

【诊断及鉴别诊断】

超声心动图检查和血培养是诊断感染性心内膜炎的重要依据。亚急性感染性心内膜炎病人常有心瓣膜病或其他心脏病史，如病人发热伴瘀点等周围体征常提示本病。

此病应与急性风湿热、系统性红斑狼疮、左心房黏液瘤、败血症等进行鉴别。

【治疗】

感染性心内膜炎侵害心脏瓣膜、腱索和乳头肌，并最终发展为慢性心力衰竭，故在积极、合理使用抗生素的同时，应重视维护病人的心脏功能。

1. **抗生素治疗** 抗生素治疗是最重要的治疗措施。

（1）用药原则 ①早期应用，连续送3~5次血培养后即可开始治疗；②大剂量长疗程用药，必要时联合用药，至少用药4~6周；③以静脉用药为主，保持高而稳定的血药浓度。

（2）药物选择 ①病原微生物不明时，可根据经验选药。急性者选择对金葡菌有效的药物，如萘夫西林2g，加庆大霉素160~240mg，静脉给药，每4小时1次，或加阿米卡星0.4~0.6g/d，分次静脉注射。亚急性者可选择对链球菌有效的药物，首选大剂量青霉素，320万~400万U，每4~6小时1次。可加庆大霉素或阿米卡星，剂量同前。②血培养已分离出病原微生物者，根据致病菌对药物的敏感程度选择合适的抗生素。对青霉素敏感的首选青霉素或青霉素加庆大霉素或阿米卡星。青霉素过敏者可选头孢曲松2mg/d静脉注射。对青霉素耐药的可选万古霉素。肠球菌心内膜炎选用青霉素加庆大霉素、氨苄西林等。金葡菌引起的可以用萘夫西林、苯唑西林、头孢唑林等，治疗初期可加庆大霉素或阿米卡星。真菌感染可用两性霉素B，首剂0.02~0.1mg/kg，之后每日递增3~5mg，直至25~30mg，总量3~5g。之后口服氟胞嘧啶100~150mg/（kg·d），每6小时1次，用药数月。

2. 外科治疗 若抗生素治疗无效、赘生物大或位于瓣膜边缘应尽早手术。

【预后】

本病的病死率较高，尤其是未治疗的病人。死亡原因为心力衰竭、肾衰竭、栓塞、动脉瘤破裂出血等。预防此病的最有效措施是良好的口腔卫生习惯和定期的牙科检查，在各种有创性操作时必须严格无菌操作。

项目八　心肌疾病

【学习目标】

1. 掌握心肌疾病的临床表现、治疗措施。

2. 熟悉心肌疾病的诊断。

3. 了解心肌疾病的病因、辅助检查。

心肌疾病（cardiomyopathies）是指除心脏瓣膜病、冠状动脉粥样硬化性心脏病、高血压性心脏病、肺源性心脏病和先天性心脏病以外的以心肌病变为主要表现的一组疾病。临床分两大类：一类为病因未明的心肌疾病，称原发性心肌病；另一类是指病因明确的心肌疾病，称继发性心肌病，又称特异性心肌病，如病毒性心肌炎，甲亢、酒精中毒等所致的心肌疾病。

一、心肌病

原发性心肌病（primary cardiomyopathy）简称心肌病，是一组由于不同病因引起心肌病变所导致心脏功能进行性障碍的病变。按病因可分为遗传性、混合性、获得性心肌病。其中临床上常见的有扩张型心肌病（DCM）、肥厚型心肌病（HCM）、限制型心肌病（RCM），以扩张型心肌病最常见。本病预后不良，多死于心力衰竭和严重心律失常。

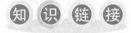

心肌病的分类

目前心肌疾病分为三类：

1. 遗传性心肌病：包括肥厚型心肌病、糖原贮积症、离子通道病（包括长Q-T综合征、短Q-T综合征、Brugada综合征等）。

2. 混合性心肌病：扩张型心肌病、限制型心肌病。

3. 获得性心肌病：感染性心肌病、围生期心肌病、心动过速心肌病。

【病因与发病机制】

病因尚不清楚。目前认为，持续病毒感染是扩张型心肌病的重要原因，与病毒对心肌组织的直接损害及免疫反应异常有关，此外尚有遗传、中毒、内分泌、代谢异常等因素参与。肥厚型心肌病属于遗传性心肌病，常有明显家族史，为常染色体显性遗传疾病，根据左心室流出道有无梗阻分为梗阻型和非梗阻型。限制型心肌病属于混合性心肌病，部分与心肌淀粉样变有关，部分为特发性。

【病理】

1. 扩张型心肌病　以心腔扩大为主，室壁多变薄，常有附壁血栓形成。

2. 肥厚型心肌病　主要是心肌肥厚，尤其是室间隔肥厚，有些可引起左心室流出道梗阻（称为肥厚型梗阻性心肌病）。

3. 限制型心肌病　主要病理改变为心肌纤维化、炎症细胞浸润和心内膜瘢痕形成，导致心室壁僵硬、舒张受限，静脉回流受阻。

【临床表现】

1. 扩张型心肌病　起病缓慢，早期多无明显症状。

（1）心力衰竭　随病情进展，逐渐出现劳力性呼吸困难、心悸、乏力、胸闷甚至端坐呼吸等左心衰竭的表现，随后出现食欲不振、水肿、肝大等右心衰竭的症状和体征。

（2）心律失常　可出现头昏、黑蒙等症状，部分病人可发生室颤或猝死。

（3）其他　多数病人可听到心尖部奔马律；顽固性低血压多是终末期表现。

2. 肥厚型心肌病　部分病人常无自觉症状，多因猝死或体检才被发现。

（1）劳力性呼吸困难和乏力　劳力性呼吸困难和乏力是最常见症状。

（2）胸痛　体力劳动易诱发。

（3）晕厥　伴有流出道梗阻者可有晕厥、意识障碍等表现。突然站立、运动等可加重左心室流出道梗阻，而使上述症状加重。也与室性心律失常有关。

（4）心律失常　房颤最多见，也可为室性心律失常。

（5）心脏杂音　部分病人可在胸骨左缘或心尖部听到收缩期粗糙的吹风样杂音，屏气、含服硝酸甘油可使杂音增强。

3. 限制型心肌病　以右心衰竭为本病的临床特点。先表现为乏力、呼吸困难，逐渐出现颈静脉怒张、肝大、水肿的表现。

【辅助检查】

1.心电图检查　扩张型心肌病见各种类型心律失常及 ST-T 改变。肥厚型心肌病常表现为左心室肥大，可见左胸导联出现 QRS 高电压、ST 段压低、倒置 T 波。限制型心肌病主要表现是 QRS 低电压、ST-T 改变。

2.超声心动图检查　超声心动图检查是确定诊断最重要的检查方法。扩张型心肌病各心腔均扩大，以左心室扩大显著，心肌运动幅度减弱，提示心肌收缩力下降。肥厚型心肌病可示室间隔的非对称性肥厚，左心室腔缩小，左心室流出道狭窄。限制型心肌病显示左心室肥厚，心房扩大。

3.胸部 X 射线检查　胸部 X 射线检查扩张型心肌病心影增大明显，常有肺淤血；肥厚型心肌病心影增大多不明显，如有心力衰竭时则心影明显增大。

【诊断及鉴别诊断】

1.诊断

（1）扩张型心肌病　扩张型心肌病有慢性心力衰竭的表现，超声心动图有心腔扩大与心脏收缩功能减低，即可考虑 DCM。

（2）肥厚型心肌病　根据病史和体格检查，超声心动图示舒张期室间隔厚度达 15cm 或与后壁厚度之比 ≥ 1.3，可以诊断为 HCM。

（3）限制型心肌病　根据右心衰竭的表现，结合心电图低电压，超声心动图示双心房扩大，而心室不大，充盈受限，应考虑 RCM。

2.鉴别诊断

（1）扩张型心肌病　应排除引起心脏扩大，收缩功能减低的其他心脏病，如心脏瓣膜病、高血压、冠心病、先心病等。可通过病史、查体、超声心动图、冠脉造影等进行鉴别。

（2）肥厚型心肌病　应排除由于心肌负荷增加引起心肌肥厚的其他心脏病，如高血压性心脏病、主动脉瓣狭窄、先心病等。可通过病史、查体、超声心动图等进行鉴别。

（3）限制型心肌病　应与缩窄性心包炎进行鉴别。缩窄性心包炎有活动性心包炎或心包积液的病史；查体有奇脉、心包叩击音等体征；胸部 X 射线检查有心包钙化，超声心动图可见心包增厚等。

【治疗】

无特异性治疗办法，积极预防心力衰竭、心律失常、心源性猝死、栓塞是原发性心肌病的重要治疗原则。

1.病因治疗　积极寻找病因，给予相应治疗，如控制感染、治疗相应的内分泌疾病和自身免疫性疾病等。

2. 控制心力衰竭　限制体力活动，合理使用利尿剂、ACEI、β受体阻滞剂、醛固酮受体拮抗剂、血管扩张剂，慎用洋地黄制剂。

3. 纠正心律失常，预防猝死　针对心律失常的类型选用相应的药物，必要时安装心脏电复律除颤器（ICD）；房颤、已有附壁血栓或有栓塞史的病人应用华法林抗凝。

4. 营养心肌药物　应用辅酶 Q_{10}、三磷酸腺苷、维生素 C 等可促进心肌代谢。

5. 手术治疗　针对心肌疾病引起的终末期心力衰竭，心脏移植是有效的治疗方法。梗阻性心肌病可以行室间隔切除术或酒精室间隔消融术。

【预后】

本病病因大多不明，早期多无症状，发现晚，并发症多，治疗效果多不太理想，预后较差。

二、心肌炎

心肌炎（myocarditis）是指发生在心肌的炎症性疾病。其中最常见的为病毒感染，细菌、真菌及其他病原体也可引起，但较少见。临床上多见于儿童和青少年。还有少数为非感染性心肌炎。本项目重点介绍病毒性心肌炎。

【病因与发病机制】

多种病毒均可引起病毒性心肌炎，常见的有柯萨奇病毒（A组、B组），尤其是柯萨奇 B 组病毒占病毒性心肌炎的 30%~50%，其次埃可病毒、流感病毒、腺病毒、肝炎病毒、人类免疫缺陷病毒等也可引起。病毒可直接侵犯心肌细胞，使心肌内小血管损伤，由免疫介导反应导致心肌细胞损害，从而出现溶解、间质水肿、细胞浸润等炎症改变。

【临床表现】

1. 症状　①发病前 1~3 周，病人常有上呼吸道感染及肠道感染症状，如发热、呕吐、腹泻、乏力等全身感染症状；②心脏受累时，病人常出现心悸、胸闷、呼吸困难、心前区隐痛等表现，重者可发生阿-斯综合征和心源性休克，甚至猝死。

2. 体征　①心脏轻至中度增大，显著增大者常提示心肌受损严重；②心率增快且与体温升高不相称；③心尖区第一心音减弱，有时候可听到奔马律；④若有心包受累，可闻及心包摩擦音；⑤心力衰竭体征，如肺部啰音、颈静脉怒张、水肿等；⑥心律失常，以房性早搏、室性早搏、房室传导阻滞最多见。

【辅助检查】

1. 血液检查　白细胞计数可升高，急性期出现血沉增快，C-反应蛋白增高，肌钙蛋白 I 或 T、CK-MB 增高。

2. 病原学依据

（1）在急性期从心内膜、心肌、心包或心包穿刺液中检测出病毒、病毒基因片段或病毒蛋白抗原。

（2）病毒抗体：第 2 份血清中同型病毒抗体（如柯萨奇 B 组病毒中和抗体或流行性感冒病毒血凝抑制抗体等）滴度较第 1 份血清升高 4 倍（2 份血清应相隔 2 周以上）或一次抗体效价 ≥ 640 者为阳性，320 者为可疑（如以 1 : 32 为基础者则宜以 ≥ 256 为阳性，128 为可疑阳性，根据不同实验室标准做决定）。

3. 心电图检查　多有 ST-T 改变及各种心律失常，以室性早搏和房室传导阻滞常见。

4. X 射线检查　心影轻至中度扩大。

5. 超声心动图检查　可正常，也可显示左心室增大、室壁运动减低、左心室收缩功能减低、附壁血栓等。合并心包炎的有心包积液。

6. 心脏磁共振（CMR）　CMR 对心肌炎诊断有较大价值。

7. 心内膜心肌活检（EMB）　EMB 对明确诊断很有意义。因属于有创性检查，不作为常规检查。主要用于病情危急、治疗反应差、病因不明的病人。

【诊断及鉴别诊断】

1. 诊断　根据①前驱病毒感染史；②相应的临床表现；③辅助检查：心电图、心肌酶学检查、CMR 等证据，做出诊断。

2. 鉴别诊断　病毒性心肌炎需要与影响心功能的其他疾病，如结缔组织病、药物及毒物等引起的心肌炎进行鉴别。通过病史及 EMB 进行鉴别。

【治疗】

病毒性心肌炎目前尚无特殊的治疗方法，多采取综合治疗措施。

1. 一般治疗：充分卧床休息，加强营养、改善心肌代谢，保护心肌。

2. 纠正心力衰竭。

3. 治疗心律失常。

【预后】

急性病毒性心肌炎多数可完全恢复正常，很少发生猝死，部分病人可遗留心律失常，少数转为慢性心肌炎或演变为迁延性心肌病。

项目九　心包炎

　　心脏外面有脏层和壁层两层心包膜，心包脏层即心外膜紧贴于心脏表面，与心包壁层之间形成一个腔隙称为心包腔，腔内含有少量浆液，起润滑作用。心包脏层和壁层发生炎症即为心包炎（pericarditis）。

　　心包炎按病因分为感染性心包炎和非感染性心包炎。感染性心包炎主要由病毒、细菌等病原体感染心包引起，非感染性心包炎多由肿瘤、代谢性疾病、自身免疫性疾病、尿毒症所致。

　　按病情进展分为急性和慢性两类。急性心包炎可分为纤维蛋白性和渗出性两种。慢性心包炎较严重的类型是缩窄性心包炎。

　　临床上以急性心包炎和慢性缩窄性心包炎为最常见。慢性缩窄性心包炎继发于急性心包炎，在我国以结核性最为常见，其次为化脓性或创伤性。

一、急性心包炎

　　急性心包炎（acute pericarditis）是由心包脏层和壁层的急性炎性反应引起的一组临床综合征，常为某种疾病表现的一部分或并发症，亦可单独发生。

【病因与发病机制】

　　最常见病因为病毒感染。其他原因如结核分枝杆菌感染、细菌感染、自身免疫性疾病、肿瘤、内分泌及代谢性疾病等。

　　上述病因导致心包炎症，纤维蛋白渗出，两层心包发生摩擦引起疼痛，之后出现液体渗出形成心包积液，影响心脏的舒张功能。

【临床表现】

1. 症状

（1）胸痛　心前区疼痛是急性心包炎的特征，尤其是纤维蛋白性心包炎时期。疼痛常随发热而突然出现，呈缩窄性或尖锐性疼痛，与呼吸运动有关，常因咳嗽、深呼吸、变换体位而加重。心肌梗死后心包炎时胸痛可以向颈、肩和背部放射。

（2）呼吸困难　呼吸困难是心包积液时最突出的症状。可能与支气管、肺受压及肺淤血有关，严重的呼吸困难病人可呈端坐呼吸、身躯前倾、呼吸浅速、面色苍白、发绀。

（3）心脏压塞　急性心包填塞时，心搏出量明显下降，心率加快，脉搏细弱，动脉收缩压下降，脉压减少，严重者可出现休克。如积液积聚较慢，可出现亚急性或慢性心脏压塞，表现为体循环静脉淤血、奇脉等。

（4）其他症状　发热、出汗、乏力、干咳、嘶哑、吞咽困难、烦躁不安，此外尚可有心前区或上腹部闷胀、乏力。

2. 体征

（1）心包摩擦音　心包摩擦音是纤维蛋白性心包炎的特异性征象，多位于心前区，在胸骨左缘第3、4肋间最清楚，呈抓刮样粗糙高调的声音。当积液增多将两层心包分开，摩擦音即消失。心前区听到心包摩擦音就可做出心包炎的诊断。

（2）心包积液征　积液量在 200～300mL 或 300mL 以上时心尖搏动消失，心浊音界向两侧增大，并随体位改变，心率快，心音遥远；出现大量心包积液时，在左肩胛骨下可叩诊浊音并听到支气管呼吸音，称为心包积液征（Ewart 征）。

（3）心脏压塞　大量心包积液时，静脉回流受阻，可出现颈静脉怒张、肝大、腹水、下肢水肿等体循环淤血的表现。若短期内出现大量心包积液时，因心排血量减少，故出现收缩压下降、脉压减小、奇脉，严重时可引起休克。低血压、心音低钝、颈静脉怒张为心脏压塞三联征。

【辅助检查】

1. 超声心动图检查　对于心包炎诊断简单易行，迅速可靠。急性心包炎心包积液病人可见明显的液性暗区。

2. 胸部 X 射线检查　急性心包炎心包积液量大时，可见心脏阴影向两侧增大，呈烧瓶样，透视下可见心脏搏动减弱或消失。特别是肺野清晰而心影显著增大则是心包积液的有力证据，可以与心力衰竭进行鉴别。

3. 心电图检查　急性心包炎时由于炎症波及心外膜下心肌，可出现心肌损伤心电图改变。常规导联（除 aVR 外）皆呈弓背向下 ST 段抬高、T 波改变。心包积液时肢体导联 QRS 低电压。

4. 血液检查　感染性心包炎常有白细胞计数增加及血沉增快等。

5. 心包穿刺液检查　心包穿刺能迅速解决心脏压塞，也可以对心包穿刺液进行相关检查，明确积液性质和确定病原体。

【诊断及鉴别诊断】

1.诊断　有胸痛、发热、心包摩擦音、心电图改变可以诊断为急性心包炎。对于呼吸困难的病人，如有心界扩大、心音遥远、体循环淤血等体征，应考虑心包积液。超声心动图可以确诊并判断积液量等。病史、临床表现、心包穿刺液检查可以帮助确定病因。

2.鉴别诊断　与心力衰竭进行鉴别。通过原发心脏病史、肺部啰音、X射线检查肺野透明度降低可以区分，超声心动图可以诊断。

【治疗】

治疗原则是治疗原发病，解除循环障碍，改善症状。

1.病因治疗。

2.解除心脏压塞：对其他药物治疗积液吸收效果不佳的病人，可用糖皮质激素如泼尼松40~80mg/d，1~3周治疗。心包积液较多，尤其是血流动力学不稳定的急性心脏压塞应行心包穿刺引流术。

3.对症支持治疗：卧床休息，直至胸痛消失和发热消退。疼痛时可以给予非甾体类抗炎药止痛。

二、缩窄性心包炎

缩窄性心包炎（constrictive pericarditis）是心脏被纤维化、钙化和增厚的心包所包围，导致心包缩窄，使心室舒张期充盈受限而产生一系列循环障碍的疾病。

【病因与发病机制】

临床上缩窄性心包炎多由急性心包炎发展而来，我国以结核性心包炎最常见，其次为急性非特异性、化脓性、创伤性心包炎后演变而来。

心包纤维化、钙化后变得僵硬，使心脏舒张受限，充盈减少，静脉回流受阻，静脉淤血，同时心输出量减少，组织缺血。

【临床表现】

1.症状　心包缩窄多于急性心包炎后1年内形成，少数可长达数年。症状主要是与心搏出量降低及静脉淤血有关，常见症状有劳力性呼吸困难、疲乏、食欲不振、上腹胀满或疼痛。

2.体征

（1）心脏　可见心浊音界正常或轻度增大，心尖搏动减弱或消失，心率加快，心音减低，部分病人在胸骨左缘第3、4肋间可闻及心包叩击音。

（2）静脉淤血　颈静脉怒张、肝大、腹水、下肢水肿；可见Kussmaul征，即吸气时颈静脉怒张更明显。

【辅助检查】

1. X 射线检查　心影偏小、正常或轻度增大；左右心缘变直。可见心包钙化。

2. 心电图检查　QRS 波群低电压、T 波低平或倒置。

3. 超声心动图检查　可见心包增厚、室壁活动减弱、室间隔矛盾运动等。

4. CT 或 CMR　CT 或 CMR 对慢性缩窄性心包炎的诊断优于超声心动图。

【诊断及鉴别诊断】

1. 诊断　主要根据典型临床表现和辅助检查诊断。

2. 鉴别诊断　应与限制型心肌病、心力衰竭进行鉴别。如果以腹水为主要表现，应与肝硬化、结核性腹膜炎进行鉴别。

【治疗】

心包切除术为唯一有效的治疗方法。

理实一体化教学 2：心电监护仪

【学习目标】

　　1. 掌握心电监护仪的使用方法。

　　2. 熟悉心电监护仪的监测指标。

　　心电监护仪（图 3-27）是一种以测量和控制病人生理参数，并可与已知设定值进行比较，如果出现超标可发出警报的装置或系统。它能连续 24 小时监护病人的心电图、呼吸、体温、血压、血氧饱和度、脉率等生理参数。检出变化趋势，指出临危情况，是供医生应急处理和进行治疗的依据。

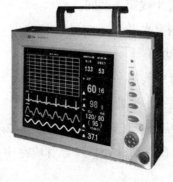

图 3-27　心电监护仪

【适应证】

凡是病情危重需要进行持续不间断的监测心搏的频率、节律与体温、呼吸、血压及经皮血氧饱和度等的病人。

【功能】

心电监护仪主要是进行心电监测、血氧饱和度监测、血压监测、体温监测、呼吸值监测、心率监测、脉率监测；根据需要还可以增加有创血压监测等一系列的高端功能。主要功能有：

1. 显示、记录和打印心电图波形和心率数字。

2. 设置心率报警上下限。

3. 图像冻结供仔细观察和分析。

4. 数小时或 24 小时以上的趋势显示和记录。有些较高级的心电监护仪还具有心律失常分析功能，如室性期前收缩次数报警和记录；S–T 段分析，诊断心肌缺血；ECG 与除颤起搏器相结合。

【使用方法】

1. 物品准备：主要有心电监护仪、心电血压插件联接导线、电极片、生理盐水棉球、配套的血压袖带、血氧饱和度监测探头。

2. 连接电源。

3. 病人体位：采取平卧位或半卧位。

4. 打开主开关。

5. 皮肤准备：用生理盐水棉球或用 75% 的乙醇擦拭病人胸部贴电极处皮肤，目的是清除人体皮肤上的角质层和汗渍，防止电极片接触不良。

6. 安放电极：将心电导联线的电极头与 5 个电极片上电极扣扣好。贴电极片，连接心电导联线，屏幕上心电示波出现。5 个电极安放位置如下：

右上（RA）：胸骨右缘锁骨中线第一肋间。

右下（RL）：右锁骨中线剑突水平处。

中间（C）：胸骨左缘第四肋间。

左上（LA）：胸骨左缘锁骨中线第一肋间。

左下（LL）：左锁骨中线剑突水平处。

7. 血压监测：血压计袖带应缠绕在病人肘关节上 1~2cm 处，松紧程度应以能够插入 1~2 指为宜。袖带的导管应放在肱动脉处，且导管应在中指的延长线上。按测量 – 设置报警上下限 – 测量时间。

8.固定探头：将经皮血氧饱和度监测仪红外线探头固定在病人指端。

【监测内容及注意事项】

1.心电监测

（1）定时观察并记录心率和心律。

（2）观察是否有 P 波，P 波的形态、高度和宽度。

（3）测量 P-R 间期、Q-T 间期。

（4）观察 QRS 波形是否正常，有无"漏搏"。

（5）观察 T 波是否正常。

（6）注意有无异常波形出现。

2.血压监测

（1）主要功能　分为自动监测、手动监测及报警装置。手动监测是随时使用随时启动 START 键；自动监测时可定时，人工设置间期，机器可自动按设定时间监测。

（2）注意事项　①选择好合适的袖带；②不应在打点滴或有恶性创伤肢体处，否则会造成血液回流或伤口出血；③测压时，手臂上袖带的位置应和心脏保持平齐，病人不要讲话或活动；④连续使用 3 天以上的病人，注意袖带的更换、清洁、消毒，既可防止异味又可增加舒适度。

3.经皮血氧饱和度监测

（1）主要功能　可监测到病人指端小动脉搏动时的氧合血红蛋白占血红蛋白的百分比。

（2）注意事项　①血氧探头放置位置应与测血压手臂分开，因为在测血压时，阻断血流，而此时测不出血氧，且屏幕显示"血氧探头脱落"字样；②使用时应固定好探头，尽量使病人安静，以免报警及不显示结果；③严重低血压、休克等末梢循环灌注不良时，可影响其结果的准确性。

复习思考

一、名词解释

1.心力衰竭。

2.心律失常。

3.心绞痛。

4.心肌梗死。

二、简答题

1. 慢性心力衰竭的临床表现有哪些？

2. 对急性左心衰竭应如何处理？

3. 稳定型心绞痛发作时应如何治疗？

4. 心绞痛和心肌梗死如何鉴别？

5. 室颤的心电图特点有哪些？发现后应如何处理？

6. 什么是高血压急症？如何抢救？

7. 心肌梗死病人应如何治疗？

8. 病毒性心肌炎的临床表现有哪些？

9. 高血压的治疗目标和治疗原则是什么？非药物治疗措施有哪些？

10. 二尖瓣狭窄、二尖瓣关闭不全、主动脉瓣狭窄、主动脉瓣关闭不全最具有特征性的体征是什么？

模 块 四

消化系统疾病

项目一 胃 炎

【学习目标】

1. 掌握急、慢性胃炎的临床表现、诊断、鉴别诊断和治疗。

2. 熟悉急、慢性胃炎的病因、发病机制。

3. 了解急、慢性胃炎的分类和病理改变。

案例导入

刘某，男，30岁，已婚，职员，因饮酒后上腹痛伴恶心、呕吐半天就诊。病人半天前进餐时饮白酒200mL后出现上腹痛，伴恶心、呕吐，呕吐物为咖啡渣样胃内容物，无胆汁。体检：急性病容。上腹部压痛明显，肝、脾肋下未触及。B超：肝、胆、胰、脾、肾无异常，血淀粉酶正常。

思考：1. 该病人最可能的诊断是什么？诊断依据是什么？

2. 对该病人如何治疗？

一、急性胃炎

急性胃炎（acute gastritis）系由不同病因引起的胃黏膜急性、弥漫性炎症，病程一般较短，是可逆性的病变。临床表现以恶心、呕吐、腹痛、腹泻、发热为主，严重者可出现脱水及电解质紊乱、酸中毒、呕血、黑便和休克等并发症。一般潜伏期为12~36小时。

本病为常见病、多发病，各年龄组均可发病，无性别差异，在我国以夏秋两季发病率较高。

【病因与发病机制】

1. 生物因素 葡萄球菌、致病性大肠杆菌、沙门菌和嗜盐菌是致病菌，这些细菌在食物中生长繁殖，产生毒素，食入被细菌和毒素污染的食物可引起发病。轮状病毒是引起儿童胃炎的常见病原体。

2. 理化因素 过冷、过热的食物和饮料，浓茶、咖啡、烈酒、刺激性调味品、过于粗糙的食物可直接破坏胃黏膜屏障。非甾体类抗炎药（NSAID）如阿司匹林、吲哚美辛等，某些抗肿瘤药、口服氯化钾或铁剂等，这些药物直接损伤胃黏膜上皮层，其中，NSAID 还通过抑制环氧合酶的作用而抑制胃黏膜生理性前列腺素的产生，削弱胃黏膜的屏障功能；抗肿瘤药对快速分裂的细胞如胃肠道黏膜细胞产生明显的细胞毒作用。

3. 精神、神经因素 精神、神经功能失调，如各种急重症的危急状态、严重创伤、大手术、大面积烧伤、颅内病变、败血症及其他严重脏器病变或多器官功能衰竭等均可引起胃黏膜糜烂、出血，严重者发生急性溃疡并大量出血，应激状态下胃黏膜微循环不能正常运行而造成黏膜缺血、缺氧，由此可导致胃黏膜屏障受损。

【病理】

主要病理变化为胃肠黏膜呈急性炎症反应，黏膜充血、水肿、分泌物增加，可有点状出血和不同程度的糜烂。胃黏膜固有层见到以中性粒细胞为主的炎症细胞浸润。

【临床表现】

1. 症状 多数病人急性起病，症状轻重不一。

（1）急性单纯性胃炎 主要表现为上腹饱胀不适、腹痛、恶心、呕吐等，其中以恶心、呕吐常见。

（2）糜烂出血性胃炎 可无症状，也可表现为腹痛、腹胀、恶心等非特异性消化不良症状。重者除单纯性胃炎表现外，突然出现上消化道出血，表现为呕血、黑便。

（3）急性胃肠炎 除单纯性胃炎外，同时伴有腹痛、腹泻水样便，重者有发热、脱水、酸中毒、虚脱，甚至休克表现，与细菌或病毒感染有关，尤其是肠道细菌感染。

2. 体征 上腹及脐周有压痛，无肌紧张及反跳痛，肠鸣音多亢进。

【辅助检查】

1. 血常规检查 白细胞总数可轻度增加，中性粒细胞百分比轻度升高。但沙门菌属感染者白细胞总数可正常或轻度减少。病毒感染引起者白细胞总数多轻度减少，淋巴细胞百分比稍增高。糜烂出血性胃炎者红细胞计数可正常或减少，血红蛋白可正常或减少。

2. 粪便检查 外观水样便或呈稀糊状便，也可带有少量黏液，偶可见少量脓血。镜检可见不消化食物成分、少量黏液、少量白细胞和红细胞。少数病人大便隐血实验（＋）。

3.胃镜检查　胃黏膜充血、水肿、渗出；急性糜烂性胃炎可见胃黏膜糜烂、出血或一过性浅表溃疡。

【诊断及鉴别诊断】

1.诊断　①病前有暴饮暴食、进不洁饮食、酗酒、服用刺激性药物史，进食同一种食物者可同时发病。②发病急，突然出现上腹部不适、恶心、呕吐、腹痛或伴腹泻，为黄色水样便，或出现上腹饱胀、隐痛、食欲下降、嗳气等症状。③少数病例可因频繁吐泻导致失水、电解质紊乱、酸中毒及休克表现。④上腹部和脐周有轻的压痛，肠鸣音亢进。粪便镜检可见不消化食物成分、少量黏液、少量白细胞和红细胞。⑤吐泻物中可培养出相应致病菌。⑥急诊胃镜检查可见胃黏膜充血、水肿、渗出；急性糜烂性胃炎可见胃黏膜糜烂、出血或一过性浅表溃疡。

2.鉴别诊断

（1）急性腐蚀性胃炎　本病有服强酸（硫酸、盐酸、硝酸）、强碱（氢氧化钠、氢氧化钾）或来苏水等病史。服后引起消化道灼伤，出现口腔、咽喉、胸骨后及上腹部剧烈疼痛，伴吞咽疼痛，咽下困难，频繁恶心、呕吐。严重者可呕血，呕出带血的黏膜腐片，可发生虚脱、休克或引起食管、胃穿孔的症状，口腔、咽喉可出现接触处的炎症，充血、水肿、糜烂、坏死黏膜剥脱、溃疡或可见到黑色、白色痂。

（2）急性阑尾炎　本病早期可出现上腹痛、恶心、呕吐，但随着病情的进展，疼痛逐渐转向右下腹，且有麦氏点的压痛及反跳痛，多伴有发热、白细胞增高、中性白细胞明显增多。

（3）胆囊炎、胆石症　本病有反复发作的腹痛，常以右上腹为主，可放射至右肩、背部。查体时注意巩膜、皮肤黄疸。右上腹压痛、莫非氏征阳性，或可触到肿大的胆囊。血胆红素定量、尿三胆检测有助于诊断。

（4）大叶性肺炎、心肌梗死等　发病初期可有不同程度的腹痛、恶心、呕吐。如详细询问病史、进行体格检查及必要的辅助检查，不难鉴别。

【治疗】

1.一般治疗　去除病因，卧床休息，给予清淡易消化的流食或半流质食物，必要时暂禁食。

2.对症治疗　呕吐严重时，给予甲氧氯普胺 10mg 肌内注射。腹痛明显时给予 654－2 10mg，3 次 / 日，口服，或 654－2 10mg 肌内注射。止泻可选用十六角蒙脱石，每次 1 袋，2~3 次 / 日，冲服。如持续呕吐或脱水明显，则需静脉补充 5%~10% 葡萄糖生理盐水及应用纠正电解质紊乱、酸中毒等药物。

3.抗菌治疗　对于感染性腹泻，可适当选用有针对性的抗生素。一般选用小檗碱

0.1～0.3g，每日 3 次，口服，或庆大霉素 8 万 U /d ，肌内注射，或吡哌酸及其他抗生素。

4. 糜烂出血性胃炎 常用抑制胃酸分泌药物，如 H_2 受体拮抗剂、质子泵抑制剂和黏膜保护剂。出血严重的病人给予止血药物治疗。

【预后】

除大出血外，本病病程较短，系自限性疾病，数天内可恢复。预后好。

二、慢性胃炎

慢性胃炎（chronic gastritis）是指各种病因所引起的胃黏膜慢性炎性病变。胃黏膜呈非糜烂的炎症改变，临床表现为上腹饱胀不适、腹痛、恶心、呕吐、食欲下降、嗳气等症状。本病常见，发病率随年龄增长而增加。

【病因与发病机制】

慢性胃炎的病因与发病机制尚未完全阐明，可能与下列因素有关：

1. **生物因素** 目前认为幽门螺杆菌（Hp）是慢性胃炎的主要病因。慢性胃炎病人 90% 以上有 Hp 感染。人是目前唯一被确认的幽门螺杆菌传染源。一般认为通过人与人之间密切接触的口口或粪口传播是幽门螺杆菌的主要传播途径。幽门螺杆菌具有鞭毛，能在胃内穿过黏液层移向胃黏膜，其所分泌的黏附素能使其贴紧上皮细胞，幽门螺杆菌的这些特点有利于其在胃黏膜表面定植。幽门螺杆菌还通过产氨作用、分泌空泡毒素 A（Vac A）等物质而引起细胞损害；其菌体胞壁还可作为抗原诱导免疫反应。这些因素的长期存在导致胃黏膜的慢性炎症。

2. **免疫因素** 自身免疫性胃炎，如萎缩性胃炎病人的血液、胃液或萎缩胃黏膜内均可找到抗胃壁细胞抗体（PCA）。伴有恶性贫血的病人还能检出抗胃内因子抗体（IFA）。IFA 与内因子结合后阻断内因子与维生素 B_{12} 的结合，引起恶性贫血。本病可与其他自身免疫病如桥本甲状腺炎、白癜风等并发。

3. **其他因素** ①十二指肠液的反流：研究发现，慢性胃炎病人因幽门括约肌功能失调，常引起含胆汁和胰液的十二指肠液反流，可削弱胃黏膜屏障作用，促使 H^+ 及胃蛋白酶反弥散入黏膜引起黏膜损伤；②长期服用对胃黏膜有强烈刺激的食物及药物，如辛辣或粗糙食物、浓茶、烈酒、水杨酸类药物等可反复损伤胃黏膜，造成慢性炎症；③年龄：慢性胃炎发病率随年龄增长而增加；④遗传因素：慢性萎缩性胃炎病人亲属中类似病的发病机会增多。

【病理】

慢性胃炎的过程是胃黏膜损伤与修复的慢性过程，主要组织病理学特征是炎症、萎缩和肠化生。炎症表现为黏膜层以淋巴细胞和浆细胞为主的慢性炎症细胞浸润，幽门螺杆菌引起的慢性胃炎常见淋巴滤泡形成。当见有中性粒细胞浸润时显示有活动性炎症，称为慢性活动性胃炎，多提示存在幽门螺杆菌感染。慢性炎症过程中出现胃黏膜萎缩，主要表现为胃黏膜固有腺体（幽门腺或泌酸腺）数量减少甚至消失，组织学上有两种萎缩类型：①非化生性萎缩：胃黏膜固有腺体被纤维组织或纤维肌性组织代替或炎症细胞浸润引起固有腺体数量减少；②化生性萎缩：胃黏膜固有腺体被肠化生或假性幽门腺化生所替代。

1.慢性非萎缩性胃炎　炎症限于胃小凹和黏膜固有层的表层。肉眼见黏膜充血、水肿，或伴有渗出物，主要见于胃窦，也可见于胃体，有时见少量糜烂及出血。镜下见黏膜浅层有中性粒细胞、淋巴细胞和浆细胞浸润，深层的腺体保持完整。此外，某些病人在胃窦部有较多的糜烂灶，或伴有数目较多的疣状凸起，称慢性糜烂性或疣状胃炎。

2.慢性萎缩性胃炎　炎症深入黏膜固有层时影响胃腺体，使之萎缩，称萎缩性胃炎。胃黏膜层变薄，黏膜皱襞平坦或消失，可为弥漫性，也可呈局限性。镜下见胃腺体部分消失，个别病人可完全消失，黏膜层、黏膜下层有淋巴细胞和浆细胞浸润。如炎症蔓延广泛，破坏大量腺体，使整个胃体黏膜萎缩变薄，称胃萎缩。

慢性萎缩性胃炎可发生肠腺上皮化生和假性幽门腺化生，在增生的胃小凹和肠化生上皮的基础上可形成异型增生（dysplasia）。异型增生是一种不正常黏膜，表现为细胞异型性和腺体结构的紊乱，异型增生是胃癌的癌前病变。

【临床表现】

本病进展缓慢，常反复发作，好发于中老年人。部分病人可无任何症状，多数病人表现为上腹部饱胀不适或疼痛，餐后明显，伴有早饱、嗳气、反酸、恶心、呕吐、食欲不振等消化不良症状。体征不明显，可有上腹部轻压痛。严重萎缩性胃炎可有贫血、舌炎、腹泻、消瘦。

【辅助检查】

1.胃镜及活组织检查　胃镜检查并同时取活组织做病理组织学检查是诊断慢性胃炎的最可靠方法。内镜下非萎缩性胃炎可见红斑（点、片状或条状）、黏膜粗糙不平、出血点/斑、黏膜水肿、渗出等基本表现。内镜下萎缩性胃炎有两种类型，即单纯萎缩性胃炎和萎缩性胃炎伴增生。前者主要表现为黏膜红白相间（以白相为主）、血管显露、色泽灰暗、皱襞变平甚至消失；后者主要表现为黏膜呈颗粒状或结节状。活组织检查可进一步明确诊断，活组织检查宜在多部位取材且标本要足够大（达到黏膜肌层），一般取 2~5 块，胃窦小弯、大弯、胃角及胃体下部小弯是常用的取材部位。

2.**幽门螺杆菌检测** 检测幽门螺杆菌侵袭性方法主要包括快速尿素酶试验、胃黏膜组织切片染色镜检及细菌培养等。可在内镜检查时再多取 1 块活组织做快速尿素酶检查以增加诊断的可靠性。根除幽门螺杆菌治疗后，可在胃镜复查时重复上述检查，亦可采用非侵入性检查，该检查主要有 ^{13}C 或 ^{14}C 尿素呼气试验、粪便幽门螺杆菌抗原检测及血清学检查（定性检测血清抗幽门螺杆菌 IgG 抗体）。

3.**自身免疫性胃炎的相关检查** 检测血 PCA 和 IFA 有助于自身免疫性胃炎的诊断，如为自身免疫性胃炎 PCA 多呈阳性，伴恶性贫血时 IFA 多呈阳性。血清维生素 B_{12} 浓度测定及维生素 B_{12} 吸收试验有助于恶性贫血的诊断。

4.**血清胃泌素 G17、胃蛋白酶原 I 和 II 测定** 胃体萎缩者血清胃泌素 G17 水平显著升高、胃蛋白酶原 I 和（或）胃蛋白酶原 I / II 比值下降；胃窦萎缩者血清胃泌素 G17 水平下降、胃蛋白酶原 I 和胃蛋白酶原 I / II 比值正常；全胃萎缩者则两者均低。

5.**X 射线钡餐检查** 用气钡双重造影。萎缩性胃炎可出现胃黏膜皱襞相对平坦、减少。慢性非萎缩性胃炎 X 射线钡餐检查表现为胃黏膜纹理增粗、迂曲，可呈锯齿状，胃窦部出现激惹征。

【诊断及鉴别诊断】

1.**诊断** ① 中老年人缓慢发展的上腹部饱胀不适或疼痛，伴有早饱、嗳气、反酸、恶心、呕吐、食欲不振等消化不良症状；②体征不明显；③胃镜检查及胃黏膜活组织检查见胃黏膜红斑（点、片状或条状）、黏膜粗糙不平、出血点 / 斑、黏膜水肿、渗出或皱襞变平甚至消失；④ Hp 检测阳性。

2.**鉴别诊断**

（1）**胃癌** 部分胃癌病人有食欲不振、上腹不适、贫血且与胃窦胃炎的 X 射线征颇相似，需特别注意鉴别。胃癌有进行性消瘦、左锁骨上淋巴结肿大、剑突下可触及包块等表现，胃镜及活组织检查可确诊。

（2）**消化性溃疡** 两者均有慢性上腹痛，但消化性溃疡以上腹部规律性、周期性疼痛为主，而慢性胃炎疼痛很少有规律性并以消化不良为主。X 射线钡餐透视及胃镜检查可鉴别。

（3）**慢性胆道疾病** 慢性胆囊炎、胆石症常有慢性右上腹痛、腹胀、嗳气等消化不良的症状，易误诊为慢性胃炎。此类病人右上腹痛常向右侧肩背部放射，进食油腻食物可诱发，且该病胃肠检查无异常发现，胆囊造影及 B 超检查异常可最后确诊。

（4）**其他** 如肝炎、肝癌及胰腺疾病亦可因出现食欲不振、消化不良等症状而误诊为慢性胃炎，全面细微的查体及有关检查可确诊。

【治疗】

1. 一般治疗　消除病因，去除各种可能致病的因素，包括建立良好饮食习惯，细嚼慢咽，少吃冷热酸甜食物；禁烟、酒、咖啡、浓茶，减少食盐摄入；停服某些刺激胃黏膜的药物，如阿司匹林等非甾体消炎药；积极治疗口、鼻、咽部的慢性疾病。

2. 药物治疗

（1）保护胃黏膜　常用的药物有枸橼酸铋钾、硫糖铝、十六角蒙脱石、氢氧化铝凝胶等。

（2）促胃肠动力及抗胆汁反流药　可选用甲氧氯普胺、多潘立酮、西沙必利（普瑞博思）、莫沙必利、考来烯胺、硫糖铝、熊去氧胆酸等。

（3）抗幽门螺杆菌　①三联用药：质子泵抑制剂（PPI）外加两种抗生素，如克拉霉素、阿莫西林、喹诺酮类、甲硝唑、呋喃唑酮。②四联用药：PPI＋铋剂＋两种抗生素，可用于治疗失败者。

（4）抑制胃酸分泌或中和胃酸　常用的药物有质子泵抑制剂（PPI）如雷贝拉唑、兰索拉唑、奥美拉唑；H_2受体拮抗剂如西咪替丁、雷尼替丁、法莫替丁；中和胃酸药碳酸氢钠（小苏打）、氢氧化镁、氢氧化铝凝胶、复方氢氧化铝等。

（5）其他　对胃酸缺乏或消化不良者，可给予1%稀盐酸（0.5~2mL）和胃蛋白酶20~30mL，餐前服；伴有消化不良者可加用胰酶片、多酶片等助消化药；补充铁剂、维生素 B_{12}、叶酸。

（6）中药治疗　如三九胃泰、复方猴头冲剂、温胃舒、养胃舒等。

3. 手术治疗　慢性萎缩性胃炎伴中、重度不典型增生时，结合临床情况可做内镜下黏膜切除术或其他手术治疗。

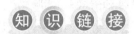

知 识 链 接

胃癌癌前状态处理

大样本的临床研究提示，口服选择性环氧化酶 -2（COX-2）抑制剂塞来昔布对胃黏膜重度炎症、肠化、萎缩及异型增生的逆转有益；适量补充复合维生素和含硒食物等。对药物不能逆转的局灶中、重不典型增生，在确定没有淋巴结转移时可在胃镜下行黏膜下剥离术，并应视病情定期随访。对药物不能逆转的灶性重度不典型增生伴有局部淋巴结肿大时，应考虑手术治疗。

【预后】

慢性非萎缩性胃炎预后良，少数可演变为萎缩性胃炎。极少数慢性多灶萎缩性胃炎经长期演变可发展为胃癌，特别是萎缩性胃炎伴重度肠腺化生或（和）典型增生者有癌变可能，慢性萎缩性胃炎癌变率为 2.55%～7.46%。

项目二　消化性溃疡

【学习目标】

1. 掌握消化性溃疡的临床表现、诊断、鉴别诊断和治疗。
2. 熟悉消化性溃疡的病因、并发症及常用检查方法。
3. 了解消化性溃疡的发病机制、病理和特殊类型的消化性溃疡。

案例导入

李某，男，50岁，已婚，职员，近10年来无明显原因出现间断上腹胀痛，以餐后半小时明显，持续2～3小时，可自行缓解。近2周腹痛加重，服中药治疗无效。4小时前突觉上腹胀痛，伴恶心、头晕，先后排2次柏油样便，共约600g，并呕吐咖啡样液2次，约220mL。体检：T36.5℃，P106次/分，R22次/分，BP90／60mmHg。神志清晰，面色稍苍白，四肢湿冷，皮肤黏膜无出血点和蜘蛛痣，巩膜无黄染，心肺无异常。腹平坦，腹壁静脉无曲张，腹软，上腹部有压痛，无腹肌紧张和反跳痛，肝脾肋下未触及，移动性浊音（－），肠鸣音9次／分，下肢无肿胀。辅助检查：血 Hb85g／L，WBC6.5×10^9／L，PLT210×10^9／L，大便潜血强阳性。

思考：1. 该病人最可能的诊断是什么？诊断依据是什么？

　　　2. 对该病人如何治疗？

消化性溃疡（peptic ulcer）指胃肠道黏膜被胃酸／胃蛋白酶消化而形成的溃疡，因溃疡形成与胃酸／胃蛋白酶的消化作用有关而得名，主要指发生在胃和十二指肠的溃疡，即胃溃疡（gastric ulcer, GU）和十二指肠溃疡（duodenal ulcer, DU）。消化性溃疡是一种常见病、多发病，呈全球性分布，估计约有10%人口一生中患过此病。本病可发生于任何年龄，但以中年最为常见，临床上 DU 较 GU 多见，两者之比约3∶1，DU 好发于青壮年，而

GU 多见于中老年，GU 发病年龄比 DU 平均晚 10 年，消化性溃疡好发于男性。其发作有明显的季节性，秋冬和冬春之交发生远比夏季多。

【病因与发病机制】

本病的发病机制是损伤黏膜的侵袭力和黏膜自身的防卫力的消长。常见损伤黏膜的侵袭力包括胃酸、胃蛋白酶的消化作用及幽门螺杆菌（Hp）、非甾体类抗炎药（NSAIDs）、胆盐、乙醇等；黏膜自身的防卫力包括黏膜屏障、黏液 HCO_3^- 屏障、前列腺素的细胞保护和细胞更新、表皮生长因子和黏膜血流量等。GU 和 DU 在发病机制上有不同之处，前者是黏膜自身的防卫力减弱，后者主要是损伤黏膜的侵袭力增强。胃十二指肠黏膜屏障这一完善而有效的防御和修复机制，足以抵抗胃酸/胃蛋白酶的侵蚀。一般而言，只有当某些因素损害了这一机制才可能发生胃酸/胃蛋白酶侵蚀黏膜而导致溃疡形成。近年的研究已经明确，幽门螺杆菌和非甾体类抗炎药是损害胃十二指肠黏膜屏障从而导致消化性溃疡发病的最常见病因。当胃酸分泌过度且远远超过黏膜的防御和修复作用也可能导致消化性溃疡的发生。

在目前所知的消化性溃疡的所有病因中，Hp 被认为是消化性溃疡的主要病因。DU 的 Hp 感染率高达 90%～100%，GU 的 Hp 感染率为 80%～90%。

另外，遗传因素（如 O 型血溃疡发生率高）、应激、吸烟、长期精神紧张、焦虑、刺激性食物、长期饮食不规律等亦与溃疡病的发生有关。

【病理】

GU 常位于胃角和胃小弯；DU 常位于球部，前壁多见。溃疡多为单发，但也可多发。溃疡形态多呈圆形或椭圆形，DU 直径一般为 1cm 以下，GU 直径一般为 2cm 以下。溃疡可深达黏膜下层或肌层，边缘光滑整齐，底部平坦、洁净，由肉芽组织构成，上面覆盖有灰白纤维渗出物，在溃疡的活动期，周围组织多有炎性水肿。当溃疡侵及较大的血管时，可引起大量出血。若溃疡穿透肌层及浆膜层，则引起穿孔。在溃疡愈合过程中，边缘上皮细胞增生覆盖溃疡面，其下的肉芽组织纤维化，变为瘢痕，瘢痕收缩使周围黏膜皱襞向其集中。由于大量瘢痕组织的形成，特别当溃疡位于幽门及其附近时，可致持久性的幽门梗阻。

【临床表现】

1. 症状　上腹痛是溃疡病最常见的症状，性质多样，如隐痛、灼痛、胀痛、剧痛或饥饿痛，以阵发性中等度钝痛为主，亦有持续性隐痛者。典型的消化性溃疡有如下临床特点：慢性过程，病史可达数年或数十年。周期性发作，发作期可持续数天、数周或数月，缓解期长短不一，短者数周，长者达数年，一般发作有明显的季节性，秋冬和冬春之交易发生，可因精神紧张、过度疲劳和饮食不当而诱发。疼痛有节律性，发作时呈与饮食有关的节律性上腹痛，胃溃疡为餐后痛，于餐后半小时到 2 小时，持续 1~2 小时，其规律为进食 – 疼痛 – 缓解。十二指肠溃疡疼痛位于上中腹偏右，好发于餐后 3~4 小时，持续至下次进食后才缓解，其规律为疼痛 – 进食 – 缓解，常有夜间痛，尤其是睡前进餐者。影响疼痛的因素：常因精神刺激、过度疲劳、饮食不慎、药物、气候变化等因素诱发或加重；可因休息、进食、服制酸药、以手按压疼痛部位、呕吐等方法而减轻或缓解。可伴嗳气、反酸、流涎、恶心、呕吐等症状。

2. 体征　溃疡发作期，中上腹部可有局限性压痛，其压痛部位多与溃疡的位置基本相符，缓解期无明显体征。

3. 特殊类型的溃疡

（1）复合溃疡　指胃和十二指肠同时发生的溃疡。占消化性溃疡的 5%~7%，DU 往往先于 GU 出现。幽门梗阻发生率较高。

（2）幽门管溃疡　幽门管溃疡上腹痛的节律性不明显，对药物治疗反应较差，呕吐较多见，较易发生幽门梗阻、出血和穿孔等并发症。

（3）球后溃疡　发生在球部远段十二指肠的溃疡称球后溃疡，一般指位于十二指肠乳头近端的溃疡，约占消化性溃疡的 5%，夜间腹痛和背部放射痛多见，易出现出血、穿孔，内科治疗效果差。

（4）多发性溃疡　指胃和（或）十二指肠同时有 2 个以上的溃疡。

（5）巨大溃疡　直径大于 2.5cm 的溃疡。巨大溃疡易发生慢性穿透或穿孔，药物治疗效果差、愈合慢。巨大溃疡应注意与恶性溃疡鉴别。

（6）老年消化性溃疡　表现不典型，易误诊为胃癌。

（7）无症状性溃疡　占 DU 的 15%，多以出血、穿孔等并发症首发。

4. 并发症

（1）出血　出血是消化性溃疡最常见的并发症。小量出血仅表现为粪便隐血，大量出血表现为呕血和（或）黑粪。有慢性腹痛的病人，出血后腹痛可减轻。黑便是 DU 和 GU 出血的共同表现，粪便呈柏油样，24~48 小时内进行早期纤维胃镜检查，其诊断准确率可达 90% 以上。急性大量出血时可出现失血性休克，危及生命。

（2）穿孔　溃疡穿透浆膜层可发生急性穿孔，胃内容物进入腹腔导致急性弥漫性腹膜炎。临床表现为突然发生上腹剧痛，并向全腹扩散，伴有恶心、呕吐、面色苍白、腹式呼吸减弱或消失、手足发凉、出冷汗、血压下降等症状。继之体温升高，白细胞增多，体征为全腹有明显压痛及反跳痛、板状腹、肝浊音界缩小或消失。X 射线检查膈肌下可见游离气体。数小时后可发生化脓性腹膜炎，需及时进行外科手术治疗。慢性穿孔可穿透至胰腺或其他邻近组织，形成包裹，出现相应部位疼痛，也称穿透性溃疡。

（3）幽门梗阻　多见于长期反复发作的溃疡，急性期溃疡周围组织的炎性水肿可造成暂时性的幽门梗阻，可因药物治疗、溃疡愈合而消失。瘢痕形成或与周围组织粘连则引起器质性幽门梗阻，呈持久性，需手术治疗。临床表现为餐后上腹饱胀、上腹疼痛加重，伴有恶心、呕吐，大量呕吐后症状可以改善，呕吐物含发酵酸性宿食。严重呕吐可致失水和低氯低钾性碱中毒。可发生营养不良和体重减轻。体检可见胃型和胃蠕动波，清晨空腹时检查胃内有振水声。进一步做胃镜或 X 射线钡餐检查可确诊。

（4）癌变　胃溃疡有 1% 的癌变可能，十二指肠溃疡罕见癌变。胃溃疡癌变后，疼痛规律性常发生改变，溃疡顽固不愈合。胃镜检查有助于发现癌变。

【辅助检查】

1. 胃镜检查和黏膜活检　胃镜检查和黏膜活检是确诊消化性溃疡的首选方法。在内镜直视下可确定溃疡的部位、大小、形态和数目，并可取活检做病理检查和 Hp 检测，还可明确溃疡分期。

2. X 射线钡餐检查　溃疡 X 射线征象有直接和间接两种：龛影是直接征象，对溃疡有确诊价值；间接征象包括局部压痛、胃大弯侧痉挛性切迹、十二指肠激惹和球部畸形，特异性有限。

3. Hp 检测　Hp 检测已成为消化性溃疡的常规检测项目，其方法见慢性胃炎。

【诊断及鉴别诊断】

1. 诊断　①具有慢性病程、周期性发作和节律性上腹疼痛；②上腹部可有局限性压痛；③胃镜及（或）组织学检查可见溃疡性改变；④X 射线钡餐检查有龛影。

2. 鉴别诊断

（1）胃癌　本病诊断主要手段为内镜或组织病理检查。内镜下恶性溃疡形态不规则，底部凹凸不平，污秽苔，边缘结节样隆起。胃癌与消化性溃疡鉴别有时比较困难，尤其是溃疡型胃癌早期，应避免误诊，对于临床表现不典型、年龄在 45 岁以上、胃酸偏低、特别是男性病人，即使 X 射线钡餐和（或）内镜检查尚未证实为胃癌时，亦应在内科积极治疗下定期做内镜观察随访，直至溃疡愈合。

（2）慢性胃炎　本病亦有慢性上腹不适或疼痛，部分可有近似消化性溃疡的症状，但周期性与节律性一般不明显。胃镜检查是两者鉴别的主要方法。

（3）胆囊炎和胆石病　多见于女性，上腹痛常与进食油腻食物有关，疼痛多位于右上腹，常放射至右肩部，伴发热、黄疸、Murphy 征阳性。胃 X 射线钡餐或胃镜检查未发现溃疡征，胆道 B 超检查、逆行胰胆管造影有异常改变。

（4）促胃泌素瘤　促胃泌素瘤亦称 Zollinger –Ellison 综合征，由非胰腺非 B 细胞瘤或胃窦 G 细胞增生造成。胃液和胃酸分泌显著增多,溃疡呈多发性、顽固性和异位性,多伴腹泻和明显消瘦。有过高胃酸分泌(基础胃酸分泌量 BAO 和最大胃酸分泌量 MAO 均明显升高,且 BAO/MAO > 60%)及高空腹血清胃泌素(> 200pg/mL,常 > 500pg/mL)。

【治疗】

治疗目的是控制症状,促进溃疡愈合,预防复发,防治并发症。

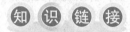

消化性溃疡药物的发展

自 20 世纪 70 年代以来,消化性溃疡药物经历了 H_2RA、PPI 和根除 Hp 三次里程碑式的进展,使溃疡愈合率达到 95% 左右,相应的外科手术大幅度减少。

1.一般治疗　注意休息,避免过度劳累和精神紧张,保持乐观情绪。少食多餐,饮食规律化,避免食用刺激性食物和服用损害胃黏膜的药物,戒烟、戒酒。

2.药物治疗

(1)抑制胃酸药

①H_2 受体拮抗剂(H_2RA)可抑制基础及刺激的胃酸分泌,疗效好,价格适中,临床广泛应用。目前常用:西咪替丁每次 200mg 餐前服,400mg 睡前服,4~6 周为 1 个疗程;雷尼替丁每次 150mg,2 次 / 日,口服,连用 4~8 周;法莫替丁每次 20mg,2 次 / 日,口服,连用 8 周。

②质子泵抑制剂(PPI)　临床常用药物有奥美拉唑、兰索拉唑、泮托拉唑、雷贝拉唑,其剂量分别为每次 20mg、30mg、40mg、20mg,1 次 / 日,口服。

(2)胃黏膜保护剂　硫糖铝每次 1g,3~4 次 / 日,餐后 2 小时服。复方铋剂(枸橼酸铋钾)每次 120mg,4 次 / 日,口服。米索前列醇每次 200μg,4 次 / 日,口服。米索前列醇每次 200μg,4 次 / 日,口服。其他药物:胃膜素每次 2~2.5g,3 次 / 日,口服。

(3)抗 Hp 药物　常用于抗 Hp 的药物包括氨苄西林(阿莫西林)、克拉霉素、甲硝唑、替硝唑、呋喃唑酮等。由于尚无单一药物能有效根除 Hp,因此采用联合用药。目前推荐以 PPI 或铋剂为基础加上两种抗生素组成的三联方案(表 4-1)。

表 4 - 1 抗 Hp 的三联方案

药物	剂量	选择种类
PPI 或铋剂		1 种
奥美拉唑	40mg/d	
枸橼酸铋钾	480mg/d	
抗生素		2 种
阿莫西林	1000~2000mg/d	
克拉霉素	500~1000mg/d	
甲硝唑或替硝唑	800mg/d 或 1000mg/d	

三联根除 Hp 方案失败者，可用 PPI 40mg/d + 枸橼酸铋钾 480mg/d + 阿莫西林 2000mg/d + 克拉霉素 1000mg/d 组成的四联方案，用药 1 周。

3. 外科治疗

（1）适应证 ①大量出血经内科治疗无效；②急性穿孔；③瘢痕性幽门梗阻；④胃溃疡癌变；⑤严格内科治疗无效的顽固性溃疡。

（2）手术方法 胃大部切除术和迷走神经切断术是治疗消化性溃疡最常用的两种手术方式。

【预后】

消化性溃疡的复发率高，但死亡率低，预后大多良好。死亡主要见于高龄病人，死亡的主要原因是并发症，特别是大出血和急性穿孔。

项目三 炎症性肠病

【学习目标】

1. 掌握炎症性肠病的临床表现、诊断、鉴别诊断和治疗原则。

2. 熟悉炎症性肠病的病因、常用检查方法。

3. 了解炎症性肠病的发病机制和病理。

案例导入

李某，女，30 岁，已婚，职员，近 1 年来无明显原因出现腹泻，每日 4~5 次，为少量脓血便，伴左下腹疼痛，呈阵发性绞痛，间断口服小檗碱和诺氟沙星治疗，腹泻时轻时重，大便均为黏液脓血和脓血便，腹泻重时，每日 8~9 次，且伴里急后重感，今为进一步诊治就诊。体检：T37.5℃,P86 次／分，R20 次／分，BP110/70mmHg。神志清晰，皮肤黏膜无皮疹、出血点和蜘蛛痣，巩膜无黄染，浅表淋巴结未触及，心肺无异常。腹平软，腹壁静脉无曲张，左下腹有压痛，无腹肌紧张和反跳痛，肝脾肋下未触及，全腹未触及肿块，移动性浊音（－）。下肢无肿胀。辅助检查：纤维结肠镜提示：乙状结肠、直肠黏膜弥漫性充血、水肿，可见大小不等溃疡 3 个，最大约 3cm×2cm 溃疡表面覆盖黏液脓血，大便培养未见异常病原体。

　　思考：1. 该病人最可能的诊断是什么？诊断依据是什么？

　　　　　2. 对该病人如何治疗？

一、概述

　　炎症性肠病（inflammatory bowel disease，IBD）是一类由多种病因引起的肠道慢性非特异性炎症性疾病，包括溃疡性结肠炎（ulcerative colitis, UC）和克罗恩病（Crohn's disease, CD）。

【病因与发病机制】

　　炎症性肠病是由环境、遗传、感染和免疫多因素相互作用所致。

　　1.环境因素　近几十年来，IBD（UC 和 CD）的发病率持续增高，这一现象首先出现在经济高度发达的北美、北欧，继而是西欧、南欧，最近才是日本、南美。过去该病在我国少见，现已成为常见疾病，这一现象反映了环境因素的重要作用，如饮食、吸烟、生活方式、卫生条件或暴露于其他尚不明确的因素。

　　2.遗传因素　IBD 发病的另一个重要现象是 IBD 病人一级亲属发病率显著高于普通人群，而病人的配偶发病率不增加。CD 发病率单卵双胞胎显著高于双卵双胞胎。已有大量关于 IBD 相关基因的报道，不同人种其相关基因不同。

　　3.感染因素　微生物在 IBD 发病中的作用一直受到重视，多种微生物参与了 IBD 的发生与发展，IBD（特别是 CD）是针对自身正常肠道菌群的异常免疫反应性疾病。有两方面证据支持这一观点：当 IBD 动物模型肠道处于无菌状态时不发生肠道炎症，但在肠道正常菌群状态下则出现肠道炎症，肠道感染可能是一种诱发因素。临床观察，临床上见到细菌滞留易促发 CD 进入活动期，而粪便转流能防止 CD 复发；抗生素或微生态制剂对某些 IBD 病人有益。

　　4.免疫因素　肠道免疫反应异常激活是导致 IBD 持续发生、发展、转归的直接因素。目前认为，IBD 发病机制可能为环境因素作用于遗传易感者，在肠道菌群的持续刺激下或（及）免疫调节紊乱，启动了肠道免疫系统，引起肠道免疫炎症反应过度亢进且持续发展，启动了肠道免疫及非免疫系统，最终导致免疫反应和炎症过程。可能由于抗原因素不同，发病的具体环节不同，最终导致组织损害的表现不同。

二、溃疡性结肠炎

溃疡性结肠炎（UC）是一种原因未明的结肠和直肠的慢性非特异性炎症性疾病。临床表现为腹痛、腹泻、黏液脓血便、里急后重。病情轻重不等，多呈反复发作的慢性过程。本病可发生于任何年龄，以 20~40 岁多见，男女发病率无明显差别。本病在欧美地区较常见，我国少见，但近年发病率明显增加，病情一般较轻，重症也常有报道。

【病理】

病变位于大肠，呈连续性、弥漫性分布。多自肛端直肠开始，逆行向近段发展，甚至累及全结肠及末段回肠。

活动期黏膜呈弥漫性充血、水肿、糜烂及出血，黏膜及黏膜下层有淋巴细胞、浆细胞、嗜酸性及中性粒细胞浸润。肠腺底部隐窝处形成微小脓肿，这些隐窝脓肿可相互融合破溃，出现广泛的、不规则的浅表小溃疡，并可逐渐融合成大片溃疡。由于结肠病变一般限于黏膜与黏膜下层，很少深达肌层，所以并发溃疡穿孔、瘘管形成或结肠周围脓肿者少见，少数暴发型或重症者病变累及结肠全层，可发生中毒性巨结肠，肠壁重度充血、肠腔膨大、肠壁变薄，可发生溃疡穿孔。

由于病变反复发作，黏膜不断破坏和修复，致正常结构破坏，肉芽组织增生，可形成炎性息肉，也可由于溃疡愈合、瘢痕形成致肠壁增厚，结肠变形缩短，结肠袋消失，肠腔狭窄。少数病人发生结肠癌变。

显微镜下见隐窝结构紊乱，表现为腺体变形、排列紊乱、数目减少等萎缩改变，伴杯状细胞减少和潘氏细胞化生。

【临床表现】

病程呈慢性经过，多表现为发作期与缓解期交替，少数病人症状持续并逐渐加重。常因精神刺激、劳累、饮食不当等因素诱发。

1. 消化系统表现

（1）腹泻　腹泻主要与炎症刺激使肠蠕动增加及肠腔内水、钠吸收障碍有关。粪便中的黏液脓血为炎症渗出、黏膜糜烂及溃疡所致。黏液脓血便是本病活动期的重要表现。腹泻的程度轻重不一，轻者每日 2~4 次，重者可多达 10 余次。粪质亦与病情轻重有关，多呈糊状及稀水状，混有黏液、脓血，病变累及直肠则有里急后重。

（2）腹痛　轻型及病变缓解期可无腹痛，一般呈轻度至中度隐痛，少数绞痛，多局限于左下腹及下腹部。有疼痛－便意－便后缓解的规律，常有里急后重。并发中毒性巨结肠或炎症波及腹膜，有持续性剧烈腹痛。

（3）其他症状　可有腹胀，严重者可有食欲缺乏、恶心、呕吐。

（4）体征　左下腹有轻压痛，部分病人可触及如硬管状的乙状结肠或降结肠。重型和暴发型可有明显压痛和鼓肠。若有腹肌紧张、反跳痛、肠鸣音减弱，应注意中毒性巨结肠、肠穿孔等并发症。直肠指检可有触痛及指套带血。

2. 全身表现　急性发作期常有低度至中等度发热，重者可有高热及心动过速。严重者或病情持续活动可出现消瘦、贫血、衰弱、低蛋白血症、水与电解质紊乱等表现。

常有外周关节炎、结节性红斑、坏疽性脓皮病、巩膜外层炎、前葡萄膜炎、口腔复发性溃疡、骶髂关节炎、强直性脊柱炎等免疫状态异常表现。国内报道肠外表现的发生率低。

3. 临床分型　按本病的病程、程度、范围及病期进行综合分型。

（1）临床类型　①初发型，指无既往史的首次发作；②慢性复发型，临床上最多见，发作期与缓解期交替；③慢性持续型，症状持续，时有症状加重的急性发作；④急性暴发型，少见，急性起病，病情严重，全身毒血症状明显，可伴中毒性巨结肠、肠穿孔、败血症等并发症。上述各型可相互转化。

（2）临床严重程度　轻度：腹泻每日4次以下，便血轻或无，无发热、脉速，贫血无或轻，血沉正常；重度：腹泻每日6次以上，并有明显黏液脓血便，体温＞37.5℃，脉搏＞90次/分，血红蛋白＜100g/L，血沉＞30mm/h；中度：介于轻度与重度之间。

（3）病变范围　可分为直肠炎、左半结肠炎（结肠脾曲以远）、全结肠炎（病变扩展至结肠脾曲以近或全结肠）。

（4）病情分期　分为活动期和缓解期。

4. 并发症

（1）中毒性巨结肠　多发生在暴发型或重症溃疡性结肠炎病人，病变广泛、严重，累及肌层及肠肌神经丛时可发生。国外报道见于5％的病人，国内少见。常见诱因为应用抗胆碱能药物或阿片类制剂、钡剂灌肠及低血钾等。临床表现为病情急剧恶化，毒血症明显，有脱水与电解质紊乱，出现鼓肠、腹部压痛、肠鸣音消失。血常规白细胞计数显著升高，X射线腹平片可见结肠扩大、结肠袋消失等。易引起急性肠穿孔，病死率高。

（2）直肠或结肠癌变　多发生于广泛性结肠炎、幼年起病而病程漫长者。

（3）其他　结肠大出血、肠穿孔、肠梗阻等。

【辅助检查】

1.血液检查　轻型病例血红蛋白多正常或轻度下降，中、重型病例血红蛋白有轻或中度下降，甚至重度下降。白细胞计数在活动期可有增高。血沉加快和C-反应蛋白增高是活动期的标志。严重病例血清白蛋白下降。

2.粪便检查　粪便常规检查肉眼观常有黏液脓血，显微镜检见红细胞和脓细胞，急性发作期可见巨噬细胞。粪便病原学检查以便排除感染性结肠炎，需反复多次进行（至少连续3次）。

3.免疫学检查　血中外周型抗中性粒细胞胞浆抗体（pANCA）和抗酿酒酵母抗体（ASCA）分别为UC和CD的相对特异性抗体，这两种抗体有助于UC和CD的诊断和鉴别诊断。

4.结肠镜检查　结肠镜检查是本病诊断与鉴别诊断的重要检查，可直接观察肠黏膜变化，取活组织检查，并确定病变范围。内镜下可见黏膜血管纹理模糊、紊乱或消失、充血、水肿、出血及脓性分泌物附着，并常见黏膜粗糙，呈细颗粒状；病变明显处见弥漫性糜烂和多发性浅溃疡。慢性病变见假息肉及桥状黏膜，结肠袋往往变浅、变钝或消失。

5.X射线钡剂灌肠检查　急性期肠黏膜充血、水肿，并可见皱襞粗大紊乱，多发性浅溃疡时，肠管壁边缘毛糙呈毛刺状或锯齿状及见小龛影，后期结肠袋消失，肠壁变硬，肠腔缩短、变窄，可呈铅管状。如有假息肉形成，可呈圆形或卵圆形的充盈缺损。暴发型一般不宜做X射线钡剂灌肠检查，以免加重病情，或诱发中毒性巨结肠。

【诊断及鉴别诊断】

1.诊断　①根据慢性腹痛、腹泻、黏液脓血便病史；②反复粪便检查无病原体；③结肠镜检查：黏膜血管纹理模糊、紊乱或消失、充血、水肿、易脆、出血及脓性分泌物附着，并常见黏膜粗糙，呈细颗粒状；或弥漫性糜烂和多发性浅溃疡；或慢性病变见假息肉及桥状黏膜，结肠袋变浅、变钝或消失；④X射线钡剂灌肠检查：肠管壁边缘毛糙呈毛刺状或锯齿状及见小龛影，有假息肉形成时，可见圆形或卵圆形的充盈缺损，可见铅管状肠等。

2.鉴别诊断

（1）慢性细菌性痢疾　常有急性细菌性痢疾病史，急性发作时发热、腹痛较明显，粪便检查可分离出致病菌，粪便及结肠镜检查取黏液脓性分泌物培养，痢疾杆菌阳性，抗生素治疗有效。

（2）阿米巴痢疾　主要侵袭右结肠，也可累及左侧结肠，结肠溃疡较深，边缘潜行，溃疡间黏膜多正常，粪便或结肠镜取溃疡渗出物检查可找到溶组织阿米巴滋养体或包囊。血清抗阿米巴抗体阳性。抗阿米巴治疗有效。

（3）血吸虫病 有疫水接触史，常有肝脾大，粪便检查可发现血吸虫卵，孵化毛蚴阳性。直肠镜检查在急性期可见黏膜黄褐色颗粒，活检黏膜压片或组织病理检查发现血吸虫卵。

（4）肠易激综合征 粪便有黏液但无脓血，显微镜检查正常，隐血试验阴性。结肠镜检查无器质性病变表现。

（5）克罗恩病 腹痛较重，常位于右下腹，便后腹痛不缓解，粪便多为糊状，一般无黏液脓血便和里急后重，部分有右下腹包块，易形成瘘管。结肠镜下见纵行溃疡和裂隙溃疡，将黏膜分割呈鹅卵石样外观。组织病理表现为节段性肠全壁炎性改变，有裂隙状溃疡、非干酪性肉芽肿。

【治疗】

治疗原则是控制急性发作，减少复发，防止并发症。

1. 一般治疗 活动期病人应强调休息、饮食和营养。活动期病人应充分休息，给予流质或半流质饮食，待病情好转后改为富营养少渣饮食。重症或暴发型病人应住院治疗，病情严重应禁食，并予完全胃肠外营养治疗。病人的情绪对病情会有影响，可予心理治疗。

2. 对症治疗 对腹痛、腹泻的对症治疗要权衡利弊，使用抗胆碱能药物或止泻药如地芬诺酯（苯乙哌啶）或洛哌丁胺宜慎重，对重症病人应禁用，因易诱发中毒性巨结肠。纠正水、电解质紊乱，贫血者可输血，低蛋白血症者输注血清白蛋白。

3. 氨基水杨酸制剂 柳氮磺吡啶（SASP）是治疗本病的常用药物。该药口服后大部分到达结肠，经肠菌分解为5-氨基水杨酸（5-ASA）与磺胺吡啶，前者是主要有效成分，其滞留在结肠内与肠上皮接触而发挥抗炎作用。该药适用于轻、中度病人或重度经糖皮质激素治疗已有缓解者。用药方法：4g/d，分4次，口服。病情完全缓解后改为2g/d，分2~4次，口服，维持1~2年。该药不良反应分为两类，一类是剂量相关的不良反应如恶心、呕吐、食欲减退、头痛、可逆性男性不育等，餐后服药可减轻消化道反应；另一类不良反应属于过敏，有皮疹、粒细胞减少、自身免疫性溶血、再生障碍性贫血等，因此服药期间必须定期复查血常规，一旦出现此类不良反应，应改用其他药物。口服5-ASA新型制剂可避免在小肠近段被吸收，而在结肠内发挥药效，这类制剂有美沙拉嗪、奥沙拉嗪和巴柳氮。口服5-ASA新型制剂疗效与SASP相仿，优点是不良反应明显减少，缺点是价格昂贵，对SASP不能耐受者尤为适用。5-ASA的灌肠剂适用于病变局限在直肠、乙状结肠者，栓剂适用于病变局限在直肠者。

4. 糖皮质激素 适用于暴发型或重症病人，可控制炎症，抑制自身免疫过程，减轻中毒症状。常用氢化可的松200~300mg，或地塞米松10mg静脉滴注，每日1次，疗程7~10天，症状缓解后改用泼尼松龙40~60mg/d，分4次口服，病情缓解后以每1~2周减少 5~10mg 用量至停药。减量期间加用氨基水杨酸制剂逐渐接替激素治疗。

病变局限在直肠、乙状结肠的病人，可用琥珀酸钠氢化可的松 100mg 或地塞米松 5mg 加生理盐水 100mL 保留灌肠，每晚 1 次，病情好转后改为每周 2~3 次，疗程 1~3 个月。也可用布地奈德泡沫灌肠剂 2mg 保留灌肠，每晚 1 次，该药是以局部作用为主的糖皮质激素，全身不良反应较少。

5. 免疫抑制剂 可试用于对激素治疗效果不佳或对激素依赖的慢性持续型病例，加用这类药物后可逐渐减少激素用量甚至停用，硫唑嘌呤 1.5~2.5mg/（kg·d）或巯嘌呤 0.75~1.5mg/（kg·d），该类药显效时间需 3~6 个月，维持用药可至 3 年或以上。不良反应主要是骨髓抑制和继发感染。应用时应严密监测血常规。

6. 抗生素 对重症或暴发型，为控制继发感染，可用先锋霉素类、氨苄西林、庆大霉素、甲硝唑或替硝唑等静脉滴注。

7. 手术治疗 适用于并发大出血、肠穿孔、癌变、脓肿、瘘管及重症病人，特别是合并中毒性巨结肠经积极内科治疗无效且伴严重毒血症状者。

【预后】

溃疡性结肠炎的预后取决于年龄、病型、有无并发症和治疗条件。轻型者预后良好，急性暴发型、有并发症及年龄超过 60 岁者预后不良。但近年由于治疗水平提高，病死率已明显下降。慢性持续活动或反复发作频繁者，预后较差，如能合理选择手术治疗，亦可望恢复。病程漫长者癌变危险性增加，应注意随访，推荐对病程 8 年以上的广泛性或全结肠炎和病程 30 年以上的左半结肠炎、直肠乙状结肠炎病人，至少两年 1 次行监测性结肠镜检查。

三、克罗恩病

克罗恩病（CD）是一种原因不明的胃肠道慢性炎性肉芽肿性疾病，可累及全消化道，非连续性，但好发于末段的回肠和邻近结肠。本病临床表现为腹痛、腹泻、腹部包块、瘘管形成、肠梗阻及体重下降，伴有发热、营养障碍等肠外表现。病程多迁延，反复发作，不易根治。本病发病年龄多在 15~30 岁，但首次发作可出现在任何年龄组，男女患病率近似。本病在欧美多见，我国近年发病率逐渐增多。

【病理】

病变表现为同时累及回肠末段与邻近右侧结肠者；只涉及小肠者；局限在结肠者。病变可涉及口腔、食管、胃、十二指肠。

1. 大体形态特点 ①病变呈节段性或跳跃性，不连续性；②黏膜溃疡的特点：早期呈鹅口疮样溃疡；随后溃疡增大、融合，形成纵行溃疡和裂隙溃疡，将黏膜分割呈鹅卵石样外观；溃疡穿孔引起局部脓肿，或穿透至其他肠段、器官、腹壁，形成内瘘或外瘘；③病变累及肠壁全层，肠壁增厚变硬，肠腔狭窄，可发生肠梗阻；肠壁浆膜纤维素渗出可引起肠粘连。

2. 组织学特点　①非干酪性肉芽肿，由类上皮细胞和多核巨细胞构成，可发生在肠壁各层和局部淋巴结；②裂隙溃疡呈缝隙状，可深达黏膜下层甚至肌层；③肠壁各层炎症，伴固有膜底部和黏膜下层淋巴细胞聚集、黏膜下层增宽、淋巴管扩张及神经节炎等。

【临床表现】

一般起病隐匿、缓慢，少数急骤，病情轻重不一。发病诱因有过度疲劳、精神刺激、饮食失调、继发感染。腹痛、腹泻和体重下降是本病的三大主要临床表现。病程呈慢性，长短不等的活动期与缓解期交替，可反复发作，迁延不愈。

1. 消化系统表现

（1）腹痛　腹痛为最常见症状。多位于右下腹或脐周，间歇性发作，呈痉挛性阵痛伴腹鸣。餐后加重，排便或肛门排气后缓解。体检常有腹部压痛，部位多在右下腹。出现持续性腹痛和明显压痛，提示炎症波及腹膜或腹腔内脓肿形成。全腹剧痛和腹肌紧张，提示病变肠段急性穿孔。

（2）腹泻　腹泻为本病常见症状，主要由病变肠段炎症渗出、蠕动增加及继发性吸收不良引起。开始为间歇发作，后期为持续性，粪便多为糊状，一般无脓血或黏液。病变涉及结肠下段或直肠者，可有黏液血便及里急后重感。

（3）腹部包块　多位于右下腹与脐周，是由于肠粘连、肠壁增厚、肠系膜淋巴结肿大、内瘘或局部脓肿形成所致。固定的腹部包块提示有粘连，多已有内瘘形成。

（4）瘘管形成　瘘管形成是克罗恩病的特征性临床表现，是由于炎性病变穿透肠壁全层至肠外组织或器官而成。瘘分内瘘和外瘘，前者可通向其他肠段、肠系膜、膀胱、输尿管、阴道、腹膜后等处，后者通向腹壁或肛周皮肤。肠瘘通向的组织与器官因粪便污染可致继发性感染。外瘘或通向膀胱、阴道的内瘘均可见粪便与气体排出。

（5）肛门直肠周围病变　少数病人有肛门周围瘘管、脓肿形成及肛裂等病变，有结肠受累者较多见。有时这些病变可为本病的首发或突出的临床表现。

2. 全身表现

（1）发热　发热为常见的全身表现之一，与肠道炎症活动及继发感染有关。间歇性低热或中度热常见，少数呈弛张高热伴毒血症。

（2）营养障碍　由慢性腹泻、食欲减退及慢性消耗等因素所致。表现为体重下降、贫血、低蛋白血症和维生素缺乏等症。青春期前病人常有生长发育迟滞。

3. 肠外表现 本病肠外表现与溃疡性结肠炎的肠外表现相似，但发生率较高，我国以口腔黏膜溃疡、皮肤结节性红斑、关节炎及眼病为常见。

4. 并发症 肠梗阻最常见，其次是腹腔内脓肿，偶可并发急性穿孔或大量便血。直肠或结肠黏膜受累者可发生癌变。

【辅助检查】

1. 血液检查 红细胞及血红蛋白降低，贫血常与疾病严重程度平行；周围血白细胞轻度增高见于活动期，明显增高常提示合并感染；活动期血沉加快、C-反应蛋白升高。血清白蛋白常有降低。

2. 粪便检查 可见红、白细胞，隐血试验呈阳性。粪便病原学检查排除感染性结肠炎。

3. 结肠镜检查 结肠镜直视下，可见黏膜充血、水肿、口疮样溃疡、肠腔狭窄、假息肉形成及卵石征等不同表现。病变之间黏膜外观正常，呈节段性、非对称性分布。组织活检有非干酪性肉芽肿形成及大量淋巴细胞聚集。该检查是克罗恩病最敏感的检查方法，但只能观察至回肠末段。

4. 钡剂检查 小肠病变做胃肠钡剂造影，结肠病变做钡剂灌肠检查。X 射线下钡剂造影显示黏膜皱襞粗乱、纵行性溃疡或裂沟、鹅卵石征、假息肉、多发性狭窄或肠壁僵硬、瘘管形成等 X 射线征象，病变呈节段性分布。由于肠壁增厚，可见填充钡剂的肠袢分离。

5. 腹部超声、CT、MRI 检查 可显示肠壁增厚、腹腔或盆腔脓肿、包块等。

【诊断及鉴别诊断】

1. 诊断 ①慢性起病，反复发作性右下腹或脐周痛、腹泻、体重下降；②伴有肠梗阻、腹部压痛、腹部包块、肠瘘、肛周病变、发热；③结肠镜下，见阿弗他溃疡或纵行溃疡、鹅卵石样改变、肠腔狭窄或肠壁僵硬、炎性息肉，病变之间黏膜外观正常；④钡剂造影示黏膜皱襞粗乱、纵行性溃疡或裂沟、鹅卵石征、假息肉、多发性狭窄或肠壁僵硬、瘘管形成等 X 射线征象，病变呈节段性分布。

2. 鉴别诊断

（1）肠结核 肠结核病人既往或现有肠外结核病史；临床表现少有瘘管、腹腔脓肿和肛门周围病变；内镜检查见病变主要涉及回盲部，可累及邻近结肠，节段性分布不明显，溃疡多为横行，浅表而不规则；病变肠段与系膜淋巴结病理组织学检查示干酪坏死性肉芽肿，活检组织抗酸杆菌染色阳性，结核菌素试验（PPD）强阳性，血清结核杆菌相关性抗原和抗体检测阳性。对鉴别有困难不能排除肠结核者，应先行诊断性抗结核治疗，肠结核经抗结核治疗 2～6 周后症状有明显改善，治疗 2～3 个月后内镜所见明显改善或好转。

（2）溃疡性结肠炎　结肠型克罗恩病需与溃疡性结肠炎鉴别。溃疡性结肠炎脓血黏液便突出，伴里急后重；较少发热；罕见有瘘管形成和肛周病变；X射线钡剂灌肠或结肠镜检查，病变主要累及直肠、乙状结肠，病变连续，溃疡浅，充血明显；多无小肠受累；病理无肉芽肿样病变。

【治疗】

本病尚无特殊治疗方法。

1. 一般治疗　戒烟，活动期宜卧床休息，给予高营养低渣饮食。严重病例宜暂禁食，纠正水、电解质、酸碱平衡紊乱，采用肠内或肠外高营养支持。贫血者可补充维生素 B_{12}、叶酸或输血。低蛋白血症者可输白蛋白或血浆。

腹痛、腹泻必要时可酌情使用抗胆碱能药物或止泻药，合并感染者静脉途径给予广谱抗生素。

2. 药物治疗

（1）水杨酸　柳氮磺吡啶（SASP）和5-氨基水杨酸（5-ASA）适用于慢性期和轻、中度活动期病人。SASP在结肠内由细菌分解为5-ASA与磺胺吡啶，前者是SASP的有效成分。治疗剂量为4~6g/d，分4次服用，一般3~4周见效，待病情缓解后可逐渐减量至维持量1~2g/d，主张连续应用3年。对不能耐受SASP或过敏者可改用5-ASA。5-ASA的制剂有美沙拉嗪、奥沙拉嗪和巴柳氮。5-ASA的灌肠剂适用于病变局限在直肠、乙状结肠者，栓剂适用于病变局限在直肠者。

（2）糖皮质激素　常用于中、重症及对5-ASA无效的中度病人。治疗剂量为泼尼松（强的松）40~60mg/d，用药10~14天，有75%~90%病人症状缓解，以后可逐渐减量至5~15mg/d，维持2~3个月。对不能耐受口服者，可静脉滴注氢化可的松200~400mg/d或甲基泼尼松龙48mg/d或促肾上腺皮质激素（ACTH）40~60U/d，14天后改口服泼尼松维持。对直肠、乙状结肠、降结肠病变可采用药物保留灌肠，如氢化可的松琥珀酸盐100mg，0.5%普鲁卡因100mL，加生理盐水100mL，缓慢直肠滴入，每晚1次；也可与SASP、5-ASA或锡类散等药物合并使用，妊娠期也可应用。用药过程中应警惕肠穿孔、大出血、腹膜炎及脓肿形成等并发症。

（3）免疫抑制剂　硫唑嘌呤或巯嘌呤适用于对激素治疗无效或对激素依赖的病人，加用这类药物后可逐渐减少糖皮质激素用量乃至停用。剂量为硫唑嘌呤1.5~2.5mg/（kg·d）或巯嘌呤0.75~1.5mg/（kg·d），该类药显效时间需3~6个月，维持用药可至3年或以上。不良反应主要是白细胞减少等骨髓抑制表现，应用时应严密监测。

（4）抗生素　某些抗生素如硝基咪唑类、喹诺酮类药物对本病有一定疗效。甲硝唑对肛周病变、环丙沙星对瘘有效。临床上一般与其他药物联合短期应用，以增强疗效。

3. 外科手术　外科手术不能治愈CD，且术后复发率高，手术主要是治疗其并发症，如内科治疗无效的肠梗阻、瘘管、不能控制的大量出血及腹腔脓肿和急性穿孔。术后复发的预防至今仍是难题。一般选用美沙拉嗪；甲硝唑可能有效，但长期使用不良反应多；硫唑嘌呤或巯嘌呤对易于复发的高危病人可考虑使用。预防用药推荐在术后2周开始，持续时间不少于3年。

【预后】

本病可经治疗好转，也可自行缓解。但多数病人反复发作，迁延不愈，其中部分病人在其病程中因出现并发症而进行手术治疗，预后较差。

项目四　肠易激综合征

【学习目标】

1. 掌握肠易激综合征的定义、临床表现、诊断、鉴别诊断和治疗。
2. 熟悉肠易激综合征的病因和发病机制、常用检查方法。
3. 了解肠易激综合征的防治原则。

案例导入

刘某，女，42岁，2年前进食生冷食物后出现腹泻，3~4次／日，大便呈黄色稀便，无脓血和黏液，无腥臭味和油滴，排便前伴下腹部隐痛，便后缓解，无恶心、呕吐、反酸及嗳气等不适；口服乳酸杆菌和小檗碱治疗1周，腹泻缓解。此后每遇进食生冷和刺激性食物均会出现类似症状，口服乳酸杆菌和小檗碱治疗均有效。2个月前因一亲属患结肠癌去世，病人再次腹泻、腹痛，且腹泻加重，6~7次／日，排便前伴下腹部隐痛，便后缓解，服上述药物无效。病人患病以来，食欲正常，近2个月焦虑、失眠、多梦，体重下降2kg，既往身体健康，无其他病史，无不良嗜好。体检：T36.5℃，P76次／分，R18次／分，BP120/80mmHg。一般状况可，皮肤黏膜无黄染和蜘蛛痣，体表淋巴结未触及，心肺无异常。腹平软，腹部无压痛，无腹肌紧张和反跳痛，肝脾肋下未触及，全腹未触及肿块，移动性浊音（－），肠鸣音5次／分。下肢无肿胀。粪便常规检查：未见异常，大便潜血试验阴性，大便培养未见异常病原体。

　　思考：1. 该病人最可能的诊断是什么？诊断依据是什么？

　　　　　2. 对该病人如何治疗？

肠易激综合征（irritable bowel syndrome，IBS）是一种以腹痛或腹部不适伴排便习惯改变为特征而无器质性病变的功能性肠病。其特征是肠道功能的易激性，常伴自主神经功能紊乱症状。我国人群患病率约为 10%，本病可发生于任何年龄，以 20 ~ 50 岁多见，老年人初次发病者少见，男女之比为 1 : 2，有家庭聚集现象。

【病因与发病机制】

本病病因和发病机制尚不明确，目前多认为与胃肠动力学异常、内脏感知异常、精神心理障碍等有关。

1. 肠动力学异常　IBS 病人肠蠕动异常。以腹泻为主要表现者肠蠕动加快，以便秘为主要表现者肠蠕动减弱。

2. 内脏敏感性增高　大量研究发现，IBS 病人对胃肠道充盈扩张、肠平滑肌收缩等生理现象敏感性增强，轻微的刺激即会引发结肠痉挛。

3. 精神心理障碍　心理应激对胃肠运动有明显影响。大量调查表明，IBS 病人存在个性异常，焦虑、抑郁积分显著高于正常人，应激事件发生频率亦高于正常人。即 IBS 病人对各种应激反应超常。

4. 其他　约 1/3 病人对某些食物不耐受而诱发症状加重，部分 IBS 病人症状发生于肠道感染治愈之后。研究表明，该病可能与肠黏膜的低度炎症有关，如肥大细胞脱颗粒、炎症介质高表达等。

【临床表现】

本病起病隐匿，多于 20 ~ 30 岁起病，持续或反复发作，病程可长达数年至数十年，但一般状况良好。精神、饮食、寒冷等因素可诱使症状复发或加重。最主要的临床表现是腹痛、排便习惯及粪便性状的改变。

1. 症状

（1）腹痛或腹部不适　与排便相关，为 IBS 主要、必备症状。部位不定，以下腹或左下腹多见，为阵发性痉挛性疼痛，易在进餐后发生，多在排便或排气后缓解。IBS 的腹痛仅发生在清醒时，无夜间痛醒。

（2）排便异常　多数为腹泻，少数可有腹泻与便秘交替发生。腹泻一般每日 3 ~ 5 次，少数严重发作期可达十几次，大便多呈稀糊状，也可为成形软便或稀水样。多带有黏液，部分病人粪质少而黏液量很多，无脓血，禁食 72 小时消失，夜间不出现，便秘，排便困难，粪便干结、量少，呈羊粪状或细杆状，表面可附黏液，常伴排便不净感。

（3）其他消化道症状　多伴腹胀、食欲缺乏、早饱、胃灼热、嗳气。

（4）全身症状　部分病人可有紧张、焦虑、抑郁等精神症状。

2.体征　无明显体征，可在相应部位有轻压痛，部分病人可触及腊肠样肠管，直肠指检可感到肛门痉挛、张力较高，可有触痛。

【辅助检查】

1.血液检查　血常规正常，血沉正常。

2.粪便检查　多次（至少3次/日）大便常规培养均阴性，大便隐血试验阴性。

3.结肠镜检查并黏膜活检　正常或仅黏膜轻度充血。对于年龄40岁以上的病人，需进行结肠镜检查并进行黏膜活检以排除肠道感染性和肿瘤性疾病等。

【诊断及鉴别诊断】

1.诊断　通常采用罗马Ⅲ诊断标准。

（1）病程半年以上且近3个月来持续存在腹部不适或腹痛，并伴有下列特点中至少2项：①症状在排便后改善；②症状发生伴随排便次数改变；③症状发生伴随粪便性状改变。

（2）支持IBS诊断的症状，以下症状不是诊断所必备，这些症状越多越支持IBS的诊断：①排便频率异常（每天排便＞3次或每周＜3次）；②粪便性状异常（块状/硬便或稀水样便）；③粪便排出过程异常（费力、急迫感、排便不净感）；④黏液便；⑤胃肠胀气或腹部膨胀感。

缺乏可解释症状的形态学改变和生化异常。

2.鉴别诊断

（1）吸收不良综合征　本病常有腹泻，但大便常规检查可见脂肪和未消化食物。

（2）慢性结肠炎　本病亦常有腹痛、腹泻，但以黏液血便为主，结肠镜检查见结肠黏膜充血水肿、糜烂或溃疡。

（3）慢性痢疾　腹泻以脓血便为主，大便常规检查可见大量脓血球，可见痢疾杆菌，大便培养可见痢疾杆菌生长。

（4）克罗恩病　本病常有贫血、发热、营养障碍等全身症状，结肠镜检查见线性溃疡或肠黏膜呈铺路石样改变。

【治疗】

本病由于病因与发病机制未完全明确，治疗主要是积极寻找并去除促发因素和对症治疗，强调综合治疗和个体化治疗的原则。

1. 一般治疗　充分解释病情，以解除病人的顾虑和提高其对治疗的信心，是治疗最重要的一步。教育病人建立良好的生活习惯。饮食上避免诱发症状的食物，给予低脂、易消化饮食，减少摄入产气食物如奶制品、大豆等。高纤维食物有助于改善便秘。

2. 药物治疗

（1）腹泻型　洛哌丁胺或地芬诺酯止泻效果好，适用于腹泻症状较重者，但不宜长期使用。轻症者宜使用吸附止泻药如蒙脱石、药用炭等。洛哌丁胺，每次腹泻后 2mg 口服，每日总量不超过 10mg；十六角蒙脱石，每次 3g，3 次 / 日，口服。

（2）便秘型　可选用胃肠动力药莫沙必利、西沙必利。西沙必利，每次 5～10mg，3 次 / 日，口服；乳果糖，每次 10mL，3 次 / 日，口服，可软化粪便；欧车前制剂和甲基纤维素，为容积性泻药，能刺激肠蠕动，软化大便，作用温和。

（3）腹痛　山莨菪碱为抗胆碱能药物，每次 5～10mg，3 次 / 日，口服，可作为缓解腹痛的短期对症治疗。匹维溴胺为选择性作用于胃肠道平滑肌的钙拮抗药，对腹痛亦有一定疗效且不良反应少，每次 50mg，3 次 / 日。

（4）益生菌制剂　包括双歧杆菌、乳酸杆菌、地衣芽孢杆菌活菌等，可调整肠道菌群，对部分病人可能有效。

（5）中药　参苓白术散（丸、颗粒）有一定疗效。

3. 精神神经治疗　对失眠、焦虑者可适当给予镇静药，有抑郁者，可给予如多塞平25mg，每日 3 次口服。对常规治疗无效的顽固病例，采用心理与行为疗法可收到一定的效果。

【预后】

本病及早治疗预后良好，虽反复发作，但适当治疗后可逐渐好转甚至消失。

项目五　肝硬化

【学习目标】

1. 掌握肝硬化的临床表现、诊断、鉴别诊断和治疗。

2. 熟悉肝硬化的并发症和常用检查方法。

3. 了解肝硬化的病因、发病机制和病理。

案例导入

吴某，男，59 岁，2 小时前进食后出现恶心、呕吐，呕出混杂食物的鲜红血液约 400mL，伴头晕、心悸，即来院就诊，入院后再次呕血 200mL，次晨排柏油样大便 2 次，约 200g。病人既往有"乙型肝炎"病史多年。入院体检：T36.5℃，P96 次 / 分，R20 次 / 分，BP100/70mmHg。慢性病容，颈部和前胸可见数个蜘蛛痣，巩膜无黄染，可见肝掌；心肺无异常，腹膨隆，腹壁静脉曲张，无腹肌紧张和反跳痛，肝肋下未触及，脾肋下 3cm，移动性浊音（＋），肠鸣音 6 次 / 分。辅助检查：总蛋白 46g/L，白蛋白 26.5g/L，球蛋白 21g/L，谷丙转氨酶 128U/L，尿素氮 8.2mmol/L，肌酐 96mmol/L，肝炎标志物测定示 HBsAg 阳性。B 超示门静脉高压，脾大，中等量腹水。腹水常规检查为漏出液。

思考：1. 该病人最可能的诊断是什么？诊断依据是什么？

2. 对该病人如何治疗？

肝硬化（hepatic cirrhosis）是一种常见的慢性肝病，是由一种或多种病因长期或反复作用，在肝细胞广泛坏死基础上肝结缔组织弥漫性增生及纤维隔形成，导致假小叶和再生结节形成，肝脏逐渐变形、变硬发展而成。早期临床上可无明显症状；后期临床以肝功能减退和门静脉高压为主要表现，常出现上消化道大出血、肝性脑病、癌变等严重并发症。世界范围内的年发病率为（25～400）/10 万，发病高峰年龄在 35～50 岁，男性多见，出现并发症时死亡率高。我国肝硬化发病年龄多在 21～50 岁，男女比例为（3.6～8）∶1，中年男性肝硬化最为突出。

【病因与发病机制】

1. 病因　引起肝硬化的病因很多，在我国以病毒性肝炎最常见，在欧美以酒精中毒多见。

（1）病毒性肝炎　主要为乙型、丙型和丁型肝炎病毒感染，占 60%～80%，通常经过慢性肝炎阶段演变而来，乙型和丙型或丁型肝炎病毒的重叠感染可加速发展至肝硬化。甲型和戊型病毒性肝炎不发展为肝硬化。

（2）酒精中毒　在我国约占 15%，近年来有上升趋势。肝硬化与饮酒量和饮酒时间长短成正比，长期大量饮酒（一般为每日摄入酒精 80g 达 10 年以上），乙醇及其代谢产物（乙醛）的毒性作用引起酒精性肝炎，继而可发展为肝硬化。

（3）胆汁淤积　持续肝内、外胆道阻塞时，可能引起原发性或继发性胆汁性肝硬化。

（4）肝静脉回流受阻　慢性充血性心力衰竭、缩窄性心包炎、肝静脉和（或）下腔静脉阻塞，使肝脏长期淤血、缺氧，细胞变性、纤维化，最终演变为淤血性肝硬化。

（5）药物或工业毒物　长期服用异烟肼、双醋酚汀、甲基多巴、四环素或接触四氯化碳、磷、砷等，可引起中毒性肝炎，最终演变为肝硬化。

（6）遗传或代谢障碍　由于遗传或先天性酶缺陷，致其代谢产物沉积于肝，引起肝细胞坏死和结缔组织增生，如肝豆状核变性（铜沉积）、血色病（铁质沉着）、α_1-抗胰蛋白酶缺乏症、半乳糖血症和酪氨酸代谢紊乱症等。

（7）营养障碍　长期食物中营养不足或不均衡、多种慢性病引起消化吸收不良、肥胖或糖尿病等，导致肝细胞坏死、脂肪肝，最终可发展为肝硬化。

（8）免疫紊乱　自身免疫性肝炎可进展为肝硬化。

（9）血吸虫病　长期或反复感染血吸虫，虫卵沉积于汇管区，虫卵及其毒性产物刺激结缔组织增生，形成不明显的再生结节，故又称为血吸虫病肝纤维化。

（10）隐源性肝硬化　发病原因一时难以确定，占 5% ~ 10%。

2. 发病机制　以上原因通过不同途径引起肝细胞弥漫性炎性变性、坏死，网状纤维支架塌陷；肝细胞再生，肝内胶原纤维增生，再生结节出现和假小叶形成。上述病理改变造成血管床缩小、闭塞和扭曲，血管受到再生结节挤压，肝内门静脉、肝静脉和肝动脉三者分支之间失去正常关系，肝脏逐渐变形、变硬而成肝硬化。

【病理】

1. 病理改变　大体形态改变：肝脏早期肿大、晚期明显缩小，质地变硬，重量减轻，外观呈棕黄色或灰褐色，表面有弥漫性大小不等的结节和塌陷区。切面见肝正常结构被圆形或近圆形的岛屿状结节代替，结节周围有灰白色的结缔组织间隔包绕。组织学改变：广泛的肝细胞变性、坏死，再生的肝细胞大小不一，形成不规则排列的再生结节。结缔组织及纤维增生把肝小叶分隔变成假小叶。

2. 病理分型　根据结节形态，可将肝硬化分为 3 型：①小结节性肝硬化：结节大小相仿，直径小于 3mm；②大结节性肝硬化：结节大小不等，一般平均大于 3mm，最大结节直径可达 5cm 以上；③大小结节混合性肝硬化：肝内同时存在大、小结节两种病理形态。

肝硬化时其他器官也可有相应病理改变。如脾因长期淤血而肿大，脾髓增生和大量结缔组织形成。胃黏膜因淤血而见充血、水肿、糜烂。

【临床表现】

肝硬化起病隐匿，可潜伏数年或 10 年以上，病程发展一般较缓慢，其临床表现可分为肝功能代偿期与失代偿期，但两期分界并不明显或有重叠现象。肝功能代偿期可无症状或症状较轻，常缺乏特异性，以疲劳乏力、食欲减退及消化不良为主。可有恶心、厌油、腹部胀气、上腹不适、隐痛及腹泻。症状多间歇出现，常因劳累或伴其他病而加重，经休息或服助消化药可缓解。脾脏常轻、中度肿大，肝功能检查结果可正常或轻度异常。

肝功能失代偿期症状显著，主要为肝功能减退和门静脉高压两大类临床表现。也可发生多种并发症。

1. 肝功能减退

（1）全身症状　一般情况及营养状况较差，乏力、消瘦、精神不振、皮肤干枯粗糙或水肿、面色灰暗黝黑（肝病面容）、舌炎、口角炎、夜盲、贫血、不规则低热等。其中体重下降往往随病情进展而逐渐明显。

（2）胃肠道症状　食欲明显减退，恶心、厌食、腹胀，餐后常加重，对脂肪和蛋白质耐受性差，进油腻食物易引起腹泻，多与门静脉高压时胃肠道淤血、消化吸收障碍和肠道菌群失调有关。腹胀亦常见，与胃肠积气、腹水和肝脾肿大等有关，腹水量大时，腹胀成为病人最难忍受的症状。部分病人有腹痛，多为肝区隐痛。

（3）黄疸　皮肤、巩膜黄染，尿色深，大多数病人为轻度黄疸，少数病人有中、重度黄疸。肝功能衰竭时，黄疸常持续性加重。

（4）出血倾向　常有鼻衄、牙龈出血、皮肤淤点淤斑和胃肠黏膜糜烂出血、女性月经过多等。主要与肝脏合成凝血因子减少、脾功能亢进致血小板减少和毛细血管脆性增加有关。

（5）内分泌失调　肝功能减退，对激素的灭活作用减弱，导致血液中雌激素、醛固酮及抗利尿激素增多。男性病人有性欲减退、睾丸萎缩、毛发脱落及乳房发育等；女性病人有月经失调、闭经、不孕等症状。另外，雌激素增多可在面、颈、上胸、背、两肩及上肢等上腔静脉引流区域出现蜘蛛痣及肝掌，抗利尿激素增多时造成水钠潴留，使尿量减少、水肿。

2. 门静脉高压　门静脉高压征的三大临床表现是脾大、侧支循环的建立和开放及腹水。

（1）脾大　常为中度脾大，少数可达脐下，中等硬度，表面光滑，边缘圆钝，可触及脾切迹。如发生脾周围炎可出现左上腹疼痛及触痛。脾功能亢进病人外周血象表现为红细胞、白细胞和血小板三者减少，可有贫血、易并发感染及出血表现。

（2）侧支循环的建立和开放　门静脉压力增高，来自消化器官和脾脏等的回心血流受阻，迫使门静脉系统与体循环之间建立侧支循环。常见侧支循环有：①食管下段和胃底静脉曲张：由门静脉系的胃冠状静脉与腔静脉系的食管静脉、奇静脉等吻合形成。门静脉压力显著增高、粗糙尖锐或坚硬食物损伤、腹内压力突然增高等可致曲张静脉破裂，引起大出血，临床表现为呕血、黑便，出血量大者可发生失血性休克，是肝硬化合并上消化道出血的重要原因。②腹壁和脐周静脉曲张：门静脉高压时脐静脉与脐旁静脉重新开放并扩大，在脐周腹壁可见迂曲的静脉，以脐为中心向四周伸展，呈"海蛇头"状。若脐静脉显著曲张、血流增多，可在该处听到连续性的静脉杂音。③痔静脉扩张：门静脉系的直肠上静脉与下腔静脉系的直肠中、下静脉交通，可扩张为痔核。如破裂可引起便血。

（3）腹水　腹水是肝硬化失代偿期最突出的表现，是肝硬化进入晚期的标志。大量腹水时腹部膨隆或呈蛙腹状，腹壁绷紧发亮，致病人行动不便。腹压升高可引起脐疝，亦可使膈肌抬高，出现呼吸困难和心悸。部分病人可有胸水，以右侧较常见，多为腹水通过横膈淋巴管进入胸腔所致，称为肝性胸水。中等量以上的腹水体检时存在移动性浊音。

肝硬化腹水形成机制：门静脉压力增高，组织液回吸收减少而流入腹腔。①门静脉高压时肝窦压升高，大量液体进入肝脏，造成肝脏淋巴液生成增加，当超过胸导管引流能力时，淋巴液从肝包膜直接漏入腹腔而形成腹水。门静脉压增高时内脏血管床静水压增高，促使液体进入组织间隙，也是腹水成因之一。②低蛋白血症，肝脏合成白蛋白能力下降而发生低蛋白血症，血浆胶体渗透压下降，致血管内液体进入组织间隙，在腹腔可形成腹水。③继发性醛固酮和抗利尿激素增多，水、钠重吸收增加。④有效循环血容量不足，肾血流量不足，肾血流量下降，致使肾排钠、排尿量减少。

3. 并发症

（1）上消化道出血　上消化道出血是肝硬化最常见的并发症。出血主要由食管静脉曲张破裂造成，亦可由急性胃黏膜病变、并发消化性溃疡所致。除表现呕血、柏油样便外，大量出血时可出现周围循环不足，甚至出血性休克。

（2）肝性脑病　肝性脑病是最严重的并发症，也是最常见的死亡原因。主要临床表现为性格行为失常、意识障碍、昏迷。详见本章项目六。

（3）感染　肝硬化病人抵抗力低下，易并发感染。常见的感染有肺部感染、胆道感染、肠道及尿路感染、败血症和自发性细菌性腹膜炎（简称自发性腹膜炎）。自发性腹膜炎是肝硬化常见的一种严重的并发症，其发病率颇高。病原菌多为来自肠道的革兰阴性菌。临床表现为发热、腹痛、短期内腹水迅速增加，体检发现轻重不一的全腹压痛和反跳痛。血常规检查白细胞升高。部分病人上述临床表现不典型，而表现为肝功能迅速恶化，发生低血压或休克，可诱发肝性脑病，应予警惕。

（4）肝肾综合征　肝肾综合征又称功能性肾衰竭。主要见于伴有腹水的晚期肝硬化或急性肝功能衰竭病人。发病机制主要是全身血流动力学的改变，表现为内脏血管床扩张，心输出量相对不足和有效血容量不足，肾素－血管紧张素－醛固酮系统和交感神经系统被进一步激活，最终导致肾皮质血管强烈收缩、肾小球滤过率下降。主要表现为自发性少尿或无尿、氮质血症、稀释性低钠血症和低尿钠，肾脏无重要病理改变。

（5）原发性肝癌　多在大结节性或大小结节混合性肝硬化基础上发生。病人出现肝脏迅速增大、持续性肝区疼痛、质地坚硬如石、表面结节状、血性腹水、无法解释的发热时要考虑此病，血清甲胎蛋白升高及B超提示肝占位性病变时应高度怀疑，CT可确诊。必要时行肝动脉造影检查。

【辅助检查】

1. 实验室检查

（1）血常规检查　代偿期多正常，失代偿期出现脾功能亢进时，红细胞、白细胞和血小板减少。感染时白细胞增高。

（2）肝功能检查　代偿期轻度异常，失代偿期血清白蛋白降低，球蛋白升高，A/G 降低或倒置；血清胆红素升高，结合胆红素及非结合胆红素均升高，以结合胆红素升高为主；血清总胆固醇下降；血清转氨酶轻、中度增高，肝细胞严重坏死时，则谷草转氨酶（AST）活力常高于谷丙转氨酶（ALT）；凝血酶原时间延长，注射维生素 K 亦不能纠正。

（3）免疫学检查　免疫球蛋白 IgA、IgG、IgM 可升高，以 IgG 增高最明显。病毒性肝炎所致肝硬化，可检出相应血清标记物如 HBV – M 或 HCV – M 或 HDV – M 阳性。自身免疫性肝炎所致肝硬化，可检出抗核抗体、抗线粒体抗体、抗平滑肌抗体等。

（4）腹水检查　一般为漏出液，如并发自发性腹膜炎时可转变为渗出液。若为渗出液，应做细菌培养及药敏试验；若为血性，还应进一步做细胞学检查及血甲胎蛋白测定。

（5）肝纤维化检查　Ⅲ型前胶原氨基末端肽（PⅢP）、Ⅳ型胶原、透明质酸、层粘连蛋白等指标升高及其程度可反映肝纤维化存在及其程度，但要注意这些指标会受肝脏炎症、坏死等因素影响。

（6）影像学检查

①B 型超声及彩色多普勒超声检查　对门静脉高压诊断较为准确。肝被膜增厚，肝脏表面不光滑，肝实质回声增强，粗糙不匀称；脾大、门静脉及脾静脉的管径增宽等提示门静脉高压的超声图像，还能检出体检难以检出的少量腹水。

②X 射线检查　食管吞钡检查可显示食管及胃底静脉曲张。食管下段静脉曲张时呈虫蚀样或蚯蚓状充盈缺损，胃底静脉曲张时呈菊花瓣样充盈缺损。

③CT、MRI 检查　肝硬化时可见肝脏各叶比例失常，呈结节样改变，肝门增宽、脾大、腹腔积液，CT 对肝硬化的诊断价值与 B 超相似，但对肝硬化合并原发性肝癌的诊断价值则高于 B 超，必要时可配合 MRI 检查。

（7）内镜检查　食管 – 胃底静脉曲张是诊断门静脉高压的最可靠指标。纤维或电子胃镜能清楚显示食管和胃底静脉曲张的部位与程度；腹腔镜可直接观察肝脏表面、色泽、边缘及脾脏情况，并可在直视下采集肝活组织标本，对明确诊断很有帮助。

（8）肝穿刺活组织检查　经皮肝穿刺活组织检查发现假小叶形成可确诊。

【诊断及鉴别诊断】

1. 诊断　①有病毒性肝炎、长期酗酒及血吸虫病等病史；②有肝功能减退和门静脉高压的临床表现；③触诊肝质地坚硬、有结节感；④肝功能检查的阳性结果；⑤肝穿刺组织活检有假小叶形成。

2. 鉴别诊断

（1）与伴有肝、脾大的疾病相鉴别 主要有慢性肝炎、原发性肝癌、华支睾吸虫病、肝包虫病、某些累及肝脏的代谢疾病。

（2）与引起腹水和腹部膨隆的疾病相鉴别 主要有缩窄性心包炎、结核性腹膜炎、腹腔内肿瘤、巨大卵巢囊肿及慢性肾炎等。

（3）与肝硬化并发症相鉴别的疾病 上消化道出血应与消化性溃疡、急性胃黏膜病变、胃癌等鉴别；肝性脑病应与低血糖、糖尿病酮症酸中毒、尿毒症、药物中毒、脑血管疾病等所致的昏迷相鉴别；肝肾综合征应与慢性肾炎、急性肾小管坏死及由其他病因引起的急性肾衰竭相鉴别。

【治疗】

本病无特效治疗，在早期主要针对病因或相关因素治疗，并加强一般治疗，阻止肝硬化进一步发展，使病情缓解；失代偿期主要采用综合治疗，防治各种并发症。

1. 一般治疗 休息和营养支持治疗是肝硬化的治疗基础。

（1）休息 肝功能代偿者，宜适当减少活动，可参加部分工作，注意劳逸结合。失代偿期病人应以卧床休息为主。

（2）饮食 一般以高热量、高蛋白质、高维生素的食物为宜。可摄入适量脂肪。有腹水时饮食宜少盐。肝功能严重损害或出现肝性脑病先兆时应暂时严格限制蛋白质的摄入，并以植物蛋白替代动物蛋白，以减少肠道中氨的产生。禁酒，食物应细软可口、易吸收，避免坚硬粗糙的食物。

（3）支持疗法 失代偿期应加支持治疗，病情重、进食少、营养状况差的病人可静脉补充葡萄糖液及其他营养素。注意维持水、电解质和酸碱平衡，尤其注意钾盐的补充。必要时，酌情输入氨基酸、白蛋白、血浆、鲜血等。

2. 药物治疗 目前无特效药物，常选用下列药物：

（1）维生素类 维生素 C、维生素 E、维生素 K、维生素 B_1 及叶酸等。

（2）保护肝细胞药物 葡醛内酯、多烯磷脂酰胆碱、还原型谷胱甘肽、水飞蓟宾、齐墩果酸等。治疗原发病，以防止起始病因所致的肝脏炎症坏死，即可一定程度上起到防止肝纤维化发展的作用。对病毒复制活跃的病毒性肝炎肝硬化病人可予抗病毒治疗，详见病毒性肝炎的治疗。

（3）极化液 10% 葡萄糖液 500mL，加入 10% 氯化钾 10～15mL、普通胰岛素 8～12U，1 次 / 日，静脉滴注。

（4）抗纤维化中药 丹参、桃仁、黄芪、冬虫夏草、粉防己等均可选用。

3. 腹水的治疗 限制水、钠摄入，每日进水约 1000mL，如有显著低钠血症，则应限制在 500mL 以内。钠应限制在 10～20mmol/d（相当于氯化钠 0.6～1.2g）。

应用利尿剂增加水钠排出，这是治疗腹水最常使用的方法。

（1）利尿 利尿剂的使用原则为联合、间歇、交替用药。常用的保钾利尿剂有螺内酯和氨苯蝶啶，常用的排钾利尿剂有氢氯噻嗪和呋塞米。一般用量和用法：螺内酯，每次 20～40mg，每日 3 次口服；氨苯蝶啶，每次 25～50mg，每日 3 次口服；氢氯噻嗪，每次 25～50mg，每日 3 次口服；呋塞米，每次 20mg，每日 2～3 次口服，必要时呋塞米 20mg 肌内注射或静脉注射。临床常用的利尿剂为螺内酯和呋塞米。前者为保钾利尿剂，单独长期大量使用可发生高钾血症；后者为排钾利尿剂，单独应用的同时应补钾。目前主张两药合用，既可加强疗效，又可减少不良反应；合用时注意保持螺内酯和呋塞米 100mg∶40mg 的比例。另外，联合应用 1 种保钾利尿剂和 1 种排钾利尿剂，其利尿作用逐渐减弱时，可停用数日，然后再继续使用或换用另 1 组利尿剂。推荐应用体重减轻程度评价利尿剂疗效，理想的利尿效果为每天体重减轻 0.3～0.5kg（无水肿者）或 0.8～1kg（有下肢水肿者）。无论采取上述哪种方案，均需密切监测，避免水、电解质紊乱及肾衰竭、肝性脑病等不良反应。

（2）导泻 利尿剂治疗效果不佳时，可口服甘露醇或使用中药导泻，通过胃肠道排出水分。尤其适用于并发上消化道出血、稀释性低钠血症和肾功能不全的病人。

（3）提高血浆胶体渗透压 有显著低蛋白血症（小于 25g/L）时，可定期多次输注白蛋白、血浆，可提高血浆胶体渗透压，促进腹水消退。腹腔穿刺大量放腹水时，可每放 1L 腹水输注 6～8g 白蛋白。

（4）大量排放腹水加输注白蛋白 在 1～2 小时内放腹水 4～6L，同时每放 1L 腹水输注白蛋白 8～10g，继续使用适量利尿剂，可重复进行。此法对大量腹水病人，疗效比单纯加大利尿剂剂量效果要好，对部分难治性腹水病人有效，但应注意不宜用于有严重凝血障碍、肝性脑病、上消化道出血等情况的病人。

（5）腹水浓缩回输 腹水浓缩回输是治疗难治性腹水的较好方法。通过浓缩装置，将抽出腹水经浓缩处理（超滤或透析）后再经静脉回输，起到清除腹水，保留蛋白，提高了血浆胶体渗透压，增加有效血容量的作用。对难治性腹水有一定疗效。感染性或癌性腹水不能回输。

4. 外科治疗 主要包括针对脾功能亢进的脾切除术、针对门静脉高压的门体分流术或断流术，以及肝移植术。单纯脾功能切除术仅能缓解由肝硬化引起的脾功能亢进症状及暂时降低部分门静脉压力，对肝硬化本身没有治疗作用。目前多采用脾功能切除加分流术或断流术，同时起到治疗门静脉高压和脾功能亢进的目的。肝移植是治疗晚期肝硬化的最有效方法，有时甚至是唯一有效的方法。肝移植术后 80% 病人可获得长期生存。

5. 并发症的治疗　出现上消化道出血、肝性脑病、肝肾综合征、感染等并发症时采取相应的治疗措施。

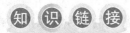

肝移植时机的选择

对于良性终末期肝病，选择适当的手术时机是手术成功的关键，最好的时机是病人肝功能刚进入失代偿期，此时病人无康复机会，且能耐受手术。一般认为，良性终末期肝病在出现下列情况之一时，即应考虑肝移植手术。①出现一种或多种并发症：如食管－胃底静脉曲张破裂出血、顽固性腹水、肝肾综合征、自发性腹膜炎及严重凝血功能障碍等；②严重影响生活质量，如难以控制的瘙痒、严重嗜睡、严重慢性疲劳和进行性营养不良等；③对于乙型病毒性肝炎所致暴发性肝功能衰竭，病死率高，应行紧急肝移植。

【预后】

与病因、病理类型、肝功能代偿程度及有无并发症等有关，肝炎性肝硬化、大结节或混合性肝硬化、肝代偿功能差、出现一种或多种并发症者预后差。

项目六　肝性脑病

【学习目标】

1. 掌握肝性脑病的临床表现、诊断和治疗原则。

2. 熟悉肝性脑病的病因、常用检查方法。

3. 了解肝性脑病的发病机制和病理。

案例导入

韩某，男，58岁，10年前曾因"乙型肝炎"住院治疗2个月，肝功能正常后出院。近2年出现腹胀，皮肤、巩膜黄染，经医院检查示"肝硬化腹水"，持续服保肝、利尿药。1天前进食大量肉类食物后出现意识障碍。入院体检：T36.8℃，P96次/分，R20次/分，BP100/70mmHg。嗜睡，营养欠佳，面色黝黑，颈部和前胸可见数个蜘蛛痣，巩膜黄染，有特殊肝臭味，可见肝掌，心肺无异常，腹膨隆，腹壁静脉曲张，无腹肌紧张和反跳痛，肝肋下未触及，脾肋下 3cm，移动性浊音（＋），肠鸣音 6 次／分。扑翼样震颤（＋），双下肢指凹性水肿，腱反射活跃，病理反射未引出。辅助检查：总蛋白 48g/L，白蛋白 28.5g/L，球蛋白 22g/L，血清总胆红素 49μmol/L，直接胆红素 28μmol/L，谷丙转氨酶 138U/L，血氨 42.2μmol/L，凝血酶原时间 20 秒。肝炎标志物测定示 HBsAg 阳性。B 超示门静脉高压，脾大，中等量腹水。腹水常规检查为漏出液。

思考：1. 该病人最可能的诊断是什么？诊断依据是什么？

2. 对该病人如何治疗？

肝性脑病（hepatic encephalopathy, HE）又称肝性昏迷，是严重肝病引起的以代谢紊乱为基础的中枢神经系统功能失调的综合征，其主要临床表现是意识障碍、行为失常和昏迷。HE 有急性、慢性之分。

【病因与发病机制】

1. 病因　引起肝性脑病的原发病有各型肝硬化（尤其是病毒性肝硬化）、重症病毒性肝炎、重症中毒性肝炎、药物性肝病、妊娠期急性脂肪肝、门体静脉分流术后、原发性肝癌及其他弥漫性肝病的终末期，以肝硬化病人发生肝性脑病最多见，约占 70%。肝性脑病特别是门体分流性脑病常有明显诱因，多为上消化道出血、高蛋白饮食、大量排钾利尿、放腹水，或使用安眠、镇静、麻醉药及便秘、尿毒症、感染或手术创伤等。

2. 发病机制　尚未完全明确，目前主要有以下假设：氨中毒学说、神经递质变化学说、色氨酸学说，其中以氨中毒学说最有证据。由于肝功能严重损害，不能将血液中有毒的代谢产物解毒，或由于门腔静脉分流后有毒物质绕过肝脏直接进入体循环，引起中枢神经系统功能紊乱。

【病理】

急性肝功能衰竭所致的 HE 病人的脑部常无明显的解剖异常，主要是继发性脑水肿。慢性肝性脑病病人可能出现 Alzheimer II 型星形细胞，病程较长者则大脑皮质变薄，神经元及神经纤维消失，皮质深部有片状坏死，甚至累及小脑和基底部，但这些变化与临床神经 – 精神表现的关系尚不清楚。

【临床表现】

肝性脑病发生在严重肝病和（或）广泛门体分流的基础上，临床上主要表现为高级神经中枢的功能紊乱（如性格改变、智力下降、行为失常、意识障碍等），以及运动和反射异常（如扑翼样震颤、肌阵挛、反射亢进和病理反射等）。根据意识障碍程度、神经系统体征和脑电图改变，可将肝性脑病的临床过程分为四期。分期有助于早期诊断、预后估计及疗效判断。

1.1期（前驱期） 轻度性格改变和行为失常、焦虑、欣快激动、淡漠少言、睡眠倒错、健忘等轻度精神异常，应答准确，可出现吐词不清且缓慢像醉酒一样。可有扑翼样震颤。脑电图多数正常。此期历时数日或数周，症状不明显，易被忽视。

2.2期（昏迷前期） 以意识错乱、睡眠障碍、行为失常为主要表现。衣冠不整或随地便溺，定向力和理解力均减退，对时间、地点、人的概念混乱，不能完成简单的计算和智力构图（如搭积木、用火柴杆摆五角星等），言语不清，书写障碍。睡眠时间倒错明显，昼睡夜醒，甚至有幻觉、恐惧、狂躁。神经体征表现为腱反射亢进、肌张力增高、踝阵挛及 Babinski 征阳性、不随意运动等，扑翼样震颤存在。脑电图呈现特征性 δ 波，每秒 4～7 次。

3.3期（昏睡期） 以昏睡和精神错乱为主要表现，各种神经体征持续或加重，大部分时间呈昏睡状态，可被唤醒，醒后可应答，但答非所问。常有神志不清和幻觉。扑翼样震颤仍可引出。脑电图呈异常 δ 波。

4.4期（昏迷期） 意识完全丧失，不能被唤醒。浅昏迷时，对痛觉刺激和不适体位尚有反应，腱反射亢进，肌张力仍高，扑翼样震颤无法引出。深昏迷时，各种反射消失，肌张力降低，瞳孔散大，可出现阵发性惊厥。脑电图呈现明显异常 δ 波，每秒< 4 次。

以上各期无明显分界，前后期表现可重叠，随病情变化程度可减轻或加重。肝功能严重损害的病人常有明显黄疸、出血倾向、肝臭，易继发各种感染，并发肝肾综合征和脑水肿。

【辅助检查】

1.血氨测定 慢性肝性脑病尤其是门体分流性脑病血氨常增高，急性肝性脑病血氨多正常。

2.脑电图检查 正常人的脑电图呈 α 波，每秒 8～13 次。肝性脑病病人的脑电图表现为节律变慢。1～3 期病人表现为 δ 波或三相波，每秒 4～7 次；昏迷时表现为高波幅的 δ 波，每秒少于 4 次。脑电图的改变特异性不强，尿毒症、呼吸衰竭、低血糖亦可有类似改变。

3.诱发电位 诱发电位是大脑皮质或皮质下层接收到各种感觉器官受刺激的信息后所产生的电位，其有别于脑电图所记录的大脑自发性电活动。诱发电位检查多用于轻微肝性脑病的诊断和研究。

4. 心理智能测验 木块图试验（block design）、数字连接试验（number connection test, NCT A 和 B）及数字符号试验（digit symbol test, DST）联合应用，适合于肝性脑病的诊断和轻微肝性脑病的筛选。该方法简单，无需特殊器材，其缺点是受教育程度、年龄的影响。受教育层次比较低者和老年人在进行测试时较为迟钝，影响结果。

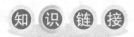

心理智能测验方法

数字连接试验：把随机印在纸上的 3 个不同阿拉伯数字用笔按自然大小尽快连接起来，记录病人连接的时间，包括纠错时间。正常人 30 秒以内完成，肝性脑病病人需 45 秒以上。该方法简便，能发现早期病人，其异常甚至可能早于脑电图改变，并可作为疗效判断的指标。签名试验：可让病人每天签写自己名字，如笔迹不整，可发现早期脑病。搭积木试验：如用火柴搭五角星。

5. 影像学检查 急性肝性脑病病人进行头部 CT 或 MRI 检查时可发现脑水肿。慢性肝性脑病病人则可发现有不同程度的脑萎缩。

【诊断及鉴别诊断】

1. 诊断 有严重肝病史和（或）广泛门体侧支循环；多有肝性脑病诱因；有精神紊乱、昏睡或昏迷的临床表现；明显肝功能异常或血氨增高；扑翼样震颤和典型脑电图改变，有重要参考价值。心理智能测验异常可发现轻微肝性脑病。

2. 鉴别诊断 以精神症状为主要表现者易被误诊为精神病，因此凡是遇到精神错乱者，均应警惕肝性脑病的可能。肝性脑病还应与可引起昏迷的其他疾病，如糖尿病、低血糖、尿毒症、脑血管意外、脑部感染和镇静剂过量等相鉴别。

【治疗】

1. 一般治疗

（1）消除诱因 去除肝性脑病发作的诱因是一般治疗的基本原则，亦为其他药物治疗的基础。及时控制感染、上消化道出血，避免强力利尿、大量放腹水，注意纠正水、电解质、酸碱平衡紊乱。

（2）慎用镇静药 如病人出现躁狂时，应禁用巴比妥类、苯二氮䓬类镇静药物，试用异丙嗪、氯苯那敏等抗组胺药。

（3）调整饮食结构 每天供给热量 1500～2000kcal。3～4 期病人应禁止从胃肠道补充蛋白质，可鼻饲或静脉注射 25% 的葡萄糖溶液。1～2 期病人每日应限制蛋白质在

20～60g，待病人完全恢复后加量至 1.2g/（kg·d），以维持基本的氮平衡。宜进食植物蛋白，因其含支链氨基酸较多，且所含非吸收性纤维被肠菌酵解产酸有利于氨的排出。限制蛋白质饮食的同时应尽量保证热能供应和各种维生素补充。

2. 药物治疗　由于氨中毒是肝性脑病的主要原因，因此减少氨的吸收和促进氨的排出是药物治疗的主要手段。

（1）减少肠道氨的生成和吸收：①导泻：口服或鼻饲 33% 硫酸镁 30～60mL 或甘露醇 100～200mL。②灌肠：生理盐水 100mL + 白醋 100mL 保留灌肠，或生理盐水 500mL+ 乳果糖 500mL 灌肠。③乳果糖：乳果糖是一种合成的双糖，口服后在小肠不会被分解，到达结肠后可被乳酸杆菌、粪肠球菌等细菌分解为乳酸、乙酸而降低肠道的 pH，使肠道细菌所产的氨减少，并促进血液中的氨渗入肠道排出。用法：10～20mL，3 次 / 日，口服。④乳梨醇：作用同乳果糖。用法：每日 30～40g，分 3 次口服。⑤对于乳糖酶缺乏者也可试用乳糖，可酸化肠道，产生气体，促进肠蠕动。用法：每日 30g，3 次 / 日，口服。⑥口服抗生素：可抑制细菌生长，减少氨的生成。常用的抗生素有新霉素、甲硝唑、利福昔明等。新霉素 1～2g，3 次 / 日，口服；甲硝唑 0.4g，2 次 / 日，口服；利福昔明每日 2g。⑦口服某些不产尿素酶的有益菌：可抑制有害菌的生长，减少氨的生成。

（2）促进体内氨的代谢，降低血氨。L－鸟氨酸－L－门冬氨酸：每日 20g 静脉推注。鸟氨酸－α－酮戊二酸：其降血氨机制与 L－鸟氨酸－L－门冬氨酸相同，但其疗效不如前者。谷氨酸钠或钾、精氨酸等药物理论上具有降血氨作用，以往在临床上应用广泛，但至今尚无证据肯定其疗效，且这类药物对水、电解质、酸碱平衡有较大影响，故近年临床已很少使用。

（3）纠正氨基酸代谢紊乱。支链氨基酸 250mL 静脉滴注，1～3 次 / 日。

（4）GABA/BZ 复合受体拮抗剂：氟马西尼可以拮抗内源性苯二氮䓬所致的神经抑制。其用量为 0.5～1mg 静脉注射；或 1mg/h 持续静脉滴注。

（5）补充干细胞生长因子。

3. 对症治疗

（1）纠正水、电解质和酸碱平衡失调　每日输液总量以不超过 2500mL 为宜。肝硬化腹水病人的输液量应控制（一般约为尿量加 1000mL），以免血液稀释、血钠过低而加重昏迷。及时纠正低钾和碱中毒，低钾者补充氯化钾；碱中毒者可用精氨酸溶液静脉滴注。

（2）保护脑细胞功能　用冰帽降低颅内温度，以减少能量消耗，保护细胞功能。

（3）保持呼吸道通畅　深昏迷者，应做气管切开以排痰给氧。

（4）预防脑水肿　静脉滴注高渗葡萄糖、甘露醇等脱水药以防治脑水肿。

4. 其他治疗　人工肝、肝移植等。

【预后】

该病预后取决于病因。诱因明确且容易消除者（如出血、缺钾等）预后较好。由急性肝细胞衰竭（重型病毒性肝炎或药物性肝炎）引起的肝性脑病的预后比肝硬化伴门体分流者更差。有腹水、黄疸、出血倾向的病人提示肝功能很差，其预后也差。暴发性肝功能衰竭所致的肝性脑病预后最差。

项目七　原发性肝癌

【学习目标】

1. 掌握原发性肝癌的临床表现、诊断、鉴别诊断和治疗。
2. 熟悉原发性肝癌的病因、常用检查方法。
3. 了解原发性肝癌的发病机制和病理。

案例导入

赵某，男，39岁，近半月来无明显原因出现右上腹隐隐胀痛，向右肩放射，伴低热、乏力，食欲下降，体重下降2kg。6年前发现HBsAg（+），多次检查肝功能均正常。否认结核及血吸虫病史。体检：T37.5℃，P86次/分，R20次/分，BP110/70mmHg。神志清晰，皮肤黏膜无皮疹、出血点，颈部可见蜘蛛痣，巩膜无黄染，锁骨上淋巴结未触及，心肺无异常。腹平软，腹壁静脉无曲张，左下腹有压痛，无腹肌紧张和反跳痛，肝肋下3cm，质中等，表面凹凸不平，有触痛，脾肋下1cm，移动性浊音（-），下肢无肿胀。辅助检查：血AFP452μg/L，超声示肝脏肿大，肝内见到占位性病变。

思考：1. 该病人最可能的诊断是什么？诊断依据是什么？

2. 对该病人如何治疗？

原发性肝癌（primary carcinoma of liver）简称肝癌，为原发于肝细胞或肝内胆管上皮细胞的恶性肿瘤，是我国常见的一种恶性肿瘤，其死亡率在消化系统恶性肿瘤中居第3位，仅次于胃癌与食管癌，其发病率有上升趋势，全球每年新发病例约70万，其中一半在我国。本病可发生于任何年龄，多见于中年男性，以40~49岁最多，男女之比为（2~5）:1。

【病因与发病机制】

本病病因与发病机制尚未完全确定，与下列因素的综合作用有关。

1.病毒性肝炎和肝硬化　目前比较明确的与肝癌有关系的病毒性肝炎有乙型、丙型和丁型3种。其中以乙型肝炎与肝癌关系最为密切。我国肝癌病人中约90%有乙型肝炎病毒（HBV）感染背景，西方国家以丙型肝炎常见。

2.黄曲霉毒素　黄曲霉毒素 B_1 是动物肝癌最强的致癌剂。气候温暖潮湿的地区适宜黄曲霉菌的生长，谷物中黄曲霉毒素污染比较普遍，故这些地区是肝癌的高发区。常接触黄曲霉毒素的人群，血清黄曲霉毒素 B_1 白蛋白结合物水平及尿黄曲霉毒素 B_1 水平亦高。

3.遗传因素　在高发区原发性肝癌有时出现家族聚集现象，尤以共同生活并有血缘关系者的罹患率高，有人认为这与肝炎病毒因子垂直传播有关，但尚待证实。

4.其他　一些化学物质如亚硝胺类、偶氮芥类、有机氯农药、酒精等均是可疑的致肝癌物质。肝小胆管中的华支睾吸虫感染可刺激胆管上皮增生，为导致原发性胆管细胞癌的原因之一。

【病理】

1.大体形态分型

（1）块状型　多见，呈单个、多个或融合成块，直径≥5cm。大于10cm者称巨块型。多呈圆形，质硬，呈膨胀性生长，癌块周围的肝组织常被挤压，形成假包膜，此型易液化、坏死及出血。

（2）结节型　较多见，有大小和数目不等的癌结节，一般直径不超过5cm，结节多在肝右叶。单个癌结节直径小于3cm，或相邻两个癌结节直径之和小于3cm者称为小肝癌。

（3）弥漫型　少见，有米粒至黄豆大的癌结节弥漫地分布于整个肝脏，不易与肝硬化区分，肝脏肿大不显著，甚至可以缩小，病人往往因肝功能衰竭而死亡。

2.组织学分型

（1）肝细胞型　多见，约占原发性肝癌的90%。癌细胞由肝细胞发展而来，呈多角形排列成巢状或索状，在巢或索间有丰富的血窦，无间质成分。癌细胞核大、核仁明显、胞浆丰富、有向血窦内生长的趋势。

（2）胆管细胞型　较少见，癌细胞由胆管上皮细胞发展而来，呈立方或柱状，排列成腺样，纤维组织较多、血窦较少。

（3）混合型　少见，具有肝细胞癌和胆管细胞癌两种结构，或呈过渡形态，既不完全像肝细胞癌，又不完全像胆管细胞癌。

3. 转移途径

（1）血行转移　最早、最常见。肝癌侵入门静脉及其分支形成癌栓，脱落后常在肝内形成多发转移灶。肝癌肝外转移的最常见脏器是肺，约占90%；其次是骨转移，常见部位为脊椎骨、肋骨和胸骨；少数转移到肾上腺、肾和脑。

（2）淋巴转移　常见转移至肝门淋巴结，也可以转移到胰、脾、主动脉旁及锁骨上淋巴结。

（3）种植转移　少见，从肝表面脱落的癌细胞可种植在腹膜、横膈、盆腔等，腹膜转移最常见。

【临床表现】

本病起病隐匿，早期缺乏典型症状。临床症状明显者，病情多已进入中晚期。

1. 症状

（1）肝区疼痛　最常见，呈持续性钝痛或胀痛。如病变侵犯膈肌，疼痛可放射至右肩或右背部。突然发生剧烈腹痛和腹膜刺激征提示癌结节包膜下出血或向腹腔破溃，可有休克表现。

（2）消化道症状　食欲缺乏、消化不良、恶心、呕吐、腹胀和腹泻等，因缺乏特异性而易被忽视。

（3）全身症状　乏力、发热、进行性消瘦、全身衰弱，晚期病人可呈恶病质。少数癌肿出现内分泌或代谢方面的表现，称为伴癌综合征，主要表现为自发性低血糖症、红细胞增多症等。

（4）转移灶症状　有时为肝癌首发症状。如转移至肺可引起咳嗽、咯血；转移至胸膜可引起胸痛和血性胸水；转移至骨可引起局部疼痛或病理性骨折；转移至脊柱压迫脊神经可引起局部疼痛和截瘫等。

2. 体征

（1）肝大　进行性肝大为本病最常见的特征性体征之一。肝质地坚硬，表面及边缘不规则，常呈结节状，少数肿瘤深埋于肝实质内者则肝表面光滑，伴或不伴明显压痛。膈面癌肿可使右侧膈肌明显抬高而肝下缘可不大。在肝区肿瘤部位可闻及吹风样血管杂音，这也是肝癌的一个特征性体征。

（2）脾大　多见于合并肝硬化与门静脉高压者。

（3）黄疸　癌肿广泛浸润可引起肝细胞性黄疸，癌肿侵犯肝内胆管或肝门淋巴结肿大压迫胆道时，可出现梗阻性黄疸。

（4）转移灶相应体征　可有锁骨上淋巴结肿大；胸膜转移可出现胸腔积液，或血胸；骨转移可有局部压痛，有时可出现病理性骨折；脊髓转移压迫脊神经可出现截瘫；颅内转移可出现偏瘫等神经病理体征。

3. 并发症

（1）肝性脑病　发生在肝癌的终末期，是最严重的并发症，约占死亡原因的 34.9%。

（2）消化道出血　约占死亡原因的 15%。大量出血可加重肝功能损害，诱发肝性脑病。

（3）肝癌结节破裂出血　发生率约 10%。大量出血可致失血性休克或死亡。

（4）继发感染　肝癌病人机体抵抗力减弱，尤其在放射和化学治疗后白细胞明显下降，易并发各种感染，如肺炎、自发性腹膜炎、肠道感染、真菌感染等。

【辅助检查】

1. 肿瘤标记物检测

（1）甲胎蛋白（AFP）　AFP 是当前诊断肝细胞癌最特异、最早的标志物。现已广泛用于肝癌的普查、诊断、判断治疗效果及预测复发。血清 AFP 检查诊断肝细胞癌的标准为：① AFP 大于 500μg/L 持续 4 周以上；② AFP 在 200μg/L 以上的中等水平持续 8 周以上；③ AFP 由低浓度逐渐升高不降。生殖系胚胎源性肿瘤、妊娠、肝炎、肝硬化时，AFP 也可有升高，但 < 200μg/L，与 ALT 同步变化。

（2）其他肝癌标志物检测　血清岩藻糖苷酶（AFu）、γ - 谷氨酰转移酶同工酶 II（GGT2）、异常凝血酶原（APT）、M2 型丙酮酸激酶（M2-PyK）、同工铁蛋白（AIF）、α$_1$-抗胰蛋白酶（AAT）、醛缩酶同工酶 A（ALD-A）、碱性磷酸酶同工酶（ALP-I）等有助于 AFP 阴性的原发性肝癌的诊断和鉴别诊断，但是不能取代 AFP 对原发性肝癌的诊断地位。联合多种标记物可提高原发性肝癌的诊断率。

2. 影像学检查

（1）超声检查　超声检查是目前肝癌筛查的首选方法，具有无损伤、简便、价廉、可重复性等优点。能检出肝内直径大于 1cm 的占位性病变。彩色多普勒血流成像已广泛用于临床，除显示占位病变外，尚可测量进出肿瘤的血流量，以鉴别占位病灶的血供情况，推测肿瘤性质。超声引导下穿刺活检和瘤内局部注射已广泛用于肝癌的诊断和治疗。

（2）CT 检查　CT 被认为是补充超声显像估计病变范围的首选非侵入性诊断方法。具有较高分辨率，且能显示病变范围、数目、大小及其与邻近器官和重要血管的关系等，因此是肝癌诊断的重要手段，列为临床疑诊肝癌者和确诊为肝癌拟行手术治疗者的常规检查，可检出直径 1cm 左右的微小癌灶。应用动态增强扫描可提高分辨率并有助于鉴别血管瘤，用 CT 动态扫描与动脉造影相结合的 CT 血管造影（CTA）可提高小肝癌的检出率。

（3）MRI 检查　对肿瘤与肝内血管的关系显示更佳；对软组织的分辨力高；为非放射性检查，无需增强即能显示门静脉和肝静脉的分支；对肝血管瘤、囊性病灶、结节性增生灶等的鉴别有优点。

（4）肝动脉造影 可确定部位、大小、分布，是目前小肝癌的定位诊断最有价值的检查方法。为侵入性检查，不列为首选。

3. 肝穿刺活体组织检查 超声或 CT 引导下细针穿刺行组织学检查是确诊肝癌的最可靠方法，但属侵入性检查，且偶有出血或针道转移的风险，上述非侵入性检查未能确诊者可视情况考虑应用。

【诊断及鉴别诊断】

1. 诊断

（1）①有乙 / 丙型病毒性肝炎病史或酒精性肝病的中年，尤其是男性病人，有不明原因的肝区疼痛、消瘦、进行性肝脏肿大者；② AFP ＞ 400μg/L，能排除妊娠、生殖系胚胎源性肿瘤、活动性肝病及转移性肝癌；③ CT 或 MRI 检查有特征的占位性病变者。

（2）AFP ＜ 400μg/L，能排除妊娠、生殖系胚胎源性肿瘤、活动性肝病及转移性肝癌，并有两种影像学检查有肝癌特征的占位性病变或有 2 种肝癌标志物（APT、GGT2、AFu 及 CA19 - 9 等）阳性及 1 种影像学检查有肝癌特征的占位性病变者，应考虑肝癌的可能，做血清 AFP 测定和有关影像学检查，必要时行肝穿刺活检，可获诊断。

有典型临床症状的就诊病人，往往已届晚期，为争取对肝癌的早诊早治，应对高危人群（肝炎史 5 年以上，乙型或丙型肝炎病毒标记物阳性，35 岁以上）进行肝癌普查，血清 AFP 测定和 B 型超声检查每年 1 次是肝癌普查的基本措施。

2. 鉴别诊断

（1）继发性肝癌 呈多发结节，临床以原发癌表现为主，血清 AFP 正常，可找到肝脏以外（消化系统、泌尿生殖系统、呼吸系统、乳房等处）原发癌病灶。

（2）肝脓肿 可有化脓性感染或阿米巴肠病病史，出现寒战、发热等临床表现，肝区疼痛、压痛明显，白细胞计数和中性粒细胞升高，多次超声检查可发现脓肿的液性暗区。必要时在超声引导下做诊断性穿刺或药物试验性治疗以明确诊断。

（3）肝硬化 原发性肝癌常发生在肝硬化的基础上，两者的鉴别常有困难。若肝硬化病例有明显的肝大、质硬的大结节，或肝萎缩变形而影像检查又发现占位性病变，则肝癌的可能性很大，反复检测血清 AFP 或 AFP 异质体，密切随访病情，最终能明确诊断。

（4）其他肝脏肿瘤或病变 肝血管瘤、肝囊肿、肝包虫病、肝腺瘤及局灶性结节性增生、肝内炎性假瘤等易与原发性肝癌混淆，可定期行超声、CT、MRI 等检查帮助诊断，必要时在超声引导下做肝穿刺组织学检查有助于诊断。

【治疗】

随着医学技术的进步及人群体检的普及，早期肝癌和小肝癌的检出率和手术根治切除率逐年提高。早期肝癌尽量手术切除，不能切除者应采取综合治疗的模式。

肝癌对化疗和放疗不敏感，常用的治疗方法有手术切除、肝移植、血管介入、射频消融术等。采取以早期根治性切除为主的综合疗法。

1. **手术治疗**　为首选治疗，包括肝切除术和肝移植术。早期施行手术切除仍是原发性肝癌目前最有效的治疗方法，主要适用于直径小于 5cm 的"小肝癌"及估计病变局限于一叶或半肝，尤其是严重肝硬化，临床上无明显黄疸、腹水或远处转移，肝功能及代偿好，全身情况及心、肺、肾功能正常者。肝移植仅作为其他治疗无法进行时的补充治疗。

2. **放射治疗**　放射治疗适用于肿瘤仍局限但不能切除的肝癌。

3. **全身化学治疗**　对肝癌较为有效的药物以顺铂（DDP）为首选，常用的还有 5 - FU、阿霉素（ADM）及其衍生物、丝裂霉素、VP16 和甲氨蝶呤等。一般认为单种药物静脉给药疗效较差，采用肝动脉给药和（或）栓塞，并配合放射治疗效果较好。

4. **局部治疗**

（1）肝动脉化疗栓塞治疗（TACE）　TACE 为原发性肝癌非手术治疗的首选方案，疗效好，可提高病人的 3 年生存率。TACE 的主要步骤是经皮穿刺股动脉，在 X 射线透视下将导管插至肝固有动脉或其分支，注射抗肿瘤药或栓塞剂。

（2）无水酒精注射疗法（PEI）　PEI 是在 B 超引导下，将无水酒精直接注入肝癌组织内，使癌细胞脱水、变性，产生凝固性坏死，属于一种化学性治疗肝癌的方法。

5. **其他治疗**　生物和免疫治疗、中医药治疗、综合治疗等。

知 识 链 接

三氧化二砷（亚砷酸）是中药砒霜的主要成分，我国首创应用其注射液（亚砷酸注射液）治疗早幼粒细胞白血病，取得了重大突破。2004 年，国内多中心协作临床研究的结果表示采用亚砷酸注射液治疗中晚期肝癌具有一定的姑息治疗作用，可以控制病情进展，改善病人生活质量、减轻癌痛和延长生存期，同时不良反应较轻，病人的耐受性较好，因此，亚砷酸注射液已经获得国家食品药品监督管理总局（现名国家市场监督管理总局）批准增加晚期肝癌为适应证，成为第一个通过多中心临床研究证明有效而获得批准治疗肝癌的系统化疗药物。

【预后】

随着原发性肝癌早期诊断、早期治疗和肝外科手术技术的进步，总体疗效有所提高。但肝癌即使获得根治性切除，5年内仍有 60%~70% 的病人出现转移复发，术后应定期 AFP 检测及超声检查，以尽早发现肝癌的复发和转移。

项目八　急性胰腺炎

【学习目标】

1. 掌握急性胰腺炎的临床表现、诊断和治疗原则。
2. 熟悉急性胰腺炎的病因、常用检查方法、鉴别诊断和并发症。
3. 了解急性胰腺炎的发病机制和病理。

案例导入

魏某，男，36岁，3天前病人大量饮酒后出现腹痛，呈持续性绞痛，伴阵发性加重，向后背部放射，伴恶心、呕吐，呕吐物为胃内容物和胆汁，当地诊所给予补液、抗感染、抑酸等治疗，病情稍好转，1天前进食后腹痛加重，不能缓解，且逐渐蔓延至全腹，腹胀明显，恶心、呕吐加重，尿量少，色黄，伴烦躁不安，皮肤湿冷，为求进一步诊治，急诊入院。发病以来，饮食、睡眠差，小便量少色黄，未排大便，体重减轻2kg，既往无肝炎、结核、冠心病、肿瘤病史，否认胆石症史，无传染病接触史，无食物和药物过敏史，无手术和外伤史。体检：T38.5℃，P112次/分，R21次/分，BP85/55mmHg。精神差，腹部膨隆，腹肌紧张，全腹有压痛、反跳痛，移动性浊音（+），肠鸣音减弱。辅助检查：血 WBC22.5×10⁹/L，中性粒细胞比例92%，血糖13.8mmol/L，血钙1.51mmol/L，腹部X射线检查未见膈下游离气体，未见气液平面。

思考：1. 该病人最可能的诊断是什么？诊断依据是什么？
　　　2. 对该病人如何治疗？

急性胰腺炎（acute pancreatitis, AP）是多种病因导致胰酶在胰腺内被激活而发生自身消化的化学性炎症，是常见的急腹症之一。本病80%病情较轻，以胰腺水肿为主，预后好；重者胰腺出血坏死，临床较少见，可出现休克和多脏器功能衰竭等严重并发症，病情凶险，死亡率高。不同国家和地区发病率不同，总的趋势是发病率逐渐增加，急性胰腺炎各个年龄段都可发病，但以20~50岁多见，女性多于男性（约2:1）。

【病因与发病机制】

1. **胆道疾病**　由于70%~80%的人胆胰管共同开口于十二指肠壶腹部，胆石症、胆道感染、胆管肿瘤及胆道蛔虫病会造成 Oddi 括约肌炎性狭窄或痉挛，使胰管流出道不畅，胰管内高压，造成胰腺腺泡破裂，胆汁、胰液及被激活的胰酶渗入胰实质中，具有高度活性的胰蛋白酶进行"自我消化"，发生胰腺炎。

2. **大量饮酒、暴饮暴食**　大量饮酒发生胰腺炎机制：①乙醇通过刺激胃酸分泌，使胰泌素与缩胆囊素分泌，促使胰腺外分泌增加；②刺激 Oddi 括约肌痉挛和十二指肠乳头水肿，胰液排出受阻，使胰管内压增加；③长期大量饮酒者常有胰液内蛋白含量增高，易沉淀而形成蛋白栓，致胰液排出不畅。

暴饮暴食使短时间内大量食糜进入十二指肠，引起乳头水肿和 Oddi 括约肌痉挛，同时刺激大量胰液与胆汁分泌，由于胰液和胆汁排泄不畅，引发急性胰腺炎。

3. **胰管阻塞**　胰管蛔虫、结石、肿瘤或痉挛等可使胰管阻塞和胰管内压升高，导致胰腺腺泡破裂，胰液与消化酶渗入胰腺间质，引起急性胰腺炎。

4. **内分泌与代谢障碍**　任何引起高钙血症的原因，如甲状旁腺肿瘤、维生素D过多等，均可引起胰管钙化，管内结石导致胰液引流不畅，甚至胰管破裂，高血钙还可刺激胰液分泌增加和促进胰蛋白酶原激活。任何原因的高血脂，因胰液内脂质沉着或来自胰外脂肪栓塞并发胰腺炎。

5. **其他**　①可继发于某些传染病，如急性流行腮腺炎、甲型流感、传染性单核细胞增多症及 Echo 病毒、柯萨奇病毒和肺炎衣原体感染等；②手术与创伤：胰胆或胃手术、腹部钝挫伤等可直接或间接损伤胰腺组织与胰腺的血液供应引起胰腺炎；③某些药物，如噻嗪类利尿药、糖皮质激素、硫唑嘌呤、四环素、磺胺类等可直接损伤胰腺组织，可使胰液分泌或黏稠度增加，引起急性胰腺炎；④十二指肠球后穿透性溃疡、遗传因素、精神因素等亦可诱发本病。

【病理】

一般将急性胰腺炎分为急性水肿型和急性出血坏死型。

1. **急性水肿型**　多见，大体上见胰腺肿大、水肿、分叶模糊，质脆，病变累及部分或整个胰腺，胰腺周围有少量脂肪坏死。组织学检查见间质水肿、充血和炎症细胞浸润，可见散在的点状脂肪坏死，无明显胰实质坏死和出血。

2.急性出血坏死型 大体上表现为红褐色或灰褐色，并有新鲜出血区，分叶结构消失。有较大范围的脂肪坏死灶散落在胰腺及胰腺周围组织，称为钙皂斑。病程较长者可并发脓肿、假性囊肿或瘘管形成。显微镜下胰腺组织的坏死主要为凝固性坏死，细胞结构消失。坏死灶周围有炎性细胞浸润包绕。常见静脉炎、淋巴管炎、血栓形成及出血坏死。

【临床表现】

1.症状

（1）腹痛 本病的主要表现和首发症状多为突发性中上腹或左上腹持续性剧痛。疼痛性质多样，可钝痛、绞痛、钻痛或刀割样疼痛，常向腰背部呈带状放射，进食可加重疼痛，不能为一般解痉剂缓解，取弯腰抱膝位可减轻疼痛。多在大量饮酒或饱餐后发生。水肿型腹痛3~5天可缓解，坏死型病情发展较快，腹部剧痛延续较长，由于渗液扩散，可引起全腹痛。

（2）恶心、呕吐及腹胀 多在起病后出现恶心、呕吐，呕吐物为食物或胆汁，呕后腹痛不减轻，同时有腹胀，甚至出现麻痹性肠梗阻。

（3）发热 多为中等度以上热，一般持续3~5天。发热不退或逐渐上升、白细胞升高者，提示继发感染，如胰腺脓肿或伴有胆道感染等。

（4）低血压或休克 可见于出血坏死型。休克主要表现为烦躁、冷汗、口渴、四肢厥冷、脉搏细弱、呼吸浅快、尿量减少、血压下降、意识障碍。

（5）水、电解质及酸碱平衡紊乱 出血坏死型胰腺炎在发病短时间内即可出现严重的脱水及电解质紊乱，甚至少尿或无尿。

2.体征

（1）急性水肿型 中上腹压痛，肠鸣音减少。

（2）出血坏死型 腹部膨隆，因腹膜后出血刺激内脏神经引起麻痹性肠梗阻，腹胀明显，呈现"球状腹"。皮肤淤斑：脐周皮肤出现蓝紫色淤斑（Cullen 征）或两侧腰部出现暗灰蓝色淤斑（Grey–Turner 征），此为胰酶、坏死组织及出血渗入腹壁所致。压痛、反跳痛及腹肌紧张，腹部包块，部分出血坏死型胰腺炎由于炎症包裹粘连，渗出物积聚在小网膜囊，或脓肿形成，或发生假性胰腺囊肿，在上腹可触及界限不清的压痛性包块。可叩出移动性浊音。肠鸣音减弱或消失。

3.并发症

（1）胰腺脓肿 常于起病2~3周后出现。此时病人高热伴中毒症状，腹痛加重，可扪及上腹部包块。

（2）胰腺假性囊肿 常在病后3~4周形成，系由胰液和液化的坏死组织在胰腺内或其周围包裹所致。体检常可触及上腹部包块，大的囊肿可压迫邻近组织产生相应症状。

（3）全身并发症　常有急性呼吸衰竭、急性肾衰竭、心力衰竭、消化道出血、胰性脑病、败血症及真菌感染、高血糖等并发症。

【辅助检查】

1. 血常规检查　白细胞计数多升高，中性粒细胞比例升高，严重者可出现核左移。

2. 血、尿淀粉酶测定　血清淀粉酶在发病后 2～12 小时开始增高，48 小时开始下降，持续 3～5 天。血清淀粉酶大于 350U/L 应考虑本病，大于 500U/L 即可确诊。尿淀粉酶在发病后 1～24 小时开始增高，48 小时达高峰，下降缓慢，1～2 周渐降至正常。

3. 血清脂肪酶测定　脂肪酶对急性胰腺炎诊断的特异性强，敏感性高，起病后 24～72 小时开始上升，持续 7～10 天才降至正常，对病后就诊较晚的急性胰腺炎病人有诊断价值。

4. 生化检查　可出现血钙降低，低血钙和病情严重程度呈正相关。血钙小于 1.5mmol/L 时提示病情严重。暂时性血糖升高，持久的空腹血糖高于 10mmol/L 反映胰腺坏死，提示预后不良。高胆红素血症可见于少数临床病人，多于发病后 4～7 天恢复正常。

5. C– 反应蛋白（CRP）　CRP 是组织损伤和炎症的非特异性标志物。有助于评估与监测急性胰腺炎的严重性，在胰腺坏死时 CRP 明显升高。

6. 影像学检查

（1）腹部 B 超检查　腹部 B 超为常规初筛检查，急性胰腺炎 B 超可见胰腺肿大，胰内及胰周围回声异常；亦可了解胆囊和胆道情况；后期对脓肿及假性囊肿有诊断意义，但因病人腹胀常影响其观察。

（2）CT 和 MRI 检查　可区分水肿型和出血坏死型胰腺炎。

【诊断及鉴别诊断】

1. 诊断　①病前有胆道疾病史或酗酒、暴饮暴食等诱因；②突然出现急性腹痛、恶心、呕吐、发热、上腹部压痛等临床表现；③血清或尿淀粉酶显著升高；④急性胰腺炎的典型影像学改变；④出现下列表现应考虑诊断为出血坏死型胰腺炎：休克，腹膜刺激征，Cullen 征或 Grey – Turner 征，血钙降至 2mmol/L 以下，无糖尿病病史而血糖 > 11.2mmol/L，腹腔诊断性穿刺抽得高淀粉酶活性的腹水，血清或尿淀粉酶突然下降，增强 CT 检查显示胰腺内有低回声或低密度影。

2. 鉴别诊断

（1）急性胆道感染或胆石症　常有胆绞痛发作史，疼痛多在右上腹，常向右肩部放射，Murphy 征阳性，血清淀粉酶正常或轻度升高。B 超及 CT 检查可明确诊断。

（2）急性胃肠炎　发病前常有不洁饮食史，主要表现为腹痛、恶心、呕吐、腹泻，大便呈水样，肠鸣音亢进，血清、尿淀粉酶正常。

（3）消化性溃疡急性穿孔　有长期溃疡病史，突然发病，腹痛剧烈可迅速波及全腹，腹肌紧张，肝浊音界消失，X 射线检查可见膈下游离气体，以上症状可鉴别。

（4）急性心肌梗死　有冠心病史，可突然发生上腹部疼痛，伴恶心、呕吐，血清淀粉酶正常，血清心肌酶（AST、CPK、LDH）升高，心电图呈心肌梗死改变。

（5）急性肠梗阻　腹痛为阵发性，腹胀，呕吐，肠鸣音亢进，有气过水声，无排气，可见肠型，腹部 X 射线检查可见液气平面。

【治疗】

1. 内科治疗

（1）禁食和胃肠减压　禁食一般 3 ~ 5 天，出血坏死型严格禁食，病情加重或腹胀明显者，应行胃肠减压。禁食期间应注意补充水分、热量和其他营养素，重症病人可采用全胃肠外营养，必要时空肠插管。避免营养不良和水、电解质、酸碱平衡紊乱。

（2）解痉止痛　哌替啶、阿托品：哌替啶 50 ~ 100mg，肌内注射；阿托品 0.5 ~ 1mg，肌内注射。腹痛剧烈时两者可联合应用，既止痛又可解除 Oddi 括约肌痉挛，禁用吗啡，以免引起 Oddi 括约肌痉挛。针刺治疗：体针取阳陵泉、足三里、内关、下巨虚、中脘等。耳针取胰区、胆区。

（3）抗生素的应用　对急性水肿型胰腺炎，为了预防继发感染，可短时间应用抗生素。出血坏死型胰腺炎应尽早使用抗生素，目前推荐首选亚胺培南或美罗培南 7 ~ 10 天，也可选择喹诺酮类 + 甲硝唑，或三代头孢菌素 + 甲硝唑。

（4）抑制胰液分泌　H_2 受体拮抗剂：法莫替丁 20mg 加入生理盐水 20mL 静脉注射，2 次 / 日。质子泵抑制剂：奥美拉唑 20mg 加入生理盐水 20mL 静脉注射，2 次 / 日。生长抑素，首剂 100μg，静脉注射，以后每小时 250μg，持续静脉滴注，持续 5 ~ 7 天。奥曲肽，首剂 100μg，静脉注射，以后每小时 25μg，持续静脉滴注，持续 5 ~ 7 天。

（5）抑制胰酶活性　抑肽酶：可抗胰血管舒缓素，使缓激肽原不能变为缓激肽，尚可抑制蛋白酶、糜蛋白酶和血清素，每次 10 万 ~ 20 万 U/d，加入 5% 葡萄糖液 500mL 静脉滴注，2 次 / 日，连用 5 天。加贝酯可抑制蛋白酶、血管舒缓素、凝血酶原、弹力纤维酶等，根据病情，开始每日 100 ~ 300mg 溶于 500 ~ 1500mL 葡萄糖盐水，以 2.5mg/（kg·h）速度静脉滴注，2 ~ 3 日后病情好转，可逐渐减量。

（6）纠正水、电解质紊乱　维持水、电解质平衡，保持血容量，应积极补充液体及电解质（钾、钠、钙、镁等离子），一般需每天补液 3000 ~ 4000mL。重型急性胰腺炎所需补液量可能更大，并要注意补充胶体液。

（7）抗休克　除早期应用抑制胰酶活性的药物外，主要是补充血容量，予以输血、血浆、白蛋白或血浆代用品等。

（8）中药治疗　常用大承气汤和生大黄。生大黄每日 25～30g，用开水 100～200mL 浸泡 15～30 分钟后，去渣分 3 次服用。

2. **手术治疗**　适应证：①胰腺坏死合并感染：在严密监测下考虑手术治疗，行坏死组织清除及引流术；②胰腺脓肿：可选择手术引流或经皮穿刺引流；③胰腺假性囊肿：视情况选择手术治疗；④胆道梗阻或感染：需手术解除梗阻者；⑤诊断未明确，疑有腹腔脏器穿孔或肠坏死者行剖腹探查术。

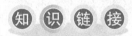

胃肠外营养

胃肠外营养（又称静脉营养）是通过周围静脉或中心静脉输入能量及各种营养素的一种营养支持方法。它与临床常用的静脉输液有本质区别，静脉输液除了补充液体外，只能提供一小部分热量和部分电解质，而胃肠外营养可以按照病人的需要，输入所需的全部营养物质，包括热能、氨基酸、脂肪、各种维生素、电解质和微量元素等。胃肠外营养可分为部分肠外营养（PPN）和全胃肠外营养（TPN）两种，全胃肠外营养亦称全静脉营养。

【预后】

本病的预后取决于病变程度及有无并发症。轻症常在 1 周左右康复，不留后遗症。重症病人死亡率约 15%，经积极抢救免于死亡者易发生并发症。急性胰腺炎反复发作可演变为慢性胰腺炎。

理实一体化教学 3：腹腔穿刺术

【目的】

常用于检查腹腔积液的性质，协助确定病因，或行腹膜腔内给药，当有大量腹水致呼吸困难或腹部胀痛时，可穿刺放液减轻症状。

【术前准备】

1. **病人评估**　评估病人腹胀、呼吸困难的程度及全身状况；阅读 B 超检查报告；评估穿刺部位皮肤的完整性。

2. 病人准备　向病人说明穿刺的目的、过程及注意事项；将备好的用物携至床旁，用屏风遮挡病人；协助病人排去小便，测量腹围；做普鲁卡因皮试。

3. 用物准备　治疗盘、1% 普鲁卡因注射液 1 支、水封瓶、无菌手套、中单、多头腹带、油布、盛水桶、皮尺、胶布等。腹腔穿刺包 1 个，腹腔穿刺包内有腹腔穿刺针、洞巾、纱布、血管钳、注射器、7~8 号注射针头。

【方法】

1. 术前嘱病人排尿。

2. 安置病人于舒适的体位，一般坐在靠背椅上，体弱者可取半卧位或左侧卧位，暴露腹部，注意保暖。

3. 根据已确定的穿刺部位，常规消毒皮肤，戴无菌手套，铺消毒洞巾。用 2% 利多卡因或 1% 普鲁卡因行局部浸润麻醉。

4. 术者选择适宜的穿刺点（左髂前上棘与脐连线的中、外 1/3 处，脐水平线与腋前线或腋中线交点处，脐与耻骨联合连线中点上方 1.0cm、偏左或偏右 1.5cm 处）（图 4-1）。

5. 先将穿刺针上的胶皮管用血管钳夹住，术者穿刺进针后，胶皮管连接注射器，松开血管钳，抽出腹水，并将抽出液放入消毒试管中以备送检。

6. 术中密切观察病人的反应，如发现头晕、恶心、心慌、脉搏增快、出汗、面色苍白、血压下降等应终止放液，做相应处理。

7. 放液时速度不可过快、放液量不宜过多，首次放液不超过 1000mL，随着腹水的流出，将腹带自上而下逐渐束紧，以防腹内压骤降而发生虚脱或休克。

8. 放液后拔出穿刺针，覆盖无菌敷料，按压片刻，再用胶布固定。

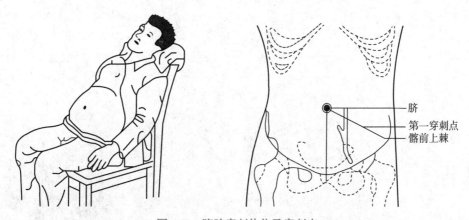

图 4-1　腹腔穿刺体位及穿刺点

复习思考

一、名词解释

1. 消化性溃疡。

2. 肝硬化。

3. 原发性肝癌。

4. 急性胰腺炎。

二、简答题

1. 慢性胃炎分型、各型胃炎胃镜表现及组织学变化有哪些？

2. 消化性溃疡临床表现特征有哪些？诊断要点有哪些？

3. 肝硬化的主要发病原因有哪些？肝硬化肝功能失代偿期的表现有哪些？

4. 原发性肝癌临床表现有哪些？如何早期诊断原发性肝癌？

5. 急性胰腺炎分型及各型临床表现有哪些？急性胰腺炎的治疗措施是什么？

模 块 五

泌尿系统疾病

【学习目标】

1. 掌握急性肾小球肾炎、慢性肾小球肾炎、肾病综合征、尿路感染、急性肾损伤及慢性肾衰竭的临床表现、诊断及鉴别诊断要点、防治措施。

2. 熟悉常见泌尿系疾病的病因与发病机制、并发症及预后。

3. 了解肾脏疾病常用的实验室和其他检查及其意义。

泌尿系统是由肾脏、输尿管、膀胱、尿道及有关的血管和神经组成，其中肾脏是泌尿系统最重要的组成器官。肾实质分为皮质和髓质，皮质位于表层，主要由肾小体和肾小管曲部构成；髓质位于深部，主要为髓袢和集合管。肾单位是肾脏结构和功能的基本单位，由肾小体和肾小管组成。

肾脏主要功能是排泄代谢终产物、过剩的物质及进入人体内的各种异物（如药物、毒物等），调节水、电解质及酸碱平衡，维持人体内环境稳定。肾脏还具有内分泌功能，分泌血管活性激素，如肾素、前列腺素、激肽释放酶等，调节肾脏血流动力学和水钠代谢；分泌非血管活性激素，如 1α-羟化酶、促红细胞生成素（erythropoietin，EPO）等，主要作用于全身。

肾脏疾病大多病因和发病机制不清，多为对症治疗且久治不愈，最终导致严重的肾功能不全，危及病人的生命。

案例导入

1. 方某，男，29 岁。2 周前不慎着凉出现咽部不适，伴咳嗽。近 3 天出现双腿沉重发胀，晨起时双眼睑水肿，尿量减少，尿色呈鲜红色。检查：血压 160/95mmHg，尿蛋白（++），定量 2g/24h，尿白细胞 1/HP，红细胞 15～20/HP，血尿素氮 8.5mmol/L，血肌酐增高，补体 C3 下降，抗链球菌溶血素"O"试验阳性。

思考:(1)该病人最可能的诊断是什么?诊断依据是什么?

(2)对该病人如何治疗?

2.郝某,女,27岁,已婚,发热伴尿痛、尿频、尿急2天。2天前,病人劳累后出现尿痛、尿频、尿急,伴下腹部不适,无肉眼血尿。体温37.8℃,无咳嗽、咳痰,无恶心、呕吐、腹泻,无腰痛,大小便正常。既往体健,无结核病史、药物过敏史。体检:T37.8℃,P90次/分,R20次/分,BP120/80mmHg。一般情况好,浅表淋巴结未触及,巩膜无黄染,扁桃体不大,心肺未见异常,腹部软,下腹正中轻压痛,无肌紧张及反跳痛,肝脾肋下未触及,肝、肾区无叩击痛,双下肢不肿。辅助检查:WBC12.0×10^9/L,N81%。尿常规:尿蛋白(-),WBC15~20/HP,RBC5~10/HP。

思考:(1)该病人最可能的诊断是什么?诊断依据是什么?

(2)对该病人如何治疗?

项目一 肾小球疾病

一、急性肾小球肾炎

急性肾小球肾炎(acute glomerulonephritis,AGN)简称急性肾炎,是一组以急性肾炎综合征为主要临床表现的原发性肾小球疾病。好发于儿童及青少年,男性多于女性,冬春季节易发病。临床特征为急性起病,病人可见血尿、蛋白尿、水肿和高血压,并可伴有一过性肾功能不全。该病多见于链球菌感染后,而其他细菌、病毒及寄生虫感染亦可引起发病。本项目主要介绍链球菌感染后的急性肾小球肾炎。

【病因与发病机制】

1.病因 目前病因研究认为β-溶血性链球菌"致肾炎菌株"(常见为A组12型、49型等)是该病常见致病菌。常见于上呼吸道感染(多为扁桃体炎)、猩红热、皮肤化脓性感染(如丹毒、脓疱疮)等链球菌感染后。

2.发病机制 本病主要是感染诱发的免疫反应引起双肾小球弥漫性损害。病菌的致病抗原成分诱发了人体的免疫反应后生成的免疫复合物沉积于肾小球,导致肾小球内皮细胞及系膜细胞增生而致病。

【病理】

肾脏病理改变有自限性,肾脏体积可较正常增大,可完全康复。病变主要累及肾小球。病变类型为毛细血管内增生性肾小球肾炎。光镜下通常为弥漫性以内皮细胞及系膜细胞增生为主要表现的肾小球病变。肾小管病变多不明显。免疫病理检查时发现 IgG 及 C3 呈粗颗粒状，并沿毛细血管壁和（或）系膜区沉积。电镜检查可发现本病特征现象：驼峰状大块电子致密物沉积在肾小球上皮细胞下。

【临床表现】

本病起病急，症状表现差异大，轻者无明显临床症状及体征，可仅有尿常规异常及血清 C3 异常，称为亚临床型；典型者有急性肾炎综合征表现；重症者可发生急性肾衰竭。大部分病人预后良好，常在数月内临床自愈，少数可迁延为慢性肾小球肾炎。

1. 前驱期 大部分病人有前驱感染病史，病前 1~3 周常见呼吸道感染或皮肤化脓性感染，一般在前期感染症状消退后肾炎综合征症状才出现。前驱感染的严重程度与急性肾小球肾炎的发生和病情轻重并不完全一致。

2. 尿异常 几乎全部病人都有肾小球源性血尿，轻重不等，约 30% 病人可有肉眼血尿，常为本病的首发症状和病人就诊的原因。尿色深，呈洗肉水样或棕红色。可伴轻、中度蛋白尿，少数病人（少于 20%）可出现大量蛋白尿。尿沉渣检查有红细胞，可见颗粒管型及红细胞管型。

3. 高血压 约 80% 病人出现一过性高血压，以轻、中度高血压多见，少数病人可出现严重高血压，甚至高血压脑病。高血压常与其水钠潴留有关，利尿后血压可逐渐恢复正常。

4. 水肿 80% 以上病人均有水肿，常为起病的早期表现，轻者为早起眼睑水肿或伴有下肢轻度可凹性水肿，少数严重者可波及全身。

5. 肾功能受损 病人起病早期可出现血肌酐轻度增高，肾功能一过性受损。大部分病人经利尿可逐渐恢复正常，仅有极少数病人可进展为急性肾衰竭，预后不佳。

6. 全身表现 病人在发病时常感到疲乏、头晕、恶心、呕吐，甚至视力模糊，少数伴有腰部钝痛。

7. 并发症

（1）充血性心力衰竭 本病以老年人多见，可表现为颈静脉怒张、奔马律、肺水肿，需紧急处理。

（2）高血压脑病 本病发生率较心力衰竭低，多见于儿童病人。有剧烈头痛、呕吐、嗜睡、神志不清，严重者可伴抽搐及昏迷，常因此掩盖急性肾炎本身的表现。

【辅助检查】

1. 尿常规检查 外观可见肉眼血尿，蛋白尿（+~+++），显微镜下可见红细胞管型、颗粒管型。

2. 血液检查　由于水钠潴留，血液稀释，病人红细胞与血红蛋白稍减低，可伴轻度正细胞性贫血，血沉稍快。

3. 肾功能检查　部分病人肾小球滤过功能一过性受损，早期血肌酐、尿素氮轻度升高。1~2周后随着尿量增加，肾功能逐渐恢复正常。

4. 免疫学检查　免疫学检查对本病有重要诊断意义，起病早期血清 C3 及总补体下降，8周内逐渐恢复正常，为本病特征之一。血清抗链球菌溶血素"O"滴度升高，提示近期曾有链球菌感染。部分病人起病早期循环免疫复合物及血清冷球蛋白可呈阳性。

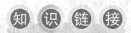

补体测定的意义

补体（complement，C）是一组具有酶样活性的糖蛋白，由 C1~C9 的 9 种成分、旁路途径的 3 种成分及其衍生物组成，与体液因子、免疫细胞共同参与灭活病原体的免疫反应，也参与破坏自身组织或自身细胞而造成免疫损伤。总补体溶血活性（total hemolytic complement activity，CH50）测定反映补体的活化程度。CH50 增高见于急性炎症、组织损伤和某些恶性肿瘤。CH50 降低见于各种免疫复合物性疾病，如肾小球肾炎、病毒性肝炎、系统性红斑狼疮及感染性心内膜炎等。

【诊断及鉴别诊断】

1. 诊断　①有链球菌感染病史，在感染后 1~3 周出现血尿、蛋白尿、水肿和高血压，甚至少尿及肾功能不全等急性肾炎综合征表现；②检查示血清 C3 下降；③症状在发病 8 周内逐渐减轻到完全恢复正常者；④临床诊断困难的急性肾炎综合征病人需考虑进行肾活检以明确诊断。

2. 鉴别诊断

（1）以急性肾炎综合征为表现的其他肾小球疾病　①其他病原体感染后的急性肾炎：常见于多种病毒（如水痘－带状疱疹病毒、EB 病毒、流感病毒等）感染极期或感染后 3~5 天发病，病毒感染后急性肾炎多数临床表现较轻，病程有自限性。不伴血清补体降低，常无水肿和高血压，肾功能一般正常。②系膜毛细血管性肾小球肾炎：除有急性肾炎综合征临床表现外，还经常伴有高度水肿、大量蛋白尿等肾病综合征表现，病程长，无自愈倾向，大部分病人补体持续性降低，8 周内不恢复。

（2）急进性肾小球肾炎　病情进展快，恶化迅速，除有急性肾炎综合征临床表现外，还以早期少尿、无尿，肾功能急剧恶化为特征。与该病鉴别困难可做肾活检以明确诊断，肾活检可见肾小囊内充满大量新月小体。

（3）系统性疾病肾脏受累　系统性红斑狼疮性肾炎及过敏性紫癜肾炎等可呈现急性肾炎综合征。前者常有全身多器官、多系统受累表现，后者常有皮肤紫癜、腹痛或关节痛，必要时肾活检以明确诊断。

【治疗】

本病具有自限性，其治疗主要是休息及对症处理。无尿、急性肾衰竭病例应予透析，待其自然恢复。本病不适宜用糖皮质激素及细胞毒药物治疗。

1. 一般治疗　①急性期应卧床休息，待血压恢复正常、肉眼血尿消失、水肿消退，方可下床，逐渐增加活动量，但要避免过度劳累；②急性期应限制钠盐摄入，予低盐（＜3g/d）饮食；③严重水肿且少尿的病人，应限制液体及钾盐入量，每日盐少于2g，液体总入量需依据前1天出量而定，为前1天尿量+500mL；④出现氮质血症时应限制蛋白质摄入，以优质动物蛋白（含必需氨基酸的蛋白质）为主。

2. 治疗感染灶　起病时可注射青霉素2周（过敏者可用大环内酯类抗生素），但现在其必要性有争议。若慢性扁桃体炎反复发作者，待尿蛋白少于（+），尿沉渣红细胞少于10/HP，病情稳定，可考虑做扁桃体摘除，术前、术后2周需注射青霉素。

3. 对症治疗

（1）利尿消肿　轻度水肿无需治疗，经休息、控制盐量即可缓解。水肿明显可用利尿剂，常用呋塞米（速尿），应注意与保钾利尿剂如螺内酯等联合使用，避免低钾血症的发生。

（2）降血压　经休息、低盐和利尿后血压控制仍不理想时，如无高钾血症及少尿，可予血管紧张素转换酶抑制剂如卡托普利等、β受体阻滞剂如美托洛尔等降压，还可联合使用钙通道阻滞剂。

（3）急性心力衰竭的治疗　水钠潴留是主要诱发因素，可静脉注射呋塞米以快速利尿；用硝普钠或硝酸酯类减轻心脏负荷；给予毛花苷C增强心肌收缩力等。

4. 透析治疗　对于发生急性肾衰竭，且有透析指征的病人，应及时给予血液透析或腹膜透析治疗。本病有自限性，肾功能多可逐渐恢复，一般不需要长期透析。

5. 中医药治疗　急性肾小球肾炎属中医"风水"范畴，多由于感受风寒、风热及湿邪所致。病变发展期有外感表证及水肿、尿少、血尿等症状，此期中医药治疗往往采用祛风利水、清热解毒、凉血止血等为主。

【预后】

本病有自限性，预后良好，绝大多数病人（尤其是儿童）可完全治愈，病人于 1 ~ 4 周内出现利尿、消肿、降压，尿化验也常随之好转。血清 C3 在 8 周内恢复正常，病理检查亦大部分恢复正常或仅遗留系膜细胞增生。但少量镜下血尿及微量尿蛋白有时可迁延半年至 1 年才消失。少数转为"慢性"，或于"临床痊愈"多年后又出现肾小球肾炎表现。若有持续性高血压、大量蛋白尿或肾功能损害者预后较差，容易发展成慢性肾小球肾炎。

二、慢性肾小球肾炎

慢性肾小球肾炎（chronic glomerulonephritis）简称慢性肾炎，是一组起病隐匿，病情迁延，病变发展缓慢，以血尿、蛋白尿、高血压、水肿为基本临床表现，最终进展为慢性肾衰竭的慢性肾小球疾病。本病病因各异，多由原发性肾小球疾病慢性进展导致，病理改变多样，病变进展缓慢，可有不同程度的肾功能减退，可发生在任何年龄阶段，多见于中青年，男性多于女性。

【病因与发病机制】

仅有少数慢性肾炎是由急性肾炎发展所致（直接迁延或临床痊愈若干年后再现）。其病因、发病机制和病理类型不尽相同，但致病因素多为免疫介导性炎症，发病原理与急性肾小球肾炎相似；后期肾小球除了受到免疫因素影响外，还有非免疫非炎症性因素参与，如肾小球受到高压力、高滤过及高灌注影响，导致肾小球硬化，肾功能进行性恶化，最终发展至慢性肾衰竭。

【病理】

慢性肾炎为两肾弥漫性肾小球病变，有多种病理类型，常见病理类型有：系膜增生性肾小球肾炎（包括 IgA 肾病和非 IgA 系膜增生性肾小球肾炎）、系膜毛细血管性肾小球肾炎、膜性肾病及局灶节段性肾小球硬化等，其中少数非 IgA 系膜增生性肾小球肾炎可由毛细血管内增生性肾小球肾炎（临床上急性肾炎）转化而来。病变进展至后期，所有上述病理类型均可进展为程度不同的肾小球硬化，相应肾单位的肾小管萎缩、肾间质纤维化。疾病晚期病理类型均可转化为硬化性肾小球肾炎，肾脏体积缩小、肾皮质变薄，呈"固缩肾"。

【临床表现】

慢性肾炎多数起病隐匿、进展缓慢，临床表现复杂多样，病情时轻时重，肾功能正常或轻度受损，这种情况可持续数年，甚至数十年，最终进入慢性肾衰竭期（尿毒症）。基本临床表现有蛋白尿、血尿、高血压、水肿，伴有不同程度肾功能减退。

1.全身症状 部分病人可无明显临床症状。早期病人可有疲乏、纳差、疲倦、腰部疼痛。病情进展到后期肾衰竭，全身性症状显著，可有恶心、呕吐、皮肤瘙痒等症状。水肿一般不严重，可有可无。

2.尿异常 尿蛋白增多是慢性肾小球肾炎病人必有症状，尿蛋白量常在 1~3g/d。此外，由于肾小球滤过膜受损，常引发血尿，多为镜下血尿，伴有各种管型。

3.高血压 慢性肾小球肾炎病人血压可正常或轻度升高，以舒张压升高为主，持续存在，如血压控制不理想，持续中度以上升高，可引起左心肥大、心力衰竭、高血压脑病及眼底出血等表现，肾功能恶化较快，预后较差。

4.贫血 常有不同程度的贫血，常随肾衰竭进展而加重，多表现为面色苍白、头昏、耳鸣、乏力、记忆力下降。

【辅助检查】

1.尿液检查 后期尿量减少，尿比重低，晚期肾衰竭时更显著；尿蛋白（+~+++），每日尿蛋白量常为 1~3g；显微镜检查可见红细胞、颗粒管型或透明管型。

2.血液检查 尿毒症期可见红细胞及血红蛋白降低。晚期可出现电解质紊乱、酸碱失衡。

3.肾功能检查 早期肾功能变化不明显。随着病情进展，血肌酐与尿素氮逐渐增高，内生肌酐清除率降低。晚期肾功能进一步恶化，尿比重低而固定。

4.免疫学检查 血清补体 C3 降低，抗肾抗体测定可帮助病因诊断。

5.影像学检查 晚期 B 超可见双肾弥漫性硬化、体积缩小。

6.肾活检 肾活检可明确诊断慢性肾小球肾炎病理类型，对提高慢性肾小球肾炎病因诊断、指导治疗及预后有重要意义。

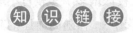

肾活检

肾活检是通过开放肾脏、经皮穿刺、经静脉获取肾脏病理标本，诊断肾脏疾病病因及病理类型的检查方法。经皮肾穿刺肾活检是目前临床最常用、最安全的方法，如 B 超引导下的经皮肾穿刺肾活检方法。

适应证：①原发性肾小球疾病（如急性肾炎综合征、肾病综合征及原因不明的血尿、蛋白尿等）；②急性肾衰竭；③风湿性疾病等继发性或遗传性肾脏病，需明确肾脏病理且对治疗指导和判断预后有重要意义者；④移植肾。

禁忌证：①绝对禁忌证：终末期的固缩肾、孤立肾、明显的全身出血倾向、重度高血压、精神病或不配合操作者；②相对禁忌证：肾脏及肾周存在活动性感染性病变、肾脏肿瘤或肾脏动脉瘤、多囊肾疾病或肾脏大囊肿、妊娠、过度肥胖、各种全身性疾病使病人不能配合完成肾活检术者，如严重心力衰竭、严重贫血、重度腹水等。

并发症：血尿、肾周血肿、动静脉瘘、感染及误穿其他脏器等。

【诊断及鉴别诊断】

1. 诊断　凡是尿检查见蛋白尿、血尿，伴或不伴高血压及水肿病史达1年以上，无论有无肾功能损害，并且排除继发性肾小球肾炎及遗传性肾小球肾炎后，均应考虑本病。

2. 鉴别诊断

（1）继发性肾小球疾病　系指由全身性系统疾病导致肾小球损害，如糖尿病肾病、狼疮性肾炎、过敏性紫癜肾炎等，可依据相应的系统表现及特异性实验室检查进行鉴别。

（2）急性肾小球肾炎　以急性肾炎综合征特点起病的慢性肾炎需与此病相鉴别：①两者的潜伏期不同，急性肾小球肾炎从感染到出现肾炎临床表现需1~3周；而慢性肾炎急性发作潜伏期只有1~5天；②血清C3的变化特点不同：急性肾小球肾炎的血清C3下降后6~8周内恢复正常，慢性肾小球肾炎的血清C3则是持续降低，8周后不恢复正常；③急性肾小球肾炎有自限性，而慢性肾小球肾炎无自愈倾向，呈慢性进展。

（3）Alport综合征　常见10岁之前发病，有阳性家族史（多为X连锁显性遗传）。病人有眼（球形晶状体等）、耳（神经性耳聋）、肾（血尿，轻、中度蛋白尿及进行性肾功能损害）异常症状。

（4）原发性高血压肾损害　呈血压明显增高的慢性肾炎需与原发性高血压引起的继发性肾损害（即良性小动脉性肾硬化症）鉴别。原发性高血压继发肾损害先有较长期高血压，然后再出现肾损害，肾小管功能损伤（如尿浓缩功能减退、夜尿增多）多较肾小球功能损伤早，尿改变轻微（微量至轻度蛋白尿，可有镜下血尿及管型），伴随高血压的其他靶器官（心、脑等）并发症。

（5）慢性肾盂肾炎　慢性肾盂肾炎多好发于女性，既往有反复发作的泌尿系统感染史，并有影像学及肾功能检查异常。尿沉渣中常有白细胞，甚至可见白细胞管型，尿细菌学检查阳性可明确诊断。

【治疗】

慢性肾小球肾炎的治疗是综合性治疗，以防止或延缓肾功能进行性恶化、改善或缓解临床症状及防治严重合并症为主要目的，而不以消除尿红细胞或轻微尿蛋白为目标。

1. 一般治疗

（1）休息　避免剧烈运动、劳累，注意劳逸结合。有水肿、高血压或肾功能不全者应卧床休息。

（2）饮食 给予富含维生素、易消化、有足够热量的饮食。①有水肿时应给予低盐饮食，每日盐的摄入量为 2 ~ 3g；②当有大量蛋白尿而肾功能正常者，可适当补充生物效价较高的动物蛋白（如瘦肉、鱼、鸡蛋等）；③肾功能不全的氮质血症病人应限制蛋白质及磷的摄入量，采用优质低蛋白饮食。

2. 积极控制高血压和减少尿蛋白 高血压和尿蛋白可以加速肾小球硬化、促进肾功能恶化，积极控制高血压和减少尿蛋白是防治慢性肾小球肾炎的重要环节。可通过控制钠盐摄入、适当给予利尿剂及降压药，达到控制高血压和减少尿蛋白的目的。

（1）高血压及尿蛋白的治疗目标 力争把血压控制在理想水平，即 < 130/80mmHg。尿蛋白争取减少至 < 1g/d。

（2）药物选择 ①利尿剂：慢性肾小球肾炎常由水钠潴留引起容量依赖性高血压，故高血压病人可选用噻嗪类利尿剂，如氢氯噻嗪 12.5 ~ 25mg/d 口服，每日 1 ~ 3 次。Ccr < 30mL/min 时，噻嗪类效果不理想，应改用袢利尿剂，但一般不宜过多、长久使用。②降压药：血管紧张素转换酶抑制剂（ACEI）或血管紧张素 II 受体拮抗剂（ARB）为治疗肾素依赖性高血压和（或）减少尿蛋白的首选药物。研究证实，ACEI 及 ARB 有降低血压、减少尿蛋白和延缓肾功能恶化的肾脏保护作用，要达到减少尿蛋白的目的，应用剂量常需高于常规的降压剂量。在应用 ACEI 或 ARB 时，对于肾功能不全的病人要防止高血钾的发生。

（3）糖皮质激素和细胞毒药物 目前对于这类药物是否应用仍有争议，一般不主张积极应用，但对于肾功能正常或仅轻度受损、肾脏体积正常、病理类型较轻（如轻度系膜增生性肾炎、早期膜性肾病等）、尿蛋白较多的病人，如无禁忌，可试用，无效者逐步撤去。

（4）避免加重肾脏损害的因素 感染、劳累、妊娠及肾毒性药物（如含马兜铃酸的中药、氨基糖苷类抗生素等）均可损伤肾脏，导致肾功能恶化，应避免。

【预后】

慢性肾炎病情迁延，进展缓慢，最终将导致慢性肾衰竭。病变进展速度个体差异很大，病理类型为重要因素，但也与是否有足够休息、保护肾脏功能的措施是否得当、治疗是否恰当及是否避免恶化因素有关。

项目二 肾病综合征

肾病综合征（nephrotic syndrome，NS）是由肾小球疾病引起的一组临床综合征，诊断标准为：①大量蛋白尿，尿蛋白大于 3.5g/d；②低蛋白血症，血浆白蛋白低于 30g/L；

③水肿；④血脂升高。其中①、②项为诊断的必要条件。

【病因与发病机制】

1. 病因及分类　肾病综合征按病因分类可分为原发性及继发性，可由多种不同病理类型的肾小球疾病所引起（表5-1）。

表5-1　肾病综合征的分类和常见病因

分类	儿童	青少年	中老年
原发性	微小病变型肾病	系膜增生性肾小球肾炎 微小病变型肾病 局灶性节段性肾小球硬化 系膜毛细血管性肾小球肾炎	膜性肾病
继发性	过敏性紫癜肾炎 乙型肝炎病毒相关性肾炎 系统性红斑狼疮性肾炎	系统性红斑狼疮性肾炎 过敏性紫癜肾炎 乙型肝炎病毒相关性肾炎	糖尿病肾病 肾淀粉样变性 骨髓瘤性肾病 淋巴瘤或实体肿瘤性肾病

2. 发病机制　原发性肾病综合征发病机制尚未完全明了，但仍认为与免疫介导机制有关，属免疫介导性肾小球炎性疾病。

【病理】

肾病综合征的主要病理类型有微小病变型肾病、系膜增生性肾小球肾炎、系膜毛细血管性肾小球肾炎、膜性肾病及局灶性节段性肾小球硬化。

1. 微小病变型肾病　本病好发于儿童，男性多于女性，成人发病率较低，但60岁后发病率又呈现一小高峰。光镜下肾小球基本正常，近曲小管上皮细胞可见脂肪变性。免疫病理检查阴性。电镜下有广泛的肾小球脏层上皮细胞足突消失，是本病的特征性改变。

2. 系膜增生性肾小球肾炎　本病在我国的发病率很高，好发于青少年，男性多于女性。光镜下可见肾小球系膜细胞和系膜基质弥漫增生，依其增生程度可分为轻、中、重度。免疫病理检查可将本组疾病分为IgA肾病及非IgA系膜增生性肾小球肾炎。前者以IgA沉积为主，后者以IgG或IgM沉积为主，均常伴有C3呈颗粒状沉积于肾小球系膜区，或系膜区及毛细血管壁。电镜下在系膜区可见到电子致密物。

3. 系膜毛细血管性肾小球肾炎　该病理类型好发于青壮年，男性多于女性。光镜下系膜细胞和系膜基质弥漫重度增生，可插入到肾小球基底膜和内皮细胞之间，使毛细血管袢呈"双轨征"。电镜下系膜区和内皮下可见电子致密物沉积。免疫病理检查常见系膜区及毛细血管壁有IgG和C3呈颗粒状沉积。

4. 膜性肾病　本病男性多于女性，好发于中老年，通常起病隐匿。光镜下可见肾小球弥漫性病变，基底膜逐渐增厚。电镜下可见基底膜上皮侧有排列整齐的电子致密物，常伴有广泛足突融合。免疫病理显示 IgG 和 C3 呈细颗粒状沿肾小球毛细血管壁沉积。

5. 局灶性节段性肾小球硬化 本病多见于青少年男性，起病隐匿。光镜下可见局灶性、节段性硬化，可表现为系膜基质增多、毛细血管闭塞、球囊粘连等，伴有相应的肾小管萎缩、肾间质纤维化。电镜下可见肾小球上皮细胞足突广泛融合、足突与基底膜分离及裸露的基底膜节段。免疫病理检查可见在肾小球受累节段处 IgM 和 C3 呈团块状沉积。

【临床表现】

1. 大量蛋白尿 肾病综合征病人尿蛋白 > 3.5g/d，严重者可达数十克。

2. 水肿 水肿常为肾病综合征的首发症状，也是最突出的体征。水肿程度与低蛋白血症呈正相关。一般为全身性，程度严重，多呈凹陷性，甚至出现胸水、腹水等。

3. 低蛋白血症及高脂血症 肾病综合征病人有大量蛋白从尿中排出，造成血浆总蛋白下降，以白蛋白下降为主，一般低于 30g/L。低蛋白血症可引起肝内脂蛋白合成增加，而分解减少，导致病人出现高脂血症，血清中胆固醇、甘油三酯明显增高。

4. 并发症

（1）感染 感染是肾病综合征常见并发症，与大量蛋白丢失、低蛋白血症所致蛋白质营养不良、免疫功能紊乱及应用糖皮质激素治疗有关。病人常易发生呼吸道感染、泌尿系统感染及皮肤感染等。此外，由于应用糖皮质激素治疗，其感染的临床征象常不明显，若治疗不及时或不彻底，感染仍是导致肾病综合征复发、疗效不佳甚至死亡的主要原因之一，应予以高度重视。

（2）血栓、栓塞 肾病综合征病人由于血液浓缩及高脂血症，使血液黏稠度增加。此外，某些蛋白质从尿中丢失及肝代偿性合成蛋白增加，引起机体凝血、抗凝和纤溶系统失衡；加之应用利尿剂和糖皮质激素等均进一步加重高凝状态。因此，肾病综合征容易发生血栓、栓塞并发症，其中以肾静脉血栓最为常见，其次为肺血栓、栓塞，下肢静脉、下腔静脉、冠状血管血栓和脑血管血栓也可发生。血栓、栓塞并发症是直接影响肾病综合征治疗效果和预后的重要原因。

（3）急性肾损伤 肾病综合征病人由于组织间水肿严重，有效血容量不足，而致肾血流量下降，诱发肾前性氮质血症，一般经扩容、利尿后可得到恢复。少数病例可出现急性肾衰竭，以微小病变型肾病者为常见，急性肾损伤的发生多无明显诱因，表现为少尿或无尿，且予利尿、扩容治疗无效。

（4）蛋白质及脂肪代谢紊乱 ①长期低蛋白血症可导致营养不良，小儿生长发育迟缓；②免疫球蛋白减少造成机体免疫力低下而易发生感染；③内分泌激素结合蛋白减少可引起内分泌紊乱；④高脂血症可增加血液黏度，易致血栓、栓塞并发症及心血管系统并发症的发生，可促进肾脏病变的慢性进展。

【辅助检查】

1.尿液检查　尿蛋白定性（+~++++），定量测定≥3.5g/d。尿沉渣中可见红细胞管型、颗粒管型等。脂质尿为本病特征之一。

2.血生化检查　血浆总蛋白低于正常，白蛋白降低显著（<30g/L），而总胆固醇、低密度脂蛋白及甘油三酯增高。

3.肾活检　肾活检可明确诊断肾病综合征的病理类型，对指导治疗及预后有重要作用。

【诊断及鉴别诊断】

1.诊断　包括三个方面：①明确是否为肾病综合征（诊断标准详见前述）；②必须排除继发性的病因和遗传性疾病所致的肾病综合征，最好能进行肾活检，做出病理诊断；③判定有无并发症。

2.鉴别诊断

（1）过敏性紫癜肾炎　好发于青少年，有典型的皮肤紫癜，可伴关节痛、腹痛及黑便，一般皮疹出现后1~4周出现血尿和（或）蛋白尿，典型皮疹有助于鉴别诊断。

（2）系统性红斑狼疮性肾炎　好发于青少年和中年女性，依据多系统受损的临床表现和免疫学检查检出多种自身抗体，可明确诊断。

（3）乙型肝炎病毒相关性肾炎　多见于儿童及青少年，以蛋白尿或肾病综合征为主要临床表现，常见的病理类型为膜性肾病，其次为系膜毛细血管性肾小球肾炎等。主要依据以下3点进行诊断：①血清HBV抗原阳性；②患肾小球肾炎，并可排除继发性肾小球肾炎；③肾活检切片中找到HBV抗原。我国为乙型肝炎高发区，对有乙型肝炎的病人，以及儿童、青少年蛋白尿或肾病综合征病人，尤其是膜性肾病，应认真排除之。

（4）糖尿病肾病　肾病综合征常见于病程10年以上的糖尿病病人，好发于中老年。糖尿病病史及特征性眼底改变有助于鉴别诊断。早期可发现尿微量白蛋白排出增加，以后逐渐发展成大量蛋白尿、肾病综合征。

【治疗】

治疗原则为抑制免疫与炎症反应，对症处理，防治并发症。

1.一般治疗

（1）休息　有严重水肿、低蛋白血症者需卧床休息，待水肿消失、一般情况好转后，方可起床活动。

（2）饮食　给予足够热量，每日每千克体重不应少于30kcal。给予正常量的优质蛋白（富含必需氨基酸的动物蛋白）饮食，即0.8~1.0g/（kg·d）。不主张应用高蛋白饮食，因高蛋白饮食会增加肾小球高滤过，加重蛋白尿并促进肾脏病变进展。应少吃富含饱和脂肪酸（动物油脂）的食物，多吃富含多聚不饱和脂肪酸（如植物油、鱼油）及富含可溶性纤维（如燕麦、米糠及豆类）的饮食以减轻高脂血症。水肿时应低盐（< 3g/d）饮食。

2. 对症治疗

（1）利尿消肿　利尿治疗的原则是不宜过快、过猛，以免造成血容量不足、加重血液高黏倾向，诱发血栓、栓塞并发症。①噻嗪类利尿剂：为排钾利尿剂，常用氢氯噻嗪25mg，每日 3 次口服。长期服用应防止低钾、低钠血症。②袢利尿剂：为排钾利尿剂，常用呋塞米 20～120mg/d，分次口服或静脉注射。应用袢利尿剂时需谨防低钠血症及低钾、低氯血症性碱中毒的发生。③保钾利尿剂：适用于低钾血症的病人，单独使用时利尿作用不显著，可与噻嗪类利尿剂合用。常用氨苯蝶啶50mg，每日 3 次口服。长期服用需防止高钾血症，对肾功能不全病人应慎用。④提高血浆胶体渗透压：可使组织中水分回吸收入血。常用血浆或白蛋白等静脉输注，继而用呋塞米 60～120mg 加于葡萄糖溶液中缓慢静脉滴注，有时能获得良好的利尿效果。但由于输入的蛋白均最终由尿中排出，可引起肾小球高滤过及肾小管高代谢，造成肾小球及肾小管损伤，促进肾间质纤维化，故应严格掌握适应证。此外，可用低分子右旋糖酐或羟乙基淀粉（706 代血浆）250～500mL 静脉滴注，以提高胶体渗透压，可隔日 1 次，随后加用袢利尿剂，增强利尿效果。但对少尿病人应慎用，易导致急性肾衰竭。

（2）减少尿蛋白　持续性大量蛋白尿本身可导致肾小球高滤过、加重肾小管 - 间质损伤、促进肾小球硬化，是影响肾小球疾病预后的重要因素。已证实减少尿蛋白可以有效延缓肾功能恶化。血管紧张素转换酶抑制剂（ACEI）或血管紧张素 II 受体拮抗剂（ARB）均可通过降低肾小球内压和直接影响肾小球基底膜通透性，而起到减少尿蛋白的作用，用 ACEI 或 ARB 降尿蛋白时，所用剂量一般应比常规降压剂量大，才能获得良好疗效。

（3）降血脂　可给予非诺贝特 100mg，每日 3 次口服；或洛伐他汀 10mg，每日 1 次口服，以达到降低血脂的效果。

3. 抑制免疫与炎症反应治疗

（1）糖皮质激素　糖皮质激素有利尿、消除尿蛋白的疗效。为提高疗效、减少不良反应，一定要合理用药。其使用原则和方案为：①起始足量：常用药物为泼尼松 1mg/（kg·d），口服 8 周，必要时可延长至 12 周；②缓慢减药：足量治疗后每 2～3 周减原用量的 10%，当减至 20mg/d 左右时易反跳，应更加缓慢减量；③长期维持：最后以最小有效剂量（10mg/d）维持治疗，约半年。糖皮质激素可采取全日量顿服或在维持用药期间两日量隔日 1 次顿服，以减轻糖皮质激素的不良反应。长期服用糖皮质激素，病人可出现感染、骨质疏松、药物性糖尿病等不良反应，需加强监测，及时处理。

（2）免疫抑制剂　这类药物可用于"激素依赖型"或"激素抵抗型"的病人，协同激素治疗，若无激素禁忌，一般不作为首选或单独治疗用药。常用药物有：①环磷酰胺：国内外最常用的细胞毒药物，常用量为 2mg/（kg·d），分 1~2 次口服；或 200mg，隔日静脉注射，累积量达 6~8g 后停药。主要不良反应为骨髓抑制、中毒性肝炎及性腺抑制等，并可出现脱发及出血性膀胱炎，用药期间应监测肝功能和血象。②环孢素：用于治疗激素及细胞毒药物无效的难治性肾病综合征的二线药物。常用量为 3~5mg/（kg·d），分两次空腹口服，服药 2~3 个月后缓慢减量，疗程半年至 1 年。其不良反应有肝毒性、肾毒性、高血压、高尿酸血症、多毛及牙龈增生等。该药停药后易复发。

4. 中医药治疗 单纯中医药治疗效果较缓慢，一般主张与激素及细胞毒药物联合应用，以提高疗效。肾病综合征多被辨证为脾肾两虚，可给予健脾补肾利水的方剂（如真武汤）治疗。此外，中药雷公藤具有抑制免疫、抑制肾小球系膜细胞增生的作用，并能改善肾小球滤过膜通透性，有降尿蛋白作用，临床上可配合激素应用。主要不良反应为性腺抑制、肝功能损害及粒细胞减少等，及时停药后可恢复。但鉴于本药毒副作用较大，甚至可引起急性肾衰竭，用时要小心监护。同时，临床常用中药拮抗激素及细胞毒药物的毒副作用，久用大剂量激素常出现阴虚内热或湿热，给予滋阴降火或清热祛湿的方剂，可减轻激素副作用。

5. 并发症防治

（1）感染 通常在激素治疗时无需应用抗生素预防感染，否则易诱发真菌二重感染。一旦发现感染，应尽快去除感染灶，并及时选用对致病菌敏感、强效且无肾毒性的抗生素积极治疗。

（2）血栓及栓塞 一般当血浆白蛋白低于 20g/L 时，即应开始预防性抗凝治疗。常用肝素钠 1875~3750U 皮下注射，每 6 小时 1 次（或可选用低分子肝素 4000~5000U，皮下注射，每日 1~2 次），维持试管法凝血时间高于正常一倍；也可服用华法林。用药时均应避免药物过量导致出血。

（3）急性肾衰竭 肾病综合征并发急性肾衰竭应及时给予正确处理，可采取利尿、碱化尿液等措施处理，如利尿无效，并已达到透析指征者，应予血液透析以维持生命。

【预后】

肾病综合征预后的个体差异很大，决定预后的主要因素有病理类型及临床因素。其中，微小病变型肾病和轻度系膜增生性肾小球肾炎的预后好，前者可自发缓解，治疗缓解率高，但缓解后易复发。早期膜性肾病治疗缓解率较高，晚期病情多数进展缓慢，发生肾衰竭较晚。系膜毛细血管性肾小球肾炎及重度系膜增生性肾小球肾炎疗效不佳，预后差，较快进入慢性肾衰竭期。如大量蛋白尿、高血压和高血脂长期得不到控制，则成为预后不良的重要因素。而且有反复感染、血栓、栓塞并发症者常影响预后。

项目三　尿路感染

尿路感染（urinary tract infection，UTI）简称尿感，指各种病原微生物在泌尿系统中生长、繁殖而引起的感染性疾病。本病是临床常见病，根据发病部位可分为上尿路感染（肾盂肾炎）和下尿路感染（膀胱炎及尿道炎）。好发于育龄期妇女（女性：男性≈8：1）、老年人、免疫力低下及尿路畸形者。临床主要表现为畏寒、发热、腰部疼痛及尿频、尿急、尿痛等膀胱刺激征。

【病因与发病机制】

1.病因　革兰阴性杆菌为尿路感染最常见致病菌，其中最常见的是大肠埃希菌，占尿路感染的80%～90%，其次为克雷白杆菌、变形杆菌等，此外，结核分枝杆菌、衣原体、真菌等也可导致尿路感染。

2.发病机制

（1）感染途径　①上行感染：约95%的尿路感染病人是由上行性感染而导致的，致病菌从尿道口上行至膀胱，甚至输尿管、肾盂引起膀胱炎、肾盂肾炎。②血行感染：少见，致病菌通过血液循环，到达肾脏和尿路其他部位引起感染。常见的致病菌有金黄色葡萄球菌、假单胞菌属、白色念珠菌属等。③直接感染：十分罕见，一般有外伤或泌尿系统周围器官、组织发生炎症时，致病菌直接侵入泌尿系统导致感染。④淋巴道感染：极罕见。盆腔和下腹部的器官感染时，细菌沿淋巴道感染泌尿系统。

（2）易感因素　正常情况下，尿道口及附近有少量链球菌、乳酸菌、葡萄球菌和类白喉杆菌等细菌寄生，但不致病。但当机体存在易感因素时，可导致尿路感染。

①尿路梗阻：尿路梗阻是诱发尿路感染的主要易感因素。当病人有结石、前列腺增生、狭窄、肿瘤等疾病时，可致尿液积聚，细菌不易被冲洗清除，而在局部大量繁殖引起感染。②膀胱输尿管反流：指尿液从膀胱输尿管口反流至输尿管及肾盂的反流现象。一般常见于尿路功能或结构异常，以致尿液反流，细菌局部定植，发生感染。③机体免疫力低下：如长期使用免疫抑制剂、糖尿病、长期卧床、严重的慢性病和获得性免疫缺陷综合征等。④医源性因素：导尿或留置导尿管、膀胱镜和输尿管镜检查、逆行性尿路造影等常易致尿路黏膜损伤，将细菌带入尿路，易引发尿路感染。⑤解剖及性生活因素：女性尿道短而宽，距肛门较近，细菌易入侵。性生活时可将尿道口周围的细菌挤压入膀胱引起尿路感染。中老年男性病人常因前列腺增生而致尿路梗阻，引起尿路感染。包茎、包皮过长是男性尿路感染的诱发因素。⑥其他：神经源性膀胱、妊娠、遗传因素等。

（3）细菌的致病力与机体防御功能　细菌进入膀胱后，能否引起尿路感染，与细菌的数量及毒力有很大关系。此外，是否发生尿路感染，还需取决于机体的防御功能。正常机体还有多种防御尿路感染发生的机制：①排尿的冲刷作用及输尿管膀胱连接处的活瓣具有防止尿液、细菌进入输尿管的功能；②尿道和膀胱黏膜的抗菌能力；③前列腺分泌物中含有的抗菌成分及尿液中高浓度尿素、高渗透压和低 pH 均可抑菌。

【病理】

急性膀胱炎可表现为膀胱黏膜下组织充血、潮红、水肿及炎症细胞浸润，重者可有膀胱黏膜点状或片状出血，甚至黏膜溃疡。

急性肾盂肾炎可见单侧或双侧肾脏病变，肾盂肾盏黏膜见局限或广泛的充血、水肿及白细胞浸润，表面有脓性分泌物，黏膜下可见细小脓肿。肾小管上皮细胞肿胀、坏死、脱落，肾小管腔中有脓性分泌物，肾间质水肿及白细胞浸润。肾小球一般无形态学改变。

慢性肾盂肾炎双侧肾脏病变不一致，常有不同程度的炎症性改变，肾盂肾盏粘连、变形，肾乳头瘢痕形成，肾脏体积缩小，表面不光滑，形成"固缩肾"。

【临床表现】

1. 膀胱炎　膀胱炎占尿路感染的 60% 以上。主要表现为：①尿频、尿急、尿痛等尿路刺激征，伴有排尿不适、下腹部疼痛等症状，部分病人迅速出现排尿困难；②尿液常混浊，并有异味，约 30% 病人可出现肉眼血尿；③一般无全身感染症状，少数病人出现腰痛、发热，但体温常不超过 38℃（若病人有突出的全身表现，体温 > 38℃，应考虑上尿路感染）；④主要体征为耻骨上膀胱区压痛；⑤致病菌多为大肠埃希菌，占 75% 以上。

2. 急性肾盂肾炎　①可发生于各年龄段，育龄期女性最多见；②通常起病较急，临床表现与感染程度有关，除有膀胱炎症状外，还有寒战、高热、头痛、腰痛（可沿着大腿内侧或会阴部放射）等全身症状，体温多在 38℃ 以上，并多为弛张热，也可表现为稽留热或间歇热；③严重病人可出现革兰阴性杆菌败血症；④主要体征为一侧或双侧肋脊角或上、中输尿管点有压痛和（或）肾区叩击痛。

3. 慢性肾盂肾炎　临床表现复杂，全身及泌尿系统局部表现均可不典型。多数病人有急性肾盂肾炎病史，后出现程度不同的低热、排尿不适、间歇性尿频、腰部酸痛及肾小管功能受损表现，如夜尿增多、低比重尿等。病情持续可发展为慢性肾衰竭。急性发作时病人症状明显，类似急性肾盂肾炎。

4. 无症状细菌尿　指病人有真性细菌尿，而无尿路感染的症状，可由症状性尿路感染演变而来，也可无急性尿路感染病史。病人可长期无症状，尿常规可无明显异常，但尿培养有真性菌尿，也可在病程中出现急性尿路感染症状。致病菌多为大肠埃希菌。

5. 导管相关性尿路感染　指留置导尿管或先前 48 小时内留置导尿管者发生的感染。

全身应用抗生素、膀胱冲洗、局部应用消毒剂等均不能将其清除，最有效的减少导管相关性感染的方法是避免不必要的导尿管留置，并尽早拔出导尿管。

6. 并发症 尿路感染病人若伴有糖尿病和（或）存在复杂因素的肾盂肾炎未及时治疗或治疗不当可出现下列并发症：

（1）肾乳头坏死 肾乳头坏死是尿路感染的严重并发症。常见于伴有糖尿病或尿路梗阻的肾盂肾炎，主要表现为寒战、高热、剧烈腰痛或腹痛、血尿等，可同时伴发革兰阴性杆菌败血症和（或）急性肾衰竭。影像学检查静脉肾盂造影（IVP）可见肾乳头区有特征性"环形征"。宜积极治疗原发病，加强抗生素应用等。

（2）肾周围脓肿 多由严重肾盂肾炎直接扩展而致，病人常有糖尿病、尿路结石等易感因素。致病菌常为革兰阴性杆菌，尤其是大肠杆菌。除原有症状加剧外，常出现明显的单侧腰痛和压痛，病人在向健侧弯腰时疼痛加剧。B 超、X 射线腹部平片、CT 等检查有助于诊断。治疗主要是加强抗感染治疗和（或）局部切开引流。

【辅助检查】

1. 血液检查

（1）血常规检查 急性肾盂肾炎白细胞升高，中性粒细胞增多，核左移，血沉可增快；慢性肾盂肾炎肾功能受损时可出现红细胞、血红蛋白下降、急性膀胱炎白细胞计数无变化。

（2）肾功能检查 慢性肾盂肾炎肾功能损害时可出现肾小球滤过率下降、血肌酐升高等。

2. 尿液检测

（1）尿常规检查 尿液外观常浑浊，可有异味。有白细胞尿、血尿、蛋白尿。尿沉渣镜检白细胞 > 5/HP，称为白细胞尿，对尿路感染诊断意义较大；部分尿路感染病人有镜下血尿，极少数急性膀胱炎病人可出现肉眼血尿；蛋白尿多为阴性到微量；部分肾盂肾炎病人尿中可见白细胞管型。

（2）细菌学检查 细菌学检查是确定尿路感染诊断的最主要的检查方法。收集尿标本最好在应用抗生素治疗前或停药 7 天后，留取清晨第一次清洁中段尿为标本。膀胱穿刺取尿做细菌定性培养结果最可靠。①涂片细菌检查：清洁中段尿沉渣涂片镜检找致病菌，计算 10 个视野细菌数，取其平均值，若平均每个视野下可见 1 个或更多细菌，提示尿路感染；②尿细菌定量培养：尿细菌数 $\geq 10^5$/mL，为真性菌尿，可确诊为尿路感染；尿细菌数 $10^4 \sim 10^5$/mL，为可疑阳性，需复查；尿细菌数 $< 10^4$/mL，可能为污染。

尿细菌定量培养可出现假阳性或假阴性的结果：

假阳性主要见于：①中段尿收集不规范，标本被污染；②尿标本在室温下存放超过 1

小时才接种；③检验技术错误等。

假阴性主要见于：①病人近 7 天内用过抗生素；②尿液在膀胱内停留时间不足 6 小时，细菌没有足够的时间繁殖；③收集中段尿时，消毒药混入尿标本内；④饮水过多，尿液被稀释；⑤感染灶排菌呈间歇性等。

（3）亚硝酸盐还原试验　此法诊断尿路感染的敏感性 70% 以上，特异性 90% 以上。一般无假阳性，但球菌感染可出现假阴性。该方法可作为尿路感染的过筛试验。

（4）其他辅助检查　急性肾盂肾炎可有肾小管上皮细胞受累，出现尿 N-乙酰-β-D-氨基葡萄糖苷酶（NAG）升高。慢性肾盂肾炎可有肾小管和（或）肾小球功能异常，表现为尿比重和尿渗透压下降，甚至肾性糖尿病、肾小管酸中毒等。

3. 影像学检查　常用 B 超、X 射线腹部平片、静脉肾盂造影（IVP）、排尿期膀胱输尿管反流造影、逆行性肾盂造影等，可了解尿路情况，及时发现有无尿路结石、梗阻、反流、畸形等导致尿路感染反复发作的因素。尿路感染急性期不宜做静脉肾盂造影，应做 B 超检查代替之。

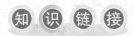

静脉肾盂造影

　　静脉肾盂造影（intravenous pyelography，IVP）又称排泄性尿路造影，是通过静脉注射造影剂，经肾小球滤过后在肾小管被浓缩，浓缩后含造影剂的尿液由肾脏集合管排出，可使双肾实质、肾盂、输尿管及膀胱清楚显影。IVP 的适应证为：①尿路感染反复发作；②复杂性尿路感染；③有肾盂肾炎的临床证据；④罕见致病菌感染，且对治疗反应差者。首次发生尿路感染及急性肾盂肾炎严重者不适宜行 IVP 检查。

【诊断及鉴别诊断】

1. 诊断

（1）尿路感染的诊断　典型的尿路感染有尿路刺激征、感染中毒症状、腰部不适等，结合尿液改变和尿液细菌学检查，诊断不难。凡是有真性菌尿者，均可诊断为尿路感染。无症状性细菌尿的诊断主要依靠尿细菌学检查，要求 2 次细菌培养均为同一菌种的真性菌尿。当女性有明显尿频、尿急、尿痛，尿白细胞增多，尿细菌定量培养 $\geq 10^5$/mL，并为常见致病菌时，可拟诊为尿路感染。

留置导尿管的病人出现典型的尿路感染症状、体征，且无其他原因可以解释，尿标本细菌培养菌落计数 $> 10^3$/mL 时，应考虑导管相关性尿路感染的诊断。

（2）尿路感染的定位诊断　真性菌尿表明有尿路感染，但不能判定是上尿路还是下尿路感染，需进行定位诊断：①根据临床表现定位：上尿路感染常有发热、寒战，甚至出现毒血症症状，伴明显腰痛、输尿管点和（或）肋脊点压痛、肾区叩击痛等；而下尿路感染，常以膀胱刺激征为突出表现，一般少有发热、腰痛等。②根据实验室检查定位：膀胱冲洗后尿培养阳性、尿沉渣镜检有白细胞管型并排除间质性肾炎、红斑狼疮性肾炎等疾病、尿 NAG 升高、尿渗透压降低等，均提示上尿路感染。

（3）慢性肾盂肾炎的诊断　除反复发作尿路感染病史之外，尚需结合影像学及肾脏功能检查。肾外形凹凸不平，且双肾大小不等；IVP 可见肾盂肾盏变形、缩窄；持续性肾小管功能损害。具备上述前两项的任何 1 项再加第 3 项可诊断为慢性肾盂肾炎。

2. 鉴别诊断

（1）肾结核　本病是由结核分枝杆菌引起感染，有午后低热、盗汗及消瘦等结核中毒症状，膀胱刺激征更为明显。一般抗生素治疗无效，尿沉渣可找到抗酸杆菌，尿培养结核分枝杆菌阳性，IVP 可见肾实质虫蚀样缺损等表现。部分病人伴有肾外结核，抗结核治疗有效。

（2）尿道综合征　常见于妇女，病人虽有尿频、尿急、尿痛及排尿不适等症状，但多次尿细菌学检查均为阴性。排除结核性尿路感染即可诊断该病。尿道综合征可有感染性（衣原体等非细菌感染）及非感染性（逼尿肌与膀胱括约肌功能不协调、妇科或肛周疾病、神经焦虑等）两大类。

（3）慢性肾小球肾炎　慢性肾盂肾炎后期出现肾功能减退、高血压时应与慢性肾小球肾炎相鉴别。慢性肾小球肾炎多为双侧肾脏病变一致，且肾小球功能受损较肾小管功能受损突出，并常有较明显蛋白尿、血尿和水肿症状，尿细菌为阴性。而慢性肾盂肾炎常有尿路刺激征，细菌学检查阳性，影像学检查可表现为双肾不对称性缩小。

【治疗】

尿路感染的治疗原则为避免诱发因素，积极采用对致病菌敏感、经肾脏排泄、肾毒性低的抗生素进行彻底治疗，防止复发。

1. 一般治疗

（1）休息　急性期注意休息，避免劳累。尤其在高热及尿路刺激征明显时需卧床休息。

（2）饮食　应多饮水，勤排尿。发热者给予易消化、高热量、富含维生素饮食，避免辛辣刺激性强的食物。尿路刺激征和血尿明显者，可口服碳酸氢钠片碱化尿液、缓解症状、抑制细菌生长、避免形成血凝块，对应用磺胺类抗生素者还可以增强药物的抗菌活性并避免尿路结晶形成。

2. 抗感染治疗

（1）用药原则 ①选用致病菌敏感的抗生素。无病原学结果前，一般首选对革兰阴性杆菌有效的抗生素，尤其是首发尿路感染。治疗 3 天症状无改善，应按药敏结果调整用药。②抗生素在尿和肾内的浓度要高。③选用肾毒性小、副作用少的抗生素。④单一药物治疗失败、严重感染、混合感染、耐药菌株出现时应联合用药。⑤不同类型的尿路感染给予不同治疗时间。

（2）急性膀胱炎 ①单剂量疗法：常用磺胺甲噁唑 2g、甲氧苄啶 0.4g、碳酸氢钠 1g，一次顿服（简称 STS 单剂）；氧氟沙星 0.4g，一次顿服；阿莫西林 3g，一次顿服。②短疗程疗法：与单剂量疗法相比，此法更有效，目前更推荐此法。不但耐药性无增高，还可减少复发，增加治愈率。可选用磺胺类、喹诺酮类、半合成青霉素类或头孢菌素类抗生素中的任意一种，连用 3 天，约 90% 的病人可治愈。

如病人为妊娠妇女、老年病人、糖尿病病人、机体免疫力低下者，或是男性病人，不宜使用单剂量及短疗程疗法，应采用较长疗程。

停服抗生素 7 天后，需进行尿细菌定量培养。如结果阴性表示急性细菌性膀胱炎已治愈；如仍有真性菌尿，应继续给予 2 周抗生素治疗。

（3）急性肾盂肾炎 首次发生的急性肾盂肾炎的致病菌多为大肠埃希菌，在留取尿细菌检查标本后应立即开始治疗，首选对革兰阴性杆菌有效的药物。72 小时显效者无需换药，否则应按药敏结果更改抗生素。

①病情较轻者：可在门诊口服药物治疗，疗程 10～14 天。常用药物有喹诺酮类（如氧氟沙星 0.2g，每日 2 次），半合成青霉素类（如阿莫西林 0.5g，每日 3 次），头孢菌素类（如头孢呋辛 0.25g，每日 2 次）。治疗 14 天后，通常 90% 可治愈。如尿菌仍阳性，应参考药敏试验选用有效抗生素继续治疗 4～6 周。

②严重感染全身中毒症状明显者：需住院治疗，予静脉给药。常用药物：氨苄西林 1～2g，每 4 小时 1 次；头孢噻肟钠 2g，每 8 小时 1 次；头孢曲松钠 1～2g，每 12 小时 1 次。必要时联合用药。氨基糖苷类抗生素肾毒性大，应慎用。经过上述治疗若好转，可于热退后继续用药 3 天，再改为口服抗生素，完成 2 周疗程。治疗 72 小时无好转，应按药敏结果更换抗生素，疗程不少于 2 周。经此治疗，仍有持续发热者，应注意肾盂肾炎并发症，如肾盂积脓、肾周脓肿等。

（4）慢性肾盂肾炎 治疗的关键是积极寻找并去除易感因素。急性发作时治疗同急性肾盂肾炎。

（5）再发性尿路感染 包括重新感染和复发。①重新感染：经治疗后症状消失，尿菌阴性，但在停药 6 周后再次出现真性菌尿，菌株与上次不同，称为重新感染。其治疗方法与首次发作相同。对半年内发生 2 次以上者，可用长程低剂量抑菌治疗，即每晚临睡前排尿后服用小剂量抗生素 1 次，如复方磺胺甲噁唑 1～2 片或呋喃妥因 50～100mg 或氧氟沙星 200mg，每 7～10 天更换药物 1 次，连用半年。②复发：经治疗后症状消失，尿菌阴转后 6 周内再出现菌尿，菌种与上次相同（菌种相同且为同一血清型），称为复发。复发且为肾盂肾炎者，特别是复杂性肾盂肾炎，应在消除诱发因素（如结石、梗阻、尿路异常等）的同时，按药敏结果选择强有力的杀菌性抗生素，疗程不少于 6 周。反复发作者，给予长程低剂量抑菌治疗。

【预防】

最有效的预防方法为坚持多饮水、勤排尿。女性在月经期、妊娠期及性生活时应特别注意会阴部清洁。尽量避免尿路器械的使用，必须应用时，严格无菌操作。消除尿路梗阻等诱发因素。

项目四　肾衰竭

一、急性肾损伤

急性肾损伤（acute kidney injury，AKI）又称急性肾衰竭（acute renal failure，ARF），是由各种原因引起的肾功能在短时间（48 小时）内急剧下降而出现的一组临床综合征。肾功能下降可发生在原来无肾脏病的病人，也可发生在慢性肾脏病（chronic kidney disease，CKD）病人。主要表现为血肌酐（Scr）和尿素氮（BUN）升高，水、电解质和酸碱平衡紊乱，以及全身各系统并发症，常伴有少尿（< 400mL/d），但也可无少尿表现。

【病因与发病机制】

1.病因及分类　急性肾损伤按发生的解剖部位可分为肾前性、肾后性和肾性 3 类。

（1）肾前性　常见病因主要有循环血容量减少（如各种原因的液体丢失和出血）、心排血量减少及肾内血流动力学改变等。上述病因导致肾脏严重血供不足，引起急性肾损伤。

（2）肾后性　各种原因引起急性尿路梗阻，其中以输尿管结石梗阻者最为常见。

（3）肾性　包括肾小管、肾间质、肾血管和肾小球性疾病导致的肾实质损伤。肾小管性急性肾损伤常见的是肾缺血或肾毒性物质（包括外源性毒素，如生物毒素、化学毒素、抗生素、造影剂等，以及内源性毒素，如血红蛋白、肌红蛋白等）损伤肾小管上皮细胞，导致急性肾小管坏死（acute tubular necrosis，ATN）。本项目主要以急性肾小管坏死为代表进行介绍。

2.发病机制　急性肾小管坏死（ATN）的发病机制仍未完全阐明，其发病机理是多因素的，缺血因素、中毒性和缺血 – 再灌注损伤均可引起。

（1）缺血因素 肾缺血除了可通过血管作用使入球小动脉细胞内 Ca^{2+} 增加，从而对血管收缩刺激和肾自主神经刺激敏感性增加，导致肾自主调节功能损害、血管舒缩功能紊乱和内皮损伤，还能产生炎症反应。血管内皮损伤和炎症反应均可引起血管舒张因子（一氧化氮、前列腺素）合成减少，血管收缩因子（内皮素、肾内肾素 – 血管紧张素系统等）产生过多，可进一步引起血流动力学异常，使肾皮质血流量减少、肾髓质充血等，这些均可导致肾小球滤过率下降。

（2）肾小管因素 病人有低氧或缺血，服用肾毒性物质均可引起近端肾小管损伤，导致肾小管对钠重吸收减少，管 – 球反馈增强，肾小管管型形成，导致肾小管梗阻、管内压增加、肾小球滤过率下降。而肾小管严重受损可导致肾小球滤过液的反漏，通过受损的上皮或肾小管基底膜漏出，致肾间质水肿和肾实质进一步损伤。

（3）肾缺血 – 再灌注损伤 肾组织在急性缺血、缺氧后恢复血供（如休克纠正后、大出血输血后、肾移植恢复血液循环后），产生大量自由基，可引起毛细血管通透性增加、渗出增多，导致细胞和组织间水肿等。而自由基还可促使细胞死亡，导致急性肾损伤。

【病理】

急性肾损伤的病理改变部位、程度和性质随病因及病变的严重程度不同而异，可有显著差异。主要病理改变为肾脏肿大、苍白；组织学检查显示肾小球正常，小管腔内存在一些管型，中度间质水肿；严重、持续的缺血性急性肾损伤，光镜检查见肾小管上皮细胞片状和灶状坏死后从基底膜上脱落，肾小管管腔有大量管型堵塞。肾缺血严重者，肾小管基底膜常遭破坏。肾毒性急性肾损伤形态学变化最明显的部位在近端肾小管的曲部和直部，而肾小管上皮细胞坏死不如缺血性急性肾损伤明显。

【临床表现】

急性肾损伤是临床常见危重病症。急性肾小管坏死是肾性肾损伤最常见的类型，临床表现包括原发疾病、代谢紊乱和并发症等。典型临床病程可分为 3 期：

1. 起始期 此期病人常受低血压、缺血、脓毒血症和肾毒素等因素影响，但尚未发生明显的肾实质损伤，在此阶段急性肾损伤是可预防的。但随着肾小管上皮细胞发生明显损伤，肾小球滤过率突然下降，临床上肾损伤综合征的表现变得明显，则进入维持期。

2. 维持期 维持期又称少尿期。典型者为 7 ~ 14 天，但也可短至几天，长至 4 ~ 6 周。大部分病人可出现少尿（< 400mL/d）和无尿（< 100mL/d）；少数病人的尿量 > 500mL/d，为非少尿型急性肾损伤，一般病情较轻，预后较好。无论是少尿型还是非少尿型，随着肾功能减退，临床上均可出现尿毒症的系列表现。

（1）全身症状及并发症　①消化系统症状：肾损伤最早的表现，有食欲减退、恶心、呕吐、腹胀、腹泻等，严重者可发生消化道出血、黄疸等。②循环系统症状：多因尿少和未控制饮水，致水钠潴留，继而出现高血压及心力衰竭、肺水肿的表现；因毒素滞留、电解质紊乱、贫血及酸中毒引起各种心律失常及心肌病变。③呼吸系统症状：除感染的并发症外，因容量负荷过重，病人可出现呼吸困难、憋气、胸痛等症状。④血液系统症状：可有出血倾向及轻度贫血现象，严重创伤、大失血、严重感染及重症肾损伤病人贫血多严重。⑤神经系统症状：重症时，病人可出现意识障碍、躁动、谵妄、抽搐、昏迷等尿毒症脑病症状。⑥感染：急性肾损伤常见而严重的并发症。在急性肾损伤的同时或在疾病发展过程中还可合并多个脏器衰竭，此类病人病死率可高达 70%。

（2）水、电解质和酸碱平衡紊乱　由于病人肾小球滤过率降低，导致排钾、酸等代谢产物能力下降，可表现为代谢性酸中毒、高钾血症。另外，由于水潴留，可见低钠及低钙、高磷血症，但远不如慢性肾衰竭时明显。

3.恢复期　恢复期又称多尿期，病人在不使用利尿剂的情况下，尿量可达 3000~5000mL/d，或更多。一般持续 1~3 周，继而逐渐恢复。尿量增多是肾功能开始恢复的一个标志。

【辅助检查】

1.血液检查　血常规检查可见红细胞、血红蛋白下降，血肌酐和尿素氮进行性上升，血清钾浓度升高，血 pH 和碳酸氢根离子浓度降低，血清钠浓度正常或偏低，血钙降低，血磷升高。

2.尿液检查　尿蛋白多为（±~+）。尿沉渣检查可见肾小管上皮细胞、上皮细胞管型和颗粒管型及少许红细胞、白细胞等；尿比重降低且较固定，多在 1.015 以下。应注意尿液指标检查须在输液及使用利尿剂、高渗药物前进行，否则会影响结果。

3.影像学检查　尿路超声显像对排除尿路梗阻很有帮助。必要时需进行 CT、MRI 或放射性核素等检查以帮助诊断肾血管病变，但要明确诊断仍需行肾血管造影。

4.肾活检　肾活检是重要的诊断手段。在排除了肾前性及肾后性原因后，没有明确致病原因（肾缺血或肾毒素）的肾性急性肾损伤都有肾活检指征。活检结果可确定急性肾小球肾炎、系统性血管炎、急进性肾炎及急性过敏性间质性肾炎等肾脏疾病。

【诊断及鉴别诊断】

1.诊断　根据原发病因，结合相应临床表现及实验室检查，诊断急性肾损伤并不难。急性肾损伤的诊断标准为肾功能在 48 小时内突然减退，血肌酐绝对值升高 ≥ 0.3mg/dL（26.5μmol/L），或 7 天内血肌酐增至 ≥ 1.5 倍基础值，或尿量 < 0.5mL/（kg·h），持续超过 6 小时。临床上不能确诊急性肾损伤，或病人少尿期超过 2 周未见缓解者，均应及早进

行肾活检。

2. 鉴别诊断

（1）慢性肾脏疾病的肾损伤　本病可见双侧肾缩小、贫血、尿毒症面容、肾性骨病和神经病变等。做 B 超检查、肾活检可以鉴别。

（2）肾前性少尿　急性肾损伤与肾前性少尿的鉴别：①补液试验：病人发病前有血容量不足、体液丢失等病史，而氮质血症程度不严重，体检发现皮肤和黏膜干燥、低血压、颈静脉充盈不明显，应首先考虑肾前性少尿。可试用输液（5% 葡萄糖溶液 200～250mL）和注射袢利尿剂（呋塞米 40～100mg），以观察输液后循环系统负荷情况。如果补足血容量后血压恢复正常、尿量增加，则支持肾前性少尿的诊断。②尿液检查：肾前性少尿的尿常规改变不多，尿比重在 1.020 以上，尿渗透压大于 500mOsm/（kg·H_2O），尿钠浓度小于20mmol/L。

（3）肾后性尿路梗阻　病人有结石、肿瘤或前列腺肥大病史，突发完全无尿或间歇性无尿；有肾绞痛、季肋部或下腹部疼痛、肾区叩击痛阳性的临床表现，尿常规多无明显改变。如膀胱出口处梗阻，则引起膀胱区膨胀，叩诊呈浊音，可提示存在尿路梗阻的可能。超声显像和 X 射线检查等可帮助确诊。

【治疗】

1. 非透析治疗

（1）休息　急性肾损伤病人均应卧床休息，避免劳累和增加肾脏负荷。

（2）饮食和营养　补充营养以维持机体的营养状况和正常代谢，有助于损伤细胞的修复和再生，提高存活率。给予含足够热量、富含维生素、易消化的饮食。正常人基础能耗量（BEE）为 147kJ/（kg·d），而急性肾损伤病人每日所需能量应为其 1.3 倍，主要由碳水化合物和脂肪供应，蛋白质的量应限制为 0.8g/（kg·d），对于有高分解代谢或营养不良及接受透析的病人蛋白质摄入量可适当放宽。尽可能地减少钠、钾、氯的摄入量。不能口服的病人需静脉营养补充必需氨基酸和葡萄糖。

（3）病因治疗　尽快纠正可逆的病因是急性肾损伤首选的早期干预治疗，包括输血、等渗盐水扩容，处理血容量不足、休克和感染等。停用影响肾灌注或肾毒性的药物。

（4）对症治疗

①维持体液平衡　每日补液量应为显性失液量加上非显性失液量减去内生水量。临床上每日大致的进液量为前 1 日尿量加 500mL 来计算。发热病人只要体重不增加可增加进液量。在容量控制治疗中应用袢利尿剂可能会增加尿量，从而有助于清除体内过多的液体，但经研究证实它对已发生的、需透析的急性肾损伤病人的生存率和肾功能恢复无效，

当使用后尿量并不增加时，应停止使用以防止不良反应的发生。

②高钾血症 高钾血症是临床危急情况。当病人血钾超过 6.5mmol/L，心电图表现为 QRS 波群增宽等明显的变化时，应予以紧急处理：①钙剂（10% 葡萄糖酸钙 10~20mL）稀释后静脉缓慢（5 分钟）注射。② 11.2% 乳酸钠或 5% 碳酸氢钠 100~200mL 静脉滴注，可纠正酸中毒并同时促进钾离子向细胞内流动。③ 50% 葡萄糖溶液 50~100mL 加普通胰岛素 6~12U 缓慢地静脉注射，可促进糖原合成，使钾离子向细胞内移动。④口服聚磺苯乙烯（15~30g，每日 3 次）。若以上措施无效，或为高分解代谢型急性肾小管坏死的高钾血症病人，血液透析最有效。

③代谢性酸中毒 严重代谢性酸中毒可加重高钾血症，应及时治疗，如血浆碳酸氢根低于 15mmol/L，可选用 5% 碳酸氢钠 100~250mL 静脉滴注。对于严重酸中毒病人，应立即开始血液透析。

④感染 感染是常见并发症，也是死亡的主要原因之一，应尽早使用抗生素。根据细菌培养和药物敏感试验选用对肾无毒性或毒性低的药物，并按肌酐清除率调整用药剂量。

2. 透析疗法 明显的尿毒症综合征，如心包炎、严重脑病、高钾血症、严重代谢性酸中毒及容量负荷过重对利尿剂治疗无效者都是透析治疗指征。对非高分解型、尿量不少的病人，可试行内科综合治疗。目前公认，早期进行透析者可减少急性肾损伤病人发生感染、出血和昏迷，提高病人存活率，故重症病人倾向于早期进行透析。急性肾损伤的透析治疗可选择腹膜透析（PD）、间歇性血液透析（IHD）或连续性肾脏替代治疗（CRRT）。腹膜透析适用于血流动力学不稳定的病人，重症急性肾损伤病人少采用。血液透析的优点是代谢废物的清除率高、治疗时间短，但易有心血管功能不稳定和症状性低血压，且需要应用抗凝药，对有出血倾向的病人增加治疗的风险。连续性肾脏替代治疗适用于多器官功能衰竭病人，其血流动力学稳定，每日可清除水 10~14L 或更多，保证了静脉内高营养。但要注意监护，注意肝素用量。

3. 恢复期的治疗 治疗重点为维持水、电解质和酸碱平衡，控制氮质血症和防止各种并发症。已施行透析的病人，应继续透析。恢复期 1 周左右后可见血肌酐和尿素氮水平逐渐降至正常范围，饮食中蛋白质摄入量可逐渐增加，并逐渐减少透析频率直至停止透析。

【预后】

急性肾损伤是临床危重病，其预后与原发病因及合并症的严重程度密切相关。肾前性急性肾损伤如能早期诊断及治疗，肾功能多可恢复至基线值，死亡率小于 10%。肾后性急性肾损伤如果能及时解除梗阻，肾功能也大多数恢复良好。肾性急性肾损伤预后存在较大差异，如无并发症，死亡率为 10%~30%，而合并多器官功能衰竭的急性肾小管坏死病人死亡率高达 30% ~ 80%。

二、慢性肾衰竭

慢性肾衰竭（chronic renal failure，CRF）为各种慢性肾脏病持续发展的共同结局，是慢性肾脏病引起肾小球滤过率（GFR）下降及与此相关的代谢紊乱和临床症状组成的综合征。我国慢性肾衰竭好发年龄为 40 ~ 50 岁，发病率为 100/100 万人口，男女发病率分别为 55% 和 45%。

慢性肾脏病（chronic kidney disease，CKD）指各种原因引起的肾脏结构和功能障碍 ≥ 3 个月，包括肾小球滤过率正常和不正常的病理损伤、血液或尿液成分异常及影像学检查异常；或不明原因的肾小球滤过率下降（< 60mL/min）超过 3 个月。

目前国际公认的慢性肾脏病分期依据美国肾脏基金会制定的指南分为 1 ~ 5 期（表5-2）。该分期法将肾小球滤过率正常（≥ 90mL/min）的慢性肾脏病称为 CKD1 期，其目的是为了早期识别和防治 CKD；同时将终末期肾病（ESRD）的诊断放宽到肾小球滤过率< 15mL/min，有助于晚期慢性肾衰竭的及时诊治。应当指出，单纯肾小球滤过率轻度下降（60 ~ 89mL/min）而无肾损害其他表现者，不能认为存在慢性肾脏病；只有当肾小球滤过率< 60mL/min 时，才可按 CKD3 期对待。

慢性肾衰竭代表慢性肾脏病中肾小球滤过率下降至失代偿期的那一部分群体，主要为CKD4 ~ 5 期。

表5-2　慢性肾脏病分期及建议

分期	特征	GFR（mL/min）	防治目标及措施
1	GFR 正常或升高	≥ 90	CKD 诊治；缓解症状；保护肾功能
2	GFR 轻度降低	60 ~ 89	评估、延缓 CKD 进展
3	GFR 轻度到重度降低	30 ~ 59	减慢 CKD 进展；评估、治疗并发症
4	GFR 重度降低	15 ~ 29	综合治疗；透析前准备
5	ESRD	< 15	如出现尿毒症，需及时替代治疗

【病因与发病机制】

1. 病因　慢性肾衰竭的病因主要有糖尿病肾病、高血压肾小动脉硬化、原发性与继发性肾小球肾炎、肾小管间质病变（慢性肾盂肾炎、慢性尿酸性肾病、梗阻性肾病、药物性肾病）、肾血管病变、遗传性肾病（如多囊肾、遗传性肾炎）等。在发达国家，糖尿病肾病、高血压肾小动脉硬化已成为慢性肾衰竭的主要病因；而包括中国在内的发展中国家，原发性肾小球肾炎仍为慢性肾衰竭的首要病因。双侧肾动脉狭窄或闭塞所引起的"缺血性肾病"，在老年慢性肾衰竭的病因中占有一定地位。

2. 发病机制　慢性肾衰竭进展的发生机制目前尚未完全清楚。经过研究，学者们提出了一些学说。

（1）肾单位高滤过学说　有研究认为，慢性肾衰竭时残余肾单位肾小球出现高灌注和高滤过状态是导致肾小球硬化和残余肾单位减少的重要原因之一。高滤过可促进系膜细胞增殖和基质增加，导致微动脉瘤的形成、内皮细胞损伤和血小板集聚增强、炎性细胞浸润、系膜细胞凋亡等，因而使肾小球硬化不断发展。

（2）肾单位高代谢学说　慢性肾衰竭时残余肾单位肾小管高代谢，可引起肾小管萎缩、间质纤维化和肾单位进行性损害。高代谢所致肾小管氧消耗增加和氧自由基增多，造成肾小管－间质损伤。

（3）肾组织上皮细胞表型转化的作用　近年研究表明，在某些生长因子（如 TGF-β1）或炎症因子的诱导下，肾小管上皮细胞、肾小球上皮细胞（如包曼囊上皮细胞或足突细胞）、肾间质成纤维细胞均可转变为肌成纤维细胞，可导致肾间质纤维化、局灶性节段性或球性肾小球硬化。

【临床表现】

1. 水、电解质代谢紊乱　慢性肾衰竭时，酸碱平衡失调和各种电解质代谢紊乱非常常见，其中以代谢性酸中毒和水钠代谢紊乱最为常见。

（1）代谢性酸中毒　病人由于肾小管分泌氢离子障碍或肾小管对碳酸氢根的重吸收能力下降，可发生肾小管性酸中毒。当肾小球滤过率降低至 $< 25mL/min$（$Scr > 350\mu mol/L$）时，可引起体内代谢产物如磷酸、硫酸等酸性物质潴留，可发生高氯血症性（或正氯血症性）代谢性酸中毒，即"尿毒症性酸中毒"。

（2）水钠代谢紊乱　主要表现为水钠潴留，少数病人也可表现为低血容量和低钠血症（低钠饮食、进食差、呕吐等引起）。水钠潴留可有不同程度的水肿或（和）体腔积液，此时易出现血压升高、左心衰竭和脑水肿。低血容量主要表现为低血压和脱水。

（3）钾代谢紊乱　当肾小球滤过率降至 $20 \sim 25mL/min$ 或更低时，肾脏排钾能力逐渐下降，易出现高钾血症；尤其当钾摄入过多、酸中毒、感染、创伤、消化道出血等情况发生时，更易出现高钾血症。严重高钾血症（血清钾 $> 6.5mmol/L$）需及时治疗抢救。有时病人由于钾摄入不足、胃肠道丢失过多、应用排钾利尿剂等因素，也可出现低钾血症。

（4）钙磷代谢紊乱　主要表现为钙缺乏和磷过多。钙缺乏主要与钙摄入不足、活性维生素 D 缺乏、高磷血症、代谢性酸中毒等多种因素有关，明显钙缺乏时可出现低钙血症。血磷浓度由肠道对磷的吸收及肾对磷的排泄来调节。当肾小球滤过率下降、尿内排出减少，血磷浓度逐渐升高。慢性肾衰竭早期，血钙、血磷仍能维持在正常范围内，一般只在中、晚期肾小球滤过率＜20mL/min 时，才会出现高磷血症、低钙血症。低钙血症、高磷血症、活性维生素 D 缺乏等可诱发继发性甲状旁腺功能亢进（简称甲旁亢）和肾性骨营养不良。

（5）镁代谢紊乱　当肾小球滤过率＜20mL/min 时，由于肾排镁减少，常有轻度高镁血症，病人常无任何症状，但不宜使用含镁的药物，如含镁的抗酸药、泻药等。低镁血症也偶可出现，与镁摄入不足或过多应用利尿剂有关。

2. 蛋白质、糖类、脂肪和维生素的代谢紊乱

（1）蛋白质代谢紊乱　由于慢性肾衰竭病人可出现蛋白质分解增多或（和）合成减少、负氮平衡及肾脏排出障碍这些情况。一般表现为蛋白质代谢产物蓄积（氮质血症），也可有血清白蛋白水平下降。

（2）糖代谢紊乱　主要是糖耐量减低和低血糖症两种情况，糖耐量减低更常见，可表现为空腹血糖水平或餐后血糖水平升高，但一般较少出现自觉症状。

（3）脂肪代谢紊乱　主要表现为高脂血症，其中多数病人表现为轻到中度高甘油三酯血症，少数病人表现为轻度高胆固醇血症，或两者兼有。

（4）维生素代谢紊乱　相当常见，如血清维生素 A 水平增高、维生素 B_6 及叶酸缺乏等。

3. 消化系统症状　主要表现有食欲不振、恶心、呕吐、口腔有尿味。消化道出血较常见，其发生率比正常人明显增高，多因胃黏膜糜烂或消化性溃疡，尤以前者为最常见。

4. 心血管系统症状　心血管病变是慢性肾衰竭病人的主要并发症之一和最常见的死因。主要表现为：

（1）高血压和左心室肥厚　大部分病人有不同程度的高血压，血压持续过高可引起动脉硬化、左心室肥厚和心力衰竭。加上贫血和血液透析用的内瘘，会加重左心室负荷和左心室肥厚。

（2）心力衰竭　心力衰竭是尿毒症病人最常见死亡原因。急性左心衰竭时可出现呼吸困难、不能平卧、肺水肿等症状。

（3）尿毒症性心肌病、心包病变　其中心包积液在慢性肾衰竭病人中很常见，少数情况下还可有心包填塞。

（4）血管钙化和动脉粥样硬化　近年发现，高磷血症、钙分布异常和"血管保护性蛋白"（如胎球蛋白 A）缺乏可导致血管钙化，如冠状动脉、脑动脉和全身周围动脉发生动脉粥样硬化和钙化。

5. 呼吸系统症状　病人因毒素潴留，可出现：①尿毒症性胸膜炎、胸腔积液，病人有胸痛、呼吸困难等；②尿毒症肺水肿，病人可出现气短、气促、呼吸困难，肺部 X 射线检查可出现"蝴蝶翼"征。此外，病人因严重酸中毒，可致呼吸深长。

6. **血液系统症状** 主要表现为肾性贫血和出血倾向。大多数病人有轻、中度贫血，主要原因是肾组织分泌促红细胞生成素（EPO）减少，故称为肾性贫血。晚期慢性肾衰竭病人有出血倾向，可出现皮下或黏膜出血点、瘀斑，重者可发生胃肠道出血、脑出血等。

7. **内分泌功能紊乱症状** 病人可出现各种内分泌功能紊乱：①肾脏本身内分泌功能紊乱：促红细胞生成素不足可导致贫血；1，25-（OH）$_2$D$_3$ 的不足可致肾性骨营养不良；肾内肾素 - 血管紧张素 II 过多可引起肾性高血压；②下丘脑 - 垂体内分泌功能紊乱：泌乳素、促黑色素激素（MSH）、促黄体生成激素（FSH）、促卵泡激素（LH）、促肾上腺皮质激素（ACTH）等水平增高；③外周内分泌功能紊乱：大多数病人均有继发性甲旁亢（血PTH升高）、胰岛素受体障碍、性腺功能减退等。

8. **神经肌肉系统症状** 病人早期症状可有疲乏、失眠、注意力不集中等；其后会出现性格改变、抑郁、记忆力减退、判断力降低；尿毒症时病人常有多种临床表现，如反应淡漠、谵妄、惊厥、幻觉、昏迷、精神异常等。周围神经病变也很常见，感觉神经障碍尤为显著，最常见的是肢端袜套样分布的感觉丧失，也可出现肢体麻木、烧灼感或疼痛感、深反射迟钝或消失，并可有神经肌肉兴奋性增加，如肌肉震颤、痉挛、不宁腿综合征，以及肌萎缩、肌无力等。

9. **骨骼病变** 主要是肾性骨营养不良（即肾性骨病），包括纤维囊性骨炎（高转化性骨病）、骨生成不良、骨软化症（低转化性骨病）及骨质疏松症。

10. **皮肤表现** 常表现为皮肤瘙痒、尿素霜、皮肤干燥及皮肤黏膜溃疡等。

【辅助检查】

1. **血液检查** 常见红细胞计数下降，血红蛋白浓度降低；若病人酸中毒及感染时，白细胞计数升高；血小板正常或减少。红细胞沉降率多增快。血浆白蛋白降低、血钙降低、血磷增高及 pH 降低等。

2. **尿液检查** 夜尿增多，尿比重降低。尿沉渣中有红细胞、白细胞、颗粒管型及蜡样管型等。

3. **肾功能检查** 内生肌酐清除率（Ccr）降低，血肌酐（Scr）及尿素氮（BUN）增高。

4. **影像学检查** 超声、X射线、CT和MRI等检查可帮助确定肾脏大小、形态、位置、内部结构及有无梗阻等，若见双肾缩小，对本病有诊断意义。

【诊断及鉴别诊断】

1. **诊断** 慢性肾衰竭临床表现复杂，各系统表现均可为首发症状，故应仔细询问病人病史和进行体格检查，重视肾功能检查。根据病史特点、临床表现及肾功能检查等，诊断慢性肾衰竭并不困难。必要时可做肾活检以明确导致慢性肾衰竭的基础肾病类型。

2. 鉴别诊断

（1）肾前性氮质血症　在有效血容量补足 48～72 小时后肾前性氮质血症病人肾功能即可恢复，而慢性肾衰竭者则难以恢复。

（2）急性肾衰竭　根据病人的病史即可做出鉴别诊断。在病人病史欠详时，可借助于影像学检查（如 B 超、CT 等）或肾图检查结果进行分析，若双肾明显缩小，或肾图提示慢性病变，则支持慢性肾衰竭的诊断。

【治疗】

慢性肾衰竭并无特殊治疗手段，早期诊断、有效治疗原发疾病和去除导致肾功能恶化的因素，是慢性肾衰竭防治的基础，也是保护肾功能和延缓慢性肾脏病进展的关键。

1. 营养治疗　慢性肾衰竭的营养疗法在提高病人生活质量、改善预后方面起到重要作用。应给予病人低盐、低磷、足够热量、富含维生素、易消化的清淡饮食。①非糖尿病肾病病人在 CKD1～2 期推荐蛋白摄入量 0.8g/（kg·d）；②从 CKD3 期起应开始低蛋白饮食，推荐蛋白摄入量 0.6g/（kg·d）；③糖尿病肾病病人在肾小球滤过率下降时，蛋白摄入量应在 0.6g/（kg·d）以下；④慢性肾衰竭病人磷摄入量一般应 < 800mg/d，对严重高磷血症病人，还应同时给予磷结合剂；⑤慢性肾衰竭病人应避免高钾食物。若病人已采取透析代替治疗，其蛋白质、水及钠盐的限制可适当放宽。

2. 对症治疗

（1）及时、有效地控制高血压　持续、有效地控制血压对保护靶器官具有重要作用。高血压的控制常用血管紧张素转换酶抑制剂（ACEI）和血管紧张素 II 受体拮抗剂（ARB），其具有良好的降压作用，还有独特的减低高滤过、减轻蛋白尿的作用，同时也有抗氧化、减轻肾小球基底膜损害等作用。

（2）严格控制血糖　糖尿病病人空腹血糖应控制在 5～7.2mmol/L（睡前 6.1～8.3mmol/L），糖化血红蛋白（HbAlc） < 7%，可降低对肾脏的损害，延缓病人慢性肾衰竭的进展。

（3）控制蛋白尿　为改善慢性肾衰竭病人的长期预后，延缓病程进展和提高生存率，蛋白尿应控制在 < 0.5g/24h，或明显减轻微量白蛋白尿。

（4）其他　积极纠正贫血、减少尿毒症毒素蓄积、应用他汀类降脂药、戒烟等，对肾功能有一定保护作用。

3. 药物治疗

（1）纠正酸中毒和水、电解质紊乱

①纠正代谢性酸中毒：口服碳酸氢钠，轻者 1.5～3g/d，中、重度病人 3～15g/d，必要

时可静脉输入。也可根据病人情况同时口服或注射呋塞米 20 ~ 200mg/d，以增加尿量，防止水钠潴留。

②纠正水钠代谢紊乱：为防止水钠潴留，需适当限制钠摄入量。一般氯化钠摄入量应不超过 6g/d；有明显水肿、高血压者，钠摄入量一般为 2 ~ 3g/d（氯化钠摄入量 5 ~ 7g/d）；个别严重病人钠摄入量可限制为 1 ~ 2g/d（氯化钠摄入量 2.5 ~ 5g/d）。对慢性肾衰竭病人的轻、中度低钠血症，一般不必积极处理。

③纠正高钾血症：首先应积极预防高钾血症的发生。当肾小球滤过率 < 25mL/min 时，即应适当限制钾的摄入；当肾小球滤过率 < 10mL/min 或血清钾水平 > 5.5mmol/L 时，则应更严格地限制钾摄入。对已有高钾血症的病人，可采取以下有效措施：①积极纠正酸中毒，除口服碳酸氢钠外，若血钾 > 6mmol/L，可静脉给予（静脉滴注或静脉注射）碳酸氢钠 10 ~ 25g，据病情需要 4 ~ 6 小时后还可重复给予。②给予袢利尿剂，最好静脉或肌内注射呋塞米 40 ~ 80mg（或布美他尼 2 ~ 4mg），必要时将剂量增至 100 ~ 200mg，静脉注射。③应用葡萄糖 - 胰岛素溶液输入（葡萄糖 4 ~ 6g 中加胰岛素 1 单位）。④口服聚磺苯乙烯，每次 5 ~ 20g，每日 3 次。⑤对严重高钾血症（血钾 > 6.5mmol/L）且伴有少尿、利尿效果欠佳者，应及时给予血液透析治疗。

（2）控制高血压　为了积极主动地保护靶器官（心、肾、脑等），延缓肾脏损伤，应对高血压进行及时、合理的治疗。常用血管紧张素转换酶抑制剂（ACEI）、血管紧张素Ⅱ受体拮抗剂（ARB）、钙通道阻滞剂、β 受体阻滞剂、血管扩张剂及袢利尿剂等，以 ACEI、ARB、钙通道阻滞剂的应用较为广泛。ACEI 及 ARB 有使钾升高及一过性血肌酐升高的作用，在应用过程中，应注意检测血清钾及血肌酐的变化。一般情况下，透析前慢性肾衰竭病人的血压应 < 130/80mmHg，维持透析病人血压一般不超过 140/90mmHg 即可。

（3）纠正贫血　常用促红细胞生成素（EPO），一般开始用量为每周 80 ~ 120U/kg，分 2 ~ 3 次（或每次 2000 ~ 3000U，每周 2 ~ 3 次）皮下或静脉注射（更为理想）。透析前慢性肾衰竭病人，目前趋向于小剂量疗法（2000 ~ 3000U，每周 1 ~ 2 次），疗效佳，不良反应小。达标指标为：血红蛋白上升至 110（女）~ 120（男）g/L。同时，还可以通过补充铁剂、叶酸纠正贫血。常用口服铁剂有琥珀酸亚铁、硫酸亚铁等。

（4）纠正低钙血症、高磷血症　明显低钙血症的病人，可口服骨化三醇 0.25μg/d，连续服用 2 ~ 4 周，如血钙和症状无改善，可将用量增加至 0.5μg/d；对血钙不低者，则宜隔日口服 0.25μg。凡口服骨化三醇的病人，治疗中均需监测血钙、磷、甲状旁腺激素（PTH）浓度。当肾小球滤过率 < 30mL/min 时，除限制磷摄入外，可口服磷结合剂，常口服碳酸钙，每次 0.5 ~ 2g，每日 3 次，餐中服用。

（5）纠正高脂血症　透析前慢性肾衰竭病人与一般高脂血症病人治疗原则相同，应积极治疗。但对于维持透析病人，高脂血症的标准宜放宽，血胆固醇水平保持在

6.5～7.8mmol/L（250～300mg/dL），血甘油三酯水平保持在 1.7～2.3mmol/L（150～200mg/dL）为好。

（6）防治感染　平时应注意预防感冒，预防各种病原体的感染。抗生素的选择和应用原则与一般感染相同，但剂量要根据肾小球滤过率进行调整。在疗效相近的情况下，选用肾毒性最小的药物。

（7）其他　①糖尿病肾衰竭病人随着肾小球滤过率不断下降，必须相应调整胰岛素用量，一般应逐渐减少；②高尿酸血症通常不需药物治疗，但如有痛风，则予以别嘌醇 0.1g，每日口服 1～2 次；③皮肤瘙痒：口服抗组胺药物，控制高磷血症及强化透析，对部分病人有效；④口服吸附疗法和导泻疗法：可以促进毒素从胃肠道排泄，常应用于透析前慢性肾衰竭病人，对减轻病人氮质血症起到一定辅助作用，如口服氧化淀粉、药用炭制剂、大黄制剂或甘露醇（导泻疗法）等。但不能依赖这些疗法作为治疗的主要手段。

4. 尿毒症的替代治疗　慢性肾衰竭晚期的病人肾小球滤过率 < 10mL/min，有明显尿毒症临床表现，经非透析治疗不能缓解时，则应进行替代治疗。主要有透析治疗及肾移植。透析疗法仅可部分替代肾脏的排泄功能，而不能替代其内分泌和代谢功能。目前肾移植是最佳的肾脏替代疗法，成功的肾移植可恢复正常肾的内分泌和代谢功能，使病人几乎完全康复。临床上应根据病人病情来选择合适的肾脏替代治疗方式。

（1）透析治疗　包括血液透析和腹膜透析，两者疗效相近，各有优缺点，临床上可以互补。通过透析可用人工的方法代替肾脏的排泄功能，排除体内潴留的毒素、多余的水分及电解质等，使血液得到净化，从而维持终末期肾病病人的生命，为肾移植做准备。

（2）肾移植　肾移植是将来自供体的肾脏通过手术植入受体体内，从而恢复肾脏功能。目前肾移植手术已较为成熟，相比透析，病人的生活质量更佳、维持治疗费用更低、存活率更高，已成为终末期肾病病人首选治疗方式。肾移植后需长期使用免疫抑制剂防排斥反应，常用糖皮质激素、环孢素、硫唑嘌呤等。

【预后】

慢性肾衰竭的病程及预后受多种因素影响，个体差异大，但因其具有不可逆性，预后多不良。主要的影响因素有病因的不同、营养状况、高血压控制情况、低蛋白饮食是否坚持、贫血是否纠正、血液净化是否充分，以及并发症防治情况、病人的经济条件等。

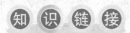

慢性肾衰竭的三级预防

慢性肾衰竭已成为一种危害人类健康的常见病，给个人、家庭及社会带来沉重负担。因此，积极开展早期预防，延缓肾衰竭进展，已是国内外十分关注的重要问题。目前公认有三级预防概念：一级预防，又称早期预防。对已有的肾脏疾病或可引起肾损害的疾患（如高血压、糖尿病等）进行积极有效的治疗，防止慢性肾衰竭的发生。二级预防，对已有轻、中度肾损害的病人及时进行治疗，延缓慢性肾衰竭的进展，防止尿毒症的发生。三级预防，对早期尿毒症病人尽早采取及时有效的治疗措施，防止并发症的发生，提高病人生活质量和生存率。

理实一体化教学 4：血液透析

【原理与装置】

血液透析（hemodialysis，HD）简称血透或人工肾，是最常用的血液净化方法之一。其利用半透膜原理，主要通过弥散、对流及吸附作用清除血液中的有害物质；通过超滤和渗透作用清除体内潴留的水分；同时补充机体需要的物质，纠正体内水、电解质紊乱，维持酸碱平衡。

血液透析时，血液经血管通路进入体外循环，在蠕动泵（血泵）的推动下进入透析器（内含透析膜）与透析液发生溶质交换后再经血管通路回到体内（图 5-1）。成年病人所需透析膜的表面积通常在 $1.5\sim2.0m^2$ 以保证交换面积。

透析液多采用碳酸氢盐缓冲液，并含钠、钾、钙、镁、氯、葡萄糖等物质。钠离子通常保持在生理浓度，其余物质根据病人情况调整。透析用水纯度对保证透析质量至关重要，借由水处理系统来控制。

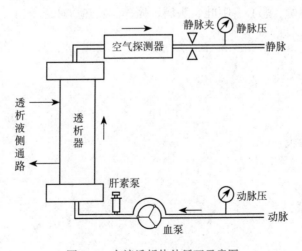

图 5-1　血液透析体外循环示意图

【血管通路】

目前最理想的永久性血管通路是动静脉内瘘，包括自体血管和人造血管内瘘。用外科手术将桡动脉或肱动脉与头静脉或贵要静脉做直接吻合，形成皮下动静脉内瘘，使前臂浅静脉"动脉化"，血液流速可达 400mL/min，且便于穿刺。一般在血液透析前 1~3 个月行内瘘成形术。对于无法建立自体动静脉内瘘的病人可行人造血管内瘘，但血栓和感染发生率相对较高。

【适应证与治疗】

1. 适应证　急性肾损伤和慢性肾衰竭应适时开始血液透析治疗；某些急性药物或毒物中毒，如乙醇、水杨酸类药物等中毒尤其适合血液透析治疗；血液透析还可用于难治性充血性心力衰竭和急性肺水肿的急救，以及严重水、电解质、酸碱平衡紊乱等。

2. 抗凝治疗　为了防止透析器和血液管路中凝血，血液透析时需要合理使用抗凝治疗。最常用的抗凝剂是肝素，首剂量 0.3~0.5mg/kg，每小时追加 5~10mg，密切观察病人血流量、静脉压和透析液颜色等。如出现分层、凝血，提示肝素量不足，需增加其剂量。

血液透析一般 3 次/周，4~6 小时/次。

【禁忌证】

无绝对禁忌证，相对禁忌证有严重休克或低血压、心力衰竭、心肌梗死、严重心律失常、恶性肿瘤晚期、严重出血或感染、极度衰弱病人及精神疾病不能合作者。

【并发症】

低血压、肌肉痉挛、恶心、呕吐、头痛、瘙痒、发热、疲乏等。

复习思考

一、名词解释

1. 急性肾小球肾炎。

2. 肾病综合征。

3. 尿路感染。

4. 慢性肾衰竭。

二、简答题

1. 急性肾小球肾炎的临床表现及治疗措施有哪些？

2. 慢性肾小球肾炎的主要临床表现有哪些？在治疗过程中如何保护肾功能？

3. 肾病综合征的诊断要点有哪些？治疗方案是什么？

4. 尿路感染的主要致病菌是什么？感染途径有哪些？如何治疗？

5. 慢性肾衰竭临床表现有哪些？如何治疗？

模 块 六

血液系统疾病

项目一　缺铁性贫血

【学习目标】

1.掌握缺铁性贫血的诊断和治疗。

2.熟悉缺铁性贫血的临床表现。

3.了解缺铁性贫血的病因、发病机制。

案例导入

张某，女，52岁，自诉痔疮5年，近日出现疲倦，心悸，气促。查体：皮肤黏膜、口唇、甲床苍白，红细胞$2.9 \times 10^{12}/L$，血红蛋白64g/L，白细胞$5.1 \times 10^{9}/L$。

思考：1.该病人最可能的诊断是什么？诊断依据是什么？

2.对该病人如何治疗？

缺铁性贫血（iron deficiency anemia，IDA）是指因体内贮存铁缺乏，导致血红蛋白合成减少，缺铁性红细胞生成，而引起的一种小细胞低色素性贫血。缺铁和铁利用障碍影响血红素的合成，因此缺铁性贫血属于血红素合成异常性贫血。本病是小儿贫血中最常见的类型之一，以6个月至2岁的婴幼儿发病率最高，是我国重点防治的小儿疾病之一。其发病率在经济不发达地区的婴幼儿、生长发育期的儿童和青少年、育龄妇女中明显增高。

【病因与发病机制】

1.病因

（1）铁摄入不足　铁的摄入主要来自食物，成年人每天需从食物中摄取1~2mg的铁，孕妇、哺乳期妇女 2～4mg。铁摄入不足多见于婴幼儿、青少年及妊娠、哺乳期妇女。长期食物缺铁也可在其他人群中引起此病。

（2）铁吸收障碍 铁吸收的主要部位是十二指肠和空肠上段的肠黏膜。食物中的铁主要是三价铁，在胃酸及还原剂（如维生素C）的作用下还原成二价铁才能被吸收。多种原因引起的胃酸分泌不足、胃肠道功能紊乱，如胃大部切除术后、长期不明原因的腹泻、慢性肠炎等均可因铁吸收障碍而引发此病。转运障碍（无转铁蛋白血症、肝病）也是引起此病的少见病因。

（3）铁丢失过多 正常人每日排铁量不超过 1mg，主要通过胆汁、粪便排出；育龄妇女还因月经、妊娠及哺乳而使铁丢失增多。长期慢性失血是此病最常见的病因之一。慢性失血的原因很多，消化道是慢性失血的好发部位，如消化性溃疡、胃癌、痔疮出血等疾病。育龄期妇女每次月经丢失 20～40mg 铁，子宫肌瘤及月经失调等导致的月经过多是该人群发生此病的常见原因。

2. **发病机制** 正常成人体内 65% 的铁存在于血红蛋白中。30% 以铁蛋白及含铁血黄素的形式贮存于肝、脾及骨髓等的单核 - 吞噬细胞系统内，称贮存铁。其余为组织铁，存在于肌红蛋白、细胞色素及含铁类酶中。

（1）缺铁对铁代谢的影响 当体内贮存铁减少到不足以补偿功能状态铁时，铁蛋白、含铁血黄素、血清铁和转铁蛋白饱和度减低、总铁结合力和未结合铁的转铁蛋白升高、组织缺铁、红细胞内缺铁。

（2）缺铁对造血系统的影响 红细胞内缺铁使血红素合成障碍，血红蛋白生成减少，红细胞胞浆少、体积小，发生小细胞低色素性贫血；严重时粒细胞、血小板的生成也受影响。

（3）缺铁对组织细胞代谢的影响 组织缺铁，组织细胞中含铁酶和铁依赖酶活性降低，进而影响病人的精神、行为、体力、免疫功能及患儿的生长发育和智力；缺铁可引起黏膜组织病变和外胚叶组织营养障碍。

【病理】

1. **缺铁对血液系统的影响** 铁是合成血红蛋白的原料，缺铁时血红素生成不足，进而血红蛋白合成也减少，导致新生的红细胞内血红蛋白含量不足，细胞质减少，细胞变小，而缺铁对细胞的分裂、增殖影响较小，故红细胞数量减少程度不如血红蛋白减少明显，从而形成小细胞低色素性贫血，缺铁的病理生理通常包括三个阶段，即铁减少期（ID）、红细胞生成缺铁期（IDE）、缺铁性贫血期（IDA）。

2. **缺铁对其他系统的影响** 缺铁可影响肌红蛋白的合成，并可使多种含铁酶（如细胞色素酶、单胺氧化酶、核糖核酸还原酶、琥珀酸脱氢酶等）的活性减低。由于这些含铁酶与生物氧化、组织呼吸、神经介质分解与合成有关，故铁缺乏时造成细胞功能紊乱，而产生一些非造血系统的表现，如体力减弱、易疲劳、表情淡漠、注意力难以集中、智力减低等。缺铁或可引起组织器官的异常，如口腔黏膜异常角化、舌炎等。缺铁还可引起细胞免疫功能降低，易患感染性疾病。

【临床表现】

1. 一般贫血表现 常见疲倦乏力、头昏、头痛、耳鸣、心悸、气促、纳差等，伴皮肤黏膜苍白、心率增快。

2. 组织缺铁表现 ①神经、精神系统异常：烦躁、易怒、注意力不集中、多动及体力、耐力下降；儿童生长发育迟缓、智力低下等。②消化系统异常：口腔炎、舌炎、舌乳头萎缩、口角炎、缺铁性吞咽困难或吞下时梗阻感；食欲减退、呕吐、腹泻、异食癖等。③心血管系统异常：严重贫血时，心率增快，心脏扩大。④其他：毛发干枯易脱落；皮肤干燥、皱缩；指（趾）甲缺乏光泽、脆薄易裂，重者指（趾）甲变平，甚至凹下呈勺状（匙状甲）；常合并感染等。

3. 缺铁原发病表现 如消化性溃疡、消化道肿瘤或痔疮导致的黑便、血便或腹部不适，肠道寄生虫感染导致的腹痛或大便性状改变，妇女月经过多，肿瘤性疾病的消瘦，血管内溶血的血红蛋白尿等。

【辅助检查】

1. 血象 血红蛋白降低比红细胞数减少明显，呈小细胞低色素性贫血。血涂片可见成熟红细胞体积小，形态大小不一，中央淡染区扩大。网织红细胞计数正常或轻度增高。白细胞和血小板计数正常或减低。

2. 骨髓象 红细胞系增生活跃或明显活跃，以中、晚幼红细胞增生为主。其体积小、核染色质致密、胞浆少偏蓝色、边缘不整齐，血红蛋白形成不良，呈"核老浆幼"现象。

3. 铁代谢 血清铁减少（$< 8.95\mu mol/L$），血清总铁结合力增高（$> 64.44\mu mol/L$），转铁蛋白饱和度降低（$< 15\%$）。血清铁蛋白减少（$< 12\mu g/L$）是反映贮存铁减少的主要指标。骨髓铁染色示细胞外含铁血黄素减少或消失，铁粒幼红细胞（细胞内铁）$< 15\%$。

【诊断及鉴别诊断】

1. 诊断 包括以下 3 个方面：

（1）贫血为小细胞低色素性贫血 男性 $Hb < 120g/L$，女性 $Hb < 110g/L$，孕妇 $Hb < 100g/L$。

（2）有缺铁的依据 符合贮存铁耗尽或缺铁性红细胞生成的诊断。

贮存铁耗尽：符合下列 1 条即可诊断：①血清铁蛋白 $< 12\mu g/L$。②骨髓铁染色显示

骨髓小粒可染铁消失，铁粒幼红细胞少于 15%。

缺铁性红细胞生成：①符合上述诊断标准；②血清铁＜8.95μmol/L，总铁结合力升高＞64.44μmol/L，转铁蛋白饱和度＜15%；③FEP/Hb＞4.5μg/gHb。

（3）病因诊断　寻找缺铁的原因。

2. 鉴别诊断　主要与其他表现为小细胞性贫血的疾病鉴别。

（1）珠蛋白异常所致贫血　本病包括异常血红蛋白病和珠蛋白生成障碍性贫血，属遗传性疾病，常有家族史。体检可见脾增大。血涂片中可见靶形红细胞。血红蛋白电泳出现异常血红蛋白带。血清铁、铁蛋白和运铁蛋白饱和度不降低。

（2）慢性病性贫血　慢性炎症、感染或肿瘤等引起的铁代谢异常性贫血。多数病人为正常细胞正常色素性贫血，部分病人呈小细胞低色素性贫血。其铁代谢指标与缺铁性贫血不同，表现为血清铁降低，总铁结合力不增加；骨髓铁粒幼细胞减少，而巨噬细胞内铁增加，有助于鉴别。

（3）铁粒幼细胞性贫血　本病为先天性或获得性原因导致红细胞铁利用障碍性贫血。骨髓中铁粒幼红细胞增多，并出现环形铁粒幼细胞，计数＞15%时有诊断意义。血清铁和铁蛋白浓度升高。

（4）转铁蛋白缺乏症　系常染色体隐性遗传所致或严重肝病、肿瘤继发。血清铁、总铁结合力、血清铁蛋白及骨髓含铁血黄素均明显降低。先天性者幼儿时发病，伴发育不良和多器官功能受累。获得性者有原发病的表现。

【治疗】

1. 病因治疗是本病治疗的关键。应尽可能去除导致缺铁的病因。婴幼儿、青少年和妊娠妇女铁摄入不足引起者，应多吃含铁丰富且易吸收的食物，如动物肝、血、瘦肉、蛋黄、豆类、紫菜、海带、木耳、香菇等。同时建议多吃含维生素 C 丰富的新鲜蔬菜、水果，以促进铁的吸收。富含铁的食物避免与牛奶、浓茶及咖啡同服，以免影响铁的吸收。胃、十二指肠溃疡伴慢性失血或胃癌术所致者，应多次检查大便潜血，做胃肠道 X 射线或内镜检查，必要时手术根治。月经过多者应调理月经或治疗引起月经过多的原发病；寄生虫感染者应驱虫治疗等。

2. 补铁治疗：治疗性铁剂有无机铁和有机铁两类：无机铁以硫酸亚铁为代表，有机铁包括右旋糖酐铁、葡萄糖酸亚铁、山梨醇铁、富马酸亚铁等。无机铁剂的不良反应较有机铁剂明显。

（1）口服铁剂　首选治疗方法，每日剂量应含元素铁 150～200mg，如硫酸亚铁 0.3g，每日 3 次；或右旋糖酐铁 50mg，每日 3 次；富马酸亚铁 0.2g，每日 3 次。口服铁剂可引起恶心、呕吐等不良反应，应在饭后或餐中服用。应注意：乳类、茶、咖啡等会抑制铁剂的吸收，鱼、肉类、维生素 C 可加强铁剂的吸收；液体铁剂用吸管吸入，再喝温开水并漱口，以免将牙和舌染黑；服铁剂期间，由于铁与肠内硫化氢作用而生成黑色的硫化铁，大便会变黑色。口服铁剂后有效的表现先是外周血网织红细胞增多，服药后 10 天左右达高峰，2 周后血红蛋白浓度上升，一般 2 个月左右恢复正常。铁剂治疗在血红蛋白恢复正常后至少持续 4~6 个月，待铁蛋白正常后停药。

（2）注射铁剂　若口服铁剂不能耐受或吸收障碍，可用右旋糖酐铁肌内注射，首次给药须用 0.5mL 作为试验剂量，1 小时后无过敏反应可给足量治疗，第一天给 50mg，以后每日或隔日给 100mg，直至完成总需量。注射铁剂前必须计算应补铁剂总量，避免过量导致铁中毒，计算公式为：注射铁总量（mg）＝（需达到的血红蛋白浓度 – 病人的血红蛋白浓度）×0.33× 病人体重（kg）。

3. 必要时输血治疗。

【预后】

单纯营养不良者，易恢复正常。继发于其他疾病者，取决于原发病能否根治。

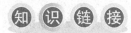

成分输血

成分输血是根据血液比重不同，将血液的各种成分加以分离提纯，依据病情需要输注有关的成分。优点：①一血多用，节约血源，疗效好，便于保存和运输；②减少反应；③合理使用，将全血分离制成不同的细胞（红细胞、白细胞、血小板）及血浆蛋白成分，供不同的目的应用；④经济，既可节省宝贵的血液，又可减少经济负担。成分输血是目前临床常用的输血类型。

项目二　再生障碍性贫血

【学习目标】

1. 掌握再生障碍性贫血的治疗措施。

2. 熟悉再生障碍性贫血的临床表现。

3. 了解再生障碍性贫血的病因、发病机制。

案例导入

李某，女，47岁，皮肤黏膜苍白，无力、疲乏2个月。查体：无肝脾肿大及淋巴结肿大。血常规：血红蛋白70g/L，白细胞$2.6×10^9$/L，血小板$40×10^9$/L，骨髓增生低下。

思考：1. 该病人最可能的诊断是什么？诊断依据是什么？

2. 对该病人应如何治疗？

再生障碍性贫血（aplastic anemia，AA）简称再障，是一种获得性骨髓造血功能衰竭症。以骨髓造血功能低下、全血细胞减少，感染、出血及进行性贫血为主要临床表现。我国再障的年发病率较西方国家高，可发生于任何年龄，以青壮年居多，目前老年人发病率有增高趋势，男性略高于女性，原发性多于继发性。

【病因与发病机制】

1. 病因　50%以上的再障病人无法找到明确的发病原因，继发性再障发病原因可能与下列因素有关：

（1）药物与化学物质　药物与化学物质为再障常见的致病因素。已知有高度危险性的药物有氯霉素、磺胺药、抗癌药、保泰松、苯巴比妥、阿司匹林、抗癫痫药、吲哚美辛、卡比马唑、异烟肼等，其中以氯霉素最多见。化学物质以苯及其衍生物为主，如油漆、塑料、染料、杀虫剂等。

（2）物理因素　长期接触各种电离辐射，如X射线、γ射线及其他放射性物质可影响DNA的复制，干扰骨髓细胞生成，使造血干细胞数量减少。

（3）病毒感染　病毒性肝炎和再障发病的关系已较肯定，其他如风疹病毒、EB病毒、流感病毒等均可引起再障。

（4）其他因素　有人认为与遗传因素有关。少数反复病毒感染、长期严重贫血、恶性肿瘤、系统性红斑狼疮、慢性肾衰竭等疾病也可演变成再障。

2. 发病机制　目前尚未完全阐明，可能的发病机制主要包括三个方面：造血干细胞内在缺损、造血微环境支持功能缺损、异常免疫反应损伤造血干细胞。有人将它们分别形象地称为"种子学说""土壤学说""虫子学说"。近年来认为再障的主要发病机制是免疫异常。

【病理】

主要是造血组织减少，红骨髓总容量减少，代以脂肪组织。造血细胞（粒、红和巨核细胞系统）减少，非造血细胞（淋巴细胞、浆细胞、组织嗜碱细胞和网状细胞）增多。

【临床表现】

再障的临床表现与全血细胞减少有关，主要为进行性贫血、出血和感染，但多无肝、脾、淋巴结肿大。根据病人的病情、血象、骨髓象及预后，通常将再障分为重型再障（SAA）和非重型再障（NSAA）（表6-1）。国内学者又将SAA分为2型：急性发病者为SAA-Ⅰ型，由NSAA发展成重症者为SAA-Ⅱ型。

1. 重型再障（SAA） 起病急、进展快、病情重。早期以出血和感染为主。出血范围广泛、症状重、不易控制。常见严重的皮肤、黏膜出血，表现为皮肤出血点、大片瘀斑，口腔血泡，鼻腔、牙龈、眼结膜出血等；内脏出血以呼吸道和消化道出血常见，表现为呕血、咯血、便血、血尿、阴道出血、眼底出血，重者可发生颅内出血而致死。多数病人有高热，体温在39℃以上，感染部位以呼吸道最常见，其次有消化道、泌尿生殖道及皮肤、黏膜等，感染菌种以革兰阴性杆菌、金黄色葡萄球菌及真菌为主，严重者可合并败血症，感染不易控制。贫血多呈进行性加重。

2. 非重型再障（NSAA） 较多见，起病和进展缓慢。贫血为首发和主要表现，输血后症状改善，但不持久。出血较轻，较易控制，以皮肤、黏膜出血为主，女性病人有阴道出血或月经过多，内脏出血少见。感染较轻，以上呼吸道感染常见，相对容易控制，很少持续1周以上，常见感染菌种为革兰阴性杆菌和各类球菌。

表6-1 重型再障与非重型再障的区别

	重型再障	非重型再障
起病	急，发展快	缓，进展慢
贫血	进行性加重	首发和主要表现
出血	严重，常见内脏出血	轻，皮肤、黏膜出血多见
感染	不易控制，可合并败血症	容易控制
血象	网织红细胞绝对值 $< 15 \times 10^9$/L	网织红细胞绝对值 $> 15 \times 10^9$/L
	中性粒细胞 $< 0.5 \times 10^9$/L	中性粒细胞 $> 0.5 \times 10^9$/L
	血小板 $< 20 \times 10^9$/L	血小板 $> 20 \times 10^9$/L
骨髓象	增生低下或极度低下	增生减低，常有灶性增生
预后	预后不良，多于12个月内死亡	预后较好，少数死亡

【辅助检查】

1. 血象 全血细胞减少，但三系细胞减少程度不同，属于正细胞正色素性贫血，网织红细胞百分数及绝对值降低，中性粒细胞绝对值减少。

2. 骨髓象 骨髓象为确诊再障的主要依据。骨髓穿刺物中骨髓颗粒极少，脂肪滴增多。重型再障骨髓增生低下或重度低下，粒、红系均明显减少，常无巨核细胞，淋巴细胞、浆细胞等非造血细胞分类值增高。非重型再障骨髓增生减低或呈散在灶性增生，因此不同部位骨髓增生减低不一致，粒、红系及巨核细胞减少，淋巴细胞、浆细胞及网状细胞比例增高。

3. 其他检查　为明确诊断和鉴别诊断，对疑难病例有时还需要进行细胞遗传学检查、骨髓核素扫描、流式细胞术分析、体外造血干祖细胞培养等检查。

【诊断及鉴别诊断】

1. 诊断　病史询问中应详细询问病人的既往用药史及可疑化学和物理因素接触史。全血细胞减少；一般无肝、脾肿大；骨髓多部位增生减低；排除引起全血细胞减少的其他疾病；一般抗贫血治疗无效。再障诊断指标应符合下列三项中的两项：①血红蛋白 $< 100g/L$；②中性粒细胞绝对值 $< 1.5 \times 10^9/L$；③血小板 $< 50 \times 10^9/L$。若未达上述标准时不能诊断为再障。

2. 分型　重型再障诊断应具备下列三项中的两项：①网织红细胞绝对值 $< 15 \times 10^9/L$；②中性粒细胞 $< 0.5 \times 10^9/L$；③血小板 $< 20 \times 10^9/L$。未达到重型再障诊断标准的则为非重型再障。

3. 鉴别诊断

（1）遗传性再障　如 Fanconi 贫血，是一种常染色体隐性遗传性血液系统疾病，又称先天性再障。典型表现为全血细胞减少，多先有血小板减少，逐渐发展为全血细胞减少，少数病例可仅一系或两系细胞减少。病人除有典型再障表现外，可伴有发育异常、皮肤色素沉着、骨骼畸形、器官发育不全等。

（2）急性白血病　白细胞减少和低增生性急性白血病，起病急缓不一，早期肝、脾、淋巴结不肿大，外周两系或三系血细胞减少，未见或偶见少量原始细胞，骨髓灶性增生减低，易与再障混淆。

（3）阵发性睡眠性血红蛋白尿（PNH）　典型的病人以慢性血管内溶血、血红蛋白尿及含铁血黄素尿为主要表现，易鉴别。但大多数不典型病人无血红蛋白尿发作，常被误诊为再障。本病出血和感染少见且轻，外周血网织红细胞计数高于正常，骨髓涂片和活检可见红系造血代偿性增生，酸溶血试验、糖水试验、尿含铁血黄素试验呈阳性。

（4）骨髓增生异常综合征（MDS）　难治性贫血易与再障相混淆。MDS 虽有全血细胞减少，但骨髓三系细胞均增生，巨核细胞也增多，而且可见病态造血。原始细胞数已 $> 1\%$，而再障不应发现原始细胞。

【治疗】

1. 一般治疗　①病人避免到人群密集地或与上呼吸道感染者接触，以防交叉感染，重型再障病人由于严重的中性粒细胞和单核细胞持续减少，病人易被细菌和真菌感染，对于重型再障应预防性使用抗生素和抗真菌药物。重型再障病人需要实行保护性隔离。不用对骨髓有损伤作用和抑制血小板功能的药物。②轻度贫血病人应注意休息，避免过度劳累；中重度贫血或合并感染病人应卧床休息，限制活动范围；极重度病人伴严重出血时，应绝对卧床休息。③为病人提供充足的热量和水分，给予高热量、高蛋白、高维生素、易消化的软饭或半流质饮食，避免粗糙和过硬的食物；大出血病人应暂禁食。④要多与病人接触，加强沟通，注意观察病人的情绪反应及行为表现，了解其思想顾虑并及时给予心理疏导；向病人及其家属解释有关用药知识及不良反应；帮助病人认识不良心理状态对身体恢复不利，心境平和、积极乐观有利于病情好转，鼓励病人正确面对疾病，消除其不良情绪；争取家属的支持，给病人足够的关心、鼓励、照顾及温暖，增强病人治疗信心，积极配合治疗和护理。

2. 病因治疗

（1）免疫抑制治疗 抗淋巴细胞球蛋白（ALG）和抗胸腺细胞球蛋白（ATG）用于重型再障，马 ALG10～15mg/（kg·d）连用 5 天，或兔 ATG3～5mg/（kg·d）连用 5 天；ALG 和 ATG 均为异种蛋白，治疗过程中可出现超敏反应、血清病（如猩红热样皮疹、发热、关节痛等）、出血加重及继发感染等，因此用药前应做过敏试验，用药期间用糖皮质激素防治过敏反应；静脉滴注 ATG 时不宜过快，每日剂量应维持滴注 12～16 小时。环孢素适用于全部再障，常用剂量为 3～6mg/（kg·d），1～2 个月起效，疗程一般长于 1 年，参照病人的血象、骨髓象、T 细胞免疫恢复情况、血药浓度、药物不良反应等调整用药剂量及疗程；用药期间应观察有无牙龈增生及消化道反应，并定期检查肝、肾功能。应用环磷酰胺时，应指导病人多饮水，用药时观察病人有无出血性膀胱炎等不良反应。糖皮质激素不良反应较多，应密切观察有无诱发或加重感染，有无血压上升、腹痛及黑便等不良反应。

（2）雄激素 雄激素为目前治疗非重型再障的首选药物，常用药物：司坦唑醇（康力龙）2～4mg，每日 3 次；十一酸睾酮（安雄）40～80mg，每日 3 次；达那唑 0.2g，每日 3 次；丙酸睾酮 50～100mg，每日 1 次，肌内注射，丙酸睾酮为油剂，局部注射不易吸收，常可形成硬结甚至发生无菌性坏死，治疗时应深部缓慢分层注射并轮替注射部位，经常检查注射部位，一旦发现硬结需及时处理，如理疗、热敷等，以促进吸收。药物治疗有效者，1 个月左右网织红细胞开始升高，接着血红蛋白升高，经 3 个月后红细胞开始上升，而血小板上升需要较长时间。长期应用雄激素可出现男性化作用，如毛发增多、声音变粗、面部痤疮、女性闭经、乳房缩小、性欲增加，以及肝功能损害等不良反应，应向病人说明雄激素治疗 3～6 个月后才见效，鼓励病人坚持完成疗程，用药期间应定期检查肝功能，痤疮不要用手搔抓，以防感染，男性化作用会随着药物剂量的减少或停药后，逐渐消失。

（3）造血生长因子　适用于全部再障，主要用于重型再障。单用无效，多作为辅助性药物，在免疫抑制剂治疗时或之后应用，有促进骨髓恢复的作用。本类药物在用药前应做过敏试验，用药期间应定期检查血象，疗程维持 3 个月以上为宜。常用药物：粒 – 单细胞集落刺激因子（GM–CSF）5μg/（kg·d），用药后注意观察病人有无发热、肌痛、骨痛、胸膜炎、静脉炎、全身疲乏等症状。粒细胞集落刺激因子（G–CSF）5μg/（kg·d），病人偶有低热、皮疹、骨痛、消化道反应、氨基转移酶升高等不良反应，一般在停药后消失。促红细胞生成素（EPO）50~100U/（kg·d），可引起血压升高，偶可诱发癫痫发作或脑血管意外，应密切观察。

（4）造血干细胞移植　年龄不超过 40 岁、无感染及其他并发症、有合适供体的重型再障病人，可以考虑造血干细胞移植。移植前做好清洁、消毒和心理护理工作；移植时密切观察有无输血反应和栓塞；移植后严密观察有无并发感染或移植物抗宿主反应。

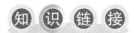

造血干细胞移植

造血干细胞移植（HSCT）是指对病人进行全身照射、化疗和免疫抑制预处理后，将正常供体或自体的造血干细胞经静脉输注给病人，利用造血干细胞不断自我复制和分化的能力，使其重建正常的造血和免疫功能。

造血干细胞移植按照其来自健康供体还是病人本身，分为异体造血干细胞移植和自体造血干细胞移植。异体造血干细胞移植又分为同基因移植和异基因移植。按造血干细胞采集部位的不同，可分为骨髓移植、外周血干细胞移植和脐血移植。目前，外周血干细胞移植临床应用最广泛。

3. 对症治疗

（1）纠正贫血　输血是贫血的对症治疗措施。通常认为血红蛋白＜ 60g/L，且病人对贫血耐受较差时，可输注全血或红细胞以缓解机体缺氧，减轻贫血症状，输注时注意控制速度，严重贫血时输入速度应低于每小时 1mL/kg，以防止诱发心力衰竭。在输注前应告诚病人，一旦出现不适应立即报告，并加强监测，及时发现和处理输血反应。

（2）防治出血　嘱病人避免出血，防止外伤、碰撞及剧烈活动，血小板＜ 5×10^9/L 时尽量避免肌内注射。根据病情选择不同的止血方法和药物，可用促凝血药（止血药），如酚磺乙胺（止血敏）等；牙龈出血时可用 0.1% 肾上腺素棉球贴敷牙龈；女性子宫出血可肌内注射丙酸睾酮；严重出血或血小板＜ 20×10^9/L 时，病人有颅内出血的危险，应密切观察病情变化，备好抢救药物。颅内出血、消化道出血等，可输注浓缩血小板、新鲜冷冻血浆。有凝血因子缺乏时（如肝病）应予以纠正。

（3）控制感染　限制探视人员，防止交叉感染。病人接受大剂量化疗、免疫抑制治疗期间，尤其是白细胞计数＜$1.5×10^9$/L，中性粒细胞＜$0.5×10^9$/L时，实行保护性隔离，移居单间或层流病房。感染性发热应取感染部位的分泌物或血液、尿液、粪便等做细菌培养和药敏试验。及时采用经验性广谱抗生素治疗，药敏试验有结果后应换用敏感窄谱抗生素。长期使用抗生素可诱发真菌感染和肠道菌群失调，必要时输注白细胞悬液。

4.康复治疗　对于再障病人，要避免服用对造血系统有害的药物，如氯霉素、保泰松、磺胺等；嘱病人按医嘱用药，不可自行更换或停药，定期门诊复查血象，以便了解病情变化；因职业原因长期接触造血毒物（如X射线、放射性核素、苯及其衍生物等）的人员，应严格遵守操作规程，提高防护意识，定期检查血象；指导病人进行自我护理，保证充足的睡眠与休息；增进食欲，加强营养；注意个人卫生，避免皮肤和黏膜损伤，预防各种出血和感染；尽量少去公共场所，防止交叉感染。

【预后】

再障的预后与病人的病情和采取的治疗方法有关，非重型再障由于病情进展缓慢，经治疗多数病人预后相对较好，可长期存活。少数病例病情恶化可演变成重型再障，预后极差。重型再障病人预后不良，若不经治疗，多在6~12个月内死亡。

项目三　特发性血小板减少性紫癜

【学习目标】

1.掌握特发性血小板减少性紫癜的临床表现、诊断和治疗。

2.熟悉特发性血小板减少性紫癜的辅助检查。

3.了解特发性血小板减少性紫癜的病因、发病机制。

案例导入

某患者，女，4岁，2周前曾患急性上呼吸道感染。因4天前开始出现皮疹，近2日加重来院就诊。查体：T37.7℃，P102次/分，R24次/分。四肢及躯干可见广泛瘀点、瘀斑，压之不退色，肝、脾肋下未触及。血象：白细胞$8.0×10^9$/L，血红蛋白110g/L，血小板$13×10^9$/L。

思考：1. 该病儿最可能的疾病诊断是什么？诊断依据是什么？
　　　2. 对该病儿应如何治疗？

特发性血小板减少性紫癜（idiopathic thrombocytopenic purpura，ITP）又称自身免疫性血小板减少性紫癜，是由于血小板免疫性破坏，导致外周血中血小板减少的出血性疾病。病人外周血血小板计数 $< 100 \times 10^9/L$，但没有引起血小板减少的明显诱因或基础疾病。本病是临床上最常见的血小板减少性紫癜，发病率为（5~10）/10 万。临床主要表现为广泛皮肤黏膜或内脏出血，血小板计数减少，血小板生存时间缩短，抗血小板自身抗体形成，骨髓巨核细胞发育、成熟障碍等。ITP 依其表现可分为急性和慢性两型。急性型多见于儿童，慢性型多见于成人，好发于 40 岁以下的成年女性。大多数急性型病人数周至 4 个月可恢复正常；慢性型病人常反复发作，多迁延不愈，可达数年或更长时间，很少自然缓解。

【病因与发病机制】

ITP 病因未明，可能与感染因素、免疫因素、肝脾功能、雌激素等有关。

1. 感染因素　ITP 与细菌或病毒感染密切相关，尤其是病毒感染如麻疹、水痘病毒等。大多数急性型病人在发病前 2 周有上呼吸道感染史，慢性型病人常因感染而导致病情加重。少数发生在疫苗接种之后。血小板糖蛋白与病毒等病原微生物之间可能存在相同或相似的抗原决定簇，当病毒感染后机体产生的抗病毒抗体与血小板膜抗原发生交叉反应，使血小板损伤、寿命缩短，导致血小板减少。

2. 免疫因素　免疫因素可能是 ITP 发病的重要原因。依据有：① 50%~70% 的 ITP 病人血浆和血小板表面可检测到血小板膜糖蛋白特异性自身抗体，自身抗体致敏的血小板被单核 – 巨噬细胞系统过度破坏。②体液免疫和细胞免疫介导的骨髓巨核细胞数量和质量异常，血小板生成不足。自身抗体与巨核细胞结合后可干扰巨核细胞的成熟、血小板产生及释放，导致 ITP 病人血小板生成不足。

3. 肝脾功能　脾脏是产生血小板相关抗体和血小板被破坏的主要场所，肝脏在血小板的破坏中有与脾脏类似的作用。

4. 雌激素　慢性型 ITP 多见于育龄期女性，妊娠期容易复发，可能与体内雌激素水平较高有关。

【临床表现】

不同病人的症状及体征差异很大，部分病人出血明显，多数病人没有症状或出血轻微。

1. 起病情况　急性型 ITP 多见于儿童，起病突然，大多在发病前 1~2 周有呼吸道或病毒感染病史，也可见于疫苗接种后。起病急，可有畏寒、发热等症状。慢性型 ITP 起病隐匿，以 40 岁以下中青年女性多见。

2. 出血症状　出血的严重程度与血小板减少有关，其他因素如年龄、生活因素和尿毒症等也与出血风险有关。出血常常是紫癜性，表现为皮肤黏膜瘀点、瘀斑，通常分布不均。出血多位于血液淤滞部位或负重区域的皮肤，皮损压之不退色。黏膜出血包括鼻出血、牙龈出血、口腔黏膜出血、眼结膜出血及血尿，女性病人可以月经过多为唯一表现。当血小板 $< 20 \times 10^9$/L 时可发生内脏出血，如咯血、呕血、便血、血尿及阴道出血等。严重的血小板减少可导致颅内出血，可致意识障碍、抽搐、瘫痪等，可危及生命，但发生率 $< 1\%$。急性型 ITP 病情多为自限性，一般 4~6 周恢复，痊愈后很少复发；慢性型 ITP 呈反复发作过程，自发性缓解少见，每次发作可持续数周或数月，甚至迁延数年。

3. 其他表现　①乏力：ITP 的临床症状之一，部分病人表现得更为明显；②贫血：一般不伴有贫血，除非有大量出血，但长期月经过多可出现慢性失血引起的缺铁性贫血；③血栓形成倾向：ITP 不仅是一种出血性疾病，也是一种血栓前疾病；④ ITP 病人一般无脾大，脾大常提示另一种疾病或继发性血小板减少性紫癜。

【辅助检查】

1. 血象　外周血只有血小板减少，其他各系血细胞一般都在正常范围。血小板计数减少程度不一，急性型发作期血小板计数 $< 20 \times 10^9$/L，慢性型血小板计数多在（30~80）$\times 10^9$/L，血小板体积偏大、血小板分布宽度增加。反复出血者，红细胞计数和血红蛋白可出现不同程度的下降，白细胞计数多正常，嗜酸性粒细胞可增多。

2. 骨髓象　急性型骨髓巨核细胞数量正常或增加，慢性型骨髓巨核细胞数量显著增加。巨核细胞发育成熟障碍，表现为巨核细胞体积变小、胞质内颗粒减少、幼稚巨核细胞增加，由血小板形成的巨核细胞显著减少（$< 30\%$）。

3. 其他　出血时间延长，血块退缩不良，束臂试验阳性。凝血机制及纤溶机制检查正常。血小板寿命明显缩短，最短者仅几小时，血小板相关免疫球蛋白增高。

【诊断及鉴别诊断】

1. 诊断　①至少 2 次化验血小板计数减少，血细胞形态无异常；②体检脾脏一般不增大；③骨髓检查巨核细胞正常或增多，有成熟障碍；④排除其他继发血小板减少症。

2. 鉴别诊断　本病确诊需排除如再生障碍性贫血、脾功能亢进、骨髓增生异常综合征、白血病、系统性红斑狼疮、药物性免疫性血小板减少等继发性血小板减少症。还应根据临床特点及实验室检查，与过敏性紫癜鉴别。

3. 分型与分期 ①新诊断的 ITP：确诊后 3 个月以内的 ITP 病人；②持续性 ITP：确诊后 3~12 个月血小板持续性减少的 ITP 病人；③慢性 ITP：血小板减少持续超过 12 个月的 ITP 病人；④重症 ITP：血小板 < 10 × 10⁹/L，且就诊时存在需要治疗的出血症状或常规治疗中发生了新的出血症状，需要用其他升高血小板药物治疗或增加现有治疗的药物剂量的 ITP 病人；⑤难治性 ITP：满足以下 3 个条件的病人：脾切除后无效或者复发，仍需要治疗以降低出血的危险，排除其他引起血小板减少症的原因而确诊为 ITP 的病人。

【治疗】

应结合病人的年龄、血小板减少的程度、出血的程度及预期的自然病程予以综合治疗。

1. 一般治疗 血小板 < 20 × 10⁹/L 者，应严格卧床休息，避免外伤。出血严重者应注意休息，补充血小板和相关凝血因子，应用止血药、促进血小板生成药。局部可采用加压包扎、固定及手术结扎局部血管等。

2. 观察 ITP 病人如无明显出血倾向，血小板 > 30 × 10⁹/L，无手术、创伤，且不从事增加病人出血风险的工作或活动，发生出血的风险较小，可嘱其临床观察，暂不进行药物治疗。

3. 首次诊断 ITP 的一线治疗

（1）糖皮质激素 糖皮质激素为治疗本病的首选药物。其作用机制为减少抗血小板抗体生成及减轻抗原抗体反应，抑制单核 - 吞噬细胞系统对血小板的破坏，降低毛细血管通透性，刺激骨髓造血，使血小板数量增加。常用泼尼松 1mg/（kg·d）口服，分次或顿服，待血小板恢复正常或接近正常后，1 个月内迅速减至最小维持量 5~10mg/d，无效者 4 周后停药。也可地塞米松 40mg/d 口服，共 4 天，无效病人可在半个月后重复 1 次。长期应用糖皮质激素易出现水钠潴留、胃肠道出血、感染、骨质疏松、高血压、药物性糖尿病等，用药时应监测血压、血糖的变化等，预防感染，保护胃黏膜。

（2）静脉输注丙种球蛋白 主要用于① ITP 的急症处理；②不能耐受糖皮质激素或脾切除前准备；③合并妊娠或分娩前。400mg/（kg·d），共 5 天；或 1g/（kg·d），共 2 天。

4. ITP 的二线治疗

（1）脾切除 其作用机制是减少血小板抗体的产生及减轻血小板的破坏。适用于①糖皮质激素治疗 3~6 个月无效；②糖皮质激素维持量需大于 30mg/d；③有糖皮质激素使用禁忌证。脾切除治疗有效率为 70%~90%，年龄小于 2 岁、妊娠期、因其他疾病不能耐受手术者禁忌脾切除。

（2）免疫抑制剂 可与糖皮质激素合用以提高疗效并可减少糖皮质激素的用量。常用药物：长春新碱、硫唑嘌呤、环磷酰胺、环孢素 A 等。其中长春新碱最常用，除免疫抑制作用外，此药还有促进血小板生成及释放的作用。长春新碱每次 1mg，每周 1 次，静脉注射，4~6 周为 1 个疗程。长春新碱可引起末梢神经炎、骨髓抑制等，使用时应注意保护局部血管，预防和及时处理静脉炎。

5. **急症的处理** 适用于①血小板 $< 20 \times 10^9/L$；②出血严重、广泛者；③疑有或已发生颅内出血者；④近期准备实施手术或将要分娩者。

（1）血小板输注　输注血小板悬液以补充血小板，控制或预防严重出血。成人每次给予 10~20 单位，根据病情可重复使用。有条件的地方尽量使用单采血小板。

（2）静脉输注丙种球蛋白　剂量及用法同上。可抑制血小板与抗体结合，减少单核 – 巨噬细胞系统对血小板的破坏与吞噬。

（3）大剂量甲泼尼龙　1g/d 静脉注射，3~5 次为 1 个疗程，可通过抑制单核 – 巨噬细胞系统对血小板的破坏而发挥治疗作用。

（4）血浆置换　能有效清除病人血浆中的抗血小板抗体，适用于急性型病人。

【预后】

大多数病人预后良好，部分易于复发。85%~90% 患儿发病 1~6 个月能自然痊愈。约 10% 患儿转变为慢性型。儿童病死率约为 0.5%，主要死因为颅内出血。约 5% 的成人 ITP 死于慢性、难治性 ITP。

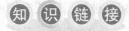

维生素 C 治疗特发性血小板减少性紫癜

采用维生素 C 治疗特发性血小板减少性紫癜病人，可使出血症状消失，血小板上升至正常，总有效率 86%。疗效与对照组用泼尼松治疗相似。方法：①维生素 C1.5~2.0g/d，分 3 次口服。待血小板恢复正常后，再持续服用 60 天。②维生素 C1.5g 口服，2 次／日，温开水送服。有人认为，维生素 C 仅适用于轻、中型特发性血小板减少性紫癜病人，对于重症病人，宜以优先使用泼尼松为佳。

项目四　白血病

【学习目标】

1. 掌握白血病的临床表现、诊断及治疗。

2. 熟悉白血病的辅助检查。

3. 了解白血病的分类、病因及发病机制。

📖 案例导入

　　李某，女，19岁。"鼻出血3周，面色苍白、头晕乏力1个月"为主诉入院。病人1个月前出现面色苍白、头晕乏力，因能坚持日常生活而未就诊，3天前出现鼻出血，量中等，压迫能止住。查体：T39.3℃，P108次/分，BP102/74mmHg，R28次/分，神志清楚，贫血外观，体格消瘦，平车送入院。血象：血红蛋白60g/L，白细胞$3×10^9$/L，血小板$10×10^9$/L。骨髓象：分类幼稚细胞30%，分叶30%，淋巴细胞35%，单核细胞5%。

　　思考：1. 该病人最可能的诊断是什么？诊断依据是什么？

　　　　　2. 对该病人如何治疗？

　　白血病（leukemia）是一类造血干细胞的恶性克隆性疾病。因白血病细胞增殖失控、分化障碍、凋亡受阻，从而停滞在细胞发育的不同阶段。白血病细胞在骨髓和其他造血组织中大量增生累积，并浸润其他器官和组织，而导致正常造血功能受到抑制。临床主要特征为进行性贫血、出血、反复感染或持续发热、组织器官浸润、外周血中出现幼稚细胞。

　　根据白血病细胞成熟程度和自然病程将白血病分为两大类：①急性白血病（AL）：起病急，病情发展迅速，细胞分化停滞在较早阶段，骨髓及外周血中以异常的原始及早期幼稚细胞为主，原始细胞一般超过30%，自然病程仅几个月。②慢性白血病（CL）：起病缓慢，细胞分化停滞在较晚的阶段，骨髓及外周血中以异常的成熟细胞和成熟幼稚细胞为主，原始细胞一般不超过10%，自然病程一般在一年以上。根据主要受累细胞系列将急性白血病分为急性淋巴细胞白血病（简称急淋，ALL）和急性髓细胞白血病（简称急粒，AML）两类。慢性白血病分为慢性淋巴细胞白血病（简称慢淋，CLL）、慢性髓细胞白血病（简称慢粒，CML）及少见类型的白血病等。

　　我国白血病发病率约为2.76/10万。在恶性肿瘤所致的死亡率中，白血病居第6位

（男）和第 8 位（女）；儿童及 35 岁以下成人中，则居第 1 位。我国白血病发病率低于欧美国家，与亚洲其他国家相近。

【病因与发病机制】

人类白血病的病因尚不完全清楚，可能与发病有关的因素如下：

1. 生物因素　主要包括病毒感染和免疫功能异常。目前已经证实人类 T 淋巴细胞病毒–I（HTLV–I）能引起成人 T 细胞白血病（ATL），已从恶性 T 细胞中分离出病毒，它是一种 C 型逆转录 RNA 肿瘤病毒。此外，EB 病毒、HIV 病毒与淋巴系统恶性肿瘤的关系已被认识。某些自身免疫性疾病，因其免疫功能异常而致白血病的危险度增加。

2. 放射因素　电离辐射致白血病已被肯定。白血病的发生与人体吸收辐射的剂量有关，辐射剂量越大越容易引发白血病。日本广岛、长崎发生原子弹爆炸后，幸存者中白血病发病率比未受照射的人群高 17 ~ 30 倍，病人多为急淋、急粒或慢粒白血病。

3. 化学因素　多种化学物质或药物均可损伤造血细胞引起白血病，如苯及其衍生物、氯霉素、保泰松、抗肿瘤药物及细胞毒药物等。

4. 遗传因素　与白血病发病有关。单卵孪生子其中一个患白血病，另一个患白血病的机会约是 20%，比双卵孪生子高 12 倍。有染色体异常的一些遗传性疾病，如唐氏综合征、先天性再生障碍性贫血（Fanconi 综合征）等发生白血病的概率是正常人的 20 倍。

【临床表现】

1. 急性白血病　起病急缓不一，急性起病者常突然高热或有严重出血倾向，缓慢起病者常为面色苍白、低热、乏力、皮肤紫癜、月经过多或拔牙后出血难止而就医后被发现。主要表现有：

（1）贫血　贫血常为首发症状，随病情发展而进行性加重。多数病人就诊时已严重贫血，部分病人因病程短、无贫血。其主要原因是首先由于骨髓中白血病细胞极度增生与干扰，导致正常红细胞生成减少，造血受到抑制，其次是红细胞寿命缩短及无效性红细胞生成、溶血、出血等。

（2）发热　半数病人以不同程度的发热为早期表现，可伴有畏寒、出汗等。白血病本身可引起发热，但高热常提示有继发感染。感染常见于口腔黏膜、牙龈、咽峡，可表现为炎症、溃疡、坏死等。肺部感染及肛周炎、肛周脓肿亦常见，严重时可导致菌血症或败血症。最常见的致病菌为革兰阴性杆菌，如肺炎杆菌、铜绿假单胞菌、大肠埃希菌、产气杆菌等；近年来革兰阳性球菌感染的发病率呈上升趋势，如金黄色葡萄球菌、表皮葡萄球菌、粪链球菌、肠球菌等。长期应用抗生素、糖皮质激素、细胞毒类化疗药物者，可出现真菌感染，如念珠菌、曲霉菌等。感染主要与成熟粒细胞缺乏、机体免疫功能下降、皮肤黏膜屏障受损、肠道菌群失调等有关。因病人伴有免疫功能缺陷，可发生病毒感染，如单纯疱疹病毒、带状疱疹病毒感染等。

（3）出血 出血部位可遍及全身，但以皮肤瘀点瘀斑、牙龈出血、鼻出血及女病人月经过多最为常见。眼底出血可影响视力，严重者可发生颅内出血，表现为头痛、呕吐、双侧瞳孔大小不等、瘫痪，甚至昏迷、死亡。急性早幼粒细胞白血病病人易并发弥散性血管内凝血而致全身广泛出血，是急性白血病中出血倾向最为明显的类型。出血原因主要是血小板数量减少及质量异常，也与凝血机制障碍、白血病细胞浸润、感染及细菌毒素对血管壁的损伤和抗凝物质增多有关。

（4）器官和组织浸润的表现 白血病细胞可浸润全身组织和器官，表现为①肝、脾和淋巴结：脾及浅表淋巴结肿大多见于急性淋巴细胞白血病。肝、脾一般轻度至中度肿大。②骨骼和关节：胸骨下端局部压痛较常见，是髓腔内白血病细胞过度增生所致。儿童病人常可出现其他骨骼及关节的疼痛。骨髓坏死时可引起骨骼剧痛。③中枢神经系统白血病（CNSL）：指白血病细胞浸润中枢神经系统。CNSL常发生在疾病缓解期，呈典型脑膜炎和颅内压增高征象。表现为头痛、头晕，重者可有呕吐、视物模糊、颈项强直、抽搐、昏迷等。CNSL是由于化疗药物难以通过血脑屏障，不能有效杀灭隐藏在中枢神经系统的白血病细胞而引起。以急性淋巴细胞白血病最常见，儿童尤甚。④口腔和皮肤：可有牙龈增生、肿胀；皮肤可出现蓝灰色斑丘疹或皮肤粒细胞肉瘤，局部皮肤隆起、变硬，呈蓝紫色结节等。⑤眼部：急性粒细胞白血病病人由于骨膜受浸润，在眼眶部形成粒细胞肉瘤，可引起眼球突出、复视或失明。⑥睾丸：睾丸受浸润，多为单侧无痛性肿大，常见于急性淋巴细胞白血病化疗缓解后的幼儿和青年，为仅次于CNSL髓外复发的根源。⑦其他：白血病细胞还可浸润心、肺、消化道、泌尿系统等部位，但不一定出现相应的症状。

2. 慢性白血病

（1）慢性粒细胞白血病 慢性粒细胞白血病是我国最常见的慢性白血病之一，以中年人最多见，且男性多于女性。本病自然病程分为慢性期、加速期和急性变期。①慢性期：起病缓慢，早期常无自觉症状，随着病情发展可出现乏力、低热、消瘦、多汗或盗汗、体重减轻等代谢亢进的表现。脾大为最突出的体征，随病情进展脾脏可达脐水平甚至深入盆腔，可引起左上腹不适、坠胀。触诊脾脏质地坚实、表面平滑、无压痛，如发生脾梗死则压痛明显。约半数病人有肝大，部分病人可有胸骨中下段压痛。此期一般持续1~4年。②加速期：起病后1~4年，约有70%的病人进入加速期，主要表现为不明原因的发热、虚弱、骨骼/关节疼痛，脾脏迅速肿大，逐渐出现贫血、出血，产生耐药性。此期一般可持续数月至数年。③急性变期：表现与急性白血病相似，常有严重的出血、贫血、感染等症状。此期为本病的终末期，病人预后极差，往往在数月内死亡。

（2）慢性淋巴细胞白血病 在我国较少见，多见于老年人，男性略多于女性。起病十分缓慢，多无自觉症状，常因淋巴结肿大而就诊。早期病人可有疲倦乏力，后期可出现食欲减退、低热、盗汗、消瘦等症状，晚期易发生贫血、出血和感染。淋巴结肿大主要表现在颈部、腋下、腹股沟等处，触诊时无压痛，较坚实，可移动。50%~70%的病人有轻、中度脾大。

【辅助检查】

1. 血象

（1）急性白血病 大多数病人白细胞计数 $> 10 \times 10^9/L$，诊断为白细胞增多性白血病，部分病人白细胞正常或减少。血涂片分类检查显示原始和幼稚细胞一般占30%~90%，但白细胞计数 $< 1 \times 10^9/L$ 时，病人的外周血中很难找到原始细胞。病人有不同程度的正细胞正色素性贫血。早期病人血小板正常或轻度减少，晚期极度减少，可伴出血时间延长。

（2）慢性白血病 慢性粒细胞白血病病人白细胞计数明显增高，常 $> 20 \times 10^9/L$，晚期 $> 100 \times 10^9/L$。血涂片可见各阶段粒细胞均增多，以中性中幼、晚幼及杆状核粒细胞为主，原始粒及早幼粒细胞 $< 10\%$。慢性淋巴细胞白血病病人淋巴细胞持续增多，白细胞计数 $> 10 \times 10^9/L$，淋巴细胞占50%以上，其中以小淋巴细胞增多为主。慢性白血病晚期血红蛋白和血小板明显下降，并可出现贫血。

2. 骨髓象 骨髓检查是诊断白血病的重要依据。

（1）急性白血病 骨髓一般增生明显或极度活跃，细胞分类以原始细胞和幼稚细胞为主，而较成熟的中间阶段细胞缺如，并有少量成熟粒细胞残留，形成所谓的"裂孔"现象。正常的幼红细胞和巨核细胞显著减少。急非淋白血病病人细胞化学染色可见奥尔（Auer）小体。细胞化学染色有助于白血病的分型诊断。

（2）慢性白血病 骨髓呈现粒细胞系列增生明显至极度活跃。慢性粒细胞白血病病人以粒细胞系列增生为主，其中中性中幼、晚幼及杆状核粒细胞明显增多，慢性期原始粒细胞 $< 10\%$。红系细胞相对减少，巨核细胞可正常或增多，晚期减少。慢性淋巴细胞白血病病人淋巴细胞比例 $\geq 40\%$，以成熟淋巴细胞为主。红细胞系、粒细胞系、巨核细胞系细胞均减少。

3. 血生化检查 白血病病人血清尿酸浓度增高，尿液中尿酸排泄量增加，在化疗期间更为显著，这是由于化疗后大量白血病细胞被破坏所致。

4. 染色体检查及其他 急性白血病常伴有特异性的染色体和基因改变；95%以上的慢性粒细胞白血病病人的血细胞中出现Ph染色体；约有50%的慢性淋巴细胞白血病病人染色体异常；少数病人Ph染色体呈阴性，此类病人预后较差。

【诊断及鉴别诊断】

1. 急性白血病诊断 根据临床表现、血象和骨髓象特点，即可诊断白血病。但因白血病细胞类型、染色体改变、免疫表型和融合基因的不同，治疗方案及预后亦随之改变。

2. 急性白血病鉴别诊断

（1）骨髓增生异常综合征　该病的 RAEB 及 RAEB-t 型除病态造血外，外周血中有原始和幼稚细胞，全血细胞减少、染色体异常，易与白血病相混淆。但骨髓中原始细胞小于20%。WHO 分类法已将 RAEB-t（原始细胞 20%~30%）划为急性白血病。

（2）某些感染引起的白细胞异常　如传染性单核细胞增多症，血象中出现形态与原始细胞不同的异形淋巴细胞，血清中嗜异性抗体效价逐步上升，病程短，可自愈。百日咳、传染性淋巴细胞增多症、风疹等病毒感染时，血象中淋巴细胞增多，但其形态正常，病程良性。骨髓原幼细胞不增多。

（3）巨幼细胞贫血　巨幼细胞贫血有时可与红白血病相混淆。但前者骨髓中原始细胞不增多，幼红细胞 PAS 反应常为阴性，给予叶酸、维生素 B_{12} 治疗有效。

（4）急性粒细胞缺乏症恢复期　在药物或某些感染引起的粒细胞缺乏症恢复期，骨髓中原、幼粒细胞增多。但该症多有明确病因，血小板正常，原、幼粒细胞中无 Auer 小体及染色体异常。短期内骨髓成熟粒细胞可恢复正常。

3. 慢性白血病诊断　根据脾大、血液学改变，Ph 染色体阳性可做出诊断。对于临床上符合慢粒条件而 Ph 染色体阴性者，应进一步做 BCR/ABL 融合基因检测。

4. 慢性白血病鉴别诊断

（1）其他原因引起的脾大　慢性疟疾、血吸虫病、肝硬化、脾功能亢进等均有脾大。但各病均有原发病的特点，血常规及骨髓象无慢粒的改变、Ph 染色体阴性等。

（2）类白血病反应　有原发病，如严重感染、恶性肿瘤等，白细胞数增多，粒细胞细胞质中常有中毒颗粒和空泡。嗜酸性粒细胞和嗜碱性粒细胞不增多。细胞中 Ph 染色体阴性，血小板和血红蛋白大多正常。原发病经控制后，类白血病反应随之消失。

（3）骨髓纤维化　脾大显著，白细胞增多，白细胞数一般比慢粒少，通常 $< 30 \times 10^9/L$，且波动不大，并出现幼粒细胞，外周血中持续出现幼红细胞且红细胞形态异常。Ph 染色体和 BCR/ABL 融合基因阴性。病程较长，骨髓活检发现大量纤维组织增生时可与慢粒鉴别。

【急性白血病治疗】

白血病确诊后，医生应权衡病人知情权和保护性医疗制度，以适当的方式告知病人和家属。根据病人的临床特点，进行预后危险分层；按照患方意愿、经济能力，选择并设计最佳、完整、系统的方案治疗。考虑治疗需要及减少病人反复穿刺的痛苦，建议留置深静脉导管。适合行异基因造血干细胞移植（HSCT）者应抽血做 HLA（人类白细胞抗原）配型。

（一）一般治疗

1. 防治感染　病人发热（尤其是化疗后）多为感染引起，严重感染是白血病病人的主要死亡原因。白血病病人常伴有粒细胞减少，特别在化疗、放疗后粒细胞缺乏将持续相当长的时间，应将病人保护性隔离，宜住无菌层流病房。感染发热应做咽拭子及血培养和药敏试验，并用经验性抗生素治疗，可用广谱抗生素如头孢菌素类加氨基糖苷类药物，待阳性培养结果出来后再更换细菌敏感的抗生素。更换药物后体温仍未下降，应考虑真菌感染的可能。有条件可多次输注浓缩粒细胞。

2. 纠正贫血　严重贫血可吸氧、输浓缩红细胞或全血，维持 $Hb > 80g/L$；白细胞淤滞时，不宜马上输红细胞以免进一步增加血黏度。积极争取白血病缓解是纠正贫血最有效的方法。

3. 控制出血　如果因血小板计数过低而引起出血，最好输注单采血小板悬液。为防止输血时异体免疫反应，可以采用白细胞滤器去除成分血中的白细胞。

4. 其他

（1）紧急处理高白细胞血症　当循环血液中白细胞数 $> 200 \times 10^9/L$，白细胞在微循环中大量淤滞，导致血流减慢，特别是在重要脏器。另外，白血病细胞耗氧量高，导致组织缺氧，白血病细胞浸润破坏血管壁导致脏器出血、水肿，由于血小板计数减少和大量白血病细胞崩解释放出促凝物质，极易形成弥散性血管内凝血，增加病人早期死亡率。因此，当血中白细胞 $> 100 \times 10^9/L$ 时，应紧急使用血细胞分离机，单采清除过高的白细胞，同时给予化疗，但需预防白血病细胞溶解引发的高尿酸血症、酸中毒、凝血异常等并发症。

（2）预防高尿酸血症肾病　由于大量白血病细胞被破坏，血清和尿中尿酸浓度增高，积聚在肾小管，引起阻塞而发生高尿酸血症肾病，严重者可导致肾衰竭。应要求病人多饮水，最好24小时持续静脉补液，保持碱性尿。在化疗同时给予别嘌醇每次100mg，每日3次，以抑制尿酸合成。少数病人对别嘌醇会出现严重皮肤过敏，应加强观察。当病人出现少尿和无尿时，应立即按急性肾衰竭处理。

（3）维持营养　白血病系属于严重消耗性疾病，特别是化疗、放疗的不良反应引起病人消化道功能紊乱，应注意补充营养，维持水、电解质平衡，饮食宜选择高蛋白、高热量、高纤维素和易消化食物，必要时经静脉补充营养。

（二）化学药物治疗

化疗是目前治疗白血病最主要的方法。急性白血病的化疗过程分为诱导缓解和巩固强化治疗两个阶段。常用化疗药物见表6-2。

表 6-2 治疗白血病常用化疗药物

种类	药名	英文缩写	不良反应
抗叶酸代谢	甲氨蝶呤	MTX	口腔及胃肠道黏膜溃疡，肝损害，骨髓抑制
抗嘌呤代谢	巯嘌呤	6-MP	骨髓抑制，胃肠反应，肝脏损害
	氟达拉滨	FLU	神经毒性，骨骼抑制，自身免疫现象
抗嘧啶代谢	阿糖胞苷	Ara-C	口腔溃疡，消化道反应，脱发，骨髓抑制
烷化剂	环磷酰胺	CTX	骨髓抑制，恶心呕吐，脱发，出血性膀胱炎
	苯丁酸氮芥	CLB	骨髓抑制，胃肠反应
	白消安	BUS	骨髓抑制，久用可致闭经或睾丸萎缩，偶见出血、再生障碍性贫血及肺纤维化
生物碱类	长春新碱	VCR	末梢神经炎，便秘，脱发
	高三尖杉酯碱	HHT	骨髓抑制，心脏损害，消化道反应
	依托泊苷	VP-16	骨髓抑制，脱发，消化道反应
抗生素类	柔红霉素	DNR	骨髓抑制，心脏损害，胃肠反应
	阿霉素	ADM	同上
酶类	左旋门冬酰胺酶	L-ASP	肝损害，过敏反应，高尿酸血症、高血糖、胰腺炎、氮质血症
激素类	泼尼松	P	类库欣综合征，高血压，糖尿病
抗嘧啶嘌呤代谢	羟基脲	HU	消化道反应，骨髓抑制代谢
肿瘤细胞诱导分化剂	维甲酸（全反式）	ATRA	皮肤黏膜干燥，消化道反应，头晕，关节痛，肝损害

1. 诱导缓解治疗 诱导缓解治疗是指从化疗开始到完全缓解。完全缓解的标准是白血病的症状、体征基本消失，血象和骨髓象基本正常。白血病的治疗，目前多采用联合化疗，可提高疗效及延长耐药性的发生。第一次缓解越彻底，则缓解期越长，生存期也越长。目前急淋白血病首选 VP 方案，即长春新碱（VCR）1~2mg/w，静脉注射，泼尼松（P）40~60 mg/d，分次口服，可连续用药 4~5 周。长春新碱的主要毒副作用为末梢神经炎和便秘。VP 加柔红霉素（DNR）组成 VDP 方案，但柔红霉素有累积量心脏毒性作用，对儿童尤甚。VDP 再加左旋门冬酰胺酶（L-ASP）即为 DVLP 方案，左旋门冬酰胺酶提高病人 DFS（无病生存），是大多数急淋白血病采用的诱导方案。左旋门冬酰胺酶的主要不良反应为肝功能损害、胰腺炎、凝血因子及白蛋白合成减少和过敏反应。

2. 巩固强化治疗 巩固强化治疗主要有化疗和造血干细胞移植（HSCT）两种方式，目前化疗多采用间歇重复原诱导方案，定期给予其他强化方案的治疗。强化治疗时化疗药物剂量宜大，不同种类要交替轮换使用以避免蓄积毒性，如高剂量甲氨蝶呤（HD MTX）、阿糖胞苷、6-巯嘌呤（6-MP）和左旋门冬酰胺酶（L-ASP）。对于急淋白血病（ALL）（除成熟 B-ALL 外）即使经过强烈诱导和巩固治疗，仍必须给予维持治疗。口服 6-MP 和 MTX 的同时间断给予 VP 方案化疗是普遍采用的有效维持治疗方案。如未行异基因 HSCT，ALL 巩固维持治疗一般需 2~3 年。定期检测白血病微小残留病灶（MRD）并根据亚型决定巩固和维持治疗强度和时间。

（三）中枢神经系统白血病的防治

由于血–脑脊液屏障的存在，化疗药物难以通过，因此隐藏在中枢神经系统内的白血病细胞是白血病复发的根源。防治中枢神经系统白血病是治疗急性白血病、减少复发的关键，尤其对急淋白血病。常在缓解后鞘内注射甲氨蝶呤，可同时加用地塞米松，减轻药物刺激引起的蛛网膜炎。也可用阿糖胞苷鞘内注射，同时可做头颅和脊髓放射治疗，能使颅内及脊髓所有神经组织的全部白血病细胞受到杀伤，而且不受脑脊液分布和流动的影响。

（四）骨髓移植

原理是先用全身放疗和强烈的免疫抑制剂将病人体内的白血病细胞最大可能地全部杀灭，并充分抑制病人的免疫功能，然后植入正常人的骨髓，以使病人恢复正常的造血功能。进行移植时间，目前主张除儿童急淋白血病及急性早幼粒细胞白血病外，所有年龄在 50 岁以下的急性白血病病人应在第一次完全缓解时进行。

【慢性白血病治疗】

1. 化学药物治疗　化疗药物有羟基脲、白消安、二溴甘露醇、氮芥类药物，其中首选羟基脲，该药起效快、不良反应相对较小、大剂量可引起骨髓抑制。慢淋白血病早期一般无需治疗，进展期常用的化疗药物为氟达拉滨和苯丁酸氮芥。

2. 干扰素　用 α 干扰素治疗慢粒慢性期病人效果好，约 70% 病人可获得缓解。

3. 酪氨酸激酶抑制剂　甲磺酸伊马替尼可抑制 BCR/ABL 阳性细胞的增殖，非血液学不良反应一般症状轻微，可并用造血生长因子。

4. 异基因造血干细胞移植　异基因造血干细胞移植是目前认为根治慢性髓细胞白血病的标准治疗，应在慢性期待血常规和体征控制后尽早进行。

5. 白细胞去除　采用白细胞分离机除去大量白细胞，减少体内白细胞数量。

6. 慢粒急性变治疗　可按照急性白血病化疗方法治疗，但病人对药物耐受性差，缓解率低且缓解期很短。取慢性期缓解时骨髓低温保存，作为急性变时自身骨髓移植应用，虽然部分病人可进入第二次慢性期，但维持时间短，最多不超过 3 个月。

7. 放射治疗　慢淋白血病病人淋巴结肿大伴有压迫症状时也可采取局部放射治疗。

【预后】

急性白血病若不经特殊治疗，平均生存期仅3个月左右，短者甚至在诊断数天后即死亡。经过现代治疗，不少病人可获长期存活。对于急性淋巴细胞性白血病，1~9岁且白细胞 $< 50 \times 10^9/L$ 并伴有超二倍体或t（12；21）者预后最好，80%以上病人能获长期无病生存甚至治愈。APL若能避免早期死亡则预后良好，多可治愈。老年、高白细胞的急性白血病预后不良。继发性急性白血病复发、有多药耐药者及需较长时间化疗才能缓解者，预后均较差。合并髓外白血病预后也较差。

慢粒化疗后中位生存期为39~47个月，5年生存率25%~50%，个别可生存10~20年，与病人预后有关的因素包括初诊时预后风险积分、治疗方式、病程演变。Ph染色体阴性者，预后较差。

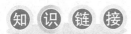

植入式静脉输液港

植入式静脉输液港是一种完全可以植入体内的闭合静脉输液系统，可用于各种高浓度化疗药物、完全肠外营养液的输注及输血、血样的采集等。可以减少反复静脉穿刺的痛苦和难度，防止刺激性药物对外周静脉的损伤，并且病人的日常生活不受限制，不需要换药，可以沐浴。可植入体内3~5年，基本满足了白血病患儿治疗3~5年的需求。

理实一体化教学5：骨髓穿刺术

骨髓穿刺术（bone marrow puncture）是一种常用诊疗技术，目的是采集骨髓液做骨髓象检查，常用于细胞学检查，也用于造血干细胞培养、细胞遗传学分析及病原微生物检查等，以协助临床诊断血液病、传染病和某些寄生虫病；观察疗效和判断预后；采集供者骨髓，以行骨髓移植手术。

【适应证】

1.适用于各类血液病的诊断及鉴别诊断。

2.恶性肿瘤怀疑骨髓转移者。

3.网状内皮系统疾病及多发性骨髓瘤的诊断。

4.了解骨髓造血机能，有无造血抑制，指导抗癌药、免疫抑制药的应用。

5.某些传染病或寄生虫病需要骨髓细菌培养或查找疟疾和黑热病等病原虫者。

【禁忌证】

1.血友病等由于凝血因子缺乏而有严重出血倾向的疾病。

2.穿刺部位局部皮肤感染。

3.晚期妊娠者。

【操作前准备】

1.病人准备　向病人及家属解释骨髓穿刺的目的、必要性及注意事项，简要说明操作过程，消除病人的顾虑，取得病人充分合作，病人签字同意后实施。

2.环境准备　清洁、消毒、无尘，室温不低于20℃。

3.实验室检查和药物过敏试验　遵医嘱检查凝血四项，有严重凝血功能障碍者需纠正后实施。过敏体质的病人，先做利多卡因皮试，阴性者方可实施。

4.用物准备　常规消毒治疗盘1套、无菌骨髓穿刺包1个（内有骨髓穿刺针，5mL和10mL或20mL注射器各1支，18号、16号或12号骨髓穿刺针1个，洞巾1条，纱布2块，弯盘）、无菌棉签、无菌手套、砂轮、2%利多卡因、载玻片、推片、培养基、酒精灯、火柴、胶布等。

5.医护人员准备　衣帽整齐，洗手、戴口罩。

【操作过程】

1.选择穿刺部位及体位　①髂前上棘穿刺点：髂前上棘后1~2cm处，该处骨面平坦，易于固定，操作方便，病人取仰卧位。②髂后上棘穿刺点：骶椎两侧、臀部上方突出的部位，病人取侧卧位或俯卧位。③胸骨穿刺点：胸骨柄、胸骨体相当于第1、2肋间隙的部位，病人取仰卧位，背后垫枕头，使胸部稍突出。但此处胸骨较薄，后面有大血管和心房，操作时务必小心，防止穿透胸骨发生意外。④腰椎棘突穿刺点：病人取坐位或侧卧位，尽量侧弯腰，头俯屈于胸前，使棘突暴露。⑤2岁以下小儿选胫骨粗隆前下方。

2.消毒麻醉　常规消毒局部皮肤，消毒直径约15cm，术者戴无菌手套，铺无菌洞巾，用2%利多卡因进行局部皮肤、皮下和骨膜麻醉。

3.穿刺抽吸　检查骨髓穿刺针是否通畅，将骨髓穿刺针固定器固定在适当位置（髂骨穿刺者固定在距针尖1.5cm处，胸骨穿刺者固定在距针尖1.0cm处），用左手拇指和示指将穿刺部位皮肤绷紧并固定，右手持针向骨面垂直刺入（胸骨穿刺时，穿刺针与骨面成30°~40°角斜行刺入）。当针头接触骨质后，将穿刺针左右旋转缓缓钻刺骨质，进入骨髓腔后（突然感到穿刺阻力消失）拔出针芯，接上无菌干燥的10mL或20mL注射器，抽吸骨髓液0.1~0.2mL滴于载玻片上，制备血涂片2~3张，迅速送检。抽吸完毕后重新插入针芯，左手取无菌纱布置于穿刺处，右手拔出穿刺针，随即将无菌纱布盖于针孔上并按压1～2分钟，血小板减少者至少按压3～5分钟，用碘伏消毒针孔，更换新的无菌纱布后以胶布固定。

【注意事项】

1. 严格执行无菌操作原则。

2. 穿刺针头进入骨质后避免过大摆动，防止穿刺针折断。

3. 抽吸骨髓时，缓慢增加负压，见注射器内有血时立即停止抽吸，以免骨髓稀释。观察穿刺部位有无出血，如有血液渗出，应立即更换无菌纱布，压迫伤口直至无渗血为止。

4. 因骨髓中含有大量幼稚细胞，极易发生凝固，穿刺抽取骨髓液后应立即涂片。

5. 做骨髓细胞形态学检查时，抽取的骨髓液不可过多，以防影响骨髓增生程度的判断、细胞计数和分类结果。

6. 做骨髓液细菌培养时，需要在骨髓液涂片后，再抽取1～2mL骨髓液用于培养。

复习思考

一、名词解释

1. 贫血。

2. 白血病。

3. 特发性血小板减少性紫癜。

二、简答题

1. 缺铁性贫血的临床表现有哪些？如何治疗？

2. 再生障碍性贫血的病因有哪些？如何治疗？

3. 特发性血小板减少性紫癜的临床表现有哪些？

4. 急性白血病的治疗原则有哪些？

5. 慢性白血病如何治疗？

模块七

内分泌及代谢系统疾病

项目一 甲状腺疾病

【学习目标】

1. 掌握单纯性甲状腺肿、甲状腺功能亢进症、甲状腺功能减退症的临床表现、诊断依据、治疗原则和措施。

2. 熟悉单纯性甲状腺肿、甲状腺功能亢进症、甲状腺功能减退症的病因与发病机制、常见并发症，甲状腺功能亢进症的实验室及其他检查。

3. 了解单纯性甲状腺肿、甲状腺功能亢进症、甲状腺功能减退症的概念，单纯性甲状腺肿的实验室及其他检查。

一、单纯性甲状腺肿

单纯性甲状腺肿（simple goiter）也称非毒性甲状腺肿，是指非炎症性和非肿瘤性原因引起的，不伴有甲状腺功能异常的甲状腺肿大。单纯性甲状腺肿病人占人群的5%。本病散发，女性发病率是男性的3~5倍。如果一个地区单纯性甲状腺肿的患病率超过10%，称为地方性甲状腺肿。

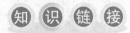

地方性甲状腺肿

地方性甲状腺肿是世界性疾病，主要病因是缺碘，多见于远离沿海及海拔高的山区，流行地区的土壤、水和食物中含碘量极少。WHO1960年估计，全世界患地方性甲状腺肿的病人不少于2亿，我国大概不少于3000万。主要流行区是亚洲的喜马拉雅山区、南美的安第斯山区、非洲的刚果河流域、大洋洲的新几内亚等。我国新疆乌什县 1964 年甲状腺肿发病率为 64.3%，经过 12 年的食盐加碘后于 1975 年复查，发病率已显著下降。

【病因与发病机制】

1. 地方性甲状腺肿　最常见原因是碘缺乏病（IDD），多见于离海较远的多山地区和高原地区。碘是合成甲状腺激素的原料之一，碘缺乏时合成甲状腺激素不足，甲状腺组织代偿性增生，形成甲状腺肿。甲状腺在长期促甲状腺激素（TSH）刺激下出现增生或萎缩、出血、纤维化和钙化，也可出现自主性功能增高和毒性结节性甲状腺肿。

2. 散发性甲状腺肿　原因复杂。外源性因素包括食物中的碘化物、致甲状腺肿物质和药物等。内源性因素包括儿童先天性甲状腺激素合成障碍，如甲状腺内的碘转运障碍、过氧化物酶活性缺乏、碘化酪氨酸偶联障碍、脱碘酶缺乏等。上述障碍导致甲状腺激素合成减少，TSH 分泌反馈性增加，导致甲状腺肿。严重者可出现甲状腺功能减退症。

【病理】

甲状腺弥漫性或结节性肿大，可达 60～1000g，切面见结节、纤维化、出血、钙化。病变初期腺体滤泡增生，后期一部分滤泡退化，另外一部分滤泡增大且富含胶质，滤泡之间被纤维组织分隔。

【临床表现】

1. 症状　一般无明显症状。甲状腺肿大明显时，可引起压迫症状。压迫气管、食管、喉返神经等周围组织器官，表现为咳嗽、气促、吞咽困难、声音嘶哑等。胸骨后甲状腺肿可使头部、颈部和上肢静脉回流受阻。

2. 体征　甲状腺呈弥漫性轻、中度肿大，表面光滑，质地较软，无压痛，早期无结节，数年后亦可触及结节。

【辅助检查】

1. 甲状腺功能检查　TT_3、TT_4、FT_3、FT_4、FSH 基本在正常范围。血清甲状腺球蛋白水平增高，增高的程度与甲状腺肿的体积呈正相关。

2. 甲状腺扫描　甲状腺呈均匀、弥漫性肿大。

【诊断及鉴别诊断】

1. 诊断　①缺碘或高碘地区，或摄入致甲状腺肿食物或药物；②甲状腺弥漫性肿大或伴有局部压迫症状；③无甲状腺功能亢进或减退表现；④实验室及其他检查显示甲状腺功能基本正常。地方性甲状腺肿地区的流行病史有助于本病的诊断。

2. 鉴别诊断

（1）慢性淋巴细胞性甲状腺炎　可出现乏力，肿大的甲状腺质地韧如橡皮，血清甲状腺球蛋白抗体与甲状腺过氧化物酶抗体明显升高。

（2）甲状腺癌　查体可有甲状腺肿块坚硬如石且不易推动，颈部淋巴结肿大，穿刺细胞学检查可查到癌细胞。

【预防和治疗】

1. 地方性甲状腺肿的预防　1996年我国立法推行普遍食盐碘化，WHO推荐成人每日碘摄入量为15μg，2002年我国修改了食盐的加碘浓度为（35±15）μg/kg，强调食盐加碘应根据地区的自然碘环境有区别地推行，要防止碘过量导致自身免疫性甲状腺炎和甲状腺功能亢进症的发生。

2. 甲状腺肿的治疗　一般不需治疗，对甲状腺肿大明显的病人可从小剂量开始试用左甲状腺素，但是治疗效果不显著。左甲状腺素治疗中必须监测TSH，TSH减低或处于正常下限时不能应用，甲状腺核素扫描有自主功能区域存在者也不能应用。甲状腺肿大明显、引起压迫症状者应手术治疗。

二、甲状腺功能亢进症

案例导入

某患者，女，40岁。因乏力、心悸、怕热、多汗、食欲亢进6个月，加重2周入院。6个月前无明显诱因出现乏力、心悸、怕热、多汗、食欲亢进，体重在半年内减轻15kg，2周前上述症状加重，并出现烦躁、心悸，遂来院就诊。查体：T37.5℃，P95次/分，R22次/分，BP135/65mmHg。消瘦，双眼球突出，甲状腺Ⅲ度肿大，无压痛，无结节，可闻及血管杂音。心率125次/分，心音强弱不一，心率快慢不一，心尖部可闻及2/6级杂音。手指及舌细震颤。

思考：1. 该病人的诊断及诊断依据是什么？

2. 该病人发生了哪种并发症，应与哪些疾病鉴别？

3. 提出本病的治疗方案，如何正确使用药物治疗？

甲状腺功能亢进症简称甲亢，是指多种病因导致的甲状腺功能增强，从而使甲状腺激素（TH）分泌过多引起以神经、循环、消化系统兴奋性增高和代谢亢进为主要表现的临床综合征。甲状腺功能亢进按病因分类：①弥漫性毒性甲状腺肿（Graves病，GD）；②多结节性毒性甲状腺肿；③甲状腺自主性功能亢进性腺瘤（Plummer病）；④碘引起的甲状腺功能亢进（碘甲亢）；⑤桥本甲状腺毒症（Hashitoxicosis）；⑥新生儿甲亢；⑦滤泡性甲状腺癌；⑧垂体性甲亢（TSH瘤致甲亢）；⑨妊娠—过性甲状腺毒症。在引起甲亢的原因中，以弥漫性毒性甲状腺肿最为常见，占80%以上，本项目主要讨论弥漫性毒性甲状腺肿。

弥漫性毒性甲状腺肿（Graves病，GD）是一种伴甲状腺激素分泌增多的器官特异性自身免疫性疾病。我国患病率为1.2%，女性显著高发，男女比例是1:(4~6)，高发年龄在20~50岁。主要临床表现：①甲状腺毒症；②弥漫性甲状腺肿；③眼征；④胫前黏液性水肿。

【病因与发病机制】

目前公认本病的发生与自身免疫有关，属于器官特异性自身免疫性疾病。

1. 遗传　本病有显著的遗传倾向，50%的亲属血液中存在甲状腺自身抗体。本病发生与人白细胞抗原（HLA-II）显著相关。

2. 自身免疫　Graves病病人的血清中存在针对甲状腺细胞TSH受体的特异性自身抗体，称为TSH受体抗体（TRAb）。TRAb有两种类型，即TSH受体刺激性抗体（TSAb）和TSH受体刺激阻断性抗体（TSBAb）。TSAb与TSH受体结合，导致甲状腺细胞增生和甲状腺激素合成、分泌增加。所以，TSAb是Graves病的致病性抗体，95%未经治疗的Graves病病人TSAb阳性。TSBAb与TSH受体结合，占据了TSH的位置，使TSH无法与TSH受体结合，产生抑制效应，甲状腺细胞萎缩，甲状腺激素产生减少。病人可有两种抗体并存，其甲状腺功能的结果取决于何种抗体占优势。50%~90%的Graves病病人也存在针对甲状腺的其他自身抗体（如甲状腺过氧化物酶抗体、甲状腺球蛋白抗体等）。

Graves眼病是本病的表现之一。其病理基础是在眶后组织浸润的淋巴细胞分泌细胞因子刺激成纤维细胞分泌黏多糖，堆积在眼外肌和眶后组织，导致突眼和眼外肌纤维化。

3. 环境因素　环境因素可能参与了Graves病的发生，如细菌感染、性激素、应激等都对本病的发生和发展有影响。

【病理】

甲状腺呈不同程度的弥漫性肿大，甲状腺内血管扩张、增生。腺泡上皮细胞增生，腺泡内胶质减少。间质组织中有大量淋巴细胞和浆细胞浸润，甚至出现淋巴组织生发中心。Graves眼病的眼球后组织脂肪增加，淋巴细胞浸润。胫前黏液性水肿者局部可见黏蛋白样透明质酸沉积，肥大细胞、巨噬细胞和成纤维细胞浸润。骨骼肌萎缩变性。心肌细胞肥大变性。皮肤增厚并有淋巴细胞浸润。骨质疏松，骨吸收多于骨形成。

【临床表现】

1. 甲状腺毒症表现

（1）高代谢综合征　病人常有疲乏无力、怕热多汗、皮肤潮湿、多食善饥、体重显著下降等。这是由于甲状腺激素分泌增多导致交感神经兴奋性增高和新陈代谢加速所致。

（2）精神神经系统　表现为烦躁易怒、多言好动、神经过敏、紧张多虑、失眠不安、记忆力减退，出现手指、舌、眼睑震颤及腱反射亢进。

（3）心血管系统　心悸、气短、心动过速、第一心音亢进。收缩压升高、舒张压降低、脉压增大、心律失常、心脏增大和心力衰竭，以心房颤动等房性心律失常多见。

（4）消化系统　表现为食欲增多、大便次数增多及粪便稀薄、消化不良。重者可有肝大、肝功能异常，偶有黄疸。

（5）肌肉骨骼系统　主要是甲亢性周期性瘫痪（TPP），在 20～40 岁亚洲男性好发，TPP 病程呈自限性，甲亢控制后可以自愈。发病诱因包括剧烈运动、高碳水化合物饮食、注射胰岛素等，病变主要累及下肢，有低钾血症。

（6）造血系统　循环血淋巴细胞比例增加，单核细胞增加，但是白细胞总数减低。

（7）其他　胫前黏液性水肿、女性月经不调、男性阳痿。

2. 甲状腺肿　大多数病人有程度不等的甲状腺肿大。甲状腺肿为弥漫性、对称性，质地不等，无压痛。甲状腺上下极可触及震颤，闻及血管杂音。

3. 眼征

（1）单纯性突眼　又称良性突眼，占大多数，呈对称性。主要由于交感神经兴奋致眼外肌群和上睑肌张力增高所致。单纯性突眼包括下述表现：①轻度突眼：突眼度19～20mm；②Stellwag 征：瞬目减少，炯炯发亮；③上睑挛缩，睑裂增宽；④VonGraefe征：双眼向下看时，由于上眼睑不能随眼球下落，显现白色巩膜；⑤Joffroy 征：眼球向上看时，前额皮肤不能皱起；⑥Mobius 征：双眼看近物时，眼球辐辏不良。

（2）浸润性眼征　与眶周组织的自身免疫炎症反应有关，发生在 Graves 眼病。病人眼内异物感、胀痛、畏光、流泪、复视、斜视、视力下降；检查见眼球突出，突眼度超过18mm，眼睑肿胀，结膜充血水肿，眼球活动受限，严重者眼球固定、眼睑闭合不全、角膜外露而发生角膜溃疡、全眼炎，甚至失明。

4. 特殊类型

（1）甲状腺危象　发生原因可能与循环内甲状腺激素水平增高有关，常因精神刺激、感染、创伤、术前准备不充分、劳累等诱发。主要表现为原有的甲亢症状加重伴有高热（39℃以上）、心动过速（＞140 次 / 分）、大汗淋漓、恶心、呕吐、腹泻、烦躁不安，部分病人出现心律失常、心房颤动、心功能不全，甚至休克和昏迷。

（2）淡漠性甲亢　多见于老年病人。起病隐匿，甲亢的症状不明显，主要表现为表情淡漠、嗜睡、反应迟钝、食欲减退、乏力、明显消瘦，70% 病人无甲状腺肿大，亦可仅表现为阵发性或持续性房颤。

（3）亚临床甲亢　可无甲亢症状，或伴有轻微的甲亢症状，血清 TSH 水平低于正常值下限，而 T_3、T_4 在正常范围。诊断主要依赖实验室检查结果。持续性亚临床甲亢的原因包括外源性甲状腺激素替代、甲状腺自主性功能亢进性腺瘤、多结节性毒性甲状腺肿、Graves 病等。诊断本病需要排除引起 TSH 减低的非甲状腺因素，并且在 2~4 个月内复查，以确定 TSH 降低为持续性而非一过性。

（4）胫前黏液性水肿　5% 的 GD 病人伴发胫前黏液性水肿，好发于胫前下 1/3，亦可见于足背、踝关节、肩部、手背或手术瘢痕处，偶见于面部，皮损多呈对称性。局部皮肤增厚变粗，淡红色或淡紫色斑块或结节突出表面，无压痛，感觉异常，皮损可融合，有深沟，覆以灰黑色疣状物，下肢粗大似"象皮腿"。

（5）T_3 型甲状腺毒症　多见于结节性或混合性甲状腺肿或缺碘地区的病人，血清中仅有 T_3 增高，症状轻，血 TT_3、FT_3 水平增高，而 TT_4、FT_4 水平正常，TSH 水平减低，^{131}I 摄碘率增加。

（6）T_4 型甲亢　见于碘致甲亢和伴全身性严重疾病的甲亢病人，T_4 在外周组织中转换为 T_3 减少，TT_3、FT_3 正常。甲亢症状轻，有的无明显甲亢。

【辅助检查】

1.血清甲状腺激素测定　TT_3 和 TT_4、FT_3 和 FT_4 升高，FT_3 和 FT_4 比 TT_3 和 TT_4 更为敏感。大多数情况下，TT_3、FT_3 与 TT_4、FT_4 相平行，甲亢时，两者升高。

2.血清促甲状腺激素（TSH）测定　TSH 浓度的变化是反映甲状腺功能最敏感的指标。Graves 病时，TSH 降低。

3.甲状腺自身抗体测定　TRAb、TSAb、血清甲状腺球蛋白抗体（TGAb）、甲状腺微粒体抗体（TMAb）、甲状腺过氧化物酶抗体（TPOAb）等升高。TRAb、TSAb 是早期诊断的重要指标之一，并对病情活动的判断、是否复发有意义，也作为治疗甲亢后停药的重要指标。

4.促甲状腺激素释放激素（TRH）兴奋试验　在正常情况下，下丘脑分泌的 TRH 可促进垂体 TSH 的分泌，垂体 TSH 又可促进甲状腺分泌甲状腺激素。在 Graves 病病人血液中，TSH 多数是降低的。

5.甲状腺 ^{131}I 摄取率　甲亢时，摄碘率增高，高峰前移。^{131}I 摄取率正常值为 3 小时 5%~25%，24 小时 20%~45%，高峰在 24 小时出现。含碘的食物和药物影响测定，孕妇及哺乳期妇女禁用此试验。

6.影像学检查　甲状腺超声检查显示甲状腺弥漫、对称性肿大，血流丰富。

【诊断及鉴别诊断】

1.甲亢的诊断　①高代谢症状和体征；②甲状腺肿大；③血清 TT_4、FT_4 增高，TSH 减低。具备以上 3 项诊断即可成立。应注意的是，淡漠型甲亢的高代谢症状不明显，仅表现为明显消瘦或心房颤动，尤其在老年病人；少数病人无甲状腺肿大。

2.GD 的诊断　①甲亢诊断确立；②甲状腺弥漫性肿大（触诊和 B 超证实），少数病例可以无甲状腺肿大；③眼球突出和其他浸润性眼征；④胫前黏液性水肿；⑤ TRAb、TSAb、TPOAb、TGAb 阳性。以上标准中，①、②项为诊断必备条件，③、④、⑤项为诊断辅助条件。

3.鉴别诊断

（1）单纯性甲状腺肿有甲状腺肿大但无甲亢表现，血清甲状腺激素水平正常。

（2）神经症有神经、精神症候群，但无高代谢状态表现，甲状腺不肿大，血清甲状腺激素水平正常。

（3）GD 与甲状腺自主性功能亢进性腺瘤、结节性毒性甲状腺肿鉴别（表 7-1）。

表 7-1　GD 与甲状腺自主性功能亢进性腺瘤、结节性毒性甲状腺肿鉴别

	GD	结节性毒性甲状腺肿	甲状腺自主性功能亢进性腺瘤
发生率	80%	10%	5%
SPECT	均匀性增强	灶状分布	仅肿瘤部位增强
超声波	弥漫性肿大	多个结节	单个肿瘤，有包膜
GD 的其他表现	有	无	无

【治疗】

1.一般治疗　适当休息，必要时可给予催眠类镇静剂。给予足够的热量和营养丰富的饮食，食用无碘食盐，忌用含碘食物和药物。避免精神刺激，心率增快、多汗、震颤等交感神经兴奋症状可给予普萘洛尔，既可阻断甲状腺激素对心脏的兴奋作用，又可以阻断外周组织 T_4 向 T_3 的转化，但伴支气管哮喘或房室传导阻滞者禁用；精神紧张、烦躁不安者可给予地西泮。

2.抗甲状腺药物（ATD）治疗

（1）常用药物治疗　药物治疗是甲亢的基础治疗，但是单纯药物治疗的治愈率仅有 50% 左右，复发率高达 50%~60%。药物也用于手术和 ^{131}I 治疗前的准备阶段。常用的药物分为硫脲类和咪唑类两类，硫脲类包括丙硫氧嘧啶（PTU）和甲硫氧嘧啶等；咪唑类包括甲巯咪唑（MMI，他巴唑）和卡比马唑等。普遍使用 MMI 和 PTU。两药比较：MMI 半

衰期长，血浆半衰期为 4~6 个小时，可以每天单次使用；PTU 血浆半衰期为 60 分钟，具有在外周组织抑制 T_4 转换为 T_3 的独特作用，所以发挥作用较 MMI 迅速，控制甲亢症状快，但是必须保证 6~8 小时给药 1 次。

（2）适应证　病情轻、甲状腺轻至中度肿大者；年龄在 20 岁以下，或孕妇、年老体弱者；合并严重心、肝、肾疾病而不宜手术者；术前准备；甲状腺次全切除术后复发而不宜用 ^{131}I 治疗者；放射性 ^{131}I 治疗前的准备。

（3）使用方法　用药一般分为 3 个阶段，总疗程 1.5~2 年。①初治期：PTU 300~450mg/d，或 MMI30~45mg/d，分 3 次口服，需 6~8 周；每 4 周复查血清甲状腺激素水平 1 次。临床症状缓解后开始减药。②减量期：当病情显著减轻、体重增加、心率降至 80~90 次/分、甲状腺激素接近正常时，开始减量。每 2~4 周减 1 次，PTU 每次减 50~100mg，MMI 每次减 5~10mg，3~4 个月减至维持量。③维持期：PTU 的维持量为 50~100mg/d，MMI 的维持量为 5~10mg/d，维持 1~1.5 年。在治疗过程中出现甲状腺功能低下或甲状腺明显增大时可酌情加用左甲状腺素（L-T_4），同时减少药物的剂量。

（4）不良反应　①白细胞减少：多见于开始服药的 2~3 个月内，故在初治阶段每 1~2 周检查 1 次血象，减量或维持阶段也要注意监测。白细胞低于 $3×10^9$/L 或粒细胞低于 $1.5×10^9$/L 时，应停药，同时给予维生素 B_4、鲨肝醇、利血生等升高白细胞。②皮疹：轻型为多，可给予氯苯那敏等抗组胺药，亦可改换抗甲状腺药物。出现严重的剥脱性皮炎时，应立即停药。③中毒性肝病：多在用药后 3 周发生，表现为变态反应性肝炎，转氨酶显著上升。PTU 可以引起 20%~30% 的病人转氨酶升高，升高幅度为正常值的 1.1~1.6 倍。另外，甲亢本身也有转氨酶增高，所以在用药前需要检查基础的肝功能，以区别是否是药物的不良反应。

（5）停药指标　主要依据临床症状和体征，目前认为 ATD 维持治疗 18~24 个月可以停药。下述指标预示甲亢可能治愈：①甲状腺肿明显缩小；② TSAb（或 TRAb）转为阴性；③ T_3 抑制试验恢复正常。

3. ^{131}I 治疗

（1）机制　甲状腺具有高选择性摄取 ^{131}I 的能力，口服 ^{131}I 后，大部分被甲状腺摄取，其释放的射线破坏甲状腺组织，使甲状腺激素合成减少。

（2）适应证　①成人 Graves 病伴甲状腺肿大 II 度以上；② ATD 治疗失败或过敏；③甲亢手术后复发；④甲状腺毒症心脏病或甲亢伴其他病因的心脏病；⑤甲亢合并白细胞和（或）血小板减少或全血细胞减少；⑥老年甲亢；⑦甲亢合并糖尿病；⑧毒性多结节性甲状腺肿；⑨自主功能性甲状腺结节合并甲亢。

（3）剂量　一般按每克甲状腺组织 1 次给予 ^{131}I 3.0MBq。

（4）并发症　放射性甲状腺炎、诱发甲状腺危象、甲状腺功能减退。

4. **手术治疗**　手术方法为甲状腺次全切除术。适应于中、重度甲亢，服药无效或甲状腺巨大有压迫症状者。禁用于轻症可用药物治疗者、严重突眼者、妊娠前 3 个月或妊娠 6 个月后者、有严重疾病不能耐受手术者。

5. **甲状腺危象的治疗**　①针对诱因治疗。②抑制甲状腺激素合成：首选 PTU600mg 口服或经胃管注入，以后给予 250mg，每 6 小时 1 次口服，待症状缓解后减至一般治疗剂量。③抑制甲状腺激素释放：服 PTU 1 小时后再加用复方碘口服溶液 5 滴，每 8 小时 1 次，或碘化钠 1g 加入 10% 葡萄糖盐水溶液中静脉滴注 24 小时，以后视病情逐渐减量，一般使用 3～7 天。如果对碘剂过敏，可改用碳酸锂 0.5～1.5g/d，分 3 次口服，连用数日。④降低周围组织对甲状腺的反应：普萘洛尔 20～40mg，每 6～8 小时 1 次口服，或 1mg 稀释后静脉缓慢注射。⑤拮抗应激：氢化可的松 50～100mg 加入 5%～10% 葡萄糖溶液静脉滴注，每 6～8 小时 1 次。⑥在上述常规治疗效果不满意时，可选用腹膜透析、血液透析或血浆置换等措施迅速降低血浆甲状腺激素浓度。⑦对症治疗：高热者予物理降温，避免用乙酰水杨酸类药物；纠正水、电解质紊乱。⑧其他支持治疗。

【预后】

本病病程长，积极正规治疗大多预后良好，少数病人可自行缓解。放射性 ^{131}I 治疗和手术治疗导致甲状腺功能减退者需要终身替代治疗。

三、甲状腺功能减退症

甲状腺功能减退症简称甲减，是由于各种原因引起甲状腺激素合成、分泌或生物效应不足所致的一组内分泌疾病。按起病年龄分三型：呆小症、幼年型甲减、成人型甲减。按病因和发病机制可分为：①原发性甲减：由甲状腺病变所致；②继发性甲减：因垂体 TSH 缺乏所致；③下丘脑性甲减：系下丘脑 TRH 缺乏所致；④外周组织性甲减：由甲状腺激素受体或受体后病变所致。本项目重点叙述成人原发性甲减。

【病因与发病机制】

1. **原发性（甲状腺性）甲减**　多见，占甲减的 95% 以上。由甲状腺本身的病变引起，根据临床所见，有因服用抗甲状腺药物引起的，慢性淋巴细胞性甲状腺炎、甲亢或甲状腺癌的甲状腺大部切除术后、放射性碘治疗后、先天性甲状腺缺如或克汀病、舌甲状腺、侵袭性纤维性甲状腺炎、致甲状腺肿物质引起，先天性甲状腺激素生成障碍、甲状腺的转移瘤及慢性地方性碘缺乏引起等。

2. **继发性（垂体性）甲减**　较少见，是由垂体疾病使 TSH 分泌减少引起的，如垂体肿瘤、席汉（Sheehan）综合征、非肿瘤性选择性 TSH 缺乏、卒中、垂体手术或脑垂体部位放射治疗以后引起。

3. 第三性（下丘脑性）甲减 罕见，由于下丘脑产生促甲状腺激素释放激素（TRH）的减少，使得垂体 TSH 的分泌减少而引起的，如鞍上肿瘤及先天性 TRH 缺乏等。

4. 外周组织性甲减 对甲状腺激素作用抵抗核受体缺乏、T_3 或 T_4 受体的结合障碍，以及受体后缺陷等。

【临床表现】

甲减的严重程度不一，有些病人无临床症状，且 T_3、T_4 水平正常，仅 TSH 水平升高，即亚临床甲减；有些病人表现为一个或多个系统的功能异常；极少数病人出现黏液性水肿昏迷。

1. 皮肤 特征性表现是黏液性水肿，表现为面部、胫前、手、足的非凹陷性水肿。有些病人的水肿呈凹陷性。皮肤增厚、粗糙、干燥。由于真皮及表皮增厚、血流减少及有些病人存在贫血，故皮肤苍白、发凉。皮脂腺和汗腺分泌减少，加重皮肤干燥。头发干、粗、易脆、生长缓慢或停止。头发、眉毛及四肢毛发脱落。指（趾）甲生长缓慢、增厚、易脆。

2. 心血管系统 甲状腺激素减少使心肌收缩力减弱、心率减慢、心输出量下降、休息时外周阻力增加、血容量减少。严重者心脏扩大，心音弱。甲减伴随的高胆固醇血症可能会加重冠状动脉粥样硬化，但心绞痛少见。

3. 呼吸系统 肺泡通气量减少，呼吸及功能障碍，出现呼吸困难、缺氧等表现。另外阻塞性睡眠呼吸暂停较常见，随着甲状腺功能异常的纠正，睡眠呼吸暂停现象消失。

4. 消化系统 舌常肥大。食欲通常减退，但大多数病人体重增加，体重增加是由于组织中水潴留所致。胃排空延缓，肠蠕动减弱，导致恶心、呕吐、腹胀、便秘。

5. 神经系统 甲状腺激素对中枢神经系统的发育有重要作用，胎儿期缺乏甲状腺激素导致大脑皮质细胞发育不良，髓鞘形成延迟。如果甲状腺激素缺乏未能在出生后早期得到纠正，大脑的损害将不可逆转。成年人的甲状腺激素缺乏对神经系统的损害不太严重，临床上表现为疲乏无力、缺乏活力、焦虑、抑郁、思维欠活跃、反应迟钝、语速减慢、记忆力下降、动作迟缓，淡漠、嗜睡常见，腱反射迟钝。

6. 肌肉骨骼系统 肌肉痉挛、疼痛、发僵常见，气温低时更明显，可有暂时性肌强直。肌肉收缩和舒张迟缓导致动作笨拙缓慢，腱反射迟钝。

7. 造血系统 约 25% 的甲减病人贫血，由于氧的需要量减少及红细胞生成素减少所致，常表现为正细胞正色素性贫血。由于月经过多及铁吸收障碍，也可出现小细胞低色素性贫血。

8. 生殖系统 甲状腺激素对两性的性发育和生殖功能均有影响，可出现性欲减退，女性月经过多、经期延长、不孕，男性阳痿等。

9.黏液性水肿昏迷　黏液性水肿昏迷也称为甲减危象，是各种原因导致的严重甲减合并多系统并发症的危重阶段，病死率可达 50% 以上。这种情况常发生在病程长且未经适当治疗的重型甲减病人，可因寒冷、感染、手术、麻醉剂或镇静药使用不当或中断 TH 替代治疗而引起。病人表现为昏迷或先嗜睡，短时间内逐渐发展为昏迷。低体温是其标志和特点，体温不升（35℃以下），部分病人体温低至 27℃以下。这样低的体温常提示已达疾病末期，难以恢复。病人呼吸浅慢，严重者可发生呼吸衰竭，心动过缓，血压降低，四肢肌肉松弛，反射消失。有些病人有精神障碍，如幻觉、妄想及定向障碍等。病情严重者发生休克及心肾衰竭，如诊断、抢救不及时，常危及生命。

【辅助检查】

1.一般检查　轻中度贫血，血糖正常或偏低，胆固醇、甘油三酯增高。

2.甲状腺功能检查　血清 TSH 升高，血 TT_4（FT_4）降低早于 TT_3（FT_3），且 TT_4（FT_4）降低是诊断本病的必备指标，甲状腺摄 ^{131}I 率减低。垂体性甲减和下丘脑性甲减 TSH 降低。

3.心电图改变　可有低电压、窦性心动过缓、T 波低平或倒置、P-R 间期延长、房室分离、Q-T 间期延长等异常。

4.甲状腺核素扫描　甲状腺核素扫描是寻找异位甲状腺（舌骨后、胸骨后、纵隔内甲状腺，卵巢甲状腺等）的最佳方法。

5.甲状腺自身抗体　甲状腺微粒体抗体、甲状腺球蛋白抗体增高。

6.病理检查　必要时可通过活检或针吸穿刺取甲状腺组织或细胞做病理检查协助诊断。

【诊断及鉴别诊断】

甲减诊断并不困难，临床上需要和下列一些情况鉴别。

1.诊断

（1）甲减的症状和体征。

（2）实验室检查：TSH 增高，FT_4 减低。

2.鉴别诊断

（1）甲状腺功能正常的病态综合征（normal thyroid sick syndrome）　一些急性或慢性非甲状腺疾病会通过不同的途径来影响甲状腺激素的生成或代谢，临床表现为代谢减低和交感神经反应低下，如怕冷、乏力、水肿、食欲不振、便秘等表现，测定血清 T_3 和（或）T_4 低下，容易误诊为甲减。单纯 T_3 低下称为低 T_3 综合征，严重者还可以表现为 T_4 低下，称为低 T_4 综合征。

（2）慢性肾炎　甲减病人因水钠潴留表现为皮肤苍白、水肿、贫血、高血压和血胆固醇升高，有些病人还伴有尿蛋白阳性，所以常常被认为是肾病而得不到正确的诊断和治疗。肾炎慢性肾功能不全的病人，常常会表现为甲状腺激素测定异常，主要是血清T_3下降，这是机体降低代谢率的保护性反应。肾炎水肿多半是可凹性，甲减水肿多半为非可凹性。甲减和肾炎都有浆膜腔渗液，但甲减的血浆蛋白正常，而肾炎的血浆蛋白是低的。甲减病人除了水肿外常伴有怕冷、食欲低下、皮肤粗糙、心率慢、便秘等代谢低下的表现，而肾炎蛋白尿明显。临床上只要考虑到甲减，实验室检查不难鉴别诊断。

（3）贫血　甲减病人多见于女性，常伴月经量多、经期长，导致失血过多，同时食欲减低、营养不足和胃酸缺乏更加重了贫血。贫血病人常常同时伴有怕冷、食欲不振、乏力等症状，所以不少甲减常被长期误诊为贫血而得不到准确诊断和治疗。原发甲减的甲状腺激素是低下的，TSH是升高的，鉴别诊断并不困难。

（4）浆膜腔积液　甲减可引起腹水、心包积液、胸腔积液和关节腔积液等，可以单独出现，也可两个或多个出现。甲减发生浆膜腔积液常常被误诊为结核、恶性肿瘤、尿毒症、心包炎和结缔组织病等。甲减的浆膜腔积液中蛋白含量高，细胞计数低，胆固醇含量和免疫球蛋白含量高，对利尿药治疗不敏感。

【治疗】

各型甲减的治疗均需用甲状腺激素进行替代治疗。

1. 制剂的选择　①左甲状腺素钠（L-T_4）在外周组织脱碘，产生足量的T_3满足生理需要，是治疗甲减的理想制剂，现已成为治疗甲减的首选药物。其作用迟缓而持久，起效较慢，病人易耐受。②干甲状腺粉（片）是由动物甲状腺干燥粉末加工而成，主要含T_4和T_3。部分病人仍使用干甲状腺粉（片）治疗，效果也很好。但干甲状腺粉（片）中极大量的T_3导致吸收后短期内T_3超过生理所需剂量。③左旋T_3作用快、持续时间短，仅用于T_3抑制试验、黏液性水肿昏迷的抢救、甲状腺癌术后需要停药检查时。

2. 替代治疗方案　替代治疗方案可逐渐使代谢恢复正常，不要求短期内纠正。左甲状腺素钠（L-T_4）的初始剂量取决于甲减的严重程度、年龄及身体状况。年轻、无心血管及其他疾病的轻至中度甲减病人可以给予完全替代剂量，即 $0.5 \sim 1.3 \mu g/kg$ 标准体重。这样的剂量可以使T_4的浓度逐渐升高，随后T_3浓度缓慢升高，病人不会出现任何不良反应。伴心脏病尤其是发生过心肌梗死的病人，应从小剂量开始，起始量每天 $12.5 \sim 75 \mu g$。每隔 $2 \sim 3$ 个月后，经过细致的临床和实验室评估后，增加 $12.5 \mu g$。足量替代治疗 6 周后血游离T_4恢复正常，血 TSH 需要较长时间，大约 3 个月。经过最初 6 个月的治疗后，应重新估算剂量，这是因为甲状腺激素水平恢复正常后，对T_4的代谢清除率会增加。一般情况下应每年监测 TSH，保证病人应用合适的剂量。

3. 黏液性水肿昏迷的治疗 需要迅速纠正甲状腺功能，一般成人可以单次静脉内给予左甲状腺素钠（L-T$_4$）300～500μg，第 2 天用 100μg，第 3 天以后每天给予 50μg，直至病情好转能够口服药物后，减为通常维持剂量。如果最初病人能够口服，也可以给予左旋T$_3$，25μg/12h，左旋 T$_3$ 起效更快。对接受大剂量甲状腺激素的病人可适当补充糖皮质激素，可用氢化可的松 5mg/h 静脉输注，以防肾上腺皮质功能不全或危象的发生。

【预后】

甲减治疗效果较好，一般治疗 2～3 个月后都能收效，病人面目接近正常，可参加一般活动甚至轻工作，但其甲状腺功能仍为低下。少数重型黏液性水肿低温昏迷病人，可因垂体危象而死亡，大多数病人经过小剂量的甲状腺素片治疗都能生活自理，坚持家务劳动或工作，但比起正常人仍显示智力稍迟钝或反应较慢。

项目二　糖尿病

【学习目标】

1. 掌握糖尿病的临床表现、诊断依据、治疗原则和措施，掌握糖尿病酮症酸中毒的诱因、临床表现及抢救措施。
2. 熟悉糖尿病的病因与发病机制、常见急慢性并发症、实验室及其他检查。
3. 了解糖尿病的预防及健康教育。

案例导入

1. 程某，男，50 岁，农民，因多食、多饮、消瘦 2 个月就诊。病人 2 个月前无明显诱因逐渐食量增加，由原来的每天 450g 到每天 550g，最多达 800g，而体重却逐渐下降，2 个月内体重减轻了 3kg 以上，同时出现口渴，喜欢多喝水，每日饮水量最少 3000mL，尿量增多，与饮水量相当。在当地口服中药调理 1 个多月，未见明显好转，为进一步诊断治疗来我院就诊。病后大小便正常，睡眠一般。既往体健，无药物过敏史。母亲为糖尿病病人。查体：T36℃，P80 次/分，R18 次/分，BP120/80mmHg。皮肤无黄染，淋巴结无肿大，瞳孔正大等圆。甲状腺（-），心肺（-），腹平软，肝脾未触及。双下肢无水肿，腱反射正常。Babinski 征（-）。实验室检查：空腹血糖 10.78mmol/L。尿常规：尿蛋白（-），尿糖（++）。

思考：（1）该病人的诊断及诊断依据是什么？

（2）为明确诊断，还需做哪些检查？

（3）病人容易发生哪些急、慢性并发症，应如何预防？

（4）提出本病的治疗方案，如何正确使用药物治疗？

2. 赵某，男，65 岁，因"烦渴、多饮、多尿 20 年，神志不清 6 小时"入院。病人在 20 年前诊断为 2 型糖尿病，平素不规律服用降糖药及保健品，血糖均在 10mmol/L 以上，入院前 2 天，因受凉出现发热、全身乏力、口齿不清、进食较差，4 小时前家属发现病人神志不清、呼之不应、呼吸急促，送至我院急诊，查随机血糖：40.20mmol/L。查体：P85 次 / 分，R32 次 / 分，BP95/60mmHg，神志不清，推入病房。急查血气分析：pH6.98，$CO_2CP23.9$，血常规：WBC：14.43×10^9/L，N：82.9%，K^+：5.63mmol/L，Na^+：125mmol/L，Cl^-：84mmol/L。

思考：（1）该病人目前发生哪种紧急情况，诱因是什么？

（2）对该病人应该采取哪些抢救措施？

糖尿病（diabetes mellitus, DM）是一组以慢性血葡萄糖（简称血糖）水平增高为特征的代谢性疾病，由于胰岛素分泌绝对或相对不足和（或）靶细胞对胰岛素敏感性降低引起血糖升高，导致糖、脂肪、蛋白质及水、电解质等代谢紊乱。久病可引起多系统损害，导致心血管、肾、眼底及神经病变，使病人致残或死亡。糖尿病是常见病、多发病，其患病率正随着人民生活水平的不断提高、人口老龄化、生活方式及诊断技术的进步而迅速增加，呈逐渐增长的流行趋势。我国现有糖尿病病人超过 4000 万，居世界第 2 位。2 型糖尿病的发病正趋向低龄化。

【糖尿病分型】

目前国际上通用 WHO 糖尿病专家委员会提出的病因学分型标准（1999）将糖尿病分成 1 型糖尿病、2 型糖尿病、其他类型糖尿病和妊娠期糖尿病 4 大类型。

1.1 型糖尿病（T1DM） 胰岛 B 细胞被破坏，造成胰岛素绝对不足，有酮症酸中毒倾向。它分为自身免疫性和特发性两个亚型。前者由胰岛 B 细胞发生介导的自身免疫性损伤而引起，能够找到自身免疫的证据；后者人数很少，始终找不到自身免疫反应证据。

2.2 型糖尿病（T2DM） 从以胰岛素抵抗为主伴胰岛素分泌不足到以胰岛素分泌不足为主伴胰岛素抵抗。这类糖尿病发病的危险性随着年龄、肥胖及缺乏体力活动而增长。

3. 其他特殊类型的糖尿病　本型按病因与发病机制分为 B 细胞功能的基因缺陷、胰岛素作用的基因缺陷、胰腺外分泌疾病（胰腺炎、胰腺切除术后等）、胰腺内分泌病（胰高血糖素瘤、库欣综合征等）、药物或化学品所致糖尿病（苯妥英钠、噻嗪类利尿剂、喷他脒等）、感染（先天性风疹、巨细胞病毒等）、不常见的免疫介导糖尿病（僵人综合征、抗胰岛素受体抗体等）和其他可能与糖尿病相关的遗传性综合征 8 个亚型，临床上极为少见。

4. 妊娠期糖尿病　在确定妊娠后，若发现有各种程度的葡萄糖耐量减低或明显的糖尿病，不论是否治疗，也不论分娩后这一情况是否持续，均认为是妊娠期糖尿病。

本项目仅介绍 1 型和 2 型糖尿病。

【病因与发病机制】

糖尿病的病因与发病机制较为复杂，至今尚未完全清楚，目前一般认为是遗传因素与环境因素共同造成。

1. 1 型糖尿病（T1DM）　绝大多数 1 型糖尿病是自身免疫性疾病，遗传因素和环境因素共同参与其发病过程。某些外界因素作用于有遗传易感性的个体，激活 T 淋巴细胞介导的一系列自身免疫反应，引起选择性胰岛 B 细胞破坏和功能衰竭，体内胰岛素分泌不足进行性加重，导致糖尿病。

2. 2 型糖尿病（T2DM）　在糖尿病遗传易感性基础上，加上肥胖、体力活动不足、化学毒物、热量过剩、人口老龄化等因素共同促发。①胰岛素抵抗：多种原因使胰岛素促进葡萄糖摄取和利用的效率下降，导致胰岛代偿性分泌过多的胰岛素，过重的负担最终导致 B 细胞功能下降而发病；②胰岛素分泌缺陷：B 细胞遗传缺陷等因素造成胰岛素分泌异常。

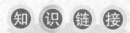 知 识 链 接

胰岛素抵抗

胰岛素抵抗（insulin resistance，IR）是指胰岛素作用的靶器官对胰岛素作用的敏感性下降，即正常剂量的胰岛素产生低于正常生物学效应的一种状态。目前认为，IR 不仅是 2 型糖尿病的发病基础，更是贯穿多种代谢相关疾病的主线，是联结它们的纽带，为这些疾病的共同病理生理基础。胰岛素抵抗产生的原因有：

1. 遗传性因素　胰岛素的结构异常、体内存在胰岛素抗体、胰岛素受体或胰岛素受体后的基因突变等。

2. 肥胖　肥胖是导致胰岛素抵抗最主要的原因之一，尤其是中心性肥胖。肥

胖主要与长期运动量不足和饮食能量摄入过多有关，2 型糖尿病病人诊断时 80% 伴有肥胖。

3.疾病　长期高血糖、高游离脂肪酸血症、某些药物如糖皮质激素、某些微量元素缺乏如铬和钒缺乏、妊娠和体内胰岛素拮抗激素增多等。

4.肿瘤坏死因子 α（TNF-α）增多　TNF-α 活性增强可以促进脂肪分解引起血浆游离脂肪酸水平增高，从而导致胰岛素抵抗和高胰岛素血症。

5.其他　瘦素抵抗和脂联素水平的降低或活性减弱，骨骼肌细胞内甘油三酯含量增多，B 细胞内胆固醇积聚过多造成其功能减退。

【病理生理】

糖尿病主要的病理生理改变是糖、脂肪、蛋白质代谢紊乱。胰岛素的相对或绝对不足，造成葡萄糖在肝、肌肉和脂肪组织的利用减少及肝糖原输出增多，出现高血糖症。胰岛素不足，脂肪合成减少，血清游离脂肪酸和甘油三酯升高；胰岛素极度缺乏时，脂肪大量分解，产生大量酮体，超过机体的处理能力，形成酮症和酮症酸中毒。蛋白质代谢紊乱表现为蛋白质合成减少，分解增强，导致负氮平衡。

【临床表现】

1.代谢紊乱表现　糖尿病的典型表现为"三多一少"，即多尿、多饮、多食和体重减轻（消瘦）。另外，尚有皮肤瘙痒（尤其是外阴瘙痒）、视力模糊（高血糖致眼房水、晶体渗透压改变而引起屈光改变）等。

（1）多尿　糖尿病病人血糖浓度增高，形成渗透性利尿，出现多尿。

（2）多饮　由于多尿，水分丢失过多，发生细胞内脱水，刺激口渴中枢，出现烦渴多饮。

（3）多食　由于大量尿糖丢失，机体处于半饥饿状态，能量缺乏需要补充引起食欲亢进，食量增加。同时又因高血糖刺激胰岛素分泌，因而病人易产生饥饿感，食欲亢进病人总感觉吃不饱。

（4）体重减轻　由于胰岛素不足，机体不能充分利用葡萄糖，故使脂肪和蛋白质分解加速来补充能量和热量。其结果是使体内碳水化合物、脂肪及蛋白质被大量消耗，再加上水分的丢失，病人体重减轻、形体消瘦，严重者体重可下降数十千克，以致疲乏无力，精神不振。

2.并发症表现

（1）急性并发症

①糖尿病酮症酸中毒　这是最常见的糖尿病急症，是糖尿病的急性并发症。多见于 1

型糖尿病，由感染、胰岛素治疗中断或不适当减量、饮食不当、创伤、手术、麻醉、妊娠或分娩等诱发。糖尿病加重时，脂肪加速分解，产生大量酮体（β-羟丁酸、乙酰乙酸、丙酮的总称），酮体为较强的有机酸，超过机体缓冲能力时，发生代谢性酸中毒。临床表现为"三多一少"症状加重、恶心呕吐、头痛、嗜睡、烦躁不安、呼吸深快、呼气中有烂苹果味（丙酮）。病情进一步发展，出现失水、尿量减少、皮肤弹性减低、血压下降、眼球下陷、脉搏细速、四肢厥冷，至晚期出现各种反射迟钝甚至消失，以致出现昏迷。少数病人表现为腹痛，酷似急腹症。血糖多为 16.7~33.3mmol/L，甚至高达 55.5mmol/L。CO_2 结合力降低，pH < 7.35，血酮体 > 4.8mmol/L。

②高渗性非酮症糖尿病昏迷　这是糖尿病急性代谢紊乱的另一临床类型，以严重高血糖、高血浆渗透压、脱水为特点，无明显酮症酸中毒，病人可有不同程度的意识障碍或昏迷。多见于老年糖尿病病人。常见的诱因有急性感染、外伤、手术、脑血管意外等应激状态及使用糖皮质激素、水摄入不足或失水等。有时在病程早期因误诊而输入大量葡萄糖液或因口渴而摄入大量含糖饮料可诱发本病或使病情恶化。本病起病缓慢，最初表现为多尿、多饮，但多食不明显或反而食欲减退。逐渐出现严重脱水和神经精神症状，病人反应迟钝、烦躁或淡漠、嗜睡，逐渐陷入昏迷、抽搐，晚期尿少甚至无尿。实验室检查：血糖达到 33.3~66.6mmol/L 或更高，有效血浆渗透压达到或超过 320mmol/L，多无酮症，可诊断本病。血钠正常或增高。尿酮体阴性或弱阳性，一般无明显酸中毒，借此与糖尿病酮症酸中毒鉴别，但有时两者可同时存在。

③感染　常见的感染有疖、痈等皮肤化脓性感染，可反复发生，有时可引起败血症或脓毒血症。此外，足癣、体癣、真菌性阴道炎、尿路感染、肺结核等也较常见。

（2）慢性并发症　糖尿病的慢性并发症可遍及全身各重要器官，有时在糖尿病诊断之前先发现并发症，并可成为诊断糖尿病的线索。

1）大血管病变　表现为大、中、小动脉粥样硬化，动脉粥样硬化主要侵犯主动脉、冠状动脉、脑动脉、肾动脉和肢体外周动脉等，引起冠心病、缺血性或出血性脑血管病、肾动脉硬化、肢体动脉硬化等。

2）微血管病变　微血管病变是糖尿病的特异性并发症，主要表现在视网膜、肾、神经和心肌组织，其中尤以糖尿病肾病和视网膜病最为重要。

糖尿病肾病：常见于病史超过 10 年的病人。是 1 型糖尿病病人的主要死亡原因。主要病变是毛细血管间肾小球硬化症。糖尿病肾病的发生、发展可分 5 期：①Ⅰ期：为糖尿病初期，肾体积增大，肾小球滤过率（GFR）明显升高；②Ⅱ期：肾小球毛细血管基底膜增厚，尿白蛋白排泄率（UAER）多数正常，可间歇性增高（如运动后、应激状态），GFR 轻度增高；③Ⅲ期：早期肾病，出现微量蛋白尿，即 UAER 持续在 20~200μg/min（正常 < 10μg/min），GFR 仍高于正常或正常；④Ⅳ期：临床肾病，尿蛋白逐渐增多，UAER >

200μg/min，即尿白蛋白排出量＞300mg/24h，相当于尿蛋白总量＞0.5g/24h，GFR下降，可伴有水肿和高血压，肾功能逐渐减退；⑤Ⅴ期：尿毒症，UAER降低，血肌酐升高，血压升高。

糖尿病性视网膜病变：糖尿病病程超过10年，大部分病人合并程度不等的视网膜病变，是失明的主要原因之一。视网膜改变可分为6期：Ⅰ期：微血管瘤、小出血点；Ⅱ期：出现硬性渗出；Ⅲ期：出现棉絮状软性渗出。以上Ⅰ～Ⅲ期为背景性视网膜病变。Ⅳ期：新生血管形成、玻璃体积血；Ⅴ期：纤维血管增殖、玻璃体机化；Ⅵ期：牵拉性视网膜脱离、失明。以上Ⅳ～Ⅵ期为增殖性视网膜病变（PDR）。当出现PDR时，常伴有糖尿病肾病及神经病变。

3）神经病变　以周围神经受累最为常见。通常为对称性，下肢较上肢严重，病情进展缓慢。开始表现为手套、袜子样感觉异常伴麻木、刺痛或烧灼样痛。后期可有运动神经受累，表现为肌张力、肌力减弱甚至肌萎缩和瘫痪，肌萎缩多见于手、足和大腿肌。腱反射早期亢进，后期减弱或消失。自主神经改变也较常见，如瞳孔异常（缩小且不规则、光反射消失、调节反射存在）、排汗异常（多汗或无汗）、胃排空延迟（胃轻瘫）、体位性低血压、尿失禁或尿潴留等。

4）糖尿病足　与下肢远端神经异常和不同程度周围血管病变相关的足部溃疡、感染和（或）深层组织破坏有关。轻者表现为足部畸形、皮肤干燥和发凉、胼胝，重者可出现足部溃疡、坏疽。糖尿病足是截肢、致残的主要原因。对于糖尿病病人应防止足部外伤、感染，积极治疗末梢神经病变。

5）其他　眼的其他改变有黄斑病、白内障、青光眼等。

【辅助检查】

1. 血糖测定　血糖升高是目前诊断糖尿病的主要依据，同时也是判断糖尿病病情和控制情况的主要指标。正常范围是3.9～6.0mmol/L。诊断糖尿病时必须用静脉血浆测定血糖，治疗过程中随访血糖控制程度时可用便携式血糖计（毛细血管全血测定），糖尿病症状伴空腹血糖≥7.0mmol/L或任意时间血糖≥11.1mmol/L可诊断为糖尿病。

2. 尿糖测定　尿糖阳性是诊断糖尿病的重要线索，但阴性不能排除糖尿病。同时，尿糖测定可作为调整降糖药物剂量或判定疗效的参考指标。

3. 葡萄糖耐量试验　当血糖高于正常范围而又未达到诊断糖尿病标准时可行口服葡萄糖耐量试验（OGTT）。OGTT最好在清晨进行，成人取无水葡萄糖75g溶于250～350mL水中，5分钟内饮完。分别于空腹及饮糖2小时后测静脉血糖。

4. 糖化血红蛋白A1（GHbA1）测定　其含量与血糖浓度呈正相关。能反映取血前8～12周血糖的总水平，是糖尿病控制情况的监测指标之一，正常值为8%～10%。以

GHbA1c 最为主要，临床常采用，正常值为 3%~6%。

5. 胰岛 B 细胞功能检查　①胰岛素释放试验：正常人空腹基础血浆胰岛素为 35~145pmol/L（5~20mU/L），口服 75g 无水葡萄糖（或 100g 标准面粉制作的馒头）后，血浆胰岛素在 30~60 分钟上升至高峰，峰值为基础值 5~10 倍，3~4 小时恢复到基础水平。本试验反映基础和葡萄糖介导的胰岛素释放功能。胰岛素释放试验受血清中胰岛素抗体和外源性胰岛素干扰。②C 肽释放试验：方法同上。基础值不小于 400pmol/L，高峰时间同上，峰值为基础值 5~6 倍。也反映基础和葡萄糖介导的胰岛素释放功能。C 肽释放试验不受血清中的胰岛素抗体和外源性胰岛素影响。另外，血浆胰岛素和 C 肽水平对评价胰岛 B 细胞功能也有重要意义。T1DM 病人减少或不能测得，T2DM 病人可偏低、正常或高于正常。

6. 其他检查　根据病情需要选用血脂、肝肾功能、酮体、电解质、酸碱平衡检查，以及心、肝、肾、脑、眼科及神经系统的各项辅助检查等。

【诊断及鉴别诊断】

1. 诊断标准（WHO, 1999 年）　糖尿病症状加随机血糖（随机血浆葡萄糖）> 11.1mmol/L，或 FPG（空腹血浆葡萄糖）≥ 7mmol/L，或 OGTT 中 2hPG（2 小时血浆葡萄糖）> 11.1mmol/L。需重复一次确认，诊断才能成立。随机血糖是指一天当中任意时间而不管上次进餐时间的血糖，空腹的含义是指至少 8 小时内无任何热量摄入。

2. 鉴别诊断

（1）1 型糖尿病和 2 型糖尿病（表 7-2）　两者的区别是相对的，有些病人暂时不能明确归为 1 型糖尿病或 2 型糖尿病，可随访而逐渐明确分型。

表 7-2　1 型与 2 型糖尿病的鉴别

	1 型糖尿病	2 型糖尿病
起病年龄及峰值	< 30 岁，12~14 岁	> 40 岁，60~65 岁
起病方式	急	缓慢而隐匿
起病时体重	正常或消瘦	超重或肥胖
"三多一少"症候群	典型	不典型，或无症状
急性并发症	酮症倾向大	酮症倾向小
慢性并发症		
心血管	较少	> 70%，主要死因
肾病	30%~45%，主要死因	5%~10%
脑血管	较少	较多

	1 型糖尿病	2 型糖尿病
胰岛素及 C 肽释放试验	低下或缺乏	峰值延迟或不足
胰岛素治疗及反应	依赖，敏感	不依赖，抵抗

（2）其他原因所致尿糖阳性　肾性糖尿病因肾糖阈降低所致，尿糖阳性，但血糖及 OGTT 正常。甲状腺功能亢进症、胃空肠吻合术后，因碳水化合物在肠道吸收快，可引起进食后 1/2 ~ 1 小时血糖过高，出现糖尿，但 FPG 和 2hPG 正常。急性应激状态时，胰岛素拮抗激素（如肾上腺素、促肾上腺皮质激素、肾上腺皮质激素和生长激素）分泌增加，可使糖耐量减低，出现一过性血糖升高、尿糖阳性，应激过后可恢复正常。

（3）药物对血糖的影响　噻嗪类利尿剂、糖皮质激素、口服避孕药等可抑制胰岛素释放或拮抗胰岛素作用，引起血糖升高、尿糖阳性。停用药物后恢复正常。

【治疗】

治疗原则：早期治疗、长期治疗、综合治疗、治疗措施个体化。

治疗目的：纠正代谢紊乱、消除糖尿病及其相关问题的症状，防止或延缓并发症，维持良好的健康或劳动（学习）能力，保障儿童生长发育，延长寿命，降低死亡率。

治疗要点：国际糖尿病联盟（IDF）提出了糖尿病治疗的 5 个要点，分别为糖尿病健康教育、医学营养治疗、运动疗法、血糖监测和药物治疗。

（一）糖尿病健康教育

糖尿病健康教育是重要的基础治疗措施之一。让病人了解有关糖尿病的基础知识，如目前不能根治、需终身治疗等，生活中应注意的事项，治疗药物的副作用及其预防、处理等，学会简单的血糖、尿糖测量方法及胰岛素注射技术。在体育锻炼方面，根据年龄、性别、体力、病情及有无并发症等不同条件，循序渐进和长期坚持，如慢跑、游泳等。在病情监测方面，定期监测血糖，并建议病人应用便携式血糖计进行自我监测血糖。每 3 ~ 6 个月定期复查 GHbA1，了解血糖总体控制情况，及时调整治疗方案，每年 1 ~ 2 次全面复查，了解血脂及心、脑、肾、眼底、足的情况，尽早发现有关并发症。

（二）医学营养治疗

医学营养治疗是另一项重要的基础治疗措施。应严格和长期执行。

1. 计算总热量　先计算理想体重 [理想体重（kg）= 身高（cm）−105]，然后根据理想体重计算每日所需总热量。成人休息状态下每日每千克理想体重 105 ~ 125.5kJ（25 ~ 30kcal），轻体力劳动 125.5 ~ 146kJ（30 ~ 35kcal），中度体力劳动 146 ~ 167kJ

（35～40kcal），重体力劳动167kJ（40kcal）以上。儿童、孕妇、乳母、营养不良者、消瘦者及伴有消耗性疾病者酌增，肥胖者酌减，使病人恢复到正常体重。

2. 营养物质含量　糖类占饮食总热量50%～60%，提倡用粗制米面和一定量杂粮，忌食葡萄糖、蔗糖、蜜糖及其制品；蛋白质占总热量15%，成人每千克理想体重0.8～1.2g，蛋白质至少1/3来自动物蛋白；脂肪占总热量30%，每日胆固醇摄入量应在300mg以下。另外，各种富含可溶性食用纤维的食物可延缓食物吸收，降低餐后血糖高峰，纤维素食物每日不少于40g。多食用绿叶蔬菜、豆类、块根类、粗谷物、含糖分低的水果等。每日摄入食盐应限制在10g以下。限制饮酒。

3. 合理分配　按计算的热量和各营养素比例转化为食物重量，并根据生活习惯、病情和药物治疗情况合理安排。一般按每日三餐分配为1/5、2/5、2/5或者1/3、1/3、1/3；按每日四餐分配为1/7、2/7、2/7、2/7。

（三）运动疗法

运动疗法是糖尿病基础治疗措施之一，主要适用于轻度及中度2型糖尿病及非胰岛素依赖型糖尿病。通过运动治疗可以降低T2DM病人体重，减轻胰岛素抵抗；增加糖的利用，使胰岛素的敏感性得到提高；通过改善循环和代谢，对胰岛的B细胞有一定的保护作用。原则：因人而异，量力而为，循序渐进，持之以恒。运动方式：快慢步行、室内运动、床上肢体运动、打太极拳；身体较好的病人可以慢跑、跳绳、骑自行车、游泳、跳韵律操等。运动频率、时间：每周至少150分钟，如一周运动5天，每天30分钟的有氧运动（强度小、节奏慢、运动后心脏跳动不过快、呼吸平缓的一般运动），一般以晚饭后2小时左右进行比较适宜。尽量避免高强度运动，出汗量较大，可补充低糖或无糖的饮料，避免血糖快速升高引发的损害。

（四）口服药物治疗

1. 促胰岛素分泌剂　主要作用是促进胰岛B细胞分泌胰岛素。适用于无急性并发症的T2DM。不适用于T1DM、有严重并发症的T2DM、孕期和哺乳期糖尿病、儿童糖尿病、全胰腺切除术后、大手术围手术期等。

（1）磺脲类（SUs）　第一代SUs如甲苯磺丁脲、氯磺丙脲等已很少应用；第二代SUs有格列本脲、格列吡嗪、格列喹酮等。应用SUs降血糖要求机体尚保存相当数量（30%以上）有功能的胰岛B细胞。建议从小剂量开始，早餐前半小时1次服用。最常见的不良反应是低血糖反应（表7-3）。

表7-3 第二代磺脲类药物常用剂量和作用特点

	每片剂量（mg）	剂量范围（mg/d）	服药次数（次/日）	作用持续时间（h）
格列本脲	5	2.5～20	1～2	16～24
格列吡嗪	5	2.5～30	1～2	12～24
格列吡嗪控释片	5	5～20	1	
格列齐特	80	80～240	1～2	12-24
格列齐特缓释片	30	30～120	1	
格列喹酮	30	30～180	1–2	8

（2）格列奈类 这是一类快速作用的胰岛素促分泌剂，可改善早期胰岛素分泌。降血糖作用快而短，主要用于控制餐后高血糖。较适合于2型糖尿病早期餐后高血糖阶段或以餐后高血糖为主的老年病人。可单独或与二甲双胍、胰岛素增敏剂等联合使用。禁忌证与SUs相同。于餐前或进餐时口服。有两种制剂：瑞格列奈，常用剂量为每次0.5～4mg；那格列奈，常用剂量为每次60～120mg。

2. 双胍类 主要作用机制为抑制肝葡萄糖输出，也可改善外周组织对胰岛素的敏感性、增加对葡萄糖的摄取和利用。适用于2型糖尿病，可作为一线用药，单用或联合应用其他药物。常见的不良反应是消化道反应。目前广泛应用的是二甲双胍500～1500mg/d，分2～3次口服，最大剂量不超过2g/d。

3. 噻唑烷二酮类（TZDs, 格列酮类） TZDs被称为胰岛素增敏剂，有明显减轻胰岛素抵抗、降低血糖、改善血脂等作用。近来发现它也可改善胰岛B细胞功能。TZDs可单独使用或与其他降糖药物合用治疗2型糖尿病，尤其是肥胖、胰岛素抵抗明显者；不宜用于1型糖尿病病人、孕妇、哺乳期妇女和儿童。主要不良反应为水肿、体重增加，有心脏病、心力衰竭倾向或肝病者不用或慎用。现有两种制剂：①罗格列酮：用量为每次4～8mg，每日1次或分2次口服；②比格列酮：用量为每次15～30mg，每日1次口服。

4. α 葡萄糖苷酶抑制剂（AGI） AGI通过抑制小肠黏膜刷状缘的α 葡萄糖苷酶，延迟碳水化合物吸收，降低餐后高血糖。作为2型糖尿病的一线药物，尤其适用于空腹血糖正常（或不太高）而餐后血糖明显升高者，可单独用药或与其他降糖药物合用。不宜用于有胃肠功能紊乱者、孕妇、哺乳期妇女和儿童。不良反应以胃肠反应常见。单用本药不引起低血糖，但如与SUs或胰岛素合用，仍可发生低血糖，且一旦发生，应直接给予葡萄糖口服或静脉注射。现有两种制剂：①阿卡波糖：每次50～100mg，每日3次；②伏格列波糖：每次0.2mg，每日3次。AGI应在进食第一口食物后服用。

5. 胰岛素治疗

（1）适应证　①1型糖尿病；②糖尿病酮症酸中毒、高血糖高渗状态和乳酸性酸中毒伴高血糖；③各种严重的糖尿病急性或慢性并发症；④手术、妊娠和分娩；⑤2型糖尿病B细胞功能明显减退者；⑥某些特殊类型糖尿病。

表7-4　胰岛素常用制剂类型和作用特点

作用类别	制剂	皮下注射作用时间（h）		
		开始	高峰	持续
短效	普通胰岛素（regularinsulin）	0.5	2~4	6~8
中效	低精蛋白锌胰岛素（NPH）	1~3	6~12	18~26
	慢胰岛素锌混悬液（lenteinsulin）			
长效	精蛋白锌胰岛素注射液（PZI）	3~8	14~24	28~36
	特慢胰岛素锌混悬液（ultralenteinsulin）			

注：作用时间仅供参考，因受胰岛素剂量、吸收、降解等许多因素影响而变化。

（2）胰岛素常用制剂类型和作用特点（表7-4）　短效胰岛素主要控制一餐后高血糖；中效胰岛素主要控制两餐后高血糖，以第二餐饭后为主；长效胰岛素无明显作用高峰，主要提供基础水平胰岛素。

胰岛素吸入剂有经肺、口腔黏膜和鼻腔黏膜吸收3种方式，已开始上市。

（3）使用方法　①1型糖尿病：应使用合理的组合方案达到接近生理状态下胰岛素两种分泌形式，即基础分泌和餐后高分泌。保持基础分泌量可选择睡前和早晨注射中效胰岛素，或每天注射1~2次长效胰岛素。餐后高分泌的形成可采用每餐前20~30分钟注射短效胰岛素。一般初始剂量为0.5~1U/（kg·d），总量的40%~50%用于维持基础分泌量，剩余的按需要分配于餐前注射。以后根据血糖及尿糖情况逐步调整。②2型糖尿病：空腹血糖＜7.8mmol/L时，通常不需要胰岛素治疗；空腹血糖在7.8~11.1mmol/L时，若需用胰岛素，可于睡前使用；必要时，睡前、早晨注射中效胰岛素，亦可每天注射1~2次长效胰岛素，以维持基础分泌量；空腹血糖＞11.1mmol/L时，可每天注射2次中效胰岛素或加用短效胰岛素或用预混胰岛素制剂（短效胰岛素占30%、中效胰岛素占70%）；空腹血糖达到13.9mmol/L以上时，可采用1型糖尿病的用法。

（4）不良反应　①低血糖反应：表现为心慌、出汗、面色苍白、软弱无力、手足震颤、头晕、视物不清、步态不稳，甚至昏迷等症状。轻者进食糖水或糖果，重者静脉注射50%葡萄糖液，可反复注射，直至病人清醒。并密切观察病情，必要时继续静脉滴注5%~10%的葡萄糖液。②过敏反应：表现为注射部位瘙痒及荨麻疹样皮疹。目前发生较少。

6. 胰腺移植和胰岛细胞移植　由于移植手术的复杂性、手术并发症的严重性等问题，尚未在临床广泛推广使用。

7. **糖尿病酮症酸中毒（DKA）治疗** 治疗原则：尽快补液以恢复血容量、纠正失水状态，降低血糖，纠正电解质及酸碱平衡失调，同时积极寻找和消除诱因，防治并发症，降低病死率。

（1）补液 补液是抢救该症极其关键的措施。一般使用生理盐水，补液总量可按原体重 10% 计算，如无心力衰竭，开始补液速度应较快，前 2 小时内输入 1000～2000mL，前 4 小时输入所计算失水量的 1/3，以便尽快补充血容量，改善周围循环和肾功能。以后根据血压、心率、每小时尿量、末梢循环情况及必要时通过测量中心静脉压调整输液速度。其后的 4 小时内输入 1000～2000mL，第 1 个 24 小时输入 4000～5000mL，严重失水者输入 6000～8000mL。开始治疗时不能给予葡萄糖液，当血糖下降至 13.9mmol/L 时改用 5% 葡萄糖液，并且每 2～4g 葡萄糖加入 1U 短效胰岛素。如治疗前已有低血压或休克，快速输液不能有效升高血压，应输入胶体溶液并采用其他抗休克措施；对伴有心脏病、心力衰竭者，应在中心静脉压监护下调节输液速度和输液量。

（2）胰岛素治疗 目前均采用小剂量（短效）胰岛素治疗方案，用量为 0.1U/(kg·h)，通常将短效胰岛素加入生理盐水中持续静脉滴注（应另建输液途径），亦可间歇静脉注射。重症病人[指有休克和（或）严重酸中毒和（或）昏迷者]应酌情静脉注射，首次负荷剂量 10～20U 胰岛素。血糖下降速度一般以每小时降低 3.9～6.1mmol/L 为宜，每 1～2 小时复查血糖，若在补足液量的情况下 2 小时后血糖下降不理想或反而升高，提示病人对胰岛素敏感性较低，胰岛素剂量应加倍。当血糖降至 13.9mmol/L 时，开始输入 5% 葡萄糖溶液，并按比例加入胰岛素。此时仍需每 4～6 小时复查血糖以调节输液中胰岛素的比例，同时每 4～6 小时皮下注射 1 次胰岛素 4～6U，使血糖水平稳定在较安全的范围内。病情稳定后过渡到胰岛素常规皮下注射。

（3）纠正酸碱平衡失调 糖尿病酮症酸中毒主要由酮体中酸性代谢产物引起，经输液和胰岛素治疗后，酸中毒可自行纠正，一般不必补碱。严重酸中毒应给予相应治疗，但补碱不宜过多、过快，补碱指征为血 pH < 7.1，$HCO_3^- < 5mmol/L$。应采用等渗碳酸氢钠溶液，给予 50mmol/L，即将 5% 碳酸氢钠 84mL 加注射用水至 300mL 配成 1.4% 等渗溶液，一般仅给 1～2 次。若不能通过输液和应用胰岛素纠正酸中毒，而补碱过多、过快，将产生不利影响。

（4）补钾 DKA 病人有不同程度失钾，治疗前血钾低于正常，应立即开始补钾，前 2～4 小时通过静脉输液每小时补钾 13～20mmol/L（相当于氯化钾 1～1.5g）；血钾正常、尿量 > 40mL/h，也应立即开始补钾；血钾正常、尿量 < 30mL/h，暂缓补钾，待尿量增加后再开始补钾；血钾高于正常，暂缓补钾。前 24 小时内可补氯化钾达 6～8g 或 8g 以上，部分稀释后静脉输入、部分口服。治疗过程中定时监测血钾和尿量，调整补钾量和速度。病

情恢复后仍应继续口服钾盐数天。

（5）处理诱发病和防治并发症　积极处理感染、心力衰竭、心律失常、脑水肿等。

【控制目标】

全面治疗心血管危险因素，除积极控制高血糖外，还应纠正脂代谢紊乱、严格控制血压、抗血小板治疗、控制体重和戒烟等并要求达标（表7-5）。

表7-5　糖尿病的控制目标和干预起点

（亚洲－太平洋地区 T2DM 政策组，2005 年第 4 版）

指标	目标值	指标	目标值
1. HbA1c	< 6.5%	5. 甘油三酯	< 1.5mmol/L
2. 血压	< 130/80mmHg	6. 尿白蛋白 / 肌酐	男性< 2.5 mg/mmol
3. LDL–C	< 2.5mmol/L		女性< 3.5mg/mmol
4. HDL–C	> 1mmol/L	7. 运动	150分 / 周

注：①若表中第 1 项>目标值，第 2、3、5、6 项≥目标值，第 4 项≤目标值，就需要进行干预。②表中未提及血糖控制目标，2002 年第 3 版要求空腹血糖 4.4～6.1mmol/L，非空腹血糖 4.4～8mmol/L。

【预防】

预防工作分为三级：一级预防是避免糖尿病发病；二级预防是及早检出并有效治疗糖尿病；三级预防是延缓和（或）防治糖尿病并发症。提倡少饮酒、不吸烟，限盐，合理膳食，经常运动，防止肥胖。糖尿病筛查是进一步做好糖尿病预防的重要环节，对于 T2DM 的预防，关键在于筛查出糖耐量异常人群，在糖耐量异常阶段进行干预，包括减轻体重、增加体力活动、调整饮食，可以降低糖尿病发病的风险。

项目三　痛　风

痛风（gout）是嘌呤代谢紊乱和（或）血尿酸增高引起组织损伤的一组异质性疾病，表现为高尿酸血症、痛风性急性关节炎、痛风石、严重者关节畸形和功能障碍。常累及肾脏引起慢性间质性肾炎和尿酸性肾结石。临床上分为原发性和继发性两大类，前者多由先天性嘌呤代谢异常所致，常与肥胖、糖脂代谢紊乱、高血压、动脉硬化和冠心病等聚集发生，后者则由某些系统性疾病或者药物引起。本项目主要介绍原发性痛风。

【病因与发病机制】

1. 病因

（1）尿酸生成过多　尿酸是嘌呤代谢的最终产物，主要由细胞代谢分解的核酸和其他嘌呤类化合物及食物中的嘌呤经酶的作用分解而来。尿酸生成过多主要因为：①与嘌呤代谢有关的酶先天异常引起嘌呤代谢紊乱，尿酸生成增多；②进食高嘌呤食物：含嘌呤丰富的食物有动物内脏、鱼、虾、蛤、蟹、肉类、豌豆及啤酒等，大量进食时致嘌呤过多分解，尿酸生成增多；③细胞大量破坏或细胞异常增殖：溶血、白血病、淋巴瘤等疾病因细胞大量破坏或异常增殖，大量核酸分解，故尿酸生成过多。

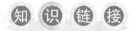

食物中嘌呤含量的比较

1. 极高危险（150～1000mg/100g）：酵母、胰脏、浓缩肉汁、肉脯、沙丁鱼、凤尾鱼、牛肝、肾。

2. 较高危险（75～150mg/100g）：咸猪肉、鹅肉、松鸡、野鸡、羊腿肉、鸽肉、小牛肉。

3. 中等危险（＜75mg/100g）：芦笋、鲈鱼、牛肉、鸡肉、比目鱼、火腿、羊排、牡蛎肉、兔肉、鱼卵、虾、内脏、菠菜和豆类。

4. 最没危险（基本不含嘌呤）：茶、咖啡、果汁、汽水、巧克力、可可、各种乳类和乳酪、蛋类、各种脂肪、黄油、海参、鱼翅、面粉、谷类、糖、各种坚果、蔬菜（除豆类和菠菜）、水果类、鱼肝。

（2）尿酸排泄减少　尿酸排泄障碍是引起高尿酸血症的重要因素，包括肾小球滤过减少、肾小管重吸收增多、肾小管分泌减少及尿酸盐结晶沉积。80%～90%的高尿酸血症具有尿酸排泄障碍，且以肾小管分泌减少最为重要。

2. 发病机制　由于尿酸生成过多或排泄减少使尿酸在血液中浓度升高，造成高尿酸血症，这是痛风发生的生物化学基础。血液中尿酸过高，尿酸可析出结晶，沉积在骨关节、肾脏和皮下等组织，造成组织病理学改变，导致痛风性关节炎、痛风肾和痛风石等。

【病理】

急性痛风性关节炎时，可见尿酸盐沉积于关节组织内，并被白细胞吞噬，导致白细胞坏死，释放激肽等多种炎症因子，引起关节组织水肿、渗出。慢性痛风性关节炎时，尿酸盐呈细小针状结晶在关节组织沉积，围以上皮细胞、巨核细胞，刺激滑膜囊增厚、血管翳形成、软骨退行性变、骨质侵蚀、关节周围软组织纤维化，关节畸形。在关节周围、耳轮等处的皮下组织沉积的尿酸盐结晶形成痛风石，刺激周围的纤维组织增生，形成结节。结节可向皮肤表面破溃。肾髓质和锥体内有尿酸盐结晶沉积，周围有白细胞和巨噬细胞浸润，纤维组织增生，肾单位逐渐萎缩。

【临床表现】

本病临床常见于 40 岁以上的男性，女性多在更年期后发病。常有家族遗传史。

1. 无症状期　仅有血尿酸波动性或持续性增高，从血尿酸增高至症状出现的时间可长达数年至数十年，有些可终身不出现症状。

2. 急性关节炎期　常有以下特点：①多在午夜或清晨突然起病，多呈剧痛，数小时内出现受累关节的红、肿、热、痛，可有关节腔积液，并出现功能障碍，单侧拇指及第 1 跖趾关节最常见，其余依次为踝、膝、腕、指、肘。②秋水仙碱治疗后，关节炎症状可以迅速缓解。③发热。④初次发作常呈自限性，发作持续数小时、数日（一般不超过 2 周）自行缓解，此时受累关节局部皮肤出现脱屑和瘙痒，为本病特有的表现。⑤可伴高尿酸血症，但部分病人急性发作时血尿酸水平正常。⑥关节腔滑囊液偏振光显微镜检查可见双折光的针形尿酸盐结晶是确诊本病的依据。常见的发病诱因有受寒、劳累、饮酒、高蛋白高嘌呤饮食等。

3. 痛风石及慢性关节炎期　①痛风石（tophi）：最常见于耳轮、跖趾关节、掌指关节、指间关节等处。呈黄白色芝麻到鸡蛋大小不一的隆起，经皮肤破溃排出白色尿酸盐结晶，形成的溃疡不易愈合，但一般不继发感染。②慢性关节炎：慢性关节炎通常累及多个关节，且多见于关节远端，关节滑膜囊肥厚，随痛风石增大、骨及软骨破坏，出现以骨质缺损为中心的关节肿胀，关节僵硬、畸形。疼痛发作频繁剧烈，甚至不完全缓解。

4. 肾脏病变　①痛风性肾病：起病隐匿，早期表现为间歇性蛋白尿。随病程发展出现持续性蛋白尿、血尿、夜尿增多、等渗尿、高血压等，晚期出现肾衰竭。②尿酸性肾石病：10% ~ 25% 的痛风病人肾有尿酸结石，呈泥沙样，常无症状，结石较大者可发生肾绞痛、血尿。当结石引起梗阻时导致肾积水、肾盂肾炎、肾积脓或肾周围炎，感染可加速结石的增长和肾实质的损害。

【辅助检查】

1. 血尿酸测定　男性 > 420μmol/L，女性 > 350μmol/L。

2. 尿尿酸测定　限制嘌呤饮食 5 天后，每日尿酸排出量超过 3.57mmol（600mg），可认为尿酸生成增多。

3. 滑囊液或痛风石内容物检查　偏振光显微镜检查可见针形尿酸盐结晶。

4. X 射线检查　急性关节炎期，可见非特征性软组织肿胀。慢性期或反复发作后，可见受累关节软骨缘破坏，关节面不规则，邻近关节的骨质形成圆形或不整齐的穿凿样、虫蚀样透亮缺损，为痛风的特征。

【诊断及鉴别诊断】

1. 诊断　男性和绝经后女性血尿酸＞420μmol/L、绝经前女性血尿酸＞350μmol/L 可诊断为高尿酸血症。中老年男性如出现特征性关节炎表现、尿路结石或肾绞痛发作，伴有高尿酸血症应考虑痛风。关节液穿刺或痛风石活检证实为尿酸盐结晶可做出诊断。X 射线检查对明确诊断具有一定的价值。急性关节炎期诊断有困难者，秋水仙碱试验性治疗有诊断意义。

2. 鉴别诊断

（1）继发性高尿酸血症或痛风　①儿童、青少年、女性和老年人更多见；②高尿酸血症程度较重；③40% 的病人 24 小时尿尿酸排出增多；④肾脏受累多见，痛风肾、尿酸结石发生率较高，甚至发生急性肾衰竭；⑤痛风性关节炎症状往往较轻或不典型；⑥有明确的相关用药史。

（2）关节炎　①类风湿关节炎：青、中年女性多见，四肢近端小关节常呈对称性梭形肿胀畸形，晨僵明显。血尿酸不高，类风湿因子阳性，X 射线检查出现凿孔样缺损少见。②假性痛风：系关节软骨钙化所致，多见于老年人，膝关节最常受累。血尿酸正常，关节滑囊液检查可发现有焦磷酸钙结晶或磷灰石，X 射线检查可见软骨呈线状钙化或关节旁钙化。

【治疗】

防治目的：控制高尿酸血症，预防尿酸盐沉积；迅速终止急性关节炎的发作；防止尿酸结石形成和肾功能损害。

1. 一般治疗　注意休息，急性期应绝对卧床休息，避免受累关节负重。控制饮食，限制饮酒和高嘌呤食物（如动物内脏、花生、腰果、啤酒、鱼卵）的大量摄入；每天饮水 2000mL 以上以增加尿酸的排泄；慎用抑制尿酸排泄的药物如噻嗪类利尿剂等；避免诱发因素和积极治疗相关疾病等。

2. 急性痛风性关节炎期的治疗

（1）秋水仙碱　秋水仙碱为治疗急性痛风性关节炎的特效药物，通过抑制中性粒细胞、单核细胞释放白三烯 B_4、糖蛋白化学趋化因子、白细胞介素 –1 等炎症因子，同时抑制炎症细胞的变形和趋化，从而缓解炎症。口服法：初始口服剂量为 1mg，随后 0.5mg/h 或 1mg/2h，直到症状缓解，最大剂量 6～8mg/d。90% 的病人口服秋水仙碱后 48 小时内疼痛缓解。症状缓解后剂量 0.5mg，每日 2～3 次，维持数天后停药。不良反应有恶心、呕吐、厌食、腹胀和水样腹泻，如出现上述不良反应及时调整剂量或停药。若用到最大剂量症状无明显改善时应及时停药。该药还可以引起白细胞减少、血小板减少等骨髓抑制表现及脱发等。静脉法：秋水仙碱 1～2mg 溶于 20mL 生理盐水中，5～10 分钟内缓慢静脉注射，必要时 4~5 小时后重复注射 1mg，24 小时不超过 4mg。静脉注射时避免药液外漏，否则可引起剧烈疼痛和组织坏死。此外，静脉给药可产生严重的不良反应，如骨髓抑制、肾衰竭、弥散性血管内溶血、肝坏死、癫痫样发作，甚至死亡，国内极少静脉给药。

（2）非甾体类抗炎药　非甾体类抗炎药通过抑制花生四烯酸代谢中的环氧化酶活性，进而抑制前列腺素的合成而达到消炎镇痛的目的。禁忌证为活动性消化性溃疡、消化道出血。常用药物：①吲哚美辛，初始剂量 75~100mg，随后每次 50mg，6~8 小时 1 次；②双氯芬酸，每次口服 50mg，每日 2~3 次；③布洛芬，每次 0.3~0.6g，每日 2 次；④罗非昔布 25mg/d。症状缓解后应减量，5~7 天后停用。禁止同时服用两种或多种非甾体类抗炎药，否则会加重不良反应。

（3）糖皮质激素　上述药物治疗无效或不能使用秋水仙碱和非甾体类抗炎药时，可考虑使用糖皮质激素或促肾上腺皮质激素短程治疗。如泼尼松，起始剂量为 0.5~1mg/（kg·d），3~7 天后迅速减量或停用，疗程不超过 2 周；促肾上腺皮质激素 50U 溶于葡萄糖溶液中缓慢静脉滴注。可同时口服秋水仙碱 1~2mg/d。该类药物的特点是起效快、缓解率高，但停药后容易出现症状"反跳"。

3. 慢性期及发作间歇期的治疗

（1）促进尿酸排泄　适用于肾功能良好者。已有尿酸盐结石形成，或每日尿排出尿酸盐 > 3.57mmol（600mg）时不宜使用。常用药物有丙磺舒（苯磺胺）、苯溴马隆。丙磺舒开始 0.25g，每日 2 次口服；2 周内渐增至 0.5g，每日 2~3 次，最大剂量不超过每天 2g。苯溴马隆 25~100mg，每日 1 次。服用上述药物期间应多喝水，并同时每天口服碳酸氢钠 3~6g 以碱化尿液。

（2）抑制尿酸生成　别嘌醇通过抑制黄嘌呤氧化酶使尿酸的生成减少，适用于尿酸生成过多或不适合使用排尿酸药物者。每次 100mg，每日 2~4 次，最大剂量 600mg/d，待血尿酸降至 360μmol/L 以下可减量至最小剂量，或别嘌醇缓释片 250mg/d，与排尿酸药合用效果更好。骨髓抑制、肾功能不全者剂量减半。

4. 痛风石的处理　痛风石较大，影响功能或破溃时可行手术剔除。

5. 其他　高尿酸血症常伴肥胖、糖代谢紊乱、高血压、动脉硬化和冠心病，应积极进行降压、调节血脂、减重及改善胰岛素抵抗等综合治疗。

【预后】

原发性痛风无并发症和伴发病者预后良好。继发性痛风的预后取决于基础病变。有并发症的病人，其并发症的严重程度决定了痛风的预后，约 25% 的痛风病人死于心脑血管疾病。高尿酸血症发展成尿毒症时，其死亡率约为 25%。

复习思考

一、名词解释

1. 甲状腺功能亢进症。

2. 糖尿病。

3. 低血糖症。

4. 痛风。

二、简答题

1. Graves 病的诊断和治疗措施是什么？甲状腺危象如何治疗？

2. 甲状腺功能减退症的诊断和治疗原则是什么？

3. 简述糖尿病诊断标准及分型。

4. 简述糖尿病的治疗措施及控制目标，各类降糖药、胰岛素的适应证及不良反应。

5. 糖尿病的慢性并发症有哪些？如何诊治糖尿病酮症酸中毒？

6. 痛风的治疗措施有哪些？如何预防痛风发作？

模块八
风湿性疾病

风湿性疾病简称风湿病，是指病因不相同，但病变均累及骨、关节及其周围组织，包括肌肉、肌腱、滑膜、韧带等，以内科治疗为主的一组疾病。它包括弥漫性结缔组织病及各种原因引起的关节和关节周围软组织的疾病。风湿一词指关节、关节周围软组织、肌肉、骨出现慢性疼痛。风湿性疾病病因多样，如感染性、免疫性、代谢性、内分泌性、退化性、地理环境性、遗传性等。疾病多属于慢性病程，同一疾病在不同个体或不同时期差异较大。病程呈反复发作与缓解。关节、肌肉、肌腱疼痛者中，多数病人有皮肤改变，为特异性或非特异性。病变可累及其他系统，产生相应症状体征，甚至危及生命。

项目一　系统性红斑狼疮

【学习目标】

1. 掌握系统性红斑狼疮的概念及临床表现。
2. 熟悉系统性红斑狼疮的病因、辅助检查和诊断。
3. 了解系统性红斑狼疮的鉴别诊断和治疗。

案例导入

赵某，女，29岁。2年前开始关节痛，下肢轻度水肿半年，发热2个月。全身水肿伴尿量明显减少。查体：T38.1℃，P112次/分，R28次/分，BP100/60mmHg，面部蝶形红斑，双侧手掌、足底可见片状红斑，肾功能检查异常，抗核抗体阳性，抗双链DNA抗体阳性，抗Sm抗体阳性。

思考：1. 该病人最可能的诊断是什么？诊断依据是什么？

2. 对该病人如何治疗？

系统性红斑狼疮（SLE）是一种多因素参与的、特异性的自身免疫病，临床表现有多系统、脏器和组织损害症状，其血清具有以抗核抗体为主的大量多种自身抗体。本病一般与病毒感染、自身免疫反应、遗传、药物中毒和代谢异常等有关。

【病因与发病机制】

1. 病因

（1）遗传因素　经多年研究已证明 SLE 易感性与多个基因相关，基因异常又和自身抗体种类和症状有关。

（2）环境因素　食物（芹菜、无花果、蘑菇及烟熏食物等）、药物（普鲁卡因胺、异烟肼、氯丙嗪、甲基多巴等）、微生物病原体（病毒）等。

（3）雌激素　女性病人明显高于男性，在更年期前阶段为 9∶1。

2. 发病机制　外来抗原（如病原体、药物等）引起人体 B 细胞活化。易感者免疫耐受性减弱，B 细胞通过交叉反应与模拟外来抗原的自身抗原相结合，并将抗原呈递给 T 细胞，使之活化，在 T 细胞活化刺激下，B 细胞得以产生大量不同类型的自身抗体，造成大量组织损伤。

【病理】

本病的主要病理改变为炎症反应和血管异常，可以出现在身体任何器官。中小血管因免疫复合物的沉积或抗体直接的侵袭而出现管壁的炎症和坏死，继发的血栓使管腔变窄，导致局部组织缺血和功能障碍。受损器官的特征性改变包括苏木紫小体（细胞核受抗体作用变性为嗜酸性团块）形成、"洋葱皮样"病变（小动脉周围有显著向心性纤维增生，以脾中央动脉和心瓣膜赘生物形成为主）等。此外，心包、心肌、肺、神经系统等也可出现上述基本病理变化。SLE 几乎都可发现肾病变，WHO 将狼疮性肾炎的肾小球病变分六型。

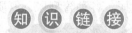

狼疮性肾炎的分型

1. 正常或轻微病变型（Ⅰ型）　光镜下正常或轻微病变，免疫荧光和电镜检查系膜有异常。

2. 系膜病变型（Ⅱ型）　轻至中度弥漫性系膜细胞增生，免疫荧光见系膜有免疫球蛋白（Ig）和补体沉积，电镜检查见电子致密物。

3. 局灶增殖型（Ⅲ型）　在弥漫性系膜细胞增多的基础上，少数肾小球有节段性细胞增生，常伴有纤维素样坏死，免疫荧光见系膜和毛细血管壁有 Ig 和补体，电镜检查见系膜和内皮下有电子致密物。

4.弥漫增殖型（Ⅳ型） 多数肾小球系膜和内皮细胞弥漫性增生，同时可有膜增生性病变、新月体形成、"铁丝圈"病损（内皮下沉积物）和苏木紫小体。免疫荧光见毛细血管壁及系膜有广泛 Ig 和补体沉积。

5.膜性病变型（Ⅴ型） 基底膜增厚，免疫荧光见基底膜周围有 Ig 和补体沉积。

6.肾小球硬化型（Ⅵ型） 晚期病变。

【临床表现】

本病临床表现多种多样，个体差异较大，早期症状不典型，容易误诊。最常累及的组织器官是皮肤、关节、肾脏。病程迁延，缓解期和急性发作期交替出现，反复发作。

1.全身症状 多见于活动期病人。约90%病人在病程中出现发热，以长期低、中度热多见。此外，疲乏、体重减轻亦常见。

2.皮肤黏膜损害 约80%的病人可有皮肤损害。面部蝶形红斑是 SLE 的典型症状，表现为红斑从鼻梁向两侧面颊展开，暴露于紫外线后加重，病情缓解时，红斑可消退，留下色素沉着。此外，部分 SLE 病人还可有盘状红斑、手指末和甲周红斑、大小鱼际处红斑、血管炎性皮损、光过敏、口腔溃疡、雷诺现象及脱发等。黏膜损害通常与 SLE 活动有关，可累及全身各处黏膜。

3.关节肌肉疼痛 约85%的病人有关节痛，通常是 SLE 病人的首发症状之一。常表现为游走性、多发性关节肿胀、疼痛。最易受累的关节为近端指间、腕、膝和踝关节，多呈对称性，一般不引起关节畸形。部分病人可出现肌痛，有时出现肌炎。

4.组织器官损害

（1）肾脏 几乎所有 SLE 病人都有肾组织病理改变，半数以上病人有狼疮性肾炎的临床表现。早期多无症状，随病情的进展，可表现为蛋白尿、血尿、各种管型尿、氮质血症、肾性高血压及肾功能不全等。晚期发生尿毒症是 SLE 病人的常见死因之一。

（2）心血管系统 约30%病人有心血管系统表现，其中以纤维素性心包炎最常见。10%病人有心肌损害，可有气促、心前区不适及心律失常等表现，严重者可发生心力衰竭而死亡。

（3）肺与胸膜 约35%病人可有胸膜炎，多为中等量渗出液。约10%病人发生狼疮性肺炎，表现为发热、干咳、胸痛、呼吸困难等。

（4）消化系统 约30%病人有食欲不振、恶心、呕吐、腹痛、腹泻、腹水、肝大及肝功能异常等。其中部分病人以上述症状为首发，少数可发生急腹症，若不警惕，易误诊。

（5）神经系统　约25%病人有神经系统损伤，以脑损害多见，称为神经精神狼疮，表现为头痛、呕吐、癫痫发作、偏瘫、意识障碍、精神障碍等，若出现中枢神经系统症状表示病情活动且严重，预后不佳。其中头痛可以是SLE的首发症状。

（6）血液系统　约60%活动性SLE病人有慢性贫血，10%属于溶血性贫血。约40%病人白细胞减少或淋巴细胞减少。约20%病人血小板减少，可发生各系出血。约20%病人可有无痛性轻、中度淋巴结肿大，以颈和腋下多见。少数病人有脾大。

（7）眼　约15%病人因视网膜血管炎，而出现眼底变化，影响视力，严重者可在数日内致盲。如及时治疗，多数可逆转。有继发性干燥综合征者，可出现干燥性角结膜炎。

【辅助检查】

1. 一般检查　血细胞三系减少提示血液系统受损，血沉增快提示SLE正处于活动期，蛋白尿、血尿及管型尿提示肾损害。血清转氨酶升高提示肝损害。

2. 免疫学检查

（1）自身抗体　本病以存在多种抗核抗体为特点，敏感性高，几乎见于所有的SLE病人，特异性低，是目前最佳的SLE筛选试验。

抗双链DNA抗体（抗dsDNA抗体）阳性，特异性高，与SLE活动及预后有关，本抗体滴度高者常有肾功能损害，预后差。

抗Sm抗体阳性，特异性高，缓解期亦可阳性，称为SLE的标志抗体。

此外，还可行抗RNP抗体、抗SSA抗体、抗SSB抗体、抗rRNP抗体、抗红细胞抗体及抗血小板相关抗体的检测。

（2）补体　补体CH50、C3、C4降低有助于SLE诊断，尤其是C3下降是SLE活动的指标之一。

3. 其他　X射线及影像学检查有助于早期发现器官损害。狼疮带试验和肾活检对狼疮性肾炎的诊断、活动性判断、治疗和预后估计均有价值。

【诊断及鉴别诊断】

1. 诊断　美国风湿病学会1982年的SLE分类标准，对诊断SLE很有价值。①颧部红斑：平的或高于皮肤的固定性红斑；②盘状红斑：面部的隆起红斑，上覆有鳞屑；③光过敏：日晒后皮肤过敏；④口腔溃疡；⑤关节炎：非侵蚀性关节炎，>2个外周关节；⑥浆膜炎：胸膜炎或心包炎；⑦肾病变：蛋白尿>0.5g/d或细胞管型；⑧神经系统病变：癫痫发作或精神症状；⑨血液系统异常：溶血性贫血或血白细胞减少或淋巴细胞绝对值减少或血小板减少；⑩免疫学异常：狼疮细胞阳性或抗dsDNA或抗Sm抗体阳性或梅毒血清试验假阳性；抗核抗体阳性。在上述10项中，如果有>4项阳性（包括在病程中任何时候发生的）则可诊断为SLE，其特异性为85%，敏感性为95%。

SLE 早期可很不典型，例如有时可仅表现为肾损害，易被误诊为原发性肾小球病，故对育龄妇女应警惕 SLE 的可能性，如有可疑，应做抗核抗体、抗 dsDNA 抗体等检查，以便早期诊断。

2.鉴别诊断　SLE 应与下述疾病鉴别：类风湿关节炎、各种皮炎、癫痫病、精神病、特发性血小板减少性紫癜和原发性肾小球肾炎等。也需和其他结缔组织病做鉴别。有些药物如肼屈嗪等，如长期服用可引起类似 SLE 表现（药物性狼疮），但其极少有神经系统症状和肾炎，抗 ds DNA 和抗 Sm 抗体阴性，血清补体常正常，可鉴别。

【治疗】

目前尚无法根治，治疗目的在于控制病情及维持临床缓解。系统性红斑狼疮的病人宜早期诊断，早期治疗。目前临床主要采用糖皮质激素、免疫抑制剂、非甾体类抗炎药、抗疟药及中药等药物治疗。其中糖皮质激素是目前治疗重型 SLE 的首选药物。

1.一般治疗

（1）休息与活动　保持病室内安静、整洁、温 / 湿度适宜。急性活动期应卧床休息，以减少消耗，保持脏器功能；积极防治感染。减少暴露部位，避免日晒。

（2）饮食指导　给予高热量、高蛋白、高维生素的清淡饮食，少食多餐，宜软食。忌食芹菜、无花果、蘑菇、烟熏等富含补骨脂素食物及辛辣等刺激性食物，以免诱发加重病情，促进组织愈合。肾衰竭者，给予低盐优质低蛋白饮食。避免使用可诱发狼疮的药物，如避孕药等。

（3）口腔护理　保持口腔清洁，有口腔黏膜破损时，每天早晚和进餐前后用漱口液漱口；发生口腔溃疡时，在漱口后用中药冰硼散或者锡类散涂敷溃疡部位，可促进愈合；对口腔感染者，遵医嘱局部使用抗生素。

2.药物治疗

（1）糖皮质激素　糖皮质激素是目前治疗 SLE 的主要药物，是急性、活动性、重型 SLE 首选。病情控制后逐渐减量，多数病人需长期维持用药，停药后易复发。长期服用可出现以下不良反应，如向心性肥胖、血压升高、血糖升高、继发感染、股骨头坏死、骨质疏松等。服药期间，应给予低盐、高蛋白、高钾、高钙饮食，定期监测血压、血糖变化，遵医嘱用药，不可自行停药或减量过快，以免引起"反跳"。

（2）非甾体类抗炎药　包括阿司匹林、吲哚美辛、布洛芬等，主要用于发热、关节肌肉痛等，但有肝功能异常、肾炎者慎用。主要的不良反应是胃肠道反应，应在饭后服用，同时服用胃黏膜保护剂等。

（3）免疫抑制剂　对于激素治疗无效或用量太大不能耐受者及 SLE 活动较严重者可加用免疫抑制剂，有利于更好地控制 SLE 活动，减少激素用量，减少 SLE 暴发。常用药有环磷酰胺、硫唑嘌呤、环孢素、雷公藤总苷、麦考酚吗乙酯等。

（4）抗疟药　氯喹口服后主要积聚在皮肤，用于控制皮疹和减轻光敏感，但有眼底病变等副作用。有心动过缓或有传导阻滞者禁用。

（5）静脉注射大剂量丙种球蛋白（MG）　适用于某些病情严重而体质极度衰弱者或（和）并发全身性严重感染者。本疗法是一种强有力的辅助治疗措施，对危重的难治性SLE颇有效。

【预后】

随着早期诊断的手段增多和治疗SLE水平的提高，SLE预后已明显改善。目前1年的存活率约为96%，5年约为85%，10年约为75%，20年约为68%。有下述者预后差：①血肌酐升高；②高血压；③心肌损害伴心功能不全。死于SLE本身病变者约占半数，最常见的是肾衰竭、脑损害和心力衰竭。死于SLE并发症者亦约占半数，主要是感染，如细菌、真菌等引起的肺、皮肤、泌尿道、脑和血液的感染。

项目二　类风湿关节炎

【学习目标】

1. 掌握类风湿关节炎的临床表现。

2. 熟悉并能初步对类风湿关节炎病人进行诊断。

3. 了解类风湿关节炎的治疗。

📚 案例导入

王某，女，50岁。3年前开始两手近端指间关节肿胀疼痛，晨起时感觉疼痛的关节僵硬1~2小时，活动后逐渐缓解。近1年来病情逐渐加重，腕关节疼痛，指关节、腕关节均变形。实验室检查：血红蛋白103g/L。红细胞沉降率加快。类风湿因子阳性（滴度＞1：20）。X射线检查示：指关节、腕关节骨质疏松，关节间隙变窄。

思考：1. 该病人最可能的诊断是什么？诊断依据是什么？

2. 对该病人如何治疗？

类风湿关节炎（RA）是以累及周围关节为主的多系统、炎症性自身免疫性疾病，以慢性、对称性、周围性多关节病变为主要特征，是关节功能破坏最强的疾病之一。其临床表现为受累关节疼痛、肿胀、功能下降等。病变持续反复发作，当炎症破坏软骨和骨质时，出现关节畸形和功能障碍。RA 在成人任何年龄都可以发病，35~50 岁为高发期，女性发病率为男性的 3 倍，是造成我国人群丧失劳动力和致残的主要疾病之一。

【病因与发病机制】

1. 病因　病因尚不清楚。可能与下列因素有关：

（1）感染因素　目前研究尚未证实有导致类风湿关节炎的直接感染因子，但临床及实践研究资料表明有些细菌、病毒、支原体、原虫等能通过某些途径影响 RA 的发病和病情进展，它们通过一定的方式导致自身免疫性的产生。

（2）遗传因素　流行病学调查显示此病有一定家族倾向，类风湿关节炎的家族及同卵双生的发病率约为 15%，是一个多基因的疾病。

（3）性激素　雌激素可能促进类风湿关节炎的发生，孕激素可能减轻或防止类风湿关节炎的发生。

2. 发病机制　当抗原进入人体后首先被巨噬细胞或巨噬细胞样细胞所吞噬，经消化、浓缩后与其细胞膜的主要组织相容性复合物分子结合成复合物，若此复合物被其 T 细胞的受体所识别，则该 T 辅助淋巴细胞被活化，通过其所分泌的细胞因子、生长因子及各种介质，不仅使 B 细胞激活分化为浆细胞，分泌大量免疫球蛋白，其中有类风湿因子和其他抗体，而且也使关节出现炎症反应和破坏。免疫球蛋白和类风湿因子形成的免疫复合物，经补体激活后可以诱发炎症。由此可见，类风湿关节炎是有免疫介导的。

类风湿关节炎滑膜组织有大量 $CD4^+T$ 细胞浸润，其产生多种细胞因子，促使滑膜处于慢性炎症状态，所以认为 $CD4^+T$ 细胞在 RA 发病中起重要和主要作用。

【病理】

类风湿关节炎的基本病理改变是滑膜炎。在急性期滑膜表现为渗出性和细胞浸润性，滑膜下层有小血管扩张，内皮细胞肿胀、细胞间隙增大，间质有水肿和中性粒细胞浸润。当病变进入慢性期，滑膜变得肥厚，形成许多绒毛样突起，突向关节腔内或侵入到软骨和软骨下的骨质。这种绒毛具有很强的破坏性，又名血管翳，是造成关节破坏、关节畸形、功能障碍的病理基础。

血管炎可发生在类风湿关节炎病人关节外的任何组织，它累及中、小动脉和（或）静脉，管壁有淋巴细胞浸润、纤维素沉着，内膜有增生，导致血管腔的狭窄或堵塞。类风湿结节是血管炎的一种表现，常见于关节伸侧受压部位的皮下组织，但也见于肺。结节中心为纤维素样坏死组织，周围有上皮样细胞浸润，排列成环状，外有肉芽组织。肉芽组织间有大量的淋巴细胞和浆细胞。

【临床表现】

60%~70% 类风湿关节炎病人起病隐匿，关节症状明显之前可有乏力、发热、全身不适、食欲不振等。仅有少数病人起病较急，数天内就出现多个关节的症状。

1.关节表现　以手足小关节对称性受累为主，以腕、掌指间、近端指间关节及跖趾关节病变最常见，可分为滑膜炎症状和关节结构破坏的表现，前者经治疗后有一定可逆性，但后者一经出现很难逆转。

（1）晨僵　95% 以上病人会出现晨僵。病变关节在静止不动（夜间或日间静止）后出现至少 1 小时的僵硬，感觉如胶粘样。晨僵持续时间和关节炎症程度成正比，是观察本病活动程度的指标之一。晨僵非本病特有，但在本病病程中表现明显。

（2）关节痛与压痛　关节痛常为最早出现的关节症状，多呈对称性、持续性疼痛，时轻时重，并伴有关节压痛。受累关节的皮肤出现褐色色素沉着。

（3）关节肿胀　所有受累关节均可出现肿胀，为关节腔内积液或关节周围软组织炎症所致，也呈对称性。关节炎性肿大而附近肌肉萎缩，关节呈现梭形，如梭状指。

（4）关节畸形　类风湿关节炎晚期，由于滑膜炎破坏软骨和软骨下的骨质结构造成关节纤维性或骨性强直，加之关节周围肌腱、韧带损害导致关节不能保持在正常位置，出现关节半脱位，例如手指尺侧偏斜、天鹅颈畸形等。关节周围肌肉萎缩、痉挛会使畸形更为严重。

（5）功能障碍　关节肿痛和关节结构破坏是引起关节功能障碍的重要原因。

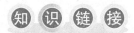

美国风湿病学会对类风湿关节炎分级

Ⅰ级：照常进行日常生活和各项工作。

Ⅱ级：进行一般的日常生活和某种工作，但参与其他项目活动受限。

Ⅲ级：进行一般的日常生活，参与某种工作或其他项目的活动受限。

Ⅳ级：日常生活的自理和参与工作的能力均受限。

（6）特殊关节受累　主要为颈椎的可移动小关节及周围腱鞘受累出现颈部疼痛、活动受限；肩周关节局部疼痛，活动受限；髋关节肿胀，出现臀部和下腰部疼痛；当累及颞颌关节，早期讲话、咀嚼时疼痛，严重时张口受限。

2. 关节外表现

（1）类风湿结节　有 20%~30% 病人会出现类风湿结节，是本病较特异性皮肤表现。浅表结节多位于尺骨鹰嘴附近、枕部、跟腱等关节隆突部位或受压部位皮下。深部结节可出现在肺部、心脏、肠道及硬脑（脊）膜。

（2）类风湿性血管炎　主要累及病变组织的动脉，是关节外损害的基础，在病人的任何组织、脏器均可出现，如皮肤、肌肉、心、脑、肾、眼等器官组织。常表现为甲床或指端小血管炎，少数病例可发生局部缺血性坏死。

（3）其他　30%~40% 病人出现干燥综合征，可有口干、眼干和肾小管酸中毒。30% 病人出现肺间质病变、结节样改变和胸膜炎。部分病人会出现小细胞低色素性贫血；伴脾大、中性粒细胞减少，甚至贫血和血小板减少，称弗尔他（Felty）综合征。长期病变可并发肾淀粉样变。

【辅助检查】

1. 血液检查

（1）血象　有轻至中度贫血。活动期病人血小板增高。白细胞及分类多正常。

（2）红细胞沉降率（简称血沉）　血沉是观察滑膜炎症的活动性和严重性的指标。本身无特异性。

（3）C- 反应蛋白　C- 反应蛋白是炎症过程中出现的急性期蛋白之一，它的增高说明本病的活动性。

（4）自身抗体

①类风湿因子（RF）：75%~85% 病人血清类风湿因子阳性，其数量常与本病的活动性和病情严重程度成正比。

②抗角蛋白抗体谱：包括抗核周因子抗体、抗角蛋白抗体、抗聚角蛋白微丝蛋白抗体、抗环瓜氨酸肽抗体。它们有助于 RA 的早期诊断，尤其是血清 RF 阴性，临床症状不典型的病人。特异性可达 90% 以上。

2. 关节滑液检查　类风湿关节炎病人的关节滑液量常超过 3.5mL，一般呈炎性特点，白细胞总数可达（2000~75000）/mL，细胞分类以中性粒细胞为主，黏度差，葡萄糖含量低于血糖。

3. 影像学检查

（1）X 射线检查　早期 X 射线检查表现为关节周围软组织肿胀和关节附近骨质疏松；随病情进展可出现关节面破坏而变得间隙狭窄、虫蚀样破坏性改变和关节融合或脱位。

（2）磁共振成像检查（MRI）　磁共振成像检查近年已越来越多地应用到类风湿关节

炎的诊断中，可显示关节炎性反应初期出现的滑膜增厚、骨髓水肿和轻度关节面侵蚀，相对于 X 射线检查更有益于类风湿关节炎的早期诊断。

（3）超声检查　高频超声能清晰显示关节腔、关节滑膜、滑囊、关节腔积液、关节软骨厚度及形态等。彩色多普勒血流显像（CDFI）和彩色多普勒能量图（CDE）能直观地检测关节组织内血流的分布，反映滑膜增生的情况，并具有很高的敏感性。超声检查还可以动态地判断关节积液量的多少和距体表的距离，用以指导关节穿刺及治疗。

【诊断及鉴别诊断】

1.诊断　为使类风湿关节炎的诊断标准得以一致，美国风湿病学会制定了本病的分类标准，于 1987 年进行了修正如下：①晨僵持续至少 1 小时（每天），病程至少 6 周；②有 3 个或 3 个以上的关节肿，至少 6 周；③腕、掌指、近指间关节肿至少 6 周；④对称性关节肿至少 6 周；⑤有皮下结节；⑥手 X 射线检查改变（至少有骨质疏松和关节间隙狭窄）；⑦血清类风湿因子含量升高。有上述 7 项中 4 项者即可诊断为类风湿关节炎。

2. 鉴别诊断

（1）强直性脊柱炎　强直性脊柱炎多见于青壮年男性，以非对称性的下肢大关节炎为主，极少累及手关节。骶髂关节具典型的 X 射线检查改变。有家族史，血清 RF 阴性。

（2）骨性关节炎　本病多见于 50 岁以上者，关节痛不如类风湿关节炎明显，且以运动后痛、休息后缓解为特点。以累及负重关节如膝、髋为主。血沉增快多不明显。血清 RF 阴性。

（3）银屑病关节炎　本病多发生于皮肤银屑病变后若干年，其中 30%~50% 病人表现为对称性多关节炎，与 RA 极为相似。其不同点为本病累及远端指关节处更明显，且表现为该关节的附着端炎和手指炎。同时可有骶髂关节炎和脊柱炎。血清 RF 阴性。

（4）风湿热的关节炎　风湿热多见于青少年，其关节炎的特点为四肢大关节游走性肿痛，很少出现关节畸形；有明确链球菌感染史，出现发热、心肌炎、皮下结节、环形红斑等，血清抗链球菌溶血素 O 滴度升高。

（5）系统性红斑狼疮　有部分病人因手指关节肿痛为首发症状而被误诊为类风湿关节炎。然而本病的关节病变较类风湿的关节炎症为轻且关节外的系统性症状如蝶形红斑、脱发、蛋白尿等较突出。血清抗核抗体、抗双链 DNA 抗体多阳性，补体低下则在早期就出现。

【治疗】

由于本病的病因不明，目前临床上尚缺乏根治及预防的有效措施。治疗本病的目的是①减轻关节肿痛和关节外的症状，如发热；②控制关节炎的发展，防止和减少关节的破坏，保持受累关节的功能；③促进已破坏的关节骨的修复。为达到上述目的，早期诊断和早期治疗是极为重要的。

治疗措施包括一般治疗、药物治疗、外科手术治疗，其中以药物治疗最为重要。

1. 一般治疗　包括休息、关节制动（急性期）、关节功能锻炼（恢复期）、物理疗法（如电疗、微波）等。卧床休息只适宜于急性期、发热及内脏受累的病人。

2. 药物治疗

（1）非甾体类抗炎药（NSAID）　NSAID 具有镇痛消肿作用，但本身不能控制病情，需要和改变病情的抗风湿药同服。常用药物有布洛芬、吲哚美辛、双氯芬酸、萘普生、塞来昔布等。上述各种药物不宜同时服用两种，且至少需服用两周方能判断其疗效。

（2）缓解病情抗风湿药（DMARD）　本类药除能改善病人的关节症状外，尚可阻止关节结构的破坏，但不能彻底消除滑膜炎症反应。大多数病人需要至少两种 DMARD 联合应用方能达到上述目的，常采用与非甾体类抗炎药联合用药的方案。常用药物有甲氨蝶呤、雷公藤总苷、金制剂、青霉胺、环孢素等。

（3）糖皮质激素　糖皮质激素抗炎作用强，能迅速缓解症状，但不能从根本上控制病情发展，停药后症状易复发。长期用药会出现依赖性和不良反应，所以仅限于有关节外症状者或关节炎明显及急性发作者。

3. 外科手术治疗　包括滑膜切除术、人工关节置换术、其他软组织手术、关节融合术等。

【预后】

影响类风湿关节炎预后的有以下因素：①疾病的自然病程规律在各个病人不一，有少数（10%）在短期发作后可以自行缓解，不留后遗症。另有少数（约15%）在极短的1~2年间就进入到关节和骨的明显破坏期。大多数病人则出现发作与缓解的交替过程并出现轻重不等的关节畸形和功能受损。②治疗的早晚和治疗方案的合理性：应尽早在疾病早期得到充分而合理的治疗，因为此时关节炎尚有可逆性的可能，待至关节软骨受到破坏时则往往是不可逆的。造成本病死亡的原因中与本病有关的有内脏血管炎、感染、淀粉样变性等。

复习思考

一、名词解释

1. 系统性红斑狼疮。

2. 类风湿关节炎。

3. 晨僵。

二、简答题

1. 简述系统性红斑狼疮的临床表现及诊断。

2. 简述类风湿关节炎的临床表现及治疗。

模 块 九

神经系统疾病

【学习目标】

1. 掌握常见脑血管病和癫痫的临床特征、诊断依据和鉴别诊断要点、治疗原则。

2. 熟悉脑出血和脑血栓形成的临床特征和治疗措施的异同点。

3. 了解常见脑血管病和癫痫的病因和发病机制。

案例导入

某患者，男，58岁，既往高血压10年。今日午后剧烈活动后突然发生昏迷，一侧偏瘫，BP185/138mmHg。

思考：1. 该病人最可能的诊断是什么？诊断依据是什么？

2. 对该病人如何治疗？

项目一 脑梗死

脑梗死（cerebral infarction）又称缺血性脑卒中，是指各种原因所致脑部血液供应障碍，导致脑组织缺血、缺氧性坏死，出现相应神经功能缺损。依据脑梗死的发病机制和临床表现可分为脑血栓形成、脑栓塞、腔隙性脑梗死。

一、脑血栓形成

脑血栓形成（cerebral thrombosis）是脑梗死最常见的类型之一，约占全部脑梗死的60%。它是在各种原因引起的血管壁病变基础上，脑动脉主干或分支动脉管腔狭窄、闭塞或血栓形成，引起脑局部血流减少或供血中断，脑组织发生缺血、缺氧性坏死，出现局灶性神经系统症状和体征。

【病因与发病机制】

1.动脉硬化　动脉硬化是本病的基本病因。高脂血症、糖尿病、高血压病可加速动脉粥样硬化的进程。脑动脉粥样硬化主要发生在管径 500μm 以上的大动脉，粥样硬化斑导致管腔狭窄和血栓形成，可发生于颈内动脉系统和椎-基底动脉系统的任何部位，以动脉分叉处多见。

2.动脉炎　如结缔组织病、抗磷脂抗体综合征及细菌、病毒、螺旋体感染均可导致动脉炎症，使管腔狭窄或闭塞。

3.其他少见原因　先天性血管畸形、高凝状态等，部分病人病因不明。

【病理】

脑梗死发生率颈内动脉系统约占 4/5，椎-基底动脉系统约为 1/5。闭塞血管内可见动脉粥样硬化或血管炎改变、血栓形成。梗死区脑组织软化、坏死，伴脑水肿和毛细血管周围点状出血，大面积脑梗死可发生出血性梗死。缺血、缺氧性损害可出现神经细胞坏死和凋亡两种方式。

急性脑梗死病灶由中心坏死区及周围的缺血半暗带组成。坏死区由于完全性缺血导致脑细胞死亡，但缺血半暗带仍存在侧支循环，可获得部分血液供应，尚有大量可存活的神经元，如果血流迅速恢复使脑代谢改善，损伤仍然可逆，神经细胞仍可存活并恢复功能。因此，保护这些可逆性损伤神经元是急性脑梗死治疗的关键。如果脑血流再通过某个时限，即再灌注时间窗，脑损伤可继续加剧，产生再灌注损伤。研究证实，脑缺血超早期治疗时间窗为 6 小时之内。缺血半暗带和再灌注损伤概念的提出，更新了急性脑梗死的临床治疗观念，抢救缺血半暗带的关键是超早期溶栓治疗，减轻再灌注损伤的核心是积极采取脑保护措施。

【临床分型】

1.依据病程演变过程分型

（1）完全性卒中　缺血性卒中后神经功能缺失症状较重、较完全，常于 6 小时内达到高峰。

（2）进展性卒中　发病后神经功能缺失症状在 48 小时内呈阶梯式加重进展。

（3）可逆性缺血性神经功能缺失　发病后神经功能缺失症状较轻，持续 24 小时以上，但可在 3 周内恢复。

2.依据临床表现和神经影像学检查证据分型

（1）大面积脑梗死　通常是颈内动脉主干、大脑中动脉主干或皮质支完全性卒中，表现为病灶对侧完全性偏瘫、偏身感觉障碍及向病灶对侧凝视麻痹。椎-基底动脉主干梗死可见意识障碍、四肢瘫痪和多数脑神经麻痹等，呈进行性加重，出现明显的脑水肿和颅内压增高征象，甚至发生脑疝。

（2）分水岭脑梗死　分水岭脑梗死是相邻血管供血区分界处或分水岭区局部缺血，也称边缘带脑梗死。多因血流动力学障碍所致，发生于颈内动脉严重狭窄或闭塞伴全身血压降低时，症状较轻、恢复较快。

（3）出血性脑梗死　脑梗死灶的动脉坏死使血液漏出或继发出血，常见于大面积脑梗死后。

（4）多发性脑梗死　两个或两个以上不同供血系统脑血管闭塞引起的梗死，反复发生脑梗死所致。

【临床表现】

脑血栓形成多见于中、老年人，近来有发病低龄化倾向。常在安静或睡眠中发病，部分病例有 TIA 前驱症状，如肢体麻木、无力等，局灶性体征多在发病后 10 多个小时或 1~2 日达到高峰，病人多意识清楚或有轻度意识障碍。大面积脑梗死可有意识不清，甚至出现脑疝，导致死亡。临床表现因闭塞血管和梗死区不同而不同。

1. 颈内动脉系统脑梗死

（1）颈内动脉　严重程度差异颇大，取决于侧支循环状况。颈内动脉卒中可无症状。症状性闭塞可出现单眼一过性黑蒙，偶见永久性失明（视网膜动脉缺血）或 Horner 征（颈上交感神经节节后纤维受损），伴对侧偏瘫、偏身感觉障碍或同向性偏盲等（大脑中动脉缺血），优势半球受累伴失语症，非优势半球可有体像障碍。

（2）大脑中动脉　主干闭塞出现病灶对侧偏瘫、偏身感觉障碍及同向偏盲（三偏），优势半球受累出现失语。皮质支闭塞时偏瘫及偏身感觉障碍以面部及上肢为重，非优势半球受累可出现对侧偏侧忽视症等体像障碍。深穿支闭塞时可出现对侧偏瘫，一般无感觉障碍及偏盲。

（3）大脑前动脉　近端闭塞时因前交通支侧支循环良好可无症状。前交通支之后闭塞时，额叶内侧缺血出现对侧下肢运动及感觉障碍，旁中央小叶受累排尿不易控制。深穿支闭塞，内囊前肢和尾状核缺血，出现对侧中枢性面舌瘫及上肢轻瘫。双侧大脑前动脉闭塞时，可出现淡漠、欣快等精神症状及双侧脑性瘫痪。

2. 椎 – 基底动脉系统脑梗死

（1）椎 – 基底动脉　主干闭塞可致脑干广泛梗死，出现四肢瘫痪、延髓麻痹、昏迷、高热，常因病情危重迅速死亡。若某分支闭塞，其表现视梗死部位而定，常出现眩晕、眼球震颤、复视、构音障碍、吞咽困难、共济失调、交叉瘫痪等症状。

（2）大脑后动脉　常见对侧同向偏盲及一过性视力障碍如黑蒙等。深穿支闭塞累及丘脑和上部脑干，表现为对侧偏身感觉障碍、锥体外系症状、动眼神经麻痹、小脑性共济失调。

【辅助检查】

1.血液检查和心电图检查　这些检查有利于发现脑梗死的危险因素，对鉴别诊断有价值。

2.神经影像学检查　这些检查可直观显示脑梗死的范围、部位、血管分布、有无出血、病灶的新旧等。①CT：发病后应尽快进行CT检查，虽早期不能显示病灶，但对排除脑出血至关重要，多数病例发病24小时后逐渐显示低密度梗死灶，发病后2～15日可见均匀片状或楔形的明显低密度灶。②MRI：可清晰提示早期缺血性梗死、脑干/小脑梗死、静脉窦血栓形成等，梗死灶T1呈低信号、T2呈高信号，出血性梗死时T1相有高信号混杂。MRI弥散加权成像（DWI）可早期显示缺血病变（发病2小时内），为早期治疗提供重要信息。③血管造影：DSA、CTA和MRA可以发现血管狭窄、闭塞及其他血管病变。其中DSA是脑血管病变检查的金标准，缺点为有创、费用高、技术条件要求高。

3.腰穿检查　仅在无条件进行CT检查，临床又难以区别脑梗死与脑出血时进行，一般脑血栓形成病人CSF压力、常规及生化检查正常，但有时据此仍不能诊断为脑梗死。

4.经颅多普勒（TCD）　对评估颅内外血管狭窄、闭塞、痉挛或血管侧支循环建立情况有帮助，目前也有用于溶栓治疗的监测。

5.超声心动图检查　可发现心脏附壁血栓、心房黏液瘤和二尖瓣脱垂，对脑梗死不同类型间鉴别诊断有意义。

【诊断及鉴别诊断】

1.诊断　中年以上脑动脉硬化病人在休息或睡眠中发病，一至数日出现脑局灶性损害，多表现三偏征（偏瘫、偏身感觉障碍及同向偏盲），一般无意识障碍，可初步考虑脑血栓形成，CT或MRI检查发现梗死灶可以确诊。

2.鉴别诊断

（1）脑栓塞、脑出血、蛛网膜下腔出血　见表9-1。

（2）颅内占位病变　颅内肿瘤、硬膜下血肿和脑脓肿可呈卒中样发病，出现偏瘫等局灶性体征，颅内压增高征象不明显时易与脑血栓形成混淆，鉴别主要依靠CT或MRI检查。

表9-1 脑血栓形成与脑栓塞、脑出血、蛛网膜下腔出血的鉴别

鉴别要点	脑血栓形成	脑栓塞	脑出血	蛛网膜下腔出血
发病年龄	多在60岁以上	青壮年多见	55~56岁多见	各组年龄均有
常见病因	动脉粥样硬化	风湿性心脏病	高血压及动脉硬化	动脉瘤、血管畸形、动脉粥样硬化
起病时情况	多在安静时	不定	多在活动时	多在活动时
起病急缓	较缓（时、日）	最急（秒、分）	急（分、时）	急（分）
昏迷	无或轻	少、短暂	深而持续	少、短暂、较浅
头痛	无	少有	重	剧烈
呕吐	少见	少见	多见	多见
血压	正常或增高	多正常	明显增高	正常或增高
瞳孔	多正常	多正常	患侧大	患侧大或正常
眼底	动脉硬化	动脉栓塞	出血、视盘水肿	出血、视盘水肿、玻璃体下出血
偏瘫	多见	多见	多见	无
脑膜刺激征	无	无	可有	明显
脑脊液	正常	正常	可呈血性、压力增高	血性、压力增高
CT检查	脑内低密度区	脑内低密度区	脑内高密度区	蛛网膜下腔可见高密度区
DSA	可见阻塞血管	可见阻塞血管	可见破裂血管	可见动脉瘤、血管畸形

【治疗】

为获得最佳治疗效果，应以超早期治疗、个体化治疗、整体化治疗为治疗原则。

1.一般治疗 主要为对症治疗，包括维持生命体征和处理并发症。

（1）血压 血压升高通常不需特殊处理（高血压脑病、蛛网膜下腔出血、主动脉夹层分离、心力衰竭和肾衰竭除外），除非收缩压＞220mmHg或舒张压＞120mmHg及平均动脉压＞130mmHg。即使有降压治疗指征，也需慎重降压，首选静脉滴注和对脑血管影响小的药物（如拉贝洛尔），避免舌下含服钙离子拮抗剂（如硝苯地平）。如出现持续性低血压，需首先补充血容量和增加心输出量，如上述措施无效可应用升压药。

（2）吸氧和通气支持 轻症、无低氧血症的卒中病人无需吸氧，脑干卒中和大面积梗死等病情危重或有气道受累者，需气道支持和辅助通气。

（3）血糖 脑卒中急性期高血糖较常见，应常规检查血糖，当超过11.1mmol/L时应立即予以胰岛素治疗，将血糖控制在8.3mmol/L以下。开始使用胰岛素时应1~2小时监测血糖一次。偶有低血糖发生，可用10%~20%的葡萄糖口服或注射纠正。

（4）脑水肿 常见于大面积梗死，脑水肿多于发病后3~5天达高峰。治疗目标是降低颅内压，维持足够脑灌注和预防脑疝发生。可应用20%甘露醇125~250mL静脉滴注，

6~8小时1次；对心、肾功能不全病人可改用呋塞米20~40mg静脉注射，6~8小时1次；可酌情同时应用甘油果糖，每次250~500mL静脉滴注，1~2次／日；还可用注射用七叶皂苷钠和白蛋白辅助治疗。

（5）感染 脑卒中病人（尤其存在意识障碍者）急性期容易发生呼吸系统、泌尿系统感染等。病人采用适当的体位，经常翻身叩背及防止误吸是预防肺炎的重要措施，肺炎的治疗主要包括呼吸支持（如氧疗）和抗生素治疗；尿路感染主要继发于尿失禁和留置导尿，尽可能避免插管和留置导尿，间歇导尿和酸化尿液可减少尿路感染，如发生尿路感染应及时根据细菌培养和药敏试验应用敏感抗生素。

（6）上消化道出血 高龄和重症脑卒中病人急性期容易发生应激性溃疡，应常规使用静脉抗溃疡药（H_2受体拮抗剂）；对已发生消化道出血病人，应进行冰盐水洗胃、局部应用止血药（如口服或鼻饲云南白药、凝血酶等）；出血量多引起休克者，可输注新鲜全血或红细胞成分输血。

（7）发热 主要源于下丘脑体温调节中枢受损、并发感染或吸收热、脱水。对中枢性发热病人，应以物理降温为主（冰帽、冰毯或酒精擦浴），必要时予以人工亚冬眠。

（8）深静脉血栓形成（DVT） 高龄、严重瘫痪和心房纤颤均增加深静脉血栓形成的危险性，而DVT增加了发生肺栓塞（PE）的风险。应鼓励病人尽早活动。下肢抬高，避免下肢静脉输液（尤其是瘫痪侧）。对有DVT和PE风险的病人进行预防性药物治疗，首选低分子肝素4000IU皮下注射，1~2次／日；对发生近端DVT、抗凝治疗症状无缓解者应给予溶栓治疗。

（9）水、电解质紊乱 脑卒中时常并发水、电解质紊乱，主要包括低钾血症、低钠血症和高钠血症。应对脑卒中病人常规进行水、电解质监测并及时纠正，纠正低钠血症和高钠血症时均不宜过快，防止脑桥中央髓鞘溶解症和加重脑水肿。

（10）心脏损伤 脑卒中合并的心脏损伤是脑心综合征的表现之一，主要包括急性心肌缺血、心肌梗死、心律失常及心力衰竭。脑卒中急性期应密切观察心脏情况，必要时进行动态心电监测和心肌酶谱检查，及时发现心脏损伤并治疗。

（11）癫痫 一般不使用预防性抗癫痫治疗，如有癫痫发作或癫痫持续状态时可给予相应处理。脑卒中2周后如发生癫痫，应进行长期抗癫痫治疗以防复发。

2. 特殊治疗 包括超早期溶栓治疗、抗血小板聚集治疗、抗凝治疗、脑保护治疗、血管内治疗、外科治疗等。

（1）溶栓治疗 力争在发病后6小时内（最好3小时内）的治疗时间窗内实施溶栓治疗。溶栓治疗可恢复梗死区血流灌注，减轻神经元损伤，挽救缺血半暗带。

1）静脉溶栓疗法 常用溶栓药物：①尿激酶（UK）：常用100万~150万IU加入0.9%生理盐水100~200mL，持续静脉滴注30分钟；②重组组织型纤溶酶原激活物（rt-PA）：一次用量 0.9mg/kg，最大剂量 < 90mg，先予 10% 的剂量静脉推注，其余剂量在 60 分钟内持续静脉滴注。接受 UK 和 rt-PA 溶栓治疗必须在具有确诊卒中和处理出血并发症能力的医院进行。用药过程中出现严重头痛、呕吐和血压急骤升高时，应立即停用 UK 或 rt-PA 并进行 CT 检查。溶栓治疗前，要根据适应证和禁忌证判断病人是否适合溶栓治疗。

2）动脉溶栓疗法　作为卒中紧急治疗，可在 DSA 直视下进行超选择介入动脉溶栓，溶栓药物常选用 rt-PA。

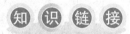

缺血-再灌注损伤

缺血-再灌注损伤（ischemia-reperfusion injury）或称再灌注损伤，是指组织缺血一段时间，当血流重新恢复后，组织的损伤程度较缺血时进一步加重、器官功能进一步恶化的综合征。缺血-再灌注损伤是医学研究中的活跃领域。自 1960 年 Jennings 首次提出心肌再灌注损伤以来，临床医生陆续发现在休克治疗、心肺复苏、心脑血管栓塞再通、器官移植时均会发生缺血-再灌注损伤。防治缺血-再灌注损伤直接关系到疾病的治疗效果。因此，对缺血-再灌注损伤机制的阐明具有重要的理论和实际意义。

（2）抗血小板聚集治疗　未行溶栓的急性脑梗死病人应在 48 小时之内服用阿司匹林，100～325mg/d，但溶栓后 24 小时内一般不用阿司匹林。一般认为氯吡格雷抗血小板聚集的疗效优于阿司匹林，可口服 75mg。不宜将氯吡格雷与阿司匹林联合应用治疗急性缺血性卒中。

（3）抗凝治疗　药物主要包括肝素、低分子肝素和华法林。对于长期卧床，特别是合并高凝状态有形成深静脉血栓和肺栓塞趋势者，可以使用低分子肝素预防治疗。对于心房纤颤的病人可以应用华法林治疗。

（4）脑保护治疗　脑保护剂包括自由基清除剂、阿片受体阻断剂、电压门控性钙通道阻断剂、兴奋性氨基酸受体阻断剂和镁离子等，可通过降低脑代谢、干预缺血引发细胞毒性机制减轻缺血性脑损伤。

（5）血管内治疗　血管内治疗包括经皮腔内血管成形术和血管内支架置入术等。对于颈动脉狭窄 > 70%，而神经功能缺损与之相关者，可考虑行相应的血管内治疗。血管内治疗是新近问世的技术，应慎重选择。

（6）外科治疗　对于单侧重度颈动脉狭窄 > 70%，或药物治疗无效者可以考虑颈动脉内膜切除术。幕上大面积脑梗死伴有严重脑水肿、占位效应和脑疝形成征象者，可行去骨瓣减压术；小脑梗死使脑干受压导致病情恶化时，可行抽吸梗死小脑组织和后颅窝减压术以挽救病人生命。

3.**康复治疗** 应早期进行，并遵循个体化原则，制订短期和长期治疗计划，分阶段、因地制宜地选择治疗方法，对病人进行体能和技能训练，降低致残率，增进神经功能恢复，提高生活质量，使病人早日重返社会。

另外，有条件的医院应组建卒中单元（stroke unit，SU），最大限度地提高治疗效果和改善预后。

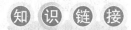

卒中单元

卒中单元是指在医院的一定区域内，针对脑卒中病人的、具有诊疗规范和明确治疗目标的医疗综合体。它是可延伸到恢复期、后遗症期，针对卒中病人的一个完善的管理体系，其中包括社区医疗、家庭医疗及各个收治机构。卒中单元主要是以神经内科和NICU为依托，针对脑卒中病人制定规范和明确诊疗目标，由神经内科、急诊医学中心、神经介入治疗组、康复科、神经外科多学科专业人员讨论和护理的医疗综合体。卒中单元不是一种具体的疗法，而是针对卒中病人的科学管理系统，能充分体现以人为本的医疗服务理念，是多学科密切配合的综合性治疗。

【预后】

本病的病死率约为10%，致残率达50%以上。存活者中40%以上可复发，且复发次数越多病死率和致残率越高。

二、脑栓塞

脑栓塞是各种栓子随血流进入颅内动脉使血管腔急性闭塞，引起相应供血区脑组织缺血坏死及脑功能障碍。约占脑梗死的15%。

【病因与发病机制】

根据栓子来源可分为：①心源性：占脑栓塞的60%~75%，常见于心脏瓣膜病和心内膜炎，如风湿性心脏病二尖瓣狭窄并心房纤颤、感染性心内膜炎、心肌梗死、心房黏液瘤、二尖瓣脱垂和钙化等。②非心源性：动脉粥样硬化斑块脱落、肺静脉血栓或血凝块、骨折或手术时脂肪栓和气栓、血管内治疗时血凝块或血栓脱落。③来源不明：少数病例查不到栓子来源。

【病理】

脑栓塞多发于颈内动脉系统，大脑中动脉尤为多见，脑栓塞病理改变与脑血栓形成基本相同。由于栓子常多发、易破碎，有移动性或可能带菌（炎性或细菌栓子），栓塞性脑梗死可为多灶性，可伴脑炎、脑脓肿、局限性动脉炎和细菌性动脉瘤等。脂肪和空气栓子常导致脑内多发小栓塞，寄生虫性栓子在栓塞处可发现虫体或虫卵。除多发性脑梗死，躯体其他部位如肺、脾、肾、肠系膜、皮肤和巩膜等亦可发现栓塞证据。脑栓塞合并出血性梗死（点片状渗血）发生率30%～50%，可能由于栓塞血管的栓子破碎向远端前移，恢复血流后栓塞区缺血坏死的血管壁在血压作用下发生出血。骤然发生的脑栓塞易伴脑血管痉挛，导致脑缺血损伤较血栓性脑梗死严重。

【临床表现】

脑栓塞可发生于任何年龄，以青壮年多见。多在活动中突然发病，无前驱症状，局灶性神经体征在数秒至数分钟达到高峰，多表现为完全性卒中，意识清楚或轻度意识模糊。约4/5的脑栓塞发生于前循环，出现偏瘫、偏身感觉障碍、同向偏盲或伴失语、局灶性癫痫发作等，偏瘫以面部和上肢较重。椎－基底动脉系统受累约占1/5，表现为眩晕、复视、交叉瘫或四肢瘫、共济失调、饮水呛咳、吞咽困难及构音障碍等。颈内动脉或大脑中动脉主干栓塞导致大面积脑梗死，可发生严重脑水肿、颅内压增高，甚至脑疝和昏迷。椎－基底动脉系统栓塞常发生昏迷。个别病例局灶性体征稳定或一度好转后又出现加重提示栓塞再发或继发出血。

【辅助检查】

1. CT和MRI检查　　CT检查在发病后24～48小时内可见病变部位呈低密度改变，发生出血性梗死时可见低密度梗死区出现1个或多个高密度影。MRI检查可发现颈动脉狭窄或闭塞。

2. 脑脊液检查（CSF）　　一般压力正常，大面积脑梗死时压力常增高，如非必要尽量避免此项检查。出血性梗死CSF可呈血性或镜下红细胞；感染性脑栓塞如亚急性细菌性心内膜炎CSF可见产生含细菌栓子；脂肪栓塞CSF可见脂肪球。

3. 心电图检查　　应常规检查。有助于发现心源性栓子的原发疾病，如心肌梗死、风湿性心瓣膜病、心内膜炎、心律失常等。

【诊断及鉴别诊断】

1. 诊断　　根据骤然起病，迅速出现颈内动脉系统或椎－基底动脉系统的局灶性症状和体征，有心脏病史或发现栓子来源，可做出临床诊断（如合并其他脏器栓塞更支持诊断），CT 和 MRI 检查可确定脑栓塞部位、数目及是否伴发出血。

2.鉴别诊断　见表9-1。

【治疗】

1.脑栓塞治疗　与脑血栓形成治疗原则基本相同，主要是改善循环、减轻脑水肿、防止出血、减小梗死范围。在合并出血性梗死时，应停用溶栓、抗凝和抗血小板聚集药，防止出血加重。

2.原发病治疗　针对性地治疗原发病有利于脑栓塞病情控制和防止复发。对感染性栓塞应使用足量有效的抗生素，并禁用溶栓和抗凝治疗，防止感染扩散；对脂肪栓塞，可采用肝素、5%碳酸氢钠及脂溶剂，有助于脂肪颗粒溶解；有心律失常者，予以纠正；空气栓塞者可进行高压氧治疗。

3.抗凝治疗　房颤或有再栓塞风险的心源性疾病、动脉夹层或高度狭窄的病人可用肝素预防再栓塞或栓塞继发血栓形成。最近研究证据表明，脑栓塞病人抗凝治疗引起的梗死区出血，很少给最终转归带来不良影响。治疗中要定期监测凝血功能并调整剂量。抗凝药物用法见前述，抗血小板聚集药阿司匹林也可试用。本病易并发出血，溶栓治疗应严格掌握适应证。

【预后】

急性期病死率为5%~15%，多死于严重脑水肿、脑疝、心力衰竭和肺部感染。心肌梗死所致脑栓塞预后较差，存活的脑栓塞病人往往留有严重后遗症。如栓子来源不能消除，10%~20%的脑栓塞病人可能在病后1~2周内再发，再发病死率高。

三、腔隙性梗死

腔隙性梗死是指发生在大脑半球深部或脑干的小灶性梗死，占脑卒中的20%以上。主要由高血压所致的脑内细小动脉硬化引起，少数可能与动脉粥样硬化或心源性栓子有关。长期高血压引起脑深部白质及脑干穿通动脉病变和闭塞，导致缺血性微梗死，缺血、坏死和液化脑组织吸收后形成腔隙。梗死部位多位于豆状核，亦可见于皮质下、脑干和小脑。腔隙性梗死灶呈不规则圆形、卵圆形或狭长形，直径一般0.2~15mm，最大者不超过20mm。腔隙性梗死由于病变很小，常位于脑相对静区，许多病例临床上不能确认，多达3/4的尸检病例证实，生前无卒中史或检查无明确神经功能缺损证据。CT 和 MRI 等神经影像学的广泛应用使本病临床诊断已无困难。

本病常见于中、老年人，男性较多，多有高血压病史。通常在白天活动中急性发病，约20%的病例表现为TIA样起病。临床表现多样，有20种以上临床综合征，临床特点是症状较轻、体征单一、预后较好，无头痛、颅内压增高和意识障碍等。识别腔隙性卒中综合征很重要，因其可完全或近于完全恢复。临床常见的腔隙综合征：纯运动性轻偏瘫、纯感觉性卒中、共济失调性轻偏瘫、构音障碍–手笨拙综合征、感觉运动性卒中。头颅 CT 检查显示相应部位有一小梗死灶，但难以发现大脑半球微小病灶或脑干病变。MRI 阳性率高，可显示 CT 不能发现的病灶。因受累动脉很小，无须脑血管造影。CSF 检查正常，脑电图也无阳性发现。治疗：适当应用扩血管药物，增加脑组织血液供应，促进神经功能恢复。常用药物有尼莫地平、氟桂利嗪、尼可占替诺、活血化瘀类中药等。本病预后良好，多数病例病后 2~3 个月明显恢复，致残率低，但易复发。预防本病的关键是有效控制高血压和各种类型脑动脉硬化。

项目二　脑出血

脑出血（intracerebral hemorrhage，ICH）是指原发性非外伤性脑实质内出血，发病率为每年（60~80）/10 万，在我国占全部脑卒中的 20%~30%，急性期病死率为 30%~40%。通常按 ICH 出血的部位、稳定与否及病因等分为不同类型脑出血。

【病因与发病机制】

高血压伴发小动脉硬化是导致脑出血最常见的原因，其次是动脉瘤或动静脉畸形破裂，其他原因包括脑动脉粥样硬化、血液病（白血病、再生障碍性贫血、血小板减少性紫癜、血友病、红细胞增多症和镰状细胞病等）、原发性或转移性肿瘤、梗死后脑出血、抗凝或溶栓治疗等。

长期高血压促使脑小动脉血管壁结构变化，形成脂质透明样变性或小动脉瘤，在血压突然升高时，破裂出血；脑动脉壁薄弱，肌层和外膜结缔组织较少，无外弹力层，这种结构特点可能是脑出血明显多于其他内脏出血的原因；大脑中动脉的分支豆纹动脉等处与主干成直角，较其他部位同等动脉承受血液压力大，易形成小动脉瘤而破裂，成为脑出血最好发的部位。

【病理】

约 70% 的高血压性脑出血发生在壳核及内囊区，脑叶、脑干及小脑各占约 10%。破裂的血管主要是大脑中动脉深穿支豆纹动脉、基底动脉脑桥支、大脑后动脉丘脑支等。壳核出血常侵犯内囊和破入侧脑室，血液充满脑室系统和蛛网膜下腔；丘脑出血常破入第三脑室或侧脑室，向外损伤内囊；脑桥或小脑出血直接破入蛛网膜下腔或第四脑室。非高血压性脑出血多位于皮质下。

出血后，脑内形成大小不等的血肿，血肿周围脑组织受压，水肿明显，较大血肿可引起脑组织和脑室移位、变形和脑疝形成。幕上半球出血，血肿向下挤压丘脑下部和脑干，使之移位、变形和继发出血，如颅内压极高或幕下脑干和小脑大量出血可发生枕大孔疝。脑疝是脑出血最常见的直接致死原因。

急性期后，周围组织水肿逐渐消退，血肿内血块溶解，吞噬细胞清除含铁血黄素和坏死脑组织，胶质增生，小出血灶形成胶质瘢痕，大者形成中风囊。

【临床表现】

高血压性脑出血常发生于 50 岁以上、血压控制不良的高血压病人，男性略多，冬春季易发。通常在活动和情绪激动时发病，出血前多无预兆，50% 的病人出现剧烈头痛，常见呕吐，出血后血压明显升高。临床症状常在数分钟至数小时达到高峰，临床表现轻重主要取决于出血量和出血部位。出血量小者，可表现为单纯某一症状或体征，全脑症状轻或无；重症者迅速出现昏迷（一般认为大脑半球出血量超过 30mL、小脑出血量超过 15mL、脑干出血量超过 5mL 为大量脑出血）。脑出血按照出血部位可分为以下类型：

1. 壳核出血　即内囊外侧型出血，为高血压性脑出血最常见类型之一。主要是豆纹动脉外侧支破裂引起。血肿向内囊压迫可导致典型的对侧偏瘫、偏身感觉缺失和同向偏盲，位于优势半球可有失语。大量出血可扩展至额颞叶或穿破脑组织进入脑室，出现颅高压、昏迷，甚至死亡。

2. 丘脑出血　即内囊内侧型出血，典型症状是偏身感觉障碍，向外压迫内囊可致偏瘫、偏身感觉缺失和同向偏盲，多有特征性眼征（上视不能或凝视鼻尖、眼球偏斜或分离性斜视、眼球会聚障碍和无反应性小瞳孔）；向内破入脑室，可引起高热、昏迷、瞳孔改变。向下扩展损伤丘脑下部和脑干，可出现高热、上消化道出血，最后继发脑干功能衰竭而死亡。如出血量大，壳核和丘脑均受累，难以区分出血起始部位，称为基底核区出血。

3. 脑叶出血　即皮质下白质出血，常出现头痛、呕吐、失语症、视野异常及脑膜刺激征，可有癫痫发作，昏迷较少见。顶叶出血最常见，可见偏身感觉障碍、空间构象障碍；额叶出血可见偏瘫、运动性失语、摸索等；颞叶出血可见感觉性失语、精神症状；枕叶出血出现对侧偏盲。

4. 脑干出血　多由基底动脉脑桥支破裂所致，出血灶位于脑桥基底与被盖部之间。小量出血表现为交叉性瘫痪或共济失调性轻偏瘫，两眼向病灶侧凝视麻痹或核间性眼肌麻痹，可无意识障碍，恢复较好。出血量大者累及脑桥双侧，常破入第四脑室或向背侧扩展至中脑，数秒至数分钟内出现昏迷、四肢瘫痪和去大脑强直发作，可见双侧针尖样瞳孔和瞳孔固定、呕吐咖啡样胃内容物、中枢性高热（躯干持续 39℃ 以上而四肢不热）、中枢性呼吸障碍和眼球浮动（双眼间隔约 5 秒的下跳性移动）等，往往在 48 小时内死亡。中脑出血罕见，轻症表现为一侧或双侧动眼神经不全瘫痪或 Weber 综合征，重症表现为深昏迷，四肢弛缓性瘫痪，迅速死亡。

5. **小脑出血** 由小脑齿状核动脉破裂所致，起病突然，数分钟内出现头痛、眩晕、频繁呕吐、枕部剧烈头痛和平衡障碍等，但无肢体瘫痪。出血量少表现为一侧肢体笨拙、平衡障碍、共济失调和眼球震颤；大量出血病人可在 12~24 小时内陷入昏迷和出现脑干受压征象（周围性面神经麻痹、两眼凝视病灶侧、瞳孔缩小而光反应存在、肢体瘫痪及病理反射等），晚期瞳孔散大、中枢性呼吸衰竭，可因枕大孔疝死亡。暴发型发病立即出现昏迷，与脑桥出血不易鉴别。

6. **脑室出血** 分为原发性和继发性脑室出血。原发性脑室出血多由脉络丛血管或室管膜下动脉破裂出血所致，继发性脑室出血是指脑实质出血破入脑室。常有头痛、呕吐，严重者出现意识障碍如深昏迷、脑膜刺激征、针尖样瞳孔、眼球分离斜视或浮动、四肢弛缓性瘫痪及去脑强直发作、高热、呼吸不规则、脉搏和血压不稳定等症状。临床上易误诊为蛛网膜下腔出血。

【辅助检查】

1.**CT 检查** CT 是临床确诊脑出血的首选检查。头颅 CT 可显示圆形或卵圆形均匀高密度血肿阴影，边界清楚。血肿吸收后变为低密度阴影或囊性变。CT 动态观察可发现进展型脑出血。

2.**MRI 和 MRA 检查** MRI 对脑干或小脑小量出血的诊断优于 CT，能分辨病程 4~5 周后 CT 不能辨认的脑出血，还可区别陈旧性脑出血与脑梗死。MRA 可发现脑血管畸形、血管瘤等病变。

3. **脑脊液检查（CSF）** 只在无 CT 检查条件且临床无明显颅内压增高表现时进行，可发现颅内压增高，CSF 呈洗肉水样。须注意脑疝风险，疑诊小脑出血不主张腰穿。

4. **其他检查** 包括血常规、血液生化、凝血功能、心电图检查和胸部 X 射线检查。外周白细胞可暂时增高，血糖和尿素氮水平也可暂时升高，凝血酶时间和活化部分凝血活酶时间异常提示有凝血功能障碍。

【诊断及鉴别诊断】

1.**诊断** 中老年病人在活动或情绪激动时突然发病，迅速出现偏瘫、失语等局灶性神经功能缺失症状，以及严重头痛、呕吐及意识障碍等，常高度提示脑出血可能，头颅 CT 检查可以确诊。

2. **鉴别诊断**

（1）**外伤性脑出血** 闭合性头部外伤所致，发生于受冲击颅骨下或对冲部位，有明确的头部外伤史，CT 可显示血肿。

（2）脑血栓形成、脑栓塞、蛛网膜下腔出血 见表9-1。

（3）中毒及代谢性疾病昏迷 突然发病、迅速陷入昏迷的脑出血须与急性中毒（酒精、药物、一氧化碳中毒）及代谢性疾病（糖尿病、低血糖、肝性昏迷、尿毒症）昏迷相鉴别，主要根据原发病病史、相关实验室检查和头部 CT 检查鉴别。

【治疗】

治疗原则为安静卧床、脱水降颅压、调整血压、防治继续出血、加强护理、防治并发症，以挽救生命，降低死亡率、残疾率和减少复发。

1. 一般处理 ①一般应卧床休息 2~4 周，保持安静，避免搬动。②保持呼吸道通畅，及时清理呼吸道分泌物，痰多不易咳出时应及时切开气管，吸氧，动脉血氧饱和度维持在90% 以上。必要时及时行气管插管或切开术；有意识障碍、消化道出血者宜禁食 24~48 小时，必要时应排空胃内容物。③维持水、电解质平衡，每日入液量按尿量加 500mL 计算，高热、多汗、呕吐或腹泻的病人还需适当增加入液量。防止低钠血症，以免加重脑水肿。④调整血糖，血糖过高或过低者，应及时纠正，维持血糖水平在 6~9mmol/L 之间。⑤明显头痛、过度烦躁不安者，可适当给予镇静止痛剂；便秘者可选用缓泻剂。⑥加强护理，严密观察生命体征，注意瞳孔和意识变化。保持肢体功能位，防止褥疮发生。

2. 降低颅内压 这是脑出血极其关键的治疗措施。脑出血后 48 小时脑水肿达到高峰，维持 3~5 日或更长时间后逐渐消退。脑水肿可使颅内压增高并可导致脑疝，这是脑出血的主要死因。常用降颅压药物有 20% 甘露醇、呋塞米、甘油果糖、10% 白蛋白注射液等。不建议应用糖皮质激素治疗以减轻脑水肿。必要时，通过外科手术降低颅内压。

3. 调整血压 血压升高是急性脑出血时颅内压增高情况下，保持正常脑血流量的脑血管自动调节机制。降压可影响脑血流量，导致低灌注或脑梗死，但持续高血压可使脑水肿恶化。目前认为血压 ≥ 200/110mmHg 时须做降压处理。当血压 < 180/105mmHg 时，可暂不使用降压药。收缩压在 180~200mmHg 或舒张压在 100~110mmHg 之间时，需密切监测；如应用降压药，也需避免强降压药，防止因血压下降过快引起脑低灌注；收缩压 < 90mmHg，有急性循环功能不全征象，应及时补充血容量，适当给予升血压药治疗，维持足够的脑灌注。急性期后可常规用药控制血压。

4. 止血 止血对高血压性脑出血无效果，但因凝血障碍性疾病所致脑出血时，可针对性地给予止血药物治疗。

5. 亚低温治疗 这是脑出血的辅助治疗方法，可能有一定效果。

6. 并发症防治 ①感染：发病早期或病情较轻时通常不常规使用抗生素，老年病人合并意识障碍易并发肺感染，尿潴留或导尿易合并尿路感染，可根据经验或痰培养、尿培养、药物敏感试验等选用抗生素治疗。②尿潴留：可留置尿管并定时冲洗膀胱。③应激性溃疡：可引起消化道出血，对重症或高龄病人应预防应用 H_2 受体阻滞剂；一旦出血应按上消化道出血的治疗常规进行处理，如应用冰盐水洗胃及局部应用止血药等。④抗利尿激素分泌异常综合征：又称稀释性低钠血症，可发生于约 10% ICH 病人，因经尿排钠增多，血钠降低，加重脑水肿，应限制水摄入量在 800～1000mL，补钠 9～12g/d。低钠血症宜缓慢纠正，否则可导致脑桥中央髓鞘溶解症。⑤脑耗盐综合征：系因心钠素分泌过高所致的低钠血症，治疗时应输液补钠。⑥痫性发作：有癫痫频繁发作者，可静脉缓慢推注地西泮 10～20mg 或苯妥英钠 15～20mg/kg 缓慢静脉注射控制发作，一般不需长期治疗。⑦中枢性高热：多采用物理降温，有学者认为可用多巴胺能受体激动剂如溴隐亭进行治疗。⑧下肢深静脉血栓形成或肺栓塞：一旦出现，应给予普通肝素 100mg 静脉滴注，每日 1 次，或低分子肝素 4000U 皮下注射，每日 2 次。对高龄、衰弱的卧床病人也可酌情给予预防性治疗。

7. 手术治疗　目前认为，对小量脑出血不必手术，可在 CT 监护下进行内科治疗。少数病情不断恶化、CT 证实血肿继续扩大者，应及时清除血肿。对大量出血或颅内压明显增高者，保守治疗显然无效的重症病人，应及时手术。下列情况通常考虑手术治疗：①基底节区中等量以上出血（壳核出血 ≥ 30mL，丘脑出血 ≥ 15mL）。②小脑出血 ≥ 10mL 或直径 ≥ 3cm，或合并明显脑积水。③重症脑室出血（脑室铸型）。主要手术方法包括去骨瓣减压术、小骨窗开颅血肿清除术、钻孔血肿抽吸术和脑室穿刺引流术等。

8. 康复治疗　脑出血病人应及早进行康复治疗，促进神经功能恢复，提高生活质量。运用肢体功能训练、理疗、针灸、推拿、高压氧、神经营养药物等综合治疗措施。病人出现抑郁情绪时，可尽早给予药物（如氟西汀）治疗和心理支持。

【预后】

脑出血死亡率约为 40%。脑水肿、颅内压增高和脑疝形成是致死的主要原因。预后与出血量、出血部位及有无并发症有关。脑干、丘脑和大量脑室出血预后较差。

项目三　蛛网膜下腔出血

蛛网膜下腔出血（subarachnoid hemorrhage，SAH）通常为脑底部或脑表面的病变血管破裂，血液直接流入蛛网膜下腔引起的一种临床综合征，占急性脑卒中的 10% 左右。

【病因与发病机制】

最常见的病因是颅内动脉瘤（占 50%～80%），其中先天性粟粒样动脉瘤约占 75%，还可见高血压、动脉粥样硬化所致梭形动脉瘤及感染所致的真菌性动脉瘤等。其次是动静脉畸形（约占 SAH 病因的 10%），90% 以上位于幕上，常见于大脑中动脉分布区，多见于青年人。其他少见病因有 moyamoya 病（占儿童 SAH 的 20%）、颅内肿瘤、垂体卒中、血液系统疾病、颅内静脉系统血栓和抗凝治疗并发症等。约 10% 病人病因不明。

颅内动脉瘤、动静脉畸形、脑底异常血管网等病变处血管壁薄弱，处于破裂临界状态，在病人剧烈活动、情绪激动时，血压突然升高导致破裂，血液直接流入蛛网膜下腔。动脉炎或颅内炎症、肿瘤或转移癌直接破坏、侵蚀血管亦可导致出血。

【病理】

先天性粟粒样动脉瘤多位于前循环，是血管壁特别是分叉处发育薄弱形成，多为单发，少数为多发，后循环常见于基底动脉尖和小脑后下动脉。动静脉畸形由异常血管交通形成，动脉血不经过毛细血管床直接进入静脉系统，常见于大脑中动脉分布区。蛛网膜下腔血液沉积在脑底池和脊髓池中，如鞍上池、桥小脑角池、环池、小脑延髓池等，呈紫红色，大量出血可见薄层血凝块覆盖于颅底血管、神经和脑表面。蛛网膜呈无菌性炎症反应，蛛网膜及软膜增厚，色素沉着，脑与血管或神经粘连。脑实质内广泛白质水肿，皮质可见多发斑块状缺血灶。

【临床表现】

任何年龄均可发病，但以青壮年为多。发病前多有激动、用力或排便等诱因。少数病人病前 2 周有头痛、头晕及视力改变等前驱症状，是小量前驱出血或动脉瘤受牵拉所致。

临床表现严重程度与出血量成正比。典型表现为突发的剧烈头痛、呕吐、脑膜刺激征阳性，可有短暂的意识障碍，其他神经系统体征阴性。头痛可持续数日，2 周后缓慢减轻，头痛再发常提示再次出血。部分病人发病 1 小时内即眼底出血、玻璃体下出血、视盘水肿，是急性颅内压增高和眼静脉回流受阻所致，对诊断有提示价值。急性期偶见欣快、谵妄和幻觉等精神症状，2~3 周自行消失。引发慢性脑血管痉挛可致脑梗死。可伴呕吐、畏光、项背部或下肢疼痛，严重者突然昏迷并在短时间内死亡。

颈内动脉海绵窦段动脉瘤破裂可损伤 Ⅲ、Ⅳ、Ⅴ 和 Ⅵ 脑神经。大脑中动脉瘤破裂可出现偏瘫、偏身感觉障碍和痫性发作。后交通动脉瘤破裂可致一侧动眼神经麻痹。椎 - 基底动脉瘤破裂可出现面神经瘫痪。

60 岁以上老年 SAH 病人临床表现常不典型，起病较缓慢，头痛、脑膜刺激征不明显，意识障碍及脑实质损害症状较严重，或以精神症状起病，常伴心脏损害心电图改变，常见肺部感染、消化道出血、泌尿道和胆道感染等并发症，易漏诊或误诊。

常见并发症：①再出血：SAH 主要的急性并发症，常是致命的主要原因。出血后 2 周内有 20% 的病人发生再出血，使死亡率增加一倍。②脑血管痉挛：病后 3~5 天开始发生，5~14 天为迟发性血管痉挛高峰期，2~4 周逐渐消失。TCD（血流速度＞175cm/s）

或 DSA 可确诊。③急性或亚急性脑积水：起病 1 周内 15% ~ 20% 的病人发生急性脑积水；亚急性脑积水发生于起病数周后，表现为隐匿出现的痴呆、步态异常和尿失禁。④其他：5% ~ 10%的病人癫痫发作，少数病人发生低钠血症。

【辅助检查】

1.影像学检查　临床疑诊 SAH 首选 CT 检查，敏感性高，可早期诊断，并能检出 90% 以上的 SAH。CT 检查可显示蛛网膜下腔、脑池的高密度出血征象。CT 增强可发现大多数动静脉畸形和大的动脉瘤。MRI 检查可检出脑干小动静脉畸形，但须注意 SAH 急性期 MRI 检查可能诱发再出血。数字减影血管造影（DSA）可确定动脉瘤位置，显示血管解剖走行、侧支循环及血管痉挛等，为 SAH 病因诊断提供可靠证据，是制订合理外科治疗方案的先决条件。

2.脑脊液检查（CSF）　血性脑脊液是本病诊断的可靠依据。蛛网膜下腔出血时，脑脊液压力明显增高，呈均匀一致的血性脑脊液，最初 CSF 红细胞与白细胞数比例与外周血相同（700 : 1），但血液引起化学性脑膜炎导致 CSF 淋巴细胞增多，出血后 4 ~ 8 日 CSF 葡萄糖含量降低。

3.其他检查　心电图检查可显示 T 波高尖或明显倒置、P-R 间期缩短、出现高 U 波等异常。血常规、凝血功能和肝功能等检查有助于寻找其他出血原因。

【诊断及鉴别诊断】

1.诊断　突发剧烈头痛、呕吐、脑膜刺激征阳性，可伴意识障碍，检查无局灶性神经体征，高度提示蛛网膜下腔出血的可能。CT 证实脑池和蛛网膜下腔高密度出血征象或腰穿压力明显增高和血性脑脊液可临床确诊。

2.鉴别诊断

（1）脑出血、脑血栓形成、脑栓塞　见表 9-1。

（2）颅内感染　结核性、真菌性、细菌性和病毒性脑膜炎等可有头痛、呕吐、脑膜刺激征阳性，但先有发热，CSF 提示为感染。

【治疗】

急性期治疗目的是防治再出血、降低颅内压、防治继发性脑血管痉挛、减少并发症、寻找出血原因、治疗原发病和预防复发。

1.一般处理　SAH 病人应住院监护治疗，绝对卧床休息 4 ~ 6 周，床头抬高 15° ~ 20°，病房保持安静、舒适和暗光。避免血压及颅内压增高的诱因，如用力排便、咳嗽、喷嚏和情绪激动等，以免发生动脉瘤再破裂。去除头痛病因后，对平均动脉压 > 120mmHg 或收缩压 > 180mmHg 病人，可在密切监测血压条件下使用短效降压药维持血压稳定在正常或发病前水平。伴有抽搐的病人予以抗痫治疗。使用果导等缓泻剂保持大便通畅。注意营养支持，适量给予生理盐水保证正常血容量和足够脑灌注。避免使用损伤血小板功能药物如阿司匹林。心电监护防止心律失常，防止并发症。

2. 降低颅内压　适当限制液体入量、防止低钠血症等有助于降低颅内压。临床上常用20%甘露醇、呋塞米和白蛋白等脱水降颅压治疗，颅内高压征象明显并有脑疝形成趋势者，可行脑室引流，挽救病人生命。

3. 预防再出血　抗纤溶药可抑制纤溶酶形成，推迟血块溶解和防止再出血。①6-氨基己酸（EACA）4～6g加于0.9%氯化钠溶液100mL内静脉滴注，15～30分钟内滴完，再以1g/h剂量静脉滴注12～24小时。之后24g/d，持续3～7天，逐渐减量至8g/d，维持2～3周。肾功能障碍者慎用。不良反应为深静脉血栓形成和脑缺血等，可同时联合应用钙通道阻滞剂。②氨甲苯酸（PAMBA）0.1～0.2g溶于5%葡萄糖液或生理盐水中缓慢静脉注射，2～3次／日。

4. 预防或解除脑血管痉挛　目前临床应用钙通道阻滞剂，如尼莫地平（nimodipine），每次40～60mg，每日4～6次，连用21日，可以降低动脉瘤性SAH后不良转归者和缺血性神经功能缺损者的比例，其他口服或静脉使用的钙通道阻滞剂疗效不确定。3H疗法（triple-H therapy），即扩血容量、血液稀释和升高血压疗法可预防血管痉挛，应在排除脑梗死和颅内高压，并已夹闭动脉瘤之后进行。

5. 放脑脊液疗法　对重症SAH病人，出现急性脑积水、不能耐受开颅手术者可腰穿缓慢放出血性脑脊液，每次10～20mL，每周2次，可促进血液吸收、减少脑血管痉挛、缓解头痛。应注意预防诱发脑疝、颅内感染和再出血。

6. 手术治疗　手术治疗可根除病因、防止复发。①动脉瘤：动脉瘤的消除是防止动脉瘤性SAH再出血的最佳办法。手术治疗常采用动脉瘤颈夹闭术、动脉瘤切除术和动脉瘤栓塞术等。②动静脉畸形：可采用AVM整块切除术、供血动脉结扎术、血管内介入栓塞或γ刀治疗等。

【预后】

SAH预后与病因、年龄、动脉瘤部位及瘤体大小、出血量、血压增高及波动、合并症和是否及时手术治疗等有关。发病时意识模糊或昏迷、高龄、收缩压高、大脑前动脉或椎－基底动脉较大动脉瘤预后差，半数存活者遗留永久脑损害，常见认知障碍。动脉瘤性SAH死亡率高，约12%的病人到达医院前死亡，25%死于首次出血后或合并症，未经外科治疗约20%死于再出血，死亡多在出血后最初数日。

项目四 癫痫

癫痫（epilepsy）是多种原因导致的脑部神经元高度同步化异常放电的临床综合征，它不是一个独立的疾病，而是一组疾病或综合征。异常放电神经元的位置不同及异常放电波及的范围差异，导致病人的发作形式不一，可表现为感觉、运动、意识、精神、行为、自主神经功能障碍或兼而有之。临床表现具有发作性、短暂性、重复性和刻板性的特点。每次发作或每种发作的过程称为痫性发作，一个病人可有一种或数种形式的痫性发作。由特定症状和体征组成的特定癫痫现象称为癫痫综合征。流行病学资料显示，癫痫年发病率为（50~70）/10万，患病率约为0.5%。我国有600万以上癫痫病人，每年新发癫痫病人为65万~70万。约25%的病人为难治性癫痫，我国的难治性癫痫病人至少在150万以上。

【分类】

（一）按病因分类

1.症状性癫痫　由各种明确的中枢神经系统结构损伤或功能异常所致，如脑外伤、脑血管病、脑肿瘤、中枢神经系统感染、寄生虫、遗传代谢性疾病、皮质发育障碍、神经系统变性疾病、药物和毒物等。

2.特发性癫痫　病因不明，未发现脑部有足以引起癫痫发作的结构性损伤或功能异常，与遗传因素密切相关，常在某一特定年龄段起病，具有特征性临床及脑电图表现。如伴中央颞区棘波的良性儿童癫痫、家族性颞叶癫痫等。

3.隐源性癫痫　临床表现提示为症状性癫痫，但目前的检查手段不能发现明确的病因。其占全部癫痫的60%~70%。

（二）按发作特点和表现分类

目前应用最广的是1981年国际抗癫痫联盟（ILAE）提出的癫痫发作的分类方案，其分类方法是根据癫痫发作开始的异常放电是源于一侧脑部（部分性发作）还是两侧脑部（全面性发作）、病人意识存在（单纯性）还是意识丧失（复杂性）来判断。

1.部分性发作。

（1）单纯部分性发作

①运动性发作：局灶性运动性、旋转性、Jackson、姿势性、发音性。

②感觉性发作：特殊感觉（嗅觉、视觉、味觉、听觉）；躯体感觉（痛、温、触、运动、位置觉）；眩晕。

③自主神经性发作：心慌、烦渴、排尿感。

④精神症状性发作：言语障碍、记忆障碍、认知障碍、情感变化、错觉、结构性幻觉。

（2）复杂部分性发作

①单纯部分性发作后出现意识障碍：单纯部分性发作后出现意识障碍、自动症。

②开始即有意识障碍：仅有意识障碍、自动症。

（3）部分性发作继发全身发作

①单纯部分性发作继发全身发作。

②复杂部分性发作继发全身发作。

③单纯部分性发作继发复杂部分性发作再继发全身发作。

2. 全面性发作。

（1）失神发作：典型失神发作、不典型失神发作。

（2）强直性发作。

（3）阵挛性发作。

（4）强直－阵挛性发作。

（5）肌阵挛发作。

（6）失张力发作。

3. 不能分类的发作。

【影响发作的因素】

1. 年龄　特发性癫痫与年龄关系密切，如婴儿痉挛症在 1 周岁内起病，儿童失神癫痫发病高峰在 6 ~ 7 岁，肌阵挛癫痫起病在青春期前后。各年龄段癫痫的常见病因也不同：0 ~ 2 岁常为围产期损伤、先天性疾病和代谢障碍等；2 ~ 12 岁常为急性感染、特发性癫痫、围产期损伤和发热惊厥等；12 ~ 18 岁常为特发性癫痫、颅脑外伤、血管畸形和围产期损伤等；18 ~ 35 岁常为颅脑外伤、脑肿瘤和特发性癫痫等；35 ~ 65 岁常为脑肿瘤、颅脑外伤、脑血管疾病和代谢障碍等；65 岁以后常为脑血管疾病、脑肿瘤等。

2. 遗传因素　遗传因素可影响癫痫易患性，如儿童失神发作病人的兄弟姐妹在 5 ~ 16 岁间有 40% 以上出现 3Hz 棘－慢波的异常脑电图，但仅 1/4 出现失神发作。症状性癫痫病人的近亲患病率为 1.5%，高于普通人群。有报告显示单卵双胎儿童失神和全面强直－阵挛发作一致率为 100%。

3. 睡眠　癫痫发作与睡眠－觉醒周期关系密切，如全面强直－阵挛发作多在晨醒后，婴儿痉挛症多在醒后和睡前发作，伴中央颞区棘波的良性儿童癫痫多在睡眠中发作等。

4. 内环境改变　内分泌失调、电解质紊乱和代谢异常等均可影响神经元放电阈值，引起癫痫发作。如少数病人仅在月经期或妊娠早期发作，为月经期癫痫和妊娠性癫痫；疲劳、睡眠缺乏、饥饿、便秘、饮酒、闪光、感情冲动和一过性代谢紊乱等都可导致癫痫发作。

【发病机制】

发病机制尚未完全阐明。癫痫特征性脑电波改变如棘波、尖波、棘－慢或尖－慢波等，推测为异常神经元集合体高度同步化电活动的结果。癫痫动物模型研究显示，其中一些神经元存在恒定的短间隙放电，发作前放电频率显著增高，发作中呈明显同步化，并导致周围神经元同步活动，被认为是痫性放电的起源。这种高频率放电与神经元静息膜电位延长的去极化漂移有关，这在体外培养的海马脑片实验中已被证实。

在癫痫发病机制中，关于神经元异常放电起源需区分两个概念：①癫痫病理灶：癫痫发作的病理基础，指脑组织病变或结构异常直接或间接导致痫性放电和癫痫发作，CT和MRI通常可显示病理灶，有的需在显微镜下才能发现。②致痫灶：这是脑电图上出现一个或数个最明显的痫性放电部位，痫性放电可因病理灶挤压、局部缺血等导致局部皮质神经元减少和胶质增生所致。研究表明，直接导致癫痫发作并非癫痫病理灶而是致痫灶。单个病理灶（如肿瘤、血管畸形等）的致痫灶多位于病理灶边缘，广泛癫痫病理灶（如颞叶内侧硬化及外伤性瘢痕等）的致痫灶常包含在病理灶内，有时可在远离癫痫病理灶的同侧或对侧脑区。

【临床表现】

1. 部分性发作 这是成年期癫痫发作最常见的类型，发作源于一侧大脑皮质的局灶性放电，根据发作过程有无意识障碍及是否继发全身性发作可分为以下三类：

（1）单纯部分性发作 发作时间短，一般不超过1分钟，起始与结束均较突然，无意识障碍。可分为以下四型：①部分运动性发作：表现身体某一局部发生不自主抽动，多见于一侧面部或肢体远端如口角、大拇指、眼睑或足趾等，有时表现言语中断。病灶多位于中央沟以前。如放电沿大脑皮质运动区分布逐渐扩展，表现为抽搐自对侧拇指沿腕部、肘部和肩部扩展，称为杰克逊（Jackson）发作；如发作后遗留暂时性（半小时至36小时内消除）肢体瘫痪，称Todd瘫痪；如表现为发作性一侧上肢外展、肘部屈曲、头向同侧扭转、眼睛注视同侧，称姿势性发作；如表现为不自主重复发作前的单音或单词，偶有语言抑制，则称为发音性发作。②部分感觉性发作：躯体感觉性发作常表现一侧肢体麻木感、针刺感，多发生在口角、舌、手指或足趾，病灶多在中央后回躯体感觉区，偶有缓慢扩散为感觉性Jackson癫痫。特殊感觉性发作可表现为视觉性（如闪光或黑点等）、听觉性、嗅觉性、味觉性；眩晕性发作表现为坠落感、飘动感或水平/垂直运动感等。③自主神经性发作：出现苍白、面部及全身潮红、多汗、立毛、瞳孔散大、呕吐、腹鸣、烦渴和欲排尿感等。单独出现机会少，须与非癫痫性自主神经症状鉴别。病灶多位于岛叶、丘脑及周围（边缘系统），易扩散出现意识障碍，成为复杂部分性发作一部分。④精神性发作：表现为各种类型的记忆障碍（如似曾相识、似不相识、强迫思维、快速回顾往事）、情感异常（如无名恐惧、抑郁、欣快、愤怒）、幻觉或错觉（如视物变大或变小、声音变强或变弱、感觉本人肢体变化）、言语困难和强制性思维等。病灶位于边缘系统。精神性发作虽可单独出现，但常为复杂部分性发作的先兆，也可继发全面强直-阵挛发作。

（2）复杂部分性发作　占成人癫痫发作的 50% 以上，大多数为颞叶病变引起，又称颞叶癫痫。主要特征有意识障碍及在感觉运动障碍的基础上出现错觉、幻觉、自动症等，故也称为精神运动性发作。发作前可先出现单纯部分性发作，继而意识障碍，再做出一些貌似有目的的动作，即自动症。病人往往先瞪视不动，然后做出无意识动作：①机械性重复动作：吮吸、咀嚼、舐唇、清喉、搓手、抚面、解扣、脱衣、摸索衣裳和挪动桌椅等；②游走、奔跑；③乘车、上船；④自动言语或叫喊、唱歌等。发作通常持续 1~3 分钟。

（3）部分性发作继发全面性发作　单纯部分性发作可发展为复杂部分性发作，单纯或复杂部分性发作均可泛化为全面强直-阵挛发作。

2. 全面性发作　最初的临床表现及脑电图改变提示双侧脑部受累，多在发作初期就有意识丧失。

（1）全面强直-阵挛发作　过去称为大发作。主要特征是意识丧失、双侧强直后出现阵挛。可由部分性发作演变而来，也可起病即表现为全面强直-阵挛发作。早期出现意识丧失、跌倒，随后的发作分为三期：

①强直期　表现为全身骨骼肌持续性收缩。眼肌收缩出现眼睑上牵、眼球上翻或凝视；咀嚼肌收缩出现张口，随后猛烈闭合，可咬伤舌尖；喉肌和呼吸肌强直性收缩致病人尖叫一声，呼吸停止；颈部和躯干肌肉的强直性收缩致颈和躯干先屈曲，后反张；上肢由上举后旋转为内收旋前，下肢先屈曲后猛烈伸直，持续 10~20 秒后进入阵挛期。

②阵挛期　肌肉交替性收缩与松弛，呈张弛交替抽动，阵挛频率逐渐变慢，松弛时间逐渐延长，本期持续 30~60 秒或更长时间。最后一次强烈阵挛后抽搐突然终止，所有肌肉松弛。

在上述两期可发生舌咬伤，并伴心率加快、血压升高、瞳孔散大和光反射消失等自主神经改变，Babinski 征可为阳性。

③发作后期　阵挛期后尚有短暂阵挛，以面部和咬肌为主，导致牙关紧闭，可发生舌咬伤。本期全身肌肉松弛，括约肌松弛可发生大小便失禁。呼吸首先恢复，心率、血压和瞳孔也随之恢复正常，意识逐渐苏醒。病人发作后有一段时间意识模糊、失定向或易激惹（发作后状态），意识模糊期通常持续数分钟，发作开始至意识恢复历时 5~10 分钟。部分病人可进入昏睡，持续数小时或更长，清醒后多伴头痛、全身酸痛和疲乏，对发作全无记

忆，个别病人清醒前出现自动症、暴怒或惊恐等。

（2）强直性发作　多见于弥漫性脑损害的儿童，睡眠中发作较多，表现为全身或部分肌肉强烈持续地强直性收缩，无阵挛。头、眼和肢体固定在某一位置，躯干呈角弓反张，伴短暂意识丧失，以及面部青紫、呼吸暂停和瞳孔散大等，发作时如处于站立位可摔倒。发作持续数秒至数十秒，典型发作期脑电图为暴发性多棘波。

（3）阵挛性发作　几乎均发生于婴幼儿，特征是重复阵挛性抽动伴意识丧失，无强直发作。双侧对称或以某一肢体为主的抽动，幅度、频率和分布多变，持续一至数分钟。脑电图变化缺乏特异性，可见快活动、慢波及不规则棘 – 慢波等。

（4）肌阵挛发作　见于任何年龄，特征是突发短促的震颤样肌收缩，可累及双侧对称肌群，表现为全身闪电样抖动，也可表现为面部、某一肢体或个别肌群肌肉跳动。单独或连续成串出现，刚入睡或清晨欲醒时发作较频繁。

（5）失神发作　分典型失神发作和非典型失神发作。

①典型失神发作　过去称小发作，儿童期起病，青春期前停止发作。特征性表现是突发短暂的（5~10秒）意识丧失和正在进行的动作中断，双眼茫然凝视，呼之不应，可伴简单自动性动作如擦鼻、咀嚼、吞咽等，或伴失张力如手中持物坠落或轻微阵挛，一般不会跌倒，事后对发作全无记忆，每日发作数次至数百次。少数病人仅有意识模糊，仍能进行简单活动，偶有意识障碍，不易发现。发作时脑电图呈双侧对称 3Hz 棘 – 慢波。

②非典型失神发作　意识障碍发生及休止较典型者缓慢，除意识丧失外，常伴肌张力降低，偶有肌阵挛。脑电图显示较慢的（2.0~2.5Hz）不规则棘 – 慢波或尖 – 慢波，背景活动异常。多见于有弥漫性脑损害的儿童，预后较差。

（6）失张力发作　姿势性张力丧失所致。部分或全身肌肉张力突然降低导致垂颈（点头）、张口、肢体下垂（持物坠落）或躯干失张力跌倒或猝倒发作，持续数秒至一分钟，时间短者意识障碍不明显，长者有短暂意识丧失，发作后立即清醒并站起。脑电图示多棘 – 慢波或低电位活动。

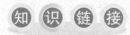

癫痫发作新类型

2001 年 ILAE 新提出了几种经过临床验证的癫痫发作类型：①痴笑发作：Gascon 和 Lombroso 在 1971 年提出痴笑性癫痫的诊断标准：没有诱因的、刻板的、反复发作的痴笑，常伴有其他癫痫表现，发作期和发作间期 EEG 有痫样放电，无其他疾病能解释这种发作性痴笑。痴笑是这种发作的主要特点，也可以哭为主要临床表现，对药物耐药，如为合并发作者可能治疗有效。②持续性先兆：

在新癫痫分类中 ILAE 把持续性先兆作为癫痫的一种亚型，也视其为部分感觉性癫痫的同义词。从临床观点看，可分为 4 种亚型：躯体感觉（如波及躯干、头部及四肢的感觉迟钝等）；特殊感觉（如视觉、听觉、嗅觉、平衡觉及味觉）；自主神经症状明显的持续性先兆；表现为精神症状的持续性先兆。

【辅助检查】

1. 脑电图检查　脑电图（EEG）是诊断癫痫最常用的辅助检查方法之一。40%~50% 的癫痫病人在发作间歇期的首次脑电图检查可见各种痫性放电波形。有一小部分癫痫病人尽管多次进行脑电图检查却可以始终正常，而有 1%~3% 的健康儿童可记录到痫性放电。因此不能仅依据间歇期脑电图的异常或正常而确定或否定癫痫的诊断。近年来广泛应用的 24 小时长程脑电检测和视频脑电图（video-EEG）使发现痫性放电的可能性大为提高。

2. 神经影像学检查　包括 CT 和 MRI，可用于确定脑的结构性损害，对于诊断和分类及病因的明确很有帮助，MRI 较 CT 更敏感。

此外，应了解周围血白细胞分类及嗜酸性粒细胞计数、血糖、血钙、大便寄生虫卵及脑脊液有无改变。

【诊断及鉴别诊断】

1. 诊断　癫痫是多种病因所致疾病，其诊断需遵循三步原则：应首先明确发作性症状是否为癫痫发作，其次是判定哪种类型的癫痫或癫痫综合征，最后明确发作的病因。

癫痫的诊断主要依据癫痫发作史、典型的发作表现、神经系统及全身检查、脑电图检查、家族史、原发疾病、治疗反应等。多数癫痫发作发生在医院外，通常根据病人的发作史，特别是可靠目击者提供的发作过程和表现，结合发作间期脑电图出现痫性放电做出诊断。必要时，可通过视频脑电图监测发作表现及同步脑电图记录证实。某些病人无可靠的目击者提供病史，夜间睡眠时发作或因发作稀少视频脑电图监测未记录到发作则临床诊断困难。所有癫痫病人均应通过可能的检查手段尽快做出病因诊断。CT、MRI、DSA 等影像学检查对癫痫的病因诊断具有重要意义。

2. 鉴别诊断

（1）晕厥　晕厥为脑血流灌注短暂全面降低、缺氧所致的意识瞬时丧失和跌倒，偶可引起肢体强直阵挛性抽动或尿失禁，应与各种失神发作鉴别。可有久站、剧痛和情绪激动等诱因，或因排尿、咳嗽和憋气等诱发。常有头晕、恶心、呕吐、眼前发黑和无力等先兆，跌倒较缓慢，面色苍白、出汗，有时脉搏不规则。单纯性晕厥发生于直立位或坐位。晕厥引起的意识丧失极少超过 15 秒，以意识迅速恢复并完全清醒为特点。

（2）假性癫痫发作　又称癔症性发作，是由心理障碍而非脑电紊乱引起的脑部功能异常。可有运动、感觉和意识模糊等类似癫痫发作症状，具有表演性，多在有人时发作，瞳孔反应灵敏，无意识丧失、创伤和大小便失禁，脑电图正常。

（3）低血糖症 血糖水平低于 2mmol/L 时可产生局部癫痫样抽动或四肢强直发作，伴意识丧失，常见于胰岛 B 细胞瘤或长期服降糖药的 2 型糖尿病病人，病史有助于诊断。

（4）发作性睡病 可引起意识丧失和猝倒，易误诊为癫痫。根据突然发作的不可抑制的睡眠、睡眠瘫痪、入睡前幻觉及猝倒征四联征可以鉴别。

【治疗】

目前，癫痫治疗仍以药物治疗为主，药物治疗应达到三个目的：控制发作或最大限度地控制发作或最大限度地减少发作次数；长期治疗无明显不良反应；使病人保持或恢复其原有的生理、心理和社会功能状态。近年来抗癫痫药物（AEDs）治疗的进步，药代动力学监测技术的发展，新型 AEDs 的问世都为有效治疗癫痫提供了条件。

1. 病因治疗 有明确病因者应进行病因治疗，如低血钙、低血糖等应纠正相应的代谢紊乱，对颅内占位性病变首先考虑手术治疗，脑寄生虫病需行抗寄生虫药物治疗。

2. 药物治疗

（1）一般原则

1）确定是否用药 一般来说，半年内发作两次以上者，一经诊断明确，就应用药；首次发作或间隔半年以上发作一次者，可在告之抗癫痫药物可能的不良反应和不经治疗的可能后果的情况下，根据病人及家属的意愿，酌情选择用或不用抗癫痫药物。

2）正确选择药物 ①根据癫痫发作类型、癫痫及癫痫综合征类型选择药物：70%～80% 新诊断癫痫病人可以通过服用一种抗癫痫药物来控制癫痫发作，所以治疗初始的药物选择非常关键，可以增加治疗成功的可能性；如选药不当，不仅治疗无效，而且还会加重癫痫发作。②全面考虑病人的年龄、全身状况、耐受性及经济状况用药：苯妥英钠对骨骼系统发育有影响，小儿应避免使用；新生儿肝酶系统发育不全，用丙戊酸类需慎重；苯巴比妥对小儿智能、行为有一定影响，儿童不能长期使用。很多药物通过肝脏代谢，须注意病人的肝、肾功能改变。

3）注意药物用法 苯妥英钠常规剂量无效时，增加剂量极易中毒；丙戊酸钠治疗范围大，开始即可给予常规剂量；卡马西平约 1 周时间内逐渐加至常规剂量。拉莫三嗪、托吡酯应逐渐加量，1 个月左右达治疗剂量，否则易出现皮疹、中枢神经系统副作用等。

4）严密观察不良反应 大多数 AEDs 均有不良反应，应用 AEDs 前或过程中都要注意监测肝、肾功能及血、尿常规。不良反应包括特异性、剂量相关性、慢性及致畸性。剂量相关性不良反应最常见，通常发生于开始用药或加量时，与血药浓度有关，治疗过程中须注意观察。多数常见不良反应为暂时性，缓慢减量即可明显减少。多数 AEDs 饭后服药可减少恶心反应。将较大的一次剂量睡前服用可减少镇静作用。出现严重特异反应须考虑减药、停药或换药。

5）尽可能单药治疗　这是使用抗癫痫药物（AEDs）的重要原则，多数病人可用单药治疗取得疗效。单药应从小剂量开始，缓慢增量至最大限度地控制发作而无不良反应或反应很轻的最低有效剂量。如不能有效控制，则满足部分控制，也不能出现不良反应。

6）合理的联合用药　以下情况可考虑联合用药：①难治性癫痫试用多种单药治疗方案无效；②病人有多种发作类型。最好选择作用原理、代谢途径及副作用不同的药物。

7）增减药物、停药及换药原则　①增减药物：增药可适当快，减药一定要慢，必须逐一增减，以利于确切评估疗效和毒副作用。② AEDs 控制发作后必须坚持长期服用，除非出现严重不良反应，不宜随意减量或停药，以免诱发癫痫持续状态。③换药：如果一种一线药物已达到最大可耐受剂量仍不能控制发作，可加用另一种一线或二线药物，至发作控制或达到最大可耐受剂量后逐渐减掉原有的药物，转换为单药，换药期间应有 5~7 天的过渡期。④停药：应遵循缓慢和逐渐减量的原则，一般来说，全面强直-阵挛性发作、强直性发作、阵挛性发作完全控制 4~5 年后，失神发作停止半年后可考虑停药，但停药前应有缓慢减量的过程，一般不少于 1.5 年无发作方可停药。有自动症者可能需要长期服药。

（2）常用的抗癫痫药物　传统抗癫痫药物有苯妥英钠、卡马西平、丙戊酸钠、苯巴比妥、氯硝西泮等，新型的抗癫痫药物有托吡酯、拉莫三嗪、加巴喷丁等（表 9-2）。

表 9-2　常用抗癫痫药物适应证、常用剂量与不良反应

| 药物 | 有效发作类型 | 成人剂量（mg/d） | | 儿童剂量 [mg/(kg·d)] | 不良反应 |
		起始	维持		
苯妥英钠	GTCS、部分性发作	200	300~500	4~12	胃肠道症状，毛发增多，骨髓、肝、心损害，皮疹，齿龈增生，面容粗糙，小脑征，复视，精神症状
卡马西平	部分性发作首选	200	600~2000	10~20	胃肠道症状，小脑征，骨髓与肝损害，皮疹，复视，嗜睡，体重增加
苯巴比妥	小儿癫痫首选、单纯部分性发作、复杂部分性发作	30	60~90	2~5	嗜睡，小脑征，复视，认知与行为异常
扑痫酮	GTCS、单纯部分性发作、复杂部分性发作	60	750~1500	10~25	同苯巴比妥
丙戊酸盐	GTCS 合并典型失神发作首选、部分性发作	200	600~1800	10~40	肥胖，震颤，骨髓和肝损害，胰腺炎，毛发减少，踝肿胀，嗜睡，肝功能异常

药物	有效发作类型	成人剂量（mg/d）		儿童剂量 [mg/(kg·d)]	不良反应
		起始	维持		
乙琥胺	单纯失神发作	500	750～1500	10～40	胃肠道症状，嗜睡，骨髓损害，小脑症状，精神异常
加巴喷丁	部分性发作、GTCS	300	900～1800	25～40	胃肠道症状，头晕，体重增加，步态不稳，动作增多
拉莫三嗪	部分性发作、GTCS、失神发作	25	100～300	5～15	头晕，嗜睡，恶心，儿童多见精神症状（与卡马西平合用时出现）
非尔氨酯	Lennox-Gastaut综合征、部分性发作	400	1800～3600	15～30	头痛，头晕，失眠，骨髓与肝损害，体重减轻，胃肠道症状
氨己烯酸	部分性发作、继发性GTCS、Lennox-Gastaut综合征	500	2000～3000		头痛，镇静，体重增加，视野缩小，精神异常（少见）
托吡酯	部分性发作、GTCS、婴儿痉挛症	25	75～200	3～6	震颤，头痛，头晕，小脑征，肾结石，胃肠道症状，体重减轻，认知或精神症状

3. **手术治疗** 部分病人经2年以上正规的抗癫痫治疗，试用所有主要的抗癫痫药物单独或联合应用，且已达到病人所能耐受的最大剂量，但每个月仍有4次以上发作称为难治性癫痫，其中包括20%～30%的复杂部分性发作病人，用各种AEDs治疗难以控制发作。应采取手术治疗。常用手术方法包括前颞叶切除术、癫痫病灶切除术、颞叶以外脑皮质切除术等。

【预后】

癫痫的预后受很多因素的影响，如病因、年龄、发作类型、脑电图表现、治疗情况等。未经治疗的病人5年自然缓解率在25%以上，合理而正规的药物治疗，发作完全控制率为50%～85%。

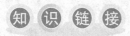

知 识 链 接

癫痫持续状态

癫痫持续状态（status epilepticus，SE）或称癫痫状态，是癫痫连续发作之间意识完全恢复又频繁再发，或癫痫发作持续30分钟以上未自行停止。任何类型的癫痫均可出现癫痫持续状态，其中全面强直-阵挛发作持续状态最常见，危害性也最大。癫痫持续状态是神经内科的常见急症，若不及时治疗可导致永久性脑损害，致残率和死亡率很高。

癫痫持续状态多是由于不适当地停用 AEDs、感染、精神刺激、过度疲劳、饮酒、外伤等诱发。全面强直－阵挛发作持续状态表现为持续意识障碍（昏迷）伴高热、代谢性酸中毒、电解质紊乱（低血钾、低血钙等）、低血糖和休克等，可发生脑、心、肝、肺等多脏器功能衰竭，如不及时治疗可导致死亡。

迅速控制发作是治疗的关键，同时需给予有效的支持、对症治疗。

1. 一般治疗及支持、对症治疗　避免发作时误伤，保持呼吸道通畅，防止舌咬伤，纠正酸碱失衡、电解质紊乱，预防或治疗感染等。防治脑水肿可用 20% 甘露醇 250mL 快速静脉滴注，或地塞米松 10～20mg 静脉滴注；高热可物理降温。

2. 控制发作　①地西泮：为首选药物。成人每次 10～20mg，单次最大剂量不超过 20mg，儿童每次 0.3～0.5mg/kg，以每分钟 3～5mg 速度静脉推注，如 15 分钟后复发可重复给药，或用 100～200mg 溶于 5% 葡萄糖生理盐水中，于 12 小时内缓慢静脉滴注。地西泮偶可抑制呼吸，需停药，必要时加用呼吸兴奋剂。② 10% 水合氯醛：成人 20～30mL，小儿 0.5～0.8mL/kg，加等量植物油保留灌肠，每 8～12 小时 1 次。③地西泮加苯妥英钠：首先用地西泮 10～20mg 静脉注射取得疗效后，再用苯妥英钠 0.3～0.6g 加入生理盐水 500mL 中静脉滴注，速度不超过 50mg/min。用药中如出现血压降低或心律不齐时需减缓静脉滴注速度或停药。④异戊巴比妥钠：成人 0.25～0.5g，溶于注射用水 10mL 内静脉注射，1～4 岁的儿童每次 0.1g，大于 4 岁的儿童每次 0.2g，溶于适量注射用水内静脉注射，速度不超过每分钟 100mg，至控制发作为止。0.5g 以内多可控制发作，剩余未注射完的药物可肌内注射。低血压、呼吸抑制、复苏延迟是其主要的不良反应。

3. 控制发作后　应使用长效 AEDs 过渡和维持，早期常用苯巴比妥钠，成人 0.2g 肌内注射，每天 3～4 次，儿童酌减，连续 3～4 日。同时应根据癫痫类型选择有效的口服药（早期可鼻饲），逐渐过渡到长期维持治疗。

理实一体化教学 6：腰椎穿刺术

腰椎穿刺术（lumbar puncture）是神经科临床常用的检查方法之一，对神经系统疾病的诊断和治疗有重要价值，简便易行，操作也较为安全；但如适应证掌握不当，轻者可加重原有病情，重者危及病人安全。

【适应证】

1. 中枢神经系统炎症性疾病的诊断与鉴别诊断：化脓性脑膜炎、结核性脑膜炎、病毒性脑膜炎、霉菌性脑膜炎、乙型脑炎等。

2. 脑血管意外的诊断与鉴别诊断：脑出血、脑梗死、蛛网膜下腔出血等。

3. 肿瘤性疾病的诊断与治疗：用于诊断脑膜白血病，并通过腰椎穿刺鞘内注射化疗药物治疗脑膜白血病。

4. 测定颅内压力和了解蛛网膜下腔是否阻塞等。

5. 椎管内给药。

【禁忌证】

1. 可疑颅高压、脑疝。

2. 可疑颅内占位病变。

3. 休克等危重病人。

4. 穿刺部位有炎症。

5. 有严重凝血功能障碍的病人，如血友病病人等。

【穿刺方法】

1. 嘱病人侧卧于硬板床上，背部与床面垂直，头向前胸部屈曲，两手抱膝紧贴腹部，使躯干呈弓形；或由助手在术者对面用一手抱住病人头部，另一手挽住双下肢腘窝处并用力抱紧，使脊柱尽量后凸以增宽椎间隙，便于进针。

2. 确定穿刺点，以髂嵴连线与后正中线的交会处为穿刺点，一般取第 3～4 腰椎棘突间隙，有时也可在上一或下一腰椎间隙进行。

3. 常规消毒皮肤后戴无菌手套与盖洞巾，用 2% 利多卡因自皮肤到椎间韧带逐层做局部浸润麻醉。

4. 术者用左手固定穿刺点皮肤，右手持穿刺针以垂直背部的方向缓慢刺入，成人进针深度为 4～6cm，儿童则为 2～4cm。当针头穿过韧带与硬脑膜时，可感到阻力突然消失有落空感。此时可将针芯慢慢抽出（以防脑脊液迅速流出，造成脑疝），即可见脑脊液流出。

5. 在放液前先接上测压管测量压力。正常侧卧位脑脊液压力为 0.69～1.764kPa 或每分钟 40～50 滴。若要了解蛛网膜下腔有无阻塞，可做 Queckenstedt 试验。即在测定初压后，由助手压迫一侧颈静脉约 10 秒，然后再压另一侧，最后同时按压双侧颈静脉；正常时压迫颈静脉后，脑脊液压力立即迅速升高一倍左右，解除压迫后 10～20 秒，迅速降至原来水平，称为梗阻试验阴性，示蛛网膜下腔通畅。若压迫颈静脉后，不能使脑脊液压力升高，则为梗阻试验阳性，示蛛网膜下腔完全阻塞；若施压后压力缓慢上升，放松后又缓慢下降，示有蛛网膜下腔不完全阻塞。凡颅内压增高者，禁做此试验。

6. 撤去测压管，收集脑脊液 2~5mL 送检；如需做培养，应用无菌操作法留标本。

7. 术毕，将针芯插入后一起拔出穿刺针，覆盖消毒纱布，用胶布固定。

8. 术后病人去枕俯卧（如有困难则平卧）4~6 小时，以免引起术后低颅压头痛。

【注意事项】

1. 严格掌握禁忌证，凡疑有颅内压升高者必须先做眼底检查，如有明显视盘水肿或有脑疝先兆者，禁忌穿刺。凡病人处于休克、衰竭或濒危状态及局部皮肤有炎症、颅后窝有占位性病变者均禁忌穿刺。

2. 穿刺时病人如出现呼吸、脉搏、面色异常等症状时，应立即停止操作，并做相应处理。

3. 鞘内给药时，应先放出等量脑脊液，然后再等量转换性注入药液。

复习思考

一、名词解释

1. 脑血栓形成。

2. 脑出血。

3. 癫痫。

二、简答题

1. 脑血栓形成的治疗措施有哪些？

2. 脑出血的治疗措施有哪些？

3. 抗癫痫药物治疗的原则有哪些？

模块 十

理化因素所致疾病

【学习目标】

1. 掌握中毒的概念，有机磷杀虫药中毒、镇静安眠药中毒和一氧化碳中毒的机制、主要临床表现、实验室及其他检查、治疗措施，重点是解毒药物的应用。

2. 熟悉洗胃的注意事项、常用解毒药物，中暑的治疗措施，以及淹溺的治疗原则。

3. 了解中毒和中暑的常见原因和预防措施。

项目一 中 毒

一、概述

中毒（poisoning）是指进入人体的化学物质达到中毒量产生组织和器官损害而引起的全身性疾病的总称。引起中毒的化学物质称为毒物（poison）。按来源和用途，毒物可分为工业性毒物、农药、药物及有毒动植物。

中毒可分为急性中毒和慢性中毒。急性中毒是指具有毒性作用的物质在短时间内超量进入人体，造成组织器官功能紊乱和器质性损害，甚至危及生命的全身性或局限性疾病。急性中毒起病急，症状严重，变化迅速，如不及时治疗，可危及生命，因此需及时诊断和抢救。慢性中毒是长时间小剂量的毒物进入人体蓄积，达到中毒浓度而出现中毒症状。慢性中毒起病缓慢，病程较长，常缺乏特异性的中毒诊断指标，容易被误诊和漏诊。慢性中毒常为职业性中毒。

【病因与发病机制】

1. 病因

（1）职业性中毒　在生产过程中如不遵守安全防护制度，与有毒的原料、中间产物、成品等密切接触可发生中毒；在保管、运输和使用过程中也可发生中毒。

（2）生活性中毒　如自服、误食或意外接触有毒物质，或用药过量、自杀、谋害等引起的中毒。

2. 中毒机制

（1）局部刺激和腐蚀作用　强酸、强碱可吸收组织水分，并与蛋白质或脂肪结合，使细胞变性或坏死。

（2）组织和器官缺氧　一氧化碳、硫化氢、氰化物等毒物可通过不同途径阻碍氧的吸收、运转和利用，从而引起机体脏器组织缺氧，尤以对缺氧敏感的脑和心肌更易发生损害。

（3）抑制酶的活力　很多毒物是通过毒物本身或其代谢产物抑制酶的活力而产生毒性作用，如氰化物抑制细胞色素氧化酶、有机磷农药抑制胆碱酯酶的活力、重金属抑制含巯基的酶。

（4）麻醉作用　有机溶剂（如苯类）和吸入性麻醉药（如乙醚）有较强的亲脂性，可通过血脑屏障，蓄积于脑细胞膜并干扰氧和葡萄糖进入细胞而抑制脑功能。

（5）干扰细胞和细胞器的生理功能　四氯化碳在体内经酶催化形成三氯甲烷自由基，自由基作用于肝细胞膜中的不饱和脂肪酸，产生脂质过氧化，使线粒体、内质网变性，肝细胞坏死。酚类如二硝基酚、五氯酚和棉酚等可使线粒体内氧化磷酸化作用解偶联，阻碍三磷酸腺苷的形成和贮存。

（6）竞争相关受体　如阿托品过量时通过竞争性阻断毒蕈碱受体而产生毒性作用。

3. 毒物的吸收、代谢和排泄

（1）毒物的吸收　毒物可通过呼吸道、消化道、皮肤黏膜侵入人体。职业性中毒，毒物常以粉尘、烟雾、蒸汽、气体等形态，由呼吸道吸入；非职业性中毒多为误食或误服药物所致。少数脂溶性毒物如苯胺、硝基苯、有机磷杀虫药等，可通过完整的皮肤黏膜侵入。

（2）毒物的代谢　毒物被人体吸收后，进入血液分布于全身，主要在肝脏通过氧化、还原、水解、结合等作用进行代谢。大多数毒物经过肝脏解毒后毒性会降低，称为解毒过程。但也有少数在代谢后毒性反而增加，如对硫磷可氧化为毒性更大的对氧磷。

（3）毒物的排泄　肾脏是毒物排泄的主要器官，水溶性毒物经肾脏排泄较快。气体和易挥发的毒物被吸收后，可原形经呼吸道排出；生物碱及重金属如铅、汞、锰等由消化道排出；少数毒物经皮肤、汗腺、泪腺和乳汁等排出。

4. 影响毒物作用的因素

（1）毒物的理化性质　化学物质的毒性与其化学结构及理化性质密切相关。空气中毒物颗粒越小，挥发性越强，肺吸入越多，毒性也越大。

（2）接触毒物的量和时间　接触毒物的量越大，时间越长，毒性作用就越大，接触毒物的量、时间和作用有较严格的量效关系。

（3）毒物进入机体的途径　中毒的程度和结果与毒物进入机体的途径有关。如金属汞口服时，毒性较小，但汞的蒸气由呼吸道吸入时，其毒性作用就很大。

（4）个体的易感性　中毒的轻重与个体对毒物的敏感性有关，常与年龄、性别、营养、健康状况等因素有关。

（5）毒物的相互作用　同时摄入两种或两种以上毒物时，有可能产生毒物相加或抵消的作用。例如一氧化碳可增强硫化氢的毒性作用，酒精可以增强四氯化碳或苯胺的毒性作用，曼陀罗可抵消 OPI（有机磷杀虫药）的毒性作用。

【临床表现】

不同化学物质急性中毒的表现不完全相同，严重中毒时共同的表现有发绀、昏迷、惊厥、呼吸困难、休克和少尿等。

1. 皮肤黏膜

（1）皮肤、黏膜灼伤　见于强酸、强碱、甲醛、苯酚、甲酚皂溶液等腐蚀性毒物中毒。

（2）发绀　亚硝酸盐和硝基化合物可引起高铁血红蛋白血症，出现明显的发绀。见于可引起血红蛋白氧合不足的毒物中毒，麻醉药、有机溶剂抑制呼吸中枢及刺激性气体引起肺水肿等亦可因血红蛋白氧合不足引起发绀。

（3）黄疸　见于四氯化碳、毒蕈、鱼胆等中毒。

（4）皮肤潮红　酒精及阿托品中毒，由于血管扩张，可使皮肤潮红。一氧化碳、氰化物中毒时，口腔黏膜可呈樱桃红色。

2. 眼

（1）瞳孔散大　见于抗胆碱能药（阿托品、颠茄）、肾上腺素类（肾上腺素、去甲肾上腺素、麻黄碱等）、乙醇等中毒。

（2）瞳孔缩小　见于有机磷杀虫药、氨基甲酸酯类杀虫药、安眠药、氯丙嗪、吗啡类等中毒。

（3）视神经炎　最常见于甲醇中毒。

3. 神经系统

（1）昏迷　见于镇静催眠药、麻醉药、有机溶剂（乙醇、苯、汽油、煤油）、窒息性毒物（一氧化碳、硫化物、氰化物）、有机磷杀虫药等中毒。

（2）谵妄　见于阿托品、乙醇中毒。

（3）肌纤维颤动　见于有机磷杀虫药、氨基甲酸酯类杀虫药等中毒或急性异烟肼中毒、丙烯酰胺中毒及铅中毒等。

（4）惊厥　见于窒息性毒物或异烟肼等中毒。

（5）瘫痪　见于箭毒、蛇毒、一氧化碳、肉毒毒素、河豚、可溶性钡盐、三氧化二砷等中毒。

（6）精神失常　见于一氧化碳、二硫化碳、酒精、有机溶剂、阿托品等中毒。

4. 呼吸系统

（1）呼吸频率　呼吸增快见于甲醇、水杨酸、马钱子、樟脑等中毒，呼吸减慢见于镇静催眠药、麻醉药、阿片类、一氧化碳等中毒。

（2）肺水肿　刺激性气体、有机磷杀虫药、百草枯、棉籽等中毒可引起肺水肿。

（3）呼出特殊气味　乙醇中毒呼出的气体有酒味，有机磷杀虫药、黄磷、铊类等中毒有蒜味，氰化物中毒有苦杏仁味，苯酚和甲酚皂溶液中毒有苯酚味。

5. 循环系统

（1）心律失常　洋地黄、夹竹桃、蟾蜍等兴奋迷走神经，拟肾上腺素药、三环类抗抑郁药等兴奋交感神经，以上均可引起心律失常。

（2）心脏骤停　见于河豚、奎尼丁、洋地黄、锑剂、麻醉剂、有机磷杀虫药等中毒。引起心脏骤停的作用机制为心肌毒性，心肌缺氧，严重低钾血症。

（3）休克　急性中毒时，血容量减少，血管舒缩中枢受抑制引起周围血管扩张和心肌损害等，常见于强酸、强碱、水合氯醛、安眠药、氯丙嗪、奎尼丁、蛇毒等中毒。

6. 消化系统　许多毒物都可以引起恶心、呕吐、腹痛、腹泻、流涎、腹部胀气等消化道症状。

7. 泌尿系统　中毒后可引起肾小管堵塞、肾缺血或肾小管坏死，导致急性肾衰竭。如毒蕈、蛇毒、生鱼胆及临床常用的氨基糖苷类、头孢菌素类抗生素中毒等可导致急性肾衰竭，出现少尿或无尿。

8. 血液系统

（1）溶血性贫血　多见于砷化氢、伯氨喹、蛇毒等中毒。

（2）白细胞减少　常见于氯霉素、抗肿瘤药、苯等中毒。

（3）出血　某些药物或毒物，如阿司匹林、氯霉素、抗癌药、肝素、敌鼠、蛇毒等可引起血液凝固障碍，导致出血。

【诊断】

急性中毒的诊断主要依据毒物接触史及临床表现、对周围环境的调查、实验室检查及证实毒物的存在和对人体产生的影响。

1. 毒物接触史　为诊断急性中毒的重要依据。

（1）对非职业性中毒，如果怀疑服毒时，要了解病人发病前的精神状态，服药史，有无遗留的药袋、药瓶、剩余药物等，以判断服药时间和剂量，发现毒物的来源和线索。对怀疑为食物中毒时，应询问共餐者中有无相同症状。对一氧化碳中毒要了解室内有无炉火、烟囱、煤气及同室其他人员的情况。

（2）对职业性中毒，应询问职业史，包括工种、工龄，接触毒物的种类、剂量和时间，环境条件和防护措施等。

2.临床表现

（1）有明确毒物接触史的急性中毒病人，要分析症状、体征的特点，出现的时间顺序，是否符合该毒物中毒的临床表现规律性，同时进行重点体格检查。

（2）对于既往健康，突然出现原因不明的呕吐、发绀、呼吸困难、惊厥、昏迷、休克者，应考虑中毒的可能。

3.实验室检查　急性中毒应常规留取剩余的毒物或含毒标本，如呕吐物、胃内容物、尿、粪、血标本等进行可疑病源和毒物鉴定分析。

【治疗】

急性中毒是急危重症，抢救应分秒必争。

1.治疗原则　①立即中止接触毒物；②紧急复苏和对症支持治疗；③迅速清除进入体内尚未吸收的毒物；④应用解毒药；⑤预防并发症。

2.治疗措施

（1）立即终止接触毒物　吸入或皮肤接触中毒时，要迅速把病人撤离中毒现场，移到空气新鲜的地方，立即脱去被污染的衣物。

（2）紧急复苏和对症支持　复苏和支持的治疗目的是保护和恢复病人重要器官的功能，帮助危重病人度过危险期。急性中毒昏迷病人，应保证呼吸道通畅，维持呼吸和循环功能；观察神志、体温、脉搏、呼吸、血压等情况；严重中毒出现心脏停搏、休克、循环呼吸衰竭、肾衰竭、水电解质和酸碱平衡紊乱时，立即采取有效急救复苏措施，稳定生命体征。惊厥时，选用抗惊厥药，如苯巴比妥钠、异戊巴比妥或地西泮等；脑水肿时，应用甘露醇或山梨醇和地塞米松等。给予鼻饲或肠外营养。

（3）清除体内尚未吸收的毒物

1）清除皮肤、黏膜沾染的毒物　用大量清水清洗，忌用热水清洗，以免增加毒物的吸收。

2）清除溅入眼内的毒物　立即用清水彻底清洗，一般不用拮抗剂。

3）清除伤口的毒物　如毒蛇咬伤，应立即在伤口上方的近心端肢体用止血带结扎，并迅速将毒汁吸出或用1∶5000高锰酸钾溶液及清水冲洗伤口。

4）清除胃肠道内未被吸收的毒物　常用催吐、洗胃、导泻、灌肠等。①催吐：适用于神志清楚能配合者。让病人饮温水 300~500mL 后，用手指或压舌板等物刺激咽后壁或舌根部诱发呕吐，反复进行，直到胃内容物完全吐出为止。空腹服毒者要先饮水 500mL 后再施行催吐。还可口服吐根糖浆 15~20mL，用少量温水送服，15~30 分钟后发生呕吐。昏迷、惊厥、孕妇或腐蚀剂中毒者不宜催吐。②洗胃：一般在服毒后 6 小时内洗胃效果最好。即使超过 6 小时，部分毒物还可能滞留于胃内，仍有必要洗胃。洗胃液一般用温水，每次注入 200~300mL，反复灌洗，直至洗出的液体澄清为止。洗胃液总量一般 2~5L，甚至可达 6~8L。但吞服强酸强碱等腐蚀性毒物、食管静脉曲张、惊厥或昏迷的病人，不宜进行洗胃。③导泻：洗胃后，灌入泻药以清除进入肠道内的毒物。一般不用油类导泻药，以免促进脂溶性毒物的吸收。常用硫酸钠或硫酸镁 20g 加入 200mL 水中，口服或由胃管灌入。镁离子对中枢神经系统有抑制作用，肾功能不全或浅昏迷病人不宜使用硫酸镁。④灌肠：除腐蚀性毒物中毒外，适用于口服其他毒物中毒、服药时间 6 小时以上者，方法是用 1% 温肥皂水 500mL 高位连续多次灌肠。

（4）促进已吸收的毒物排出

①吸氧 高压氧用于吸入气态毒物中毒，是治疗一氧化碳中毒的特效方法，可促使碳氧血红蛋白解离，加速一氧化碳排出。

②利尿 可通过输液、应用快速利尿剂和脱水剂促进毒物从肾脏排出。有些毒物属脂溶性的非离子性状态，难以排出体外，但在尿呈酸性或碱性环境下可离子化，利于排出体外。如用碳酸氢钠碱化尿液，可使弱的有机酸（苯巴比妥、水杨酸盐）由尿排出；用氯化铵、维生素 C 酸化尿液，可促使有机碱（苯丙胺）由尿排出。

③透析疗法 腹膜透析或血液透析是对众多毒物非常有效的清除方法，常作为急性重度中毒特别是伴有急性肾衰竭时的首选抢救方法。

④血液灌流 适用于治疗脂溶性或与蛋白质结合的毒物中毒，通过吸附作用排出体外。其方法是将病人的血液流经装有药用炭或树脂的灌流柱，毒物被清除后再将病人的血液输回体内。血液灌流时血液的正常成分如血小板、白细胞、凝血因子、葡萄糖、二价阳离子也能被吸附排出，因此进行血液灌流后，需监测血液成分。

（5）解毒药治疗

1）有机磷杀虫药中毒的解毒药 阿托品、碘解磷定等。

2）金属中毒的解毒药 依地酸钙钠用于铅中毒，其可与多种金属形成稳定而可溶的金属螯合物排出体外。二巯丙醇用于治疗砷、汞中毒。

3）高铁血红蛋白血症的解毒药 一般应用亚甲蓝（美蓝）解毒治疗，其可使高铁血红蛋白还原为正常血红蛋白，用于治疗亚硝酸盐、苯胺、硝基苯等中毒的高铁血红蛋白血症。

4）中枢神经抑制剂的解毒药 ①纳洛酮：为阿片受体拮抗剂，对麻醉镇痛药如地西泮、甲喹酮、巴比妥等引起的呼吸抑制有特异的拮抗作用，能拮抗 β-内啡肽对机体产生的不利影响，用于治疗各种镇静催眠药中毒；对阿片类药如吗啡、海洛因、哌替啶等中毒引起的昏迷、呼吸抑制有逆转作用；对急性乙醇中毒有催醒作用。②氟马西尼：苯二氮卓类中毒的拮抗剂，能通过竞争性地抑制苯二氮卓受体而阻断苯二氮卓类药物对中枢神经系统作用。

5）氰化物中毒的解毒药　一般采用亚硝酸盐-硫代硫酸钠疗法。该疗法可使血红蛋白氧化，产生高铁血红蛋白，后者与氰化物形成氰化高铁血红蛋白，与硫代硫酸钠作用，形成低毒的硫氰酸盐排出体外。

6）乌头碱类急性中毒的解毒药　选择抗胆碱能药，如阿托品每次 0.5~2mg，每 10 分钟至 2 小时 1 次，直至恢复正常的窦性心律，利多卡因疗效亦好。同时补液，补充 B 族维生素、维生素 C 及细胞活性药物。

（6）对症治疗，预防并发症　针对症状、体征及具体病情采取相应有效的治疗措施。应严密监测各个重要脏器的功能，早期进行脏器功能支持。预防可能出现的并发症，如惊厥时，保护病人避免受伤；卧床时间较长者，要定期翻身叩背，以免发生坠积性肺炎、压疮或血栓栓塞性疾患等。

【预防】

1. 加强宣传教育　结合实际情况，因时、因地制宜地进行防毒宣传教育，向群众介绍有关中毒的预防和急救知识。在初冬宣传预防煤气中毒常识；喷洒农药或防暑、灭蚊蝇季节，向群众宣传预防药物中毒常识。

2. 加强毒物管理　严格遵守有关毒物管理、防护和使用的规定，加强毒物保管。防止化学物质跑、冒、滴、漏。遵守车间空气中毒物最高允许浓度的规定，加强防毒措施。注意废水、废气和废渣的治理。

3. 预防化学性食物中毒　食用特殊的食品前，要了解有无毒性。不要吃有毒或变质的动、植物性食物。不易辨认有无毒性的蕈类不可食用。河豚、木薯、附子等经过适当处理后，可消除毒性，如无把握不要进食。不宜用镀锌器皿存放酸性食品，如饮料和果汁等。

4. 防止误食毒物或用药过量　盛放药物或化学物品的容器要加标签。医院、家庭和托儿所的消毒液和杀虫药要严加管理。医院用药和发药要进行严格查对制度，以免误服或用药过量。家庭用药应加锁保管，远离小孩。精神病病人用药，要有专人负责。

二、农药中毒

（一）急性有机磷杀虫药中毒

急性有机磷杀虫药中毒（AOPIP）是指有机磷杀虫药进入人体内抑制胆碱酯酶的活

性，引起体内生理效应部位乙酰胆碱（ACh），大量蓄积，出现毒蕈碱样、烟碱样和中枢神经系统症状和体征，严重者常死于呼吸衰竭。各种有机磷杀虫药毒性相差很大。其毒性依据大鼠急性经口进入体内的半数致死量（LD_{50}）可分为以下 4 类：剧毒类（$LD_{50} < 10mg/kg$），如甲拌磷（3911）、内吸磷（1059）、对硫磷（1605、一扫光）、毒鼠磷等；高毒类（LD_{50} 在 $10 \sim 100mg/kg$），如甲基对硫磷、甲胺磷、敌敌畏、磷胺（大灭虫）等；中毒类（LD_{50} 在 $100 \sim 1000mg/kg$），如乐果、美曲膦酯、久效磷（永伏虫）、杀螟松（速灭磷）等；低毒类（LD_{50} 在 $1000 \sim 5000mg/kg$），如马拉硫磷（4049）、氯硫磷、矮形磷等。

【病因与发病机制】

1. 病因

（1）生产性中毒　主要原因是在有机磷杀虫药配制、出料和包装过程中防护不周所致；也可因生产设备密闭不严，化学物跑、冒、滴、漏，或在事故抢修过程中，有机磷杀虫药通过呼吸道及皮肤、黏膜进入体内引起中毒。

（2）使用性中毒　在使用过程中，施药人员防护不严、操作不当，有机磷杀虫药污染皮肤和浸湿衣物，由皮肤吸收引起中毒，也可因吸入空气中的有机磷杀虫药所致。

（3）生活性中毒　主要是误服、自服或饮用被有机磷杀虫药污染的水源、食用被有机磷杀虫药污染的食品等，也有因滥用有机磷杀虫药治疗皮肤病或驱虫而发生的中毒。

2. 发病机制　有机磷杀虫药中毒主要在于抑制体内胆碱酯酶。正常情况下胆碱酯酶主要存在于中枢神经系统灰质、交感神经节、运动终板及红细胞中，可水解乙酰胆碱。当有机磷杀虫药进入人体后，迅速与胆碱酯酶结合，形成磷酰化胆碱酯酶，抑制胆碱酯酶活性，导致乙酰胆碱在体内积聚，引起中枢神经和胆碱能神经先兴奋后抑制，出现一系列毒蕈碱样、烟碱样及中枢神经系统症状与体征，严重者可出现昏迷，常死于呼吸衰竭。

【临床表现】

急性有机磷杀虫药中毒的临床表现与毒物的种类、剂量、纯度、侵入途径、接触时间及机体状态等有关。口服中毒者在 10 分钟至 2 小时内发病；皮肤吸收中毒的潜伏期较长，多在 2 小时后出现症状。一般发病越早病情越重，病情发展越迅速。

1. 毒蕈碱样症状　又称 M 样症状。大量乙酰胆碱蓄积，引起副交感神经末梢兴奋，导致脏器平滑肌痉挛和腺体分泌增加，产生类似毒蕈碱中毒的表现。此组症状出现较早，主要表现为恶心、呕吐、腹痛、腹泻、多汗、流泪、流涎、大小便失禁、心率减慢、瞳孔缩小、视物模糊、胸闷、气短、呼吸困难，严重者发生肺水肿。

2. 烟碱样症状　又称 N 样症状。因乙酰胆碱作用于横纹肌神经肌肉接头和交感神经节所致，其症状与烟碱中毒症状相似，主要表现为肌纤维震颤。肌纤维震颤常从小肌群开始，如眼睑、面部、舌、四肢，严重时可有全身肌肉强直痉挛，随后发生肌力减退、肌肉麻痹和瘫痪。呼吸肌麻痹，可引起呼吸衰竭或呼吸停止而危及生命。由于血管收缩还可出现一过性血压升高、心率加快和心律失常，后期表现为心率减慢、血压下降。

3. 中枢神经系统症状　中枢神经系统受乙酰胆碱刺激后可出现先兴奋后抑制。主要表现为头晕、头痛、疲乏、嗜睡、烦躁不安、共济失调、谵妄、抽搐和昏迷等，可因中枢性呼吸衰竭而死亡。

4. 其他表现

（1）迟发性多发神经病　少数中毒病人（甲胺磷、敌敌畏、乐果和美曲膦酯等）在症状消失后 2 ~ 3 周出现迟发性神经损害，表现为感觉、运动型多发性神经病变。主要累及肢体末端，表现为肢体麻木、疼痛、感觉异常，双手不能持物，双下肢无力，双下肢行走困难，肢体萎缩无力，甚至出现迟缓性瘫痪，重症病人出现全瘫。上述表现可能是由于神经靶酯酶被抑制老化所致，6 ~ 12 个月逐渐恢复。

（2）局部症状　接触微量有机磷杀虫药后，可在吸收的局部引发症状。如滴入眼内可引起结膜充血、瞳孔缩小，皮肤接触后可有接触性皮炎，出现皮肤水疱和剥脱性皮炎。

（3）中间综合征　多发生在重度（甲胺磷、敌敌畏、乐果）中毒后 24 ~ 96 小时及胆碱酯酶复能药用量不足的病人，因其发生在中毒症状缓解后和迟发性多发神经病之前而命名。表现为中毒后 1 ~ 4 天（个别 7 天）突然出现不能抬头，眼球活动受限、外展障碍，肢体有不同程度的软弱无力，面瘫，严重者呼吸肌麻痹，甚至呼吸衰竭而死亡。中间综合征一般持续 2 ~ 3 天，个别长达 1 个月。其发病机制与胆碱酯酶受到抑制，影响神经肌肉接头处突触后的功能有关。

【辅助检查】

1. 血胆碱酯酶活力测定　此为诊断有机磷杀虫药中毒的特异性指标，对判断中毒程度、疗效和预后极为重要。正常人血胆碱酯酶的活力值为 100%，急性有机磷杀虫药中毒时，胆碱酯酶的活力在 70% ~ 50% 为轻度中毒，50% ~ 30% 为中度中毒，30% 以下为重度中毒。活力值测定可作为生化监测指标。

2. 尿中有机磷杀虫药代谢产物测定　此项检查有助于诊断。如美曲膦酯中毒时在尿中检测出三氯乙醇；对硫磷和甲基对硫磷在体内分解后，由尿中排出硝基酚。

【诊断及鉴别诊断】

1. 诊断　根据有机磷杀虫药接触史，典型的中毒症状、体征，特别是呼出气有大蒜样臭味、瞳孔缩小、多汗、肺水肿、肌纤维颤动和昏迷等，一般即可诊断。监测血胆碱酯酶活力降低，血、胃内容物进行有机磷杀虫药及其代谢产物检测可确诊。

按病情轻重，有机磷杀虫药中毒可分为轻、中、重 3 级：

（1）轻度中毒　仅有毒蕈碱样症状，血胆碱酯酶活力 70% ~ 50%。

（2）中度中毒　毒蕈碱样症状加重，出现烟碱样症状，血胆碱酯酶活力 50% ~ 30%。

（3）重度中毒　具有毒蕈碱样症状和烟碱样症状，并伴有肺水肿、抽搐、昏迷、呼吸肌麻痹及脑水肿等表现，血胆碱酯酶活力为 30% 以下。

2. 鉴别诊断

（1）急性肠胃炎　病人有食用不洁食物史，体温升高，无瞳孔缩小，血胆碱酯酶活力正常。

（2）中暑　病人有高温接触史，体温升高，可伴腓肠肌痉挛，瞳孔无缩小，血胆碱酯酶活力正常。

（3）拟除虫菊酯类中毒　皮肤红色丘疹或大疱样损害，呼出气无大蒜味，血胆碱酯酶活力正常。

（4）甲脒类中毒　以嗜睡、发绀、出血性膀胱炎为主要表现，无瞳孔缩小和腺体分泌增加等表现。

【治疗】

1. 迅速清除毒物　迅速使病人脱离中毒环境。皮肤、衣物沾染中毒时，脱去被污染的衣物，用清水或肥皂水清洗被污染的皮肤、毛发和指甲；眼部污染时，用清水、生理盐水或 2% 碳酸氢钠彻底冲洗；口服中毒者，应用清水、1:5000 的高锰酸钾液（对硫磷中毒者禁用）或 2% 碳酸氢钠（美曲膦酯中毒者禁用）反复彻底洗胃，直到洗出液无有机磷杀虫药的特殊臭味为止，然后用硫酸钠 20 ~ 40g 加水 200mL 由胃管注入导泻。

2. 应用解毒剂　在清除毒物的过程中，同时应用胆碱酯酶复能药和抗胆碱能药治疗。遵循早期、足量、联合和重复用药的原则，并且选用合理的给药途径及择期停药。中毒早期即联合应用胆碱酯酶复能药和抗胆碱能药才能取得更好疗效。

（1）抗胆碱能药　常用药为阿托品。阿托品能与乙酰胆碱争夺胆碱受体而拮抗乙酰胆碱对副交感神经和中枢神经系统的作用，减轻毒蕈碱样症状及中枢抑制，但对烟碱样症状和胆碱酯酶活力恢复无效。治疗原则是早期、足量、反复使用。阿托品的用量：轻度中毒 2mg，中度中毒 2 ~ 4mg，重度中毒 4 ~ 10mg，肌内注射或静脉注射，必要时每 15 分钟 1 次。根据有无异常分泌、体温及脉搏调整阿托品用量，直到毒蕈碱样症状消失或出现阿托品化。阿托品化的表现为瞳孔较前扩大、口干、皮肤干燥和颜面潮红、心率加快（90 ~ 100 次 / 分）、肺部湿啰音消失。阿托品化后应减少阿托品的剂量或停药。如果出现瞳孔扩大、意识模糊、幻觉、谵妄、抽搐、昏迷、心动过速和尿潴留等，为阿托品中毒，应立即停用阿托品，必要时用毛果芸香碱解毒。

（2）胆碱酯酶复能药　常用的药物有氯解磷定（氯磷定）、碘解磷定（解磷定）和双复磷。氯磷定是首选药。此类药能使被抑制的胆碱酯酶恢复活性，缓解烟碱样症状，但对已老化的胆碱酯酶无复能作用，强调早期给药。胆碱酯酶复能药对各种有机磷中毒的疗效不同，解磷定对内吸磷、对硫磷、甲胺磷、甲拌磷等中毒疗效好，对美曲膦酯、敌敌畏等中毒疗效差；双复磷对敌敌畏及美曲膦酯中毒疗效好。对胆碱酯酶复能药疗效不好的病人，应以抗胆碱能药治疗为主或两药合用。两种解毒药联合应用有互补、增效的作用。

（3）复方制剂　解磷注射液为含有两种解毒剂的复方制剂。首次剂量：轻度中毒 1/2～1 支肌内注射，中度中毒 1～2 支肌内注射，重度中毒 2～3 支肌内注射。

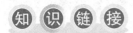

有机磷杀虫药中毒病人的抢救

2017 年 6 月，有一名服用甲胺磷的农药中毒病人被送进了某医院重症医学科（ICU）。该病人已神志模糊，呼吸衰竭，胆碱酯酶极低且呈下降趋势，病情非常危急。该院 ICU 立即组织全科医护人员对其进行机械通气、血液净化、洗胃及补液解毒等抢救措施。

有机磷杀虫药中毒病人的抢救需要用到阿托品。然而这种药剂在市面上没有大剂量规格的成品销售，目前每支阿托品的规格为 0.5～1mg/mL，按照病人的情况来看，要达到阿托品化，就需要用上千支阿托品安瓿，且没有替代的药品可用。当晚 ICU 全体医护人员放弃休息，全部到医院徒手为病人掰数千支阿托品安瓿用于抢救。在 ICU 医护人员的全力抢救下，该病人病情逐渐平稳。

3. 血液净化疗法　此疗法在治疗重症有机磷杀虫药中毒时具有显著的疗效。可选用血液灌流加血液透析，或血液灌流加腹膜透析。早期、反复应用，可有效清除血液中和蓄积在组织中释放入血的有机磷杀虫药，提高治愈率。

4. 对症治疗　重度有机磷杀虫药中毒病人的死因主要是肺水肿、呼吸肌麻痹、呼吸衰竭，其次为休克、急性脑水肿、中毒性心肌损害等。因此，要加强监护，注意保持呼吸道通畅，必要时行气管插管或切开，应用呼吸机辅助通气。脑水肿时使用脱水剂和糖皮质激素。积极防治休克、心律失常，及时纠正电解质和酸碱平衡紊乱，还应注意保护肝、肾功能。重症病人要注意反跳现象，一般至少观察 3～7 天。

【预防】

1. 向民众宣传有机磷杀虫药中毒的防治知识，蔬菜、瓜果少喷洒或不喷洒农药，食用前要反复清洗。

2. 生产和使用农药时，要严格执行生产操作规程，做好个人防护。

3. 喷洒农药时应注意：施药前后禁饮酒，操作过程中不能吸烟及进食，顺风向施药，隔行喷洒。施药后，及时更换被污染衣物并彻底清洗皮肤。喷洒农药过程中出现头晕、胸闷、流涎、恶心、呕吐等症状时，应立即到医院就诊。

（二）急性百草枯中毒

百草枯（paraquet，PQ）又名对草快，为联吡啶类除草剂，对人畜都有很强的毒性作用。百草枯呈无色结晶，易溶于水，对酸稳定，在碱性条件下易分解，是速效除草剂，喷洒后能够很快发挥作用，接触土壤后迅速失活。

【病因与发病机制】

百草枯经呼吸道、皮肤和胃肠道均可吸收，以口服中毒多见。成年人口服致死量为2～6g。药物被吸收后随血液分布于全身器官组织，以肺、肾含量最高，肝脏、肌肉次之，在体内可部分降解，但主要以原形经肾脏排出。中毒机理目前尚不完全清楚，一般认为百草枯主要参与体内细胞氧化还原反应，形成大量活性氧自由基及过氧化物离子，引起组织细胞膜脂质过氧化，导致多器官功能障碍综合征（MODS）或死亡。过氧化物离子损伤Ⅰ型、Ⅱ型肺泡上皮，肺表面活性物质生成减少，严重时可致肺水肿、肺出血和肺纤维化。百草枯中毒肺的基本病变为增殖性细支气管炎和肺泡炎。因肺组织对百草枯的主动摄取及蓄积特性，故损伤破坏严重，服毒者4～15天内渐进性出现不可逆性肺纤维化和呼吸衰竭，最终死于顽固性低氧血症。

【临床表现】

中毒病人的表现与毒物摄入途径、剂量、速度及身体基础健康状态有关。

1. 局部损伤　百草枯对皮肤黏膜有明显的刺激作用。接触部位皮肤迟发出现红斑、水疱、糜烂、溃疡和坏死；吸入者可出现鼻出血；口服中毒者，口腔、食管黏膜被灼伤及溃烂。毒物污染眼部时，可灼伤结膜或角膜。

2. 系统损伤

（1）呼吸系统　肺损伤是最突出和最严重的改变。小剂量中毒者早期可无呼吸系统症状，部分病人表现为咳嗽、咳痰、胸闷、胸痛、呼吸困难、发绀及肺水肿症状。经1～2周后可发生肺间质纤维化，肺功能障碍导致顽固性低氧血症，呈进行性呼吸困难，导致呼吸衰竭而死亡。大剂量服毒者可在24～48小时出现逐渐加重的呼吸困难、发绀、肺水肿或肺出血，常在早期发生急性呼吸窘迫综合征（ARDS），甚至死亡。

（2）消化系统　口服中毒者可出现口腔烧灼感，唇、舌、咽、食管及胃黏膜糜烂、溃疡及烧灼等化学烧伤症状，随后出现吞咽困难、声音嘶哑和咳嗽等症状，部分病人于中毒后1～3天出现肝损害。

（3）泌尿系统　可出现蛋白尿、管型、血尿、少尿、血肌酐及尿素氮升高，严重者发生急性肾衰竭。

（4）中枢神经系统　表现为头晕、头痛、幻觉、昏迷、抽搐。

（5）其他　可有发热、心肌损害、纵隔及皮下气肿、鼻出血、贫血等。

【辅助检查】

1. 毒物测定　疑为 PQ 中毒时，取病人胃液或血标本检测 PQ。血 PQ 浓度 ≥ 30mg/L，预后不良。服毒 6 小时后，尿液可测出 PQ。

2. 影像学检查　肺 X 射线或 CT 检查可协助诊断。早期呈下肺野散在细斑点状阴影，可迅速发展为肺水肿样改变。

【诊断】

根据病人毒物接触史、典型的临床表现及毒物测定即能明确诊断。

严重程度分型：①轻型：摄入百草枯量 < 20mg/kg，无临床症状或仅有消化道症状；②重型：摄入百草枯量 > 20mg/kg，部分病人可存活，但多数病人 2～3 周内死于肺功能衰竭；③暴发型：摄入百草枯量 > 40mg/kg，病人 1～4 天内死于多器官衰竭。

【治疗】

目前，对 PQ 中毒病人尚无特效解毒药。

1. 保持气道通畅　监测血氧饱和度或动脉血气。轻、中度低氧血症不宜常规供氧，吸氧会加速氧自由基形成，增强 PQ 毒性和病死率。PaO_2 < 40mmHg 或出现 ARDS 时，可吸入 21% 以上浓度的氧气，维持 PaO_2 ≥ 70mmHg。严重呼吸衰竭病人，机械通气治疗效果也不理想。

2. 减少毒物吸收

（1）清除毒物　尽快脱去污染的衣物，用肥皂水彻底清洗污染的皮肤、毛发。口服者，用复方硼砂漱口液或氯己定（洗必泰）漱口；眼部受污染时立即用 2%～4% 碳酸氢钠溶液冲洗 15 分钟，继而用生理盐水冲洗。

（2）催吐和洗胃　口服中毒者，应立即给予催吐；用碱性溶液（如肥皂水）充分洗胃，洗胃后给予胃动力药（多潘立酮、莫沙必利）促进排泄；服毒 1 小时内用白陶土 60g 或药用炭 30g 吸附。由于百草枯具有腐蚀性，洗胃时应避免动作过大导致食管或胃穿孔。

（3）导泻　洗胃后给予番泻叶（10～15g 加 200mL 开水浸泡后凉服）或硫酸镁、甘露醇、大黄导泻。

3. 加速毒物排出

（1）强化利尿　积极充分静脉补液后，应用呋塞米维持尿量 200mL/h。

（2）血液净化　应尽早（2～4 小时）进行，首先选用血液灌流，其 PQ 清除率为血液透析的 5～7 倍。

（3）防止肺纤维化　早期大剂量应用糖皮质激素，可延缓肺纤维化的发生，降低百草枯中毒的死亡率。及早给予自由基清除剂，如维生素 C、维生素 E、谷胱甘肽、茶多酚等，对百草枯中毒有改善作用。新的抗肺纤维化药物，如吡非尼酮，可抑制成纤维细胞生物活性和胶原合成，防止、逆转纤维化及瘢痕形成，对防止肺纤维化有一定的作用。还可以使用百草枯竞争剂，如普萘洛尔（10～20mg 口服，每日 3 次）可促进与肺组织结合的百草枯释放。小剂量左旋多巴可竞争性抑制 PQ 通过血脑屏障。肺损伤早期给予正压机械通气联合使用激素，对百草枯中毒引起的难治性低氧血症病人具有重要意义。

4. 对症支持治疗　应用质子泵抑制剂保护消化道黏膜。除早期有消化道穿孔的病人外，均应给予流质饮食，保护消化道黏膜，防止食管粘连、缩窄。加强对口腔溃疡、炎症的护理，可应用冰硼散、珍珠粉等喷洒于口腔创面，以促进愈合，减少感染机会。保护肝、肾、心功能，防治肺水肿，积极控制感染。出现中毒性肝病、肾衰竭时提示预后差，应积极给予相应的治疗。

【预防】

1. 预防胜于治疗。开展安全使用农药教育，提高防毒能力。

2. 严格执行农药管理的有关规定，PQ 应集中管理使用，严禁私存；盛装 PQ 药液的器皿应有警告标志，以防误服。

3. 改进生产工艺和喷洒装备，遵守安全操作规程，使用时应穿长衣、长裤和戴防护镜，不宜暴露皮肤和逆风喷洒。

（三）氨基甲酸酯类杀虫药中毒

氨基甲酸酯类杀虫药中毒（carbamate insecticide poisoning）又称氨基甲酸酯类农药中毒，是指机体在用意外或服毒自杀等方式接触氨基甲酸酯类杀虫药后，毒物在体内抑制胆碱酯酶活性，引起以毒蕈碱样、烟碱样和中枢神经系统症状为特征的临床中毒表现。

氨基甲酸酯类杀虫药主要有萘基氨基甲酸酯类（如西维因）、苯基氨基甲酸酯类（如叶蝉散）、杂环二甲基氨基甲酸酯类（如异索威）、杂环甲基氨基甲酸酯类（如呋喃丹）、氨基甲酸肟酯类（如涕灭威）等品种，因其对昆虫有选择性强、作用迅速、残毒低等特点，目前广泛应用于农业生产。

【病因与发病机制】

生产性中毒主要发生在加工生产、成品包装和使用过程中，若自服或误服中毒者病情较重。氨基甲酸酯类杀虫药的立体结构式与乙酰胆碱（ACh）相似，可与胆碱酯酶阴离子部位和酯解部位结合，形成可逆性的复合物，即氨基甲酰化，使其失去水解 ACh 的活力，引起 ACh 蓄积，刺激胆碱能神经兴奋，产生相应的临床表现。但氨基甲酰化胆碱酯酶易被水解，酶活性常在数小时内自然恢复，故临床症状较有机磷杀虫药中毒轻且恢复较快。

【临床表现】

生产性中毒主要通过呼吸道和皮肤吸收，中毒后 2~6 小时发病；口服中毒发病较快，可在 10~30 分钟内出现中毒症状。

临床表现与有机磷杀虫药中毒相似，主要为 ACh 蓄积引起的毒蕈碱样、烟碱样和中枢神经系统症状。主要表现有头晕、乏力、视力模糊、恶心、呕吐、腹痛、流涎、多汗、食欲减退和瞳孔缩小等，重症者可出现肌纤维颤动、血压下降、意识障碍、抽搐、肺水肿、脑水肿、心肌损害等。

由于多数氨基甲酸酯类杀虫药较难通过血脑屏障，故其中枢神经系统中毒症状通常较有机磷杀虫药中毒时相对轻。

【诊断及鉴别诊断】

1. 诊断　根据接触史、临床表现和血液胆碱酯酶活性降低，诊断并不困难。需要注意的是，氨基甲酸酯类杀虫药中毒导致胆碱酯酶活性抑制是可逆的，酶活性通常在 15 分钟下降至最低水平，30~40 分钟后可恢复到 50%~60%，60~120 分钟后血胆碱酯酶活力基本恢复正常，故血胆碱酯酶活性测定在氨基甲酸酯类杀虫药中毒时应用受限。对诊断困难病例，可考虑测定血、尿、胃灌洗液中的毒物及其代谢产物。

2. 鉴别诊断　需要与有机磷杀虫药中毒、毒蕈中毒相鉴别。需要警惕的是，急性下壁心肌梗死时可产生过度迷走反应，出现类似胆碱酯酶抑制时的临床表现，心电图和心肌坏死标志物的测定有助于鉴别诊断。

【治疗】

1. 清除毒物　皮肤、头发、指甲污染区用肥皂水或清水彻底清洗，口服中毒者，洗胃用温水或 1%~2% 碳酸氢钠溶液。施救人员应注意保护气道及自身防护。

2. 阿托品　应用足量的阿托品是氨基甲酸酯类杀虫药中毒的重要治疗措施。阿托品初始剂量 2~5mg，静脉注射，可重复注射。

胆碱酯酶复能药对氨基甲酸酯类杀虫药引起的胆碱酯酶抑制无复活作用，且存在一定的不良反应，故在明确诊断氨基甲酸酯类杀虫药中毒病人中禁用胆碱酯酶复能药。

（四）灭鼠药中毒

灭鼠药（rodenticide）是指可以杀灭啮齿类动物（如鼠类）的化合物。国内外已有 10 余种灭鼠药。目前，灭鼠药广泛用于农村和城市，绝大多数灭鼠药在摄入后对人畜产生很强的毒力，故国内群体和散发灭鼠药中毒事件屡有发生。

【中毒分类】

1. **按灭鼠药起效的急缓分类**　①急性灭鼠药：鼠食后24小时内致死，包括毒鼠强和氟乙酰胺；②慢性灭鼠药：鼠食后数天内致死，包括抗凝血类敌鼠钠盐和灭鼠灵等。

2. **按灭鼠药的毒理作用分类**　①抗凝血类灭鼠药：如灭鼠灵、克灭鼠、敌鼠钠盐、溴鼠隆和溴敌隆等；②兴奋中枢神经系统类灭鼠药：如毒鼠强、氟乙酰胺和氟乙酸钠等；③其他类灭鼠药：如安妥（增加毛细血管通透性）、杀鼠优（抑制烟酰胺代谢）、毒鼠磷（有机磷酸酯类）、磷化锌（无机磷类）等。

【病因与发病机制】

1. **病因**

（1）误食、误用　误食、误用灭鼠药制成的毒饵及有意服毒或投毒，是灭鼠药中毒的常见原因。

（2）皮肤接触或呼吸道吸入　在生产加工过程中，经皮肤接触或呼吸道吸入引起中毒。

（3）二次中毒　灭鼠药被动物、植物摄取后，以原形存留其体内，当人食用或使用中毒的动物或植物后，造成二次中毒。

2. **发病机制**

（1）慢性灭鼠药　其原理是灭鼠药的化学结构与维生素K相似，进入鼠体内使其肝脏合成凝血酶原功能障碍，破坏鼠的凝血机制，导致血液外渗和内出血而死亡。

（2）急性灭鼠药　①毒鼠强：对人的致死量为一次口服5～12mg（0.1～0.2mg/kg），对中枢神经系统有强烈的兴奋性，中毒后出现剧烈的惊厥。由于其剧烈的毒性和化学稳定性，易造成二次中毒，且目前无解毒药。②磷化锌：人的致死量为4mg/kg。口服后在胃酸的作用下分解产生磷化氢和氯化锌。磷化氢抑制细胞色素氧化酶，使神经细胞内呼吸功能障碍。氯化锌对胃黏膜的强烈刺激与腐蚀作用导致胃出血、溃疡。磷化锌吸入后会对心血管、内分泌、肝和肾功能产生严重损害，发生多脏器功能衰竭。③氟乙酰胺：人口服致死量为0.1～0.59mg/kg，经消化道、呼吸道及皮肤接触进入机体，经脱胺（钠）后形成氟乙酸，氟乙酸与三磷酸腺苷和辅酶结合，在草酰乙酸的作用下生成氟柠檬酸，导致生成草酰琥珀酸的正常代谢途径中断，氟柠檬酸可直接兴奋中枢神经系统，导致抽搐发作，也易造成二次中毒。

【临床表现】

可因灭鼠剂种类、剂量和摄入途径不同而异。

1. **抗凝血类灭鼠药**　常在误服较大剂量此类灭鼠药后出现中毒症状，其主要特征是出血倾向。一般经 1～3 天出现皮下广泛出血、血尿、鼻和牙龈出血、咯血、呕血、便血，严重者由于内脏器官大量出血发生失血性休克、颅内出血。

2. 含氟灭鼠药 ①轻度中毒：头痛、头晕、视力模糊、乏力、四肢麻木抽动、口渴、呕吐、上腹痛；②中度中毒：除上述症状外，尚有分泌物增多、烦躁、呼吸困难、肢体痉挛、心肌损害、血压下降；③重度中毒：潜伏期短，可在数分钟至数小时内发作，表现为意识障碍、全身抽搐、心律失常、心力衰竭、大小便失禁、呼吸衰竭等。

3. 毒鼠强 轻者表现为头痛、头晕、胸闷、心悸、恶心、呕吐、口唇麻木、乏力等。重者突然晕倒、癫痫大发作，发作时全身抽搐、意识障碍、口吐白沫、尿失禁，可因剧烈抽搐导致呼吸衰竭、死亡。

4. 磷化锌 轻者可出现口渴，恶心，呕吐、呕吐物有特殊的大蒜臭味，腹痛，腹泻，上消化道出血，头痛，头晕，胸闷，心悸，呼吸困难等；重者出现意识障碍，抽搐，惊厥，随病情进展可出现脑水肿、肺水肿、心肌损害、肝肾功能损害等。

【诊断及鉴别诊断】

有误服或其他原因引起的灭鼠药服药史而出现相应临床症状者，可做出诊断。服药史不明确时应与其他药物中毒、有机磷杀虫药中毒、心血管疾病及出血性疾病等鉴别。注意收集和保存剩余未服的药物或其标签，血、尿、呕吐物中进行灭鼠药检测，可以确定诊断。

【治疗】

见表 10-1。

表 10-1 灭鼠药中毒临床治疗一览表

灭鼠药种类	综合疗法	特效疗法
氟乙酰胺	1. 迅速洗胃，越早越好 2. 1 : 5000 高锰酸钾溶液或 0.15% 石灰水洗胃，使其氧化或转化为不易溶解的氟乙酸钙而减低毒性 3. 尽早应用药用炭 4. 支持治疗，保护心肌，纠正心律失常，惊厥病人在控制抽搐的同时应行气管插管保护气道，昏迷者可给予高压氧治疗	1. 特效解毒剂，乙酰胺（解氟灵）每次 2.5～5g，肌内注射，每日 3 次。重症病人，首次肌内注射剂量为全日量的 1/2，即 10g，连用 5～7 天为 1 个疗程 2. 血液净化（血液灌流、血液透析），用于重度中毒病人
毒鼠强	1. 迅速洗胃，越早越好 2. 清水洗胃后，胃管内注入：①药用炭 50～100g 吸附毒物；②20%～30% 硫酸镁导泻 3. 保护心肌，如静脉滴注极化液、1，6- 二磷酸果糖和维生素 B_6 4. 禁用阿片类药	1. 抗惊厥：推荐苯巴比妥和地西泮联用。①地西泮 每次 10～20mg 静脉注射或 50～100mg 加入 10% 葡萄糖液 250mL 静脉滴注，总量 200mg；②苯巴比妥 0.1g，每 6～12 小时肌内注射，用 3 天 2. 血液净化（血液灌流、血液透析、血浆置换），加强毒鼠强排出体外

灭鼠药种类	综合疗法	特效疗法
磷化锌	1. 皮肤接触中毒：应更换衣服，清洗皮肤 2. 吸入中毒：立即将病人置于空气新鲜处 3. 口服中毒：洗胃、导泻。①洗胃前：应考虑控制抽搐和气道保护；②洗胃：反复洗至无磷臭味、澄清液为止；③导泻：洗胃完毕后立即导泻。禁用硫酸镁、蓖麻油等 4. 对症支持治疗	目前尚无磷化锌中毒的特效治疗手段，临床上主要以支持治疗和对症治疗为主
溴鼠隆	1. 立即清水洗胃，催吐，导泻 2. 胃管内注入药用炭 50～100g 吸附毒物 3. 胃管内注入 20%～30% 硫酸镁导泻	1. 特效对抗剂：根据疗效反应调整剂量。①PT 显著延长者：维生素 K_1 5～10mg 肌内注射（成人或＞12 岁儿童）；1～5mg 肌内注射（＜12 岁儿童）。②出血病人：初始剂量维生素 $K_1$10～20mg（成人或＞12 岁儿童），5mg（＜12 岁儿童），稀释后缓慢静脉注射，根据治疗反应重复剂量，或静脉滴注维持。 2. 严重出血病人同时输新鲜冰冻血浆 300～400mL

三、镇静催眠药中毒

镇静催眠药中毒是指一次性或短时间内服用大剂量镇静催眠药引起的对中枢神经系统的抑制，由镇静催眠发展到全身麻醉，抑制延髓呼吸中枢及血管中枢，造成呼吸麻痹、血压下降，甚至休克。急性镇静催眠药中毒在我国大多数地区特别是城镇占急性中毒发病率首位，最常见的为苯巴比妥类和苯二氮䓬类药物。长期滥用催眠药可引起耐药性和依赖性而导致慢性中毒。突然停药或减量可引起戒断综合征。

镇静催眠药主要分为 3 类。①苯二氮䓬类：地西泮（安定）、奥沙西泮（去甲羟安定）、氯氮䓬；②巴比妥类：巴比妥、苯巴比妥、硫喷妥钠；③非巴比妥类苯二氮䓬类：水合氯醛、格鲁米特、甲喹酮（安眠酮）、甲丙氨酯（眠尔通）。

【病因与发病机制】

1. 病因　镇静催眠药中毒的原因常为药物滥用、误服和自杀自服，中毒途径绝大多数是口服，少数为静脉或肌内途径。

2. 发病机制　①苯二氮䓬类中毒机制：该类药物主要作用于大脑边缘系统、间脑，影响人的情绪和记忆。大剂量时抑制呼吸、心血管中枢。其中成人的最小致死量约 2g。②巴比妥类中毒机制：该类药物经消化道吸收较快，易进入脑组织，因此作用快。治疗剂量具有镇静、催眠作用，随剂量的增加，影响条件反射和共济协调性。大剂量可抑制延髓呼吸中枢和血管运动中枢，出现呼吸、循环抑制。

【临床表现】

1.急性巴比妥类药物中毒

（1）轻度中毒 可出现嗜睡、情绪不稳定、注意力不集中、言语不清、反应迟钝、判断和定向障碍。

（2）重度中毒 进行性中枢神经系统抑制，由嗜睡到昏迷。早期可有四肢强直、腱反射亢进，后期则各种反射消失、瞳孔时大时小、呼吸变浅或不规则。

2.急性苯二氮䓬类药物中毒 中枢神经系统抑制较轻，主要症状是头晕、记忆力减退、嗜睡、言语含糊不清和共济失调。很少出现严重症状如长时间深昏迷和呼吸抑制等，如出现，应考虑同时服用其他镇静催眠药或酒等因素。

3.非巴比妥类苯二氮䓬类药物中毒 其症状虽与巴比妥类药物相似，但有其自身特点。

（1）水合氯醛中毒 可有心律失常和肝、肾功能损害。

（2）格鲁米特中毒 意识障碍有周期性波动，有抗胆碱能神经症状，如瞳孔散大等。

（3）甲喹酮中毒 可有明显的呼吸抑制，出现锥体束征（如肌张力增强、腱反射亢进和抽搐等）。

（4）甲丙氨酯中毒 常有血压下降。

【辅助检查】

1.血、尿及胃液药物浓度的测定，对诊断有参考意义。

2.血液生化检查，如电解质、血糖、尿素氮、肌酐等。

3.动脉血气分析。

【诊断及鉴别诊断】

1.诊断 急性中毒有服用大量镇静催眠药史，出现意识障碍、呼吸抑制及血压下降。胃液、血液、尿液中检出镇静催眠药或其代谢产物。

2.鉴别诊断 急性镇静催眠药中毒应与其他意识障碍疾病相鉴别：了解有无原发性高血压、癫痫、糖尿病、肝病、肾病等既往史，以及一氧化碳、酒精、有机溶剂等毒物接触史。检查有无头部外伤、发热、脑膜刺激征、偏瘫、发绀等。结合实验室检查综合分析，可做出鉴别诊断。

【治疗】

1.维持昏迷病人重要器官的功能 病人去枕平卧，头偏向一侧，清除口鼻腔分泌物，保持气道通畅；深昏迷病人应予气管插管保护气道，并保证吸入足够的氧和排出二氧化碳。

2.清除毒物

（1）洗胃　经口服中毒清醒者，可首先使用催吐和洗胃。如服药时间超过4小时者，洗胃效果不佳，但服药剂量大者仍应洗胃，洗胃后经胃管注入药用炭50～100g加100mL水制成的混悬液，并用硫酸钠10～15g导泻，以减少药物的吸收。忌用硫酸镁，因硫酸镁可加重对中枢神经系统的抑制作用。

（2）碱化尿液与利尿　用呋塞米和碱化尿液治疗，只对长效巴比妥类药物中毒有效，对吩噻嗪类药物中毒无效。

（3）血液净化　血液透析、血液灌流可促进巴比妥类药物清除，危重病人可考虑应用，尤其是合并心力衰竭和肾衰竭、酸碱平衡和电解质异常、病情进行性恶化的病人。苯巴比妥类药物蛋白结合率高，推荐选择血液灌流。血液净化治疗对苯二氮䓬类药物中毒作用有限。

3.特效解毒药治疗　巴比妥类药物中毒无特效解毒药。氟马西尼（flumazenil）是苯二氮䓬类药物拮抗剂，能通过竞争抑制苯二氮䓬类受体而阻断苯二氮䓬类药物对中枢神经系统的作用。用法：0.2mg静脉注射30秒，如无反应，再给0.3mg，如仍然无反应，则每隔1分钟给予0.5mg，最大剂量3mg。此药禁用于已合用可致癫痫发作的药物及颅内压升高者。

4.对症治疗　多数镇静催眠类药物中毒以对症支持治疗为主。低体温者，应注意保暖；心律失常者，给予心电监护和抗心律失常药治疗；低血压者，应积极补充血容量，以维持血压。

【预后】

轻度中毒病人无需治疗即可恢复。中度中毒病人经精心护理和适当治疗，在24～48小时内可恢复。重度中毒病人可能需要3～5天才能恢复意识。本病的病死率低于5%。

【预防】

镇静催眠类药物的处方、使用和保管应严加控制，特别是对情绪不稳定和精神不正常者应慎重用药。要防止药物的依赖性。长期服用大量催眠药者，包括长期服用苯巴比妥的癫痫病人，不能突然停药，应逐渐减量后停药。

四、急性一氧化碳中毒

在生产和生活环境中，炭不完全燃烧产生一氧化碳。人体短时间内吸入过量一氧化碳造成脑及全身组织缺氧性疾病，最终可导致脑水肿和中毒性脑病，称为急性一氧化碳中毒（acute carbon monoxide poisoning），又称煤气中毒。

【病因与发病机制】

1.病因　工业生产和日常生活中，引起一氧化碳中毒最常见的原因是室内通风不良或防护不当。工业生产煤气、炼钢、炼焦和烧窑等生产过程中，炉门和窑门关闭不严、煤气管道漏气或煤矿瓦斯爆炸可产生大量一氧化碳，导致吸入中毒。日常生活中，家用煤炉排烟不畅、煤气灶、煤气热水器漏气，且门窗紧闭，连续大量吸烟等都可引起急性一氧化碳中毒。失火现场空气中一氧化碳的浓度高达 10%，也可引起现场人员中毒。

2. **发病机制**　一氧化碳中毒主要导致细胞水平的氧运送和氧吸收障碍，引起细胞和组织缺氧。一氧化碳进入体内，85% 可与血液中红细胞的血红蛋白结合，形成稳定的碳氧血红蛋白（COHb）。一氧化碳与血红蛋白的亲和力比氧与血红蛋白的亲和力大 240 倍，而 COHb 的解离度比氧合血红蛋白慢 3600 倍。故一氧化碳一经吸入即与氧争夺与血红蛋白的结合，形成 COHb，使血液中的血红蛋白失去携氧能力，引起组织缺氧。一氧化碳还能与还原型细胞色素氧化酶二价铁结合，抑制细胞色素氧化酶活性，影响细胞呼吸和氧化过程，阻碍氧的利用。一氧化碳中毒时，体内代谢旺盛的器官如大脑和心脏最易受损，引起脑水肿、脑缺血性软化和心肌坏死。急性一氧化碳中毒在短时间内死亡者，血液呈樱桃红色，各器官充血、水肿，并有点状出血。

【临床表现】

1. **急性一氧化碳中毒的症状**　与血液中 COHb 浓度有密切关系，同时也与病人中毒前的健康状况，有无心、脑血管等基础疾病有关。临床主要表现为急性脑缺氧和其他脏器缺氧性改变。按中毒程度分为 3 级：

（1）轻度中毒　血液 COHb 浓度为 10%～20%。表现为不同程度的头痛、头晕、耳鸣、眼花、恶心、呕吐、心悸和四肢无力等。如及时脱离中毒环境并吸入新鲜空气或氧疗，症状可很快消失。

（2）中度中毒　血液 COHb 浓度为 30%～40%。病人出现胸闷、气短、呼吸困难、幻觉、视物不清、判断力降低、运动失调、嗜睡、意识模糊甚至是浅昏迷、皮肤多汗、颜面潮红、口唇黏膜可呈樱桃红色、瞳孔对光反射及角膜反射迟钝，氧疗后病人可恢复正常且无明显并发症。

（3）重度中毒　血液 COHb 浓度达 40%～60%。病人迅速出现昏迷、呼吸抑制、肺水肿、心律失常或心力衰竭。部分病人因吸入呕吐物引起吸入性肺炎。受压部位皮肤可出现红肿和水疱。眼底检查可见视盘水肿。抢救能存活者可留有神经系统后遗症，如呈去皮质综合征状态（无意识地睁眼、闭眼，对光反射、角膜反射存在，对外界刺激无反应，无自发性言语及有目的动作，呈上肢屈曲、下肢伸直姿势，可有病理征），有些病人最终因呼吸衰竭和其他严重并发症而死亡。

2. **急性一氧化碳中毒迟发脑病（神经精神后遗症）**　急性一氧化碳中毒病人在意识障碍恢复后，经过 2～60 天的"假愈期"，可出现下列临床表现之一：

（1）精神神经障碍　表现为痴呆木僵、谵妄状态或去皮质状态。

（2）锥体外系神经障碍　震颤麻痹综合征多见，表现为表情淡漠、四肢肌张力增强、静止性震颤、慌张步态等。

（3）锥体系神经损害　可出现偏瘫、病理反射阳性或小便失禁等。

（4）大脑皮质局灶性功能障碍　出现失语、失明、不能站立及继发性癫痫。

（5）脑神经及周围神经损害　如视神经萎缩、听神经损害及周围神经病变等。

【辅助检查】

1.血液 COHb 测定　分光镜检查法临床上常用，此检查可见特殊的吸收带，监测血液中 COHb 浓度，既能明确诊断，又有助于判断病情及评估预后。

2.脑电图检查　可见弥漫性低波幅慢波，与缺氧性脑病进展相平行。

3.头部 CT 检查　一氧化碳中毒出现脑水肿时，CT 检查可见低密度病灶。

【诊断及鉴别诊断】

1.诊断　根据一氧化碳接触史，急性发生的中枢神经损害症状和体征，结合血液 COHb 测定的结果，可做出急性一氧化碳中毒的诊断。

2.鉴别诊断　急性一氧化碳中毒应与脑血管意外、脑震荡、高血压脑病、糖尿病酮症酸中毒及其他中毒引起的昏迷相鉴别。既往史、体格检查、实验室检查有助于鉴别诊断。血液 COHb 测定对本病的诊断有重要价值，但血液标本要求在脱离中毒现场 8 小时内尽早抽取。

【治疗】

治疗原则：迅速使病人脱离中毒环境，保持呼吸道通畅，纠正缺氧，积极防治脑水肿及其他并发症。

1.终止一氧化碳吸入　迅速将病人转移到空气新鲜处，清除口、鼻腔及气道分泌物、呕吐物，保持呼吸道通畅。

2.氧疗

（1）吸氧　给予鼻导管或面罩吸氧，促使 COHb 解离，纠正缺氧。

（2）高压氧舱治疗　该治疗能增加血液中的物理溶解氧，提高总体氧含量，促进氧释放及加速一氧化碳排出，可迅速纠正组织缺氧，缩短昏迷时间和病程，预防一氧化碳中毒引发的迟发性脑病，有效率可达 95% ~ 100%。高压氧舱治疗一氧化碳中毒，对各脏器均有保护作用，尤其对脑功能的保护具有所有药物无法替代的作用。此疗法适用于昏迷或有昏迷史的病人，以及出现明显心血管系统症状，血液 COHb 浓度大于 25% 的病人。

3.机械通气　严重呼吸衰竭者可进行有创或无创机械通气治疗。

4.血浆置换　适用于危重病人。

5. **防治脑水肿** 严重一氧化碳中毒后，脑水肿可在 24～48 小时发展到高峰。因此，应积极纠正缺氧，同时给予脱水治疗。脱水治疗用 20% 甘露醇 1～2g/kg 静脉快速滴注，每 6～8 小时 1 次，2～3 天后颅内压增高现象好转后可减量；也可静脉注射呋塞米及与糖皮质激素合用。频繁抽搐者，首选地西泮 10～20mg 缓慢静脉注射，也可用水合氯醛灌肠，必要时可重复使用。对昏迷时间长、伴高热的病人给予头部物理降温或冬眠药物。

6. **促进脑细胞代谢** 常用药物有 ATP、辅酶 A、细胞色素 C、大量维生素 C 及胞磷胆碱等。

7. **防治并发症和后遗症** 保持呼吸道通畅，必要时行气管切开。昏迷期间应加强护理，定时翻身以防发生压疮和肺炎。注意营养支持。

【预防】

1. 加强预防一氧化碳中毒的宣传，向民众介绍一氧化碳中毒的基本知识和防护措施。

2. 居室内火炉要安装烟筒管道，防止管道漏气。

3. 凡能产生一氧化碳的工作场所，要认真执行安全操作规程和个人防护措施，普及急救知识，定期监测空气中一氧化碳的浓度。

4. 进入高浓度一氧化碳的环境时，要戴好防毒面具。

5. 凡可能接触一氧化碳者出现头晕、头痛，应立即离开所在环境，吸入新鲜空气，严重者应及时就医治疗。

项目二　中　暑

中暑（heat illness）是由于高温环境引起的体温调节中枢功能障碍，汗腺功能衰竭和水、电解质丧失过多而出现相关临床表现的疾病。

【病因与发病机制】

1. **病因** 中暑常发生在温度过高（＞32℃）、烈日暴晒、湿度较大（＞60%）、通风不良的作业环境下，尤其是劳动强度过大时，年老体弱、慢性病病人及由于过度劳累对高温的耐受限度降低者更易发生。通常发生中暑的原因有：①环境温度过高。人体能从外界环境获取热量。②产热增加。重体力劳动、发热疾病、甲状腺功能亢进症和应用某些药物（如苯丙胺）使产热增加。③散热障碍。如湿度大、肥胖、穿透气性不良的衣服或无风天气等。④汗腺功能障碍。人体主要通过皮肤汗腺散热，系统性硬化病、先天性无汗症、抗胆碱能药或毒品滥用可抑制出汗。上述因素会促发和导致中暑。

2. **发病机制** 中暑的损伤主要是由于体温过高（＞42℃）对细胞产生直接损伤作用，

引起酶变性、线粒体功能障碍、细胞膜稳定性丧失和有氧代谢途径中断，导致多器官功能障碍或衰竭。

【临床表现】

严重中暑可分为热痉挛、热衰竭、热射病。上述 3 种情况可顺序发展，也可交叉重叠。病人常可出现先兆中暑，如在高温环境下一定时间后，大量出汗、全身疲乏无力、头晕、耳鸣、胸闷、心悸、恶心、口渴、注意力不集中等，体温正常或略升高，多低于37.5℃。

1.热痉挛　常见于青壮年，多发生在高温下进行强体力劳动和大量出汗、因口渴而饮水较多时，因血钠及氯化物浓度降低而引起肌肉痉挛。病人突然出现四肢肌肉特别是腓肠肌、咀嚼肌、腹直肌、胃肠道平滑肌等呈对称性、阵发性痉挛、疼痛，数分钟后缓解，无明显体温升高，无神志障碍。热痉挛也可为热射病的早期表现。

2.热衰竭　多见于老年人、儿童和慢性病病人，因严重热应激时体液和体钠丢失过多引起循环容量不足所致。一般先出现头晕、头痛、心悸、多汗、面色苍白、恶心、呕吐、口渴、皮肤湿冷、血压一过性下降、突然晕厥、体温不高或稍高。

3.热射病　亦称中暑高热，是中暑常见、严重的类型。高热、无汗和昏迷是本型的特征。起病急，往往在高温环境下连续工作数小时后发病，前驱症状有乏力、头晕、头痛、出汗减少等，继而体温迅速增高达 41℃以上，出现嗜睡、谵妄和昏迷、皮肤干热、无汗、脉速、脉压增宽。休克时血压下降，呼吸快而浅，后期呈潮式呼吸、瞳孔缩小、对光反应迟钝或消失，严重时可出现弥散性血管内凝血、心力衰竭、脑水肿、肺水肿、肝肾衰竭等严重并发症而死亡。

【辅助检查】

热痉挛可出现低钠、低氯血症，尿肌酸增高；热衰竭可有低钠、低钾血症；热射病可有白细胞和中性粒细胞增高，蛋白尿和管型尿，血尿素氮和血清酶增高，心电图可出现各种心律失常及心肌损害的表现。

【诊断及鉴别诊断】

根据有暴露于温度高（＞32℃）、湿度较大（＞60%）环境中的病史，结合临床表现、实验室检查结果，可做出诊断。热射病应与脑炎、脑膜炎、伤寒、脑恶性疟疾、甲状腺危象、下丘脑出血等鉴别。

【治疗】

中暑的类型和病因不同，但基本治疗措施相同。快速降温是治疗的基础，迅速降温决定病人的预后。降低劳力性热射病病人体温的时间段由之前的"黄金一小时"改为"黄金半小时"。

1. 中暑先兆　使病人暂时脱离高温环境，至通风阴凉处休息即可。

2. 轻症中暑　使病人迅速脱离高温环境，至通风阴凉处安静休息，口服含盐饮料及对症处理，并可服用十滴水、藿香正气丸等，有循环衰竭早期症状者，给予葡萄糖或生理盐水静脉滴注。

3. 重症中暑　使病人迅速脱离高温环境，并根据临床类型予以急救。

（1）热痉挛　主要补充氯化钠，可口服含盐清凉饮料，局部按摩，必要时予以10%葡萄糖酸钙10～20mL缓慢静脉滴注。

（2）热衰竭　使病人迅速脱离高温环境，至通风阴凉处安静休息，口服含盐饮料，一般不必应用升压药。

（3）热射病　迅速降低病人过高的体温是治疗的关键，主要措施有：①物理降温：立即将病人移至通风良好的低温环境，冷敷全身或冰浴，同时进行皮肤、肌肉按摩。目前多主张物理降温和药物降温同时进行。②药物降温：首选氯丙嗪25～50mg加入葡萄糖溶液500mL静脉滴注。用药过程中，注意观察血压，当收缩压降至90mmHg时应减慢氯丙嗪滴速。降温过程中，密切观测肛温变化，当体温降至38℃时，停止降温，待温度回升后继续以物理降温为主治疗。③对症与支持治疗：保持呼吸道通畅并吸氧，纠正失水、低血容量及电解质紊乱等。

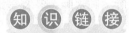

中暑的院前处理原则

在炎热夏季，因高温酷暑而引发不适，甚至更严重症状的病例层出不穷。一旦发现身边的人在高温环境下出现意识不清或者晕倒后，可以初步判断他是否是热射病（严重中暑），此时对其进行一些必要的院前处理对于抢救生命就显得尤为重要。

院前处理的原则如下：

1. 识别：热射病的表现多样，可能包括：①头晕；②搏动性头疼；③恶心；④极高的体温（口腔体温大于39.5℃）；⑤皮肤红、热且干燥无汗；⑥怕冷；⑦快速、沉重的脉搏；⑧意识模糊；⑨口齿不清；⑩不省人事。

2. 处理：如果看到以上任何迹象，说明此时的情况很有可能足以威胁病人的生命安全。在试图给病人降温的同时，应请周围其他人帮忙拨打急救电话。①将病人移到阴凉的地方。②不论使用何种方法，迅速给病人降温。比如：将病人浸泡在浴缸的凉水里，将病人放在凉水淋浴下，用浇花的凉水喷洒在病人身上，用凉水擦拭病人的身体，用凉湿毛巾或冰袋冷敷头部、腋下及大腿根部，天气干燥时，将病人裹在凉水浸湿的单子或衣物里用风扇猛吹。③监测病人的体温，坚持努力帮助病人降温直到体温降到38℃。④不要给病人喝水。

【预后】

热射病的病死率为20%～70%，50岁以上的病人高达80%。无尿、昏迷或心力衰竭病人的病死率高，昏迷超过6小时或DIC者预后不良。决定预后的不是发病初始的体温，而是在发病30分钟内的降温速度。如果发病后30分钟内能将直肠内温度降至40℃以下，通常不发生死亡。降温延迟，病死率明显增加。血乳酸浓度可作为判断预后的指标。

【预防】

1. 加强预防中暑的宣传教育，特别是及早识别中暑的早期症状，及时进行处理。

2. 在烈日下行走或劳作须戴凉帽，穿宽松浅色透气衣服，配备防暑药品。

3. 对年老体弱者、慢性病病人等中暑高危人群，应加强防暑，不要在高温环境下过度活动，适量饮水、合理营养、充足睡眠，有发生中暑先兆不适时立即到阴凉处。

4. 改善高温环境的工作条件，多饮用渗透压＜200mOsm/L的钾、镁和钙盐防暑饮料。

5. 中暑病人恢复数周内，应避免到室外剧烈活动和暴露于阳光下。

项目三 淹 溺

淹溺又称溺水，是指人体淹没于水中，被水刺激引起喉部的会厌痉挛而关闭或呼吸道被水和异物堵塞，引起通气障碍而发生缺氧性窒息的疾病，严重者可引起呼吸、心搏骤停。淹溺发生后病人未丧失生命者称为近乎淹。突然浸没至少低于体温5℃的水中后出现心脏停搏或猝死为淹没综合征。淹没后综合征指淹没一段时间恢复后，因肺泡毛细血管内皮损伤和渗漏引起肺部炎症反应、肺泡表面活性物质减少或灭活而出现的呼吸窘迫，是急性呼吸窘迫综合征（ARDS）的一种类型。淹溺常发生在夏季，多见于沿海国家、地区，已成为伤害致死的第3位原因，常见于儿童和青少年，是14岁以下儿童首位致死原因。男性淹溺约为女性的3倍。

【病因与发病机制】

1. 病因 淹溺常见于游泳、跳水（头颈或脊髓损伤）或潜水员因心脏病、癫痫、低血糖发作导致神志丧失及在水中运动时间过长、过度疲劳，也可见于水灾、交通意外或投水自杀。

2.发病机制　人体溺水数秒钟内本能屏气（＜1分钟），引起呼吸暂停、心动过缓、外周血管收缩等潜水反射表现，以保证心脏和大脑血供。不能屏气后，出现非自发性吸气，水进入气道引起反射性咳嗽、喉痉挛。气道液体增多时导致严重呼吸障碍、缺氧、高碳酸血症和代谢性酸中毒。脑缺氧严重时，喉痉挛消失，发生窒息和昏迷，继而出现心动过速、心动过缓，最终心脏停搏。一般淹溺过程从溺水到心脏停搏为数秒到数分钟。

【临床表现】

淹溺者出现神志丧失、呼吸停止或大动脉搏动消失，处于临床死亡状态。近乎淹溺病人临床表现的个体差异较大，与溺水持续时间长短、吸入水量多少、吸入介质的性质及器官损害的范围有关。

近乎淹溺者可有头痛或视觉障碍、剧烈咳嗽、胸痛、呼吸困难和咳粉红色泡沫痰。溺入海水者，感到明显口渴，最初几小时可出现寒战、高热，胃部明显饱胀。体格检查可发现淹溺者有意识障碍、神志不清甚至昏迷，全身浮肿，四肢冰冷，皮肤发绀，球结膜充血，口腔和鼻腔内充满泡沫状液体、污泥或杂草，呼吸浅快、急促或停止，两肺满布干湿啰音，严重者可出现呼吸停止、心律失常、腹部膨胀、上腹部可有振水音。神经系统检查可发现四肢肌张力增高、腱反射亢进。

【辅助检查】

1.血和尿液检查　外周血白细胞轻度增高。淡水淹溺者，血钾升高；海水淹溺者可有高钠血症或高氯血症。严重者出现血小板减少、凝血酶原时间延长等DIC的实验室表现。

2.心电图检查　显示窦性心动过速、非特异性ST段和T波改变、心律失常等。

3.动脉血气分析　所有病人出现不同程度的低氧血症，约75%病人有严重的混合性酸中毒。

4.X射线检查　淹溺后数小时可出现肺浸润和肺水肿，X射线检查显示斑片状阴影。

【诊断】

根据淹溺史和打捞经过不难诊断，但应迅速评估溺水者的生命状态，如呼吸、心跳是否停止，血压及意识状态等。

【治疗】

1.现场急救　迅速救出病人；立即清除口腔、鼻中的杂草、污泥，保持呼吸道通畅；迅速将病人置于抢救者屈膝的大腿上，头向下，按压其背部使呼吸道和胃内的水倒出。

对呼吸、心跳停止者，立即进行心肺复苏术。尽快进行口对口人工呼吸和胸外心脏按压。口对口呼吸吹气量要大，吹气后用双手按压胸廓，加大呼吸通气量和克服肺泡阻力。如无效，应尽早行气管插管。

2. 现场急救后治疗 复苏成功者，应积极防治并发症，如脑水肿、肺水肿、肺部感染、ARDS、DIC、急性肾衰竭、电解质紊乱等。

3. 对症治疗 吸入高浓度氧或高压氧治疗，根据病情采用机械通气。

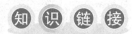

溺水抢救的对与错

1. 对于溺水者应该先控水。

控水法适合尚有意识、心跳的溺水者，且时间应在 3 分钟之内。《2010 年美国心脏协会心肺复苏及心血管急救指南》明确指出：没有证据表明水会阻塞气道，不需要控水，溺水心脏骤停属于缺氧性心脏骤停，心肺复苏应包括人工呼吸和胸外按压。对于没有意识的溺水者，不需要控水。

2. 溺水后，立即对溺水者大声呼叫，如果叫不应，就应立即进行心脏按压（胸外按压）。

这种做法是错误的。错误在于忽略了呼吸及脉搏。溺水救出后，应对呼叫无反应且无呼吸及脉搏者进行心肺复苏。

3. 溺水抢救的顺序是 C–A–B 还是 A–B–C。

溺水是窒息缺氧性心脏骤停，供氧是首要目标，因而采用 A–B–C 顺序急救。由于溺水的根本机制是缺氧，最新的关于溺水的循证医学推荐是先进行 5 次人工呼吸，再进行胸外按压 30 次，随后 2 次人工呼吸，继之 30 次胸外按压，随后重复 2∶30 循环。该法不但首先给予人工呼吸，而且将最初的 2 次人工呼吸增加到 5 次，目的也是为了第一时间提供给病人充足的氧合。

【预后】

淹溺所致肺损伤和脑缺氧的严重程度与吸水量、淹溺时间有关，与吸入淡水或海水的性质无关。从水中救出后到自主呼吸恢复的时间越短，预后越好，治疗 1 小时内恢复神智的淹溺者预后好。约 20% 的淹溺者恢复后遗留不同程度的脑功能障碍、中枢性四肢瘫痪、锥体外系综合征和外周神经或肌肉损伤。

【预防】

1. 对从事水上作业者，定期进行严格的健康检查。有慢性或潜在疾病者，不宜从事水上活动。

2. 酒精能损害判断能力，下水作业前不要饮酒。

3. 下水前要做好充分准备活动，不要在水温较低的水域游泳。

4. 进行游泳、水上自救、互救的知识和技能训练，水上作业时应备用救生器材。

5. 避免在情况复杂的自然水域游泳，或在浅水区跳水或潜泳。

复习思考

一、名词解释

1. 中毒。

2. 急性一氧化碳中毒。

3. 中暑。

4. 淹溺。

二、简答题

1. 简述急性中毒的治疗原则及治疗措施。

2. 有机磷杀虫药中毒的主要临床表现有哪些？

3. 如何区别阿托品化和阿托品中毒？

4. 一氧化碳中毒有何临床表现特点？

5. 中暑的主要临床表现及治疗措施有哪些？

6. 淹溺现场急救的原则。

模块十一

传染病

项目一 总 论

【学习目标】

1. 掌握传染病的基本特征、临床特点及流行过程的基本条件。
2. 熟悉传染病的基本规律和预防措施。
3. 了解传染病在感染过程中的人体反应性。

案例导入

张某，女，36岁，养鸡场饲养员。今日以高热、头痛、鼻塞、流涕、咳嗽、咽痛、全身不适等症状就诊。查体：体温39.5℃，确诊为高致病性禽流感。

思考：1. 此病属于哪类传染病？

2. 发现此病疫情报告的时限为几小时？

3. 应对该病人采取怎样的隔离措施？

传染病（communicable diseases）是由病原微生物（细菌、病毒、立克次体、螺旋体、支原体、衣原体、真菌）和寄生虫（蠕虫或原虫）感染人体后产生的具有传染性的疾病。历史上，天花、霍乱、鼠疫、疟疾等传染病曾严重威胁过人类的生存与发展，也给我国人民带来重大的灾难。今天，人类与传染病的斗争已取得显著成就，许多传染病发病率和病死率都有不同程度下降。但是，随着传染病构成谱不断变迁，一些曾被控制的传染病死灰复燃，如结核、血吸虫、霍乱等再度发生与流行，生物恐怖主义威胁也依然存在，获得性免疫缺陷综合征、传染性非典型肺炎、军团病、莱姆病等新传染病不断出现，对人类健康和生命，以及社会经济发展已构成严重的威胁。自1972年以来，新发现的病原体已达45

种，新发传染病已成为当前研究的核心内容。近年来，突发重大传染病疫情引起我国政府高度重视，同时也促进了我国公共卫生体系的进一步发展和完善。

一、感染与免疫

1.感染 感染（infection）是病原体入侵人体并相互作用、斗争的过程。在漫长进化过程中，有些病原体与人体宿主之间形成了相互适应、互不损害的共生状态，但多数病原体与宿主之间是不相适应的，从而引发双方之间的斗争。此过程与病原体的作用（毒力、侵袭力、数量、变异性）、人体的免疫应答（特异性免疫、非特异性免疫）及来自外界的干预如药物、劳累等因素有关，其中以机体免疫防御能力最为重要。

2.感染过程的各种表现

（1）病原体被清除 病原体进入人体后，可被人体消灭、中和或排除，不引起病理变化，临床上无任何症状，因病原体很快被消灭清除，机体不一定能获得免疫力。

（2）隐性感染 又称亚临床感染，指病原体侵入人体后，仅引起机体发生特异性免疫应答，不发生或只发生轻微组织损伤，临床上无任何症状、体征，只有通过免疫学检查才能发现。少数人转为病原携带状态，成为重要传染源，大多数传染病以隐性感染最常见，如流行性乙型脑炎、脊髓灰质炎等。

（3）显性感染 又称临床感染，指病原体侵入人体后，不但引起机体免疫应答，而且通过病原体本身作用或机体变态反应，导致机体出现病理改变和临床表现，是最易识别的传染病表现形式。在大多数传染病中，显性感染仅占极少数，有些显性感染后机体可获得持久免疫力而不再感染，但有些传染病感染后免疫力不持久，可再感染，还有少数成为恢复期病原携带者。

（4）病原携带状态 指病原体侵入人体后，可在入侵局部或其他组织器官生长繁殖，并不断排出体外，但不出现临床表现。按其病原体种类不同，可分为带病毒者、带菌者和带虫者；按发生时期不同，分为潜伏期携带者、恢复期携带者、健康携带者；按携带病原体持续时间的长短不同，分为急性病原携带者、慢性病原携带者。

（5）潜伏期感染 病原体侵入人体后，寄生于某些部位，而机体免疫力只能使病原体局限，却不能将其清除，病原体便可长期潜伏在体内。在潜伏性感染期间，因无病原体排出，所以无传染性。一旦免疫功能下降，便可引起显性感染。

以上五种感染的表现形式在不同传染病中各有侧重，在一定条件下可相互转变，一般以隐性感染最为常见，病原携带状态次之，显性感染的比例最小，但较容易识别。

3.感染过程中的免疫反应

（1）非特异性免疫 包括天然屏障，如皮肤、黏膜及血脑屏障等；吞噬作用，如以中性粒细胞为主的单核-巨噬细胞系统；体液因子，包括补体、溶酶体和干扰素等。

（2）特异性免疫　包括细胞免疫（T细胞）和体液免疫（B细胞）。

二、传染病的流行过程

传染病的流行过程是指传染病在人群中发生、发展和转归的过程。传染病流行过程的三个基本条件包括传染源、传播途径及人群易感性，而其本身又受社会因素和自然因素的影响。

1. 传染源　指体内有病原体生长繁殖并能将其排出体外的人和动物。

（1）病人　病人是重要传染源，急性期病人可借其症状，如咳嗽、呕吐、腹泻等，促进病原体播散；慢性病人可长期污染环境；轻型病人因数量多，症状轻，不易被发现，成为最主要的传染源。

（2）隐性感染者　由于病人无任何症状或体征而不易被发现，在某些传染病中，隐性感染者是重要的传染源，如脊髓灰质炎、流行性脑脊髓膜炎等。

（3）病原携带者　感染病原体后无任何临床症状，却能排出病原体的人称为病原携带者，常为重要传染源。在某些传染病中，如细菌性痢疾、伤寒等，尤其是慢性病原携带者，具有重要流行病学意义。

（4）受感染的动物　某些动物间的传染病，如禽流感、狂犬病、鼠疫等也可传染给人类引起严重疾病。

2. 传播途径　指病原体从传染源体内排出后，侵入另一个易感者体内的途径，可通过单一途径传播，也可为多种途径传播。

（1）呼吸道传播　易感者将含有病原体的飞沫、飞沫核或尘埃吸入呼吸道而感染，如传染性非典型肺炎、流感、麻疹等呼吸道传染病。

（2）消化道传播（粪 - 口传播）　易感者因进食被病原体污染的水或食物而感染，如细菌性痢疾、伤寒、霍乱等。

（3）接触传播　分为直接接触与间接接触两种方式。前者指传染源与易感者皮肤、黏膜的直接接触，如狂犬病、各种性病等；后者又称为日常生活接触传播，是因接触了传染源分泌物或排泄物污染的日常生活用品或餐具等引起，如痢疾、猩红热等。

（4）虫媒传播　指通过节肢动物为媒介而造成的传播。可分为吸血传播和机械传播，前者通过吸血昆虫（蚊子、跳蚤、白蛉等）叮咬，如疟疾、乙脑、斑疹伤寒、鼠疫等；后者通过苍蝇、蟑螂等机械接触携带病原体传给易感者。

（5）血液、体液、血制品等传播　病原体存在于病人、病原携带者的血液和体液中，通过应用血制品、输血、分娩或性交等途径感染人体，如乙型肝炎、丙型肝炎、获得性免疫缺陷综合征等。

（6）母婴传播　病原体通过母亲胎盘、分娩、哺乳等方式感染胎儿或婴儿。

（7）土壤传播　易感者接触（多种方式）被病原体芽孢（如炭疽、破伤风）或幼虫（如钩虫）、虫卵（如蛔虫）污染的土壤而感染。

3. 人群易感性　人群对某种传染病容易感染的程度称人群易感性。对某一传染病缺乏特异性免疫力的人称为易感者，其在某一特定人群中的比例决定该人群的易感性，易感者越多，人群易感性越高，一旦有传染源进入，并有合适的传播途径，就可引起传染病流行。而在有计划的预防接种或传染病流行之后，免疫人群增加，人群易感性则下降。

三、传染病的特征

（一）基本特征

1. 病原体（pathogens）　每一种传染病都是由特异性的病原体所引起，检出病原体对确定诊断具有极其重要的意义，临床以病毒和细菌最常见，如伤寒的病原体是伤寒杆菌，疟疾的病原体是疟原虫。

2. 传染性（infectivity）　病原体由宿主体内排出，通过某种途径感染另一个宿主的特征称为传染性。传染病病人有传染性的时期称为传染期，是确定病人隔离期长短的重要依据之一。

3. 流行病学特征

（1）流行性　传染病在一定条件下，能在人群中传播的特性称为流行性。分为：①散发：指某传染病在某个地区近年来发病率处于常年一般水平；②流行：指某传染病发病率显著高于常年一般发病水平；③大流行：指某传染病流行范围广泛，迅速蔓延，可超出国界；④暴发流行：指某局部地区在数日内突然出现大量同种传染病病人，发病时间高度集中在一个短时间内。

（2）季节性　某些传染病的流行受季节影响，发病率在每年的特定季节升高。

（3）地方性　某些传染病受地理、气候和人们生活习惯影响，局限于一定的地理范围内，称为地方性传染病。

4. 感染后免疫　感染后免疫属于主动免疫。不同传染病感染后所获得免疫持续时间不同，病毒性传染病感染后免疫持续时间最长，几乎可终身免疫。

（二）临床特征

1. 病情发展的阶段性　传染病发生、发展及转归一般分为4个阶段。

（1）潜伏期　从病原体侵入人体到最初出现临床症状的这段时期。传染病潜伏期长短各异，这为确定传染病的检疫期和流行病学调查提供了重要依据。

（2）前驱期　从起病至症状明显之前的一段时间。主要表现为发热、头痛、全身酸痛、食欲减退、乏力、皮疹等，为大多数传染病所共有的症状。持续1~3天，起病急骤者可无前驱期。

（3）症状明显期　随着病情发展，前驱期后病情逐渐或迅速加重而达到高峰，各种传染病在此期会表现出特有的症状和体征。此期有较强传染性且易出现并发症。

（4）恢复期　机体的免疫力增加到一定程度，体内病理过程基本终结，病人症状、体征基本消失的时期。有些传染病进入恢复期，病人体温恢复正常后，潜伏在体内的病原体再度繁殖至一定程度，开始的症状再度出现，称为复发。已进入恢复期的病人，若体温尚未恢复正常，又再发热，称为再燃。

2. 常见的症状与体征

（1）发热　发热是多数传染病共有的症状。热型是传染病的重要特征之一，常见热型有稽留热（多见于伤寒）、弛张热（多见于流行性出血热、伤寒缓解期）、间歇热（多见于败血症、疟疾等）、回归热（见于回归热、布氏杆菌病等）。

（2）出疹　包括皮疹（外疹）和黏膜疹（内疹）两类。

常见的皮疹有荨麻疹、斑丘疹、疱疹、出血疹等。出疹的时间、先后顺序、疹子形态及分布部位，对疾病的诊断和鉴别诊断都有重要的参考价值。如水痘、风疹多于病程的第一天，猩红热于第二天，天花于第三天，麻疹于第四天，斑疹伤寒于第五天，伤寒于第六天出疹等。水痘的疹子主要分布于躯干；天花的疹子多分布于面部和四肢；麻疹的皮疹先出现在耳后、发际、面部，再向躯干、四肢蔓延等；流行性出血热的出血点多出现在腋下。

（3）毒血症状　如头痛、肌肉关节酸痛、疲乏、全身不适、厌食、恶心、呕吐等症状。严重者可出现意识障碍、谵妄、中毒性脑病、呼吸循环衰竭、肝脾淋巴结肿大等表现。

（三）临床类型

按病程长短分为急性、亚急性和慢性；按病情轻重分为轻型、中型、重型及暴发型；按病情特点分为典型和非典型。临床分型对隔离、治疗及护理都具有重要的指导意义。

四、传染病的预防

（一）管理传染源

1. 对病人的管理　严格执行传染病报告制度，传染病分为甲、乙、丙三类共39种。其中甲类2种，乙类26种，丙类11种。

（1）甲类传染病　鼠疫、霍乱，属于强制传染病。

（2）乙类传染病　传染性非典型肺炎、获得性免疫缺陷综合征、病毒性肝炎、脊髓灰质炎、人感染高致病性禽流感、麻疹、流行性出血热、狂犬病、流行性乙型脑炎、登革热、炭疽、细菌性和阿米巴痢疾、肺结核、伤寒和副伤寒、流行性脑脊髓膜炎、百日咳、白喉、新生儿破伤风、猩红热、布氏杆菌病、淋病、梅毒、钩端螺旋体病、血吸虫病、疟疾、甲型 H1N1 流感，属于严格管理传染病。2009 年 4 月 30 日，卫生部（现国家卫生健康委员会）将甲型 H1N1 流感纳入法定乙类传染病，并采取甲类传染病的预防和控制措施。乙类传染病中的传染性非典型肺炎、炭疽和人感染高致病性禽流感，按甲类传染病处理。

（3）丙类传染病　手足口病、流行性感冒、流行性腮腺炎、风疹、急性出血性结膜炎、麻风病、流行性和地方性斑疹伤寒、黑热病、包虫病、丝虫病及除霍乱、细菌性和阿米巴痢疾、伤寒和副伤寒以外的感染性腹泻病。为加强手足口病防治工作，卫生部（现国家卫生健康委员会）于 2008 年 5 月 2 日将手足口病纳入法定的丙类传染病，参照乙类传染病管理。

（4）疫情报告　发现甲类传染病，城镇要求 6 小时内上报当地卫生防疫机构，农村不超过 12 小时。发现乙类传染病，要求 12 小时内上报当地卫生防疫机构。发现丙类传染病，要求 24 小时内上报当地卫生防疫机构。传染病疫情报告应遵循属地原则。

2. 对接触者的管理　进行密切医学观察、留验（隔离观察）和卫生处理、药物预防或免疫接种。

3. 对动物传染源的管理　可采取隔离、消毒或杀灭。

（二）切断传播途径

对于呼吸道传染病要加强空气消毒，注意病室通风换气，接触病人需戴口罩。对于消化道传染病要加强饮食卫生、搞好水源及粪便管理、做好床边隔离、呕吐物及排泄物消毒。对于虫媒传染病应采取杀虫、灭虫措施。消毒是切断传播途径的重要措施，要坚持做好预防性消毒和疫源地消毒工作。

（三）保护易感人群

一方面要加强身体锻炼、改善营养、规律生活等提高人群的非特异性免疫力；另一方面通过预防接种提高人群的主动及被动特异性免疫力。

五、消毒与隔离

（一）消毒

消毒是用化学、物理、生物方法杀灭或消除环境中的病原微生物，目的是切断传播途径，控制传染病传播。

1. 消毒的种类

（1）预防性消毒　指对可能受病原体污染的场所、物品及人体进行的消毒，如垃圾粪便的无害化处理、饮水消毒、餐具消毒等。其目的是预防传染病发生。

（2）疫源地消毒　指对目前存在或曾经存在传染源的地方进行的消毒。疫源地消毒又可分为随时消毒和终末消毒，随时消毒指对传染源的排泄物、分泌物及其所污染的物品及时进行消毒；终末消毒指当病人出院、转院或死亡后，对其原居住场所进行的最后一次彻底的消毒。终末消毒的目的是杀灭传染源排到外界环境中的病原体。

2. 常用消毒方法　煮沸、焚烧、高压蒸汽、紫外线照射、日光照射及化学溶液熏蒸和擦洗、浸泡等。

（二）隔离

传染病隔离是将处于传染期间的传染病病人或病原携带者安置在指定地方，集中治疗和护理，使其与健康人和非传染病病人分开，其目的在于控制传染源，防止医院内感染和传染病的扩散和蔓延。

隔离主要分为 A 和 B 两大系统。A 系统是以类目为特点的隔离法，B 系统是以疾病为特点的隔离法。目前我国大多数医院实行的是 A 系统隔离法。

1. 呼吸道隔离（蓝色标志）　适用于麻疹、百日咳和流行性脑脊髓膜炎等呼吸道传染病。

（1）病室每日通风至少 3 次、空气消毒 2 次，室内保持适宜温 / 湿度。

（2）病人一般不能外出，如必须外出，应戴口罩。

（3）接近病人时应戴口罩、穿隔离衣、戴手套。

（4）病人的呼吸道分泌物应先消毒后处理，应每日消毒痰具。

（5）相同病种可住同一病室，必要时隔屏风。

2. 消化道隔离（棕色标志）　适用于霍乱、伤寒和细菌性痢疾等肠道传染病。

（1）相同病种的病人可住同一病室，若条件不允许，不同病种病人也可住一病室，但需实施床边隔离，即病床之间间隔距离在 2m 以上。

（2）接触病人时穿隔离衣，护理不同病种病人要更换隔离衣，接触病人或污染物品后及护理每个病人之前应严格消毒双手。

（3）病人的生活用具应专用，用后应消毒。

（4）病人的呕吐物及排泄物应随时消毒后弃去。

（5）室内保持无蝇、无蟑螂。

3. 严密隔离（黄色标志）　适用于有高度传染性及致死性的传染病，如白喉、天花和鼠疫等病人，防止空气和接触传播。

（1）病人住单间病室，门窗关闭并禁止随意开放，房内物品专用。

（2）传染期间，病人不能离开病室，禁止探视和陪住。

（3）凡进入病室者，必须戴帽子、口罩，穿隔离衣、隔离鞋，戴手套，接触病人及污染敷料后及护理每个病人之前应严格消毒双手。

（4）病人的分泌物、排泄物及其污染物品应及时严格消毒处理，污染敷料装袋、贴标签后送消毒处理。

（5）病室每日消毒，病人出院或死亡后，应进行终末消毒。

4. 接触隔离（橙色标志）　适用于高度传染性及有重要流行病学意义的感染，如新生儿感染、大面积烧伤感染等。

（1）接触病人时戴口罩、穿隔离衣、戴手套。

（2）接触病人或污染物品后及护理每个病人之前要洗手。

（3）污染物品要装袋、贴标签、送消毒处理后弃去。

5. 血液（体液）隔离（红色标志）　防止直接或间接接触感染的血液及体液引起的传染，如获得性免疫缺陷综合征、乙型肝炎、梅毒等。

（1）接触病人或其血液（体液）时要戴手套、穿隔离衣，若皮肤沾染其血液（体液）后要立即清洗。

（2）工作中应注意避免损伤皮肤，用过的针头、注射器浸入消毒液后送中心消毒室做毁形处理。

（3）污染物品装袋、贴标签后送出销毁或消毒处理。

（4）血液污染室内物品表面时，要立即用次氯酸钠溶液清洗消毒。

6. 脓汁（分泌物）隔离（绿色标志）

（1）给病人换药时戴口罩、穿隔离衣、戴手套。

（2）接触病人或污染物品后及护理下一个病人之前要洗手。

（3）污染物品要弃去，并装袋、贴标签、送消毒处理。

7. 结核菌隔离（AFB 隔离）（灰色标志）　用于开放性肺结核或活动性结核病人。

（1）隔离室有特别通风设备，门窗关闭，同疗程者可同住一室。

（2）医护人员接触病人时应戴口罩、穿隔离衣，病人咳嗽时应戴口罩。

（3）接触病人或污染物品后及护理下一个病人之前要洗手。

（4）污染物品要彻底清洗、消毒后弃去。

项目二　病毒性肝炎

【学习目标】

1. 掌握病毒性肝炎的传播途径、临床分型及临床表现。

2. 熟悉病毒性肝炎的实验室检查。

3. 了解病毒性肝炎的病因、发病机制、诊断要点和预后。

案例导入

胡某，男，26 岁。食欲减退、厌油腻、恶心、呕吐、上腹胀痛和腹泻 1

周，皮肤黄染 2 日，经检查后以"急性黄疸性肝炎"收入院隔离治疗。实验室检查：血清标志物除抗 -HAVIgM 阳性外，其余均为阴性。

思考：1. 该病是由哪种病毒传染引起的？

2. 确诊病毒性肝炎需做哪些辅助检查？

3. 病毒性肝炎主要的传染源有哪些？

病毒性肝炎（virus hepatitis）是由几种不同的肝炎病毒引起的，以肝组织损伤为主的一组全身性传染病。已确定的病毒性肝炎有甲型肝炎、乙型肝炎、丙型肝炎、丁型肝炎和戊型肝炎。通常甲肝和戊肝多表现为急性感染；乙肝、丙肝和丁肝易转为慢性，部分病人可发展为肝硬化或肝癌。

【流行病学】

（一）病原学

1. 甲型肝炎病毒（HAV） 感染后能在肝细胞内复制，复制后可随胆汁经肠排出。甲肝病毒对外界抵抗力较强，能耐低温、酸碱，能在贝壳类动物体内、淡水、海水、污水、泥土中存活数月；对热和紫外线敏感。

2. 乙型肝炎病毒（HBV） 在肝内复制后释放入血，存在于人的唾液、阴道分泌物及精液等体液内；抵抗力很强，对热、干燥、紫外线、低温及一般浓度消毒剂均能耐受，煮沸 10 分钟或高压蒸汽可达灭活的目的。

3. 丙型肝炎病毒（HCV） 易发生变异，不易被机体清除，对有机溶剂敏感，加热到 100℃ 5 分钟、氯仿浸泡半小时（10%～20%）、紫外线照射及高压蒸汽均可使之灭活。

4. 丁型肝炎病毒（HDV） 须与 HBV 共存才能复制、增殖，大多数情况下是在 HBV 感染基础上引起的重叠感染，也可与 HBV 同时感染人体。

5. 戊型肝炎病毒（HEV） 在肝内复制，经胆道随粪便排出，发病早期就可在感染者的血及粪便中查到，在碱性环境下相对稳定，对热和氯仿敏感。

（二）传染源

1. 甲肝和戊肝的传染源 为急性期病人和亚临床感染者。发病前 2 周左右到发病 1 周内，从粪便排出的 HAV 最多，此时传染性最强；由于亚临床感染者数量较多，且不易被识别，亦成为重要的传染源。

2. 乙肝、丙肝、丁肝的传染源 急性病人、慢性病人、亚临床感染者、病毒携带者。其中慢性病人和病毒携带者为主要传染源，其传染性可贯穿于整个病程。

（三）传播途径

1. 甲肝和戊肝 以消化道传播为主，日常生活接触是散发的主要传播方式，通过病人的手、玩具、用具等污染食物后传播或直接经口传播。水源及食物污染（水生贝类，如毛蚶等）可导致两者暴发流行。

2. 乙肝、丙肝和丁肝

（1）血液传播　为主要传播途径，如输注含有肝炎病毒的血制品或血液，反复输入的病人（如血友病）被感染的机会增多；其中 HCV 的感染途径主要就是输血，占输血后肝炎的 70%。

（2）日常生活密切接触　这是肝炎传播的次要方式。病毒通过阴道分泌物、精液、唾液、乳汁等排出，以阴道分泌物和精液的传染性较大，故性接触是另一重要途径；此外，共用牙刷、剃刀及文身刺针、文眉刺针上的微量污血，进入体内也可造成感染。

（3）母婴传播　包括在宫腔内感染、分娩后或围产期传播。其中以围产期和分娩过程中传播为主，分娩后传播则是因母婴之间密切接触所致。

（四）易感人群

人类对各种肝炎普遍易感，甲肝以学龄前儿童多见，其次是青年人，而 6 个月以下婴儿因有母体的抗 -HAV 而不易感染；乙肝以婴幼儿、青少年多见，因新生儿体内不具备来自母体的抗 -HBs，故容易感染，但随年龄增长易感性会降低；丙肝对各年龄组普遍易感；戊肝以青壮年为多见。

（五）流行特征

甲肝发病有明显季节性，秋、冬季为发病高峰，主要在发展中国家中流行，与人群经济状况、生活条件、卫生水准、饮食习惯等密切相关。戊肝常发生于雨季或洪水后，多呈地方性流行。乙肝、丙肝和丁肝则以散发性为主，HBV 感染常有家庭聚集现象，无明显季节性。

【发病机制】

各型肝炎病毒经各种途径侵入人体，经过短暂的病毒血症后，入侵肝脏和其他脏器进行复制，以在肝细胞内复制程度最高，病变也最显著。由于肝炎病毒的直接作用和通过激活机体的免疫反应而致肝细胞损伤，其中以后者为主。根据机体免疫反应的不同，感染病毒后临床表现和转归亦不同。

【病理】

病毒性肝炎的病理改变以肝损害为主，肾、脑、关节、胰、皮肤及心血管系统也有一定损害。病理改变基本特征是肝细胞弥漫性变性、坏死、再生，炎细胞浸润和间质增生。

急性肝炎常见肝大、肝细胞气球样变和嗜酸性变性、肝细胞灶性坏死与再生、汇管区炎症细胞浸润及肝血窦内皮细胞增生等。

急性重型肝炎的主要特征是肝细胞大量坏死、网状纤维支架塌陷、肝体积缩小及胆小管淤阻。亚急性重型肝炎是在急性重型肝炎的病变基础上，可见肝细胞再生、汇管区及小叶内结缔组织增生。慢性重型肝炎的病理表现与亚急性重型肝炎和肝硬化的病理表现相似。

慢性肝炎的病理表现为肝细胞变性及点灶性坏死，常见肝细胞碎屑样坏死和桥状坏死，汇管区炎细胞浸润；肝小叶及汇管区内胶原及纤维组织增生，肝细胞再生结节形成；病变进一步发展可致肝硬化。

【临床表现】

（一）潜伏期

甲肝 2~6 周，乙肝 1~6 个月，丙肝 2 周~6 个月，丁肝 4~20 周，戊肝 2~9 周。

（二）分类

按病毒性肝炎临床表现将其分为急性、慢性、重型、淤胆型肝炎和肝炎肝硬化 5 型。

1.急性肝炎　按是否出现黄疸分为：

（1）急性黄疸型肝炎　典型临床经过分三期，总病程 2~4 个月。

①黄疸前期　本期持续 1~21 天。甲肝、戊肝起病急，乙肝、丙肝、丁肝起病缓，表现为病毒血症（如畏寒、发热、疲乏等）和消化系统症状（如厌油腻、食欲减退、恶心、呕吐、上腹胀痛和腹泻），部分病人还有皮疹及关节酸痛等。

②黄疸期　持续 2~6 周，尿黄色加深，皮肤巩膜黄疸也渐加深，1~3 周达高峰，此时自觉症状反而减轻；部分病人可伴有一过性皮肤瘙痒、大便颜色变浅等。体检常有肝大，质地软，有明显压痛和叩击痛，部分病人可有轻度脾大，此期肝功能明显异常。

③恢复期　症状减轻或基本消失，食欲好转，黄疸消退，肝脾回缩，肝功能可恢复正常，持续 2 周~4 个月。

（2）急性无黄疸型肝炎　此型肝炎较前者常见，约占急性肝炎的 90%。除无黄疸外其他症状也较前者轻、恢复快，由于病人症状不明显，常不易被发现而成为重要的传染源；乙肝、丙肝多为此种类型，易转为慢性。

2.慢性肝炎　病毒性肝炎病程超过 6 个月称慢性肝炎，见于乙肝、丙肝、丁肝。按病情分为轻、中和重度。

（1）轻度　病人反复出现疲乏、无力、厌油、恶心、腹胀、肝区不适等症状，查体病人伴肝病面容、轻度肝脾肿大；部分病人也可无明显症状和体征，查肝功能常有 1~2 项指标异常。

（2）中度　上述各项症状更加明显，查体肝大，质地中等；可伴蜘蛛痣、肝掌、毛细血管扩张或肝病面容，进行性脾大，肝功能持续异常，血浆蛋白改变，肝纤维化指标升高，肝外器官受损，自身抗体持续升高；肝活检有中度慢性活动性肝炎的病理改变。

（3）重度　除上述消化系统、神经系统及肝病体征表现外，肝组织活检可见早期肝硬化改变，临床上有代偿期肝硬化的表现。

3. 重型肝炎　各类型肝炎均可引起重型肝炎，是病毒性肝炎最严重的类型，预后差，病死率高。常因劳累、营养不良、饮酒、服用大量伤肝药、妊娠、重叠或合并感染等诱发。

（1）急性重型肝炎（暴发性肝炎）　初期以急性黄疸型肝炎起病，可在 10 日内病情迅速进展，出现极度疲乏、严重消化道症状和突出的神经精神症状。黄疸急剧加深，呈"酶－胆分离"现象，肝进行性缩小、有肝臭。可有明显出血倾向，迅速出现腹水或中毒性鼓肠。发生肝性脑病，有明显的精神神经症状。急性肾衰竭（肝肾综合征），有少尿或无尿，血尿素氮增高。病程进展不超过 3 周，常因肝性脑病、继发感染、出血、电解质紊乱及肝肾综合征而死亡。

（2）亚急性重型肝炎（亚急性肝坏死）　多在发病 10 日后出现上述表现，极易转化为肝硬化，病程 3 周至数月，一旦出现肝肾综合征，预后不良。

（3）慢性重型肝炎　常在慢性肝炎或肝硬化基础上出现亚急性肝炎表现，预后差，病死率高。

4. 淤胆型肝炎（毛细胆管型肝炎）　起病与急性黄疸型肝炎相似，以长时间肝内梗阻性黄疸为突出，伴有皮肤瘙痒、粪便颜色变浅、肝大；消化道症状相对较轻，急性者大多数预后良好，慢性者可发展成胆汁淤积型肝硬化。

5. 肝炎后肝硬化　在排除其他原因后，凡具有门静脉高压症状的慢性肝炎病人，如食管－胃底部静脉曲张、腹壁静脉曲张、腹水形成或影像学检查发现肝缩小、脾大、门静脉和脾静脉管径明显增宽表现，都属此类。又分为：

（1）活动性肝硬化　有慢性肝炎活动的表现，如明显的消化系统症状、体征、黄疸、肝功能异常和白蛋白下降等，预后不良。

（2）静止性肝硬化　虽有上述体征，但没有慢性肝炎活动表现，症状较轻或没有明显的特征，维持生命时间较长。

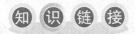

肝硬化

肝硬化是一种常见的由不同病因引起的慢性、进行性、弥漫性肝病。病理特点为广泛的肝细胞变性和坏死、再生结节形成、结缔组织增生。临床主要表现为肝功能损害和门静脉高压，晚期出现严重并发症。

6. 几种特殊人群的肝炎

（1）小儿病毒性肝炎　小儿急性肝炎多为黄疸型，以甲型肝炎为主。一般起病较急，黄疸前期较短，消化道症状和呼吸道症状较明显，早期易误诊为上呼吸道感染或消化道其他疾病，肝脾大较显著，黄疸消退较快，病程较短。婴儿肝炎病情常较重，可发展为急性重型肝炎。小儿慢性肝炎以乙型和丙型多见，病情大多较轻。

因小儿免疫系统发育不成熟，感染 HBV 后易形成免疫耐受状态，多无症状而成为隐性感染，或成为无症状 HBV 携带者。

（2）老年病毒性肝炎 老年急性病毒性肝炎以戊型肝炎较多见，以黄疸型为主。老年慢性肝炎较急性者为多，特点是黄疸较深、持续时间较长、易发生淤胆、肝衰竭发生率高、预后较差。

（3）妊娠期合并肝炎 病情常较重，尤其以妊娠后期严重，产后大出血多见，到妊娠末期较易发展为重型肝炎。

【并发症】

肝内并发症主要有肝硬化、肝细胞癌、脂肪肝。肝外并发症有胆道炎、胰腺炎、糖尿病、甲状腺功能亢进症、再生障碍性贫血、溶血性贫血、心肌炎、肾小球肾炎及肾小管性酸中毒等。

不同病原体所致重型肝炎均可发生严重并发症，主要有：

1.肝性脑病 常见诱因有感染、上消化道出血、高蛋白饮食、大量排钾利尿剂的使用、大量放腹水、使用镇静剂等，其发生可能是多种因素综合作用的结果。肝性脑病根据临床症状、体征及脑电波异常程度分为 4 度，即轻型肝性脑病、中型肝性脑病、重型肝性脑病和深昏迷状态。

2.上消化道出血 病因主要有凝血因子及血小板减少、胃黏膜广泛糜烂和溃疡、门脉高压等，上消化道出血可进一步诱发肝性脑病、腹水、感染、肝肾综合征等。

3.肝肾综合征 往往是严重肝病的终末期表现。约半数病例有出血、放腹水、大量利尿、严重感染等诱因。主要表现为少尿或无尿、氮质血症、水电解质及酸碱平衡失调。

4.感染 重型肝炎易发生严重感染，以胆道、腹膜、肺部感染多见，以革兰阴性杆菌为主，细菌主要来源于肠道，肠道中微生态失衡与内源性感染密切相关，应用广谱抗生素后，也可出现真菌感染。

【辅助检查】

1.血常规 急性肝炎时白细胞总数正常或稍低，淋巴细胞相对增多。重型肝炎时白细胞可升高，红细胞及血红蛋白可下降。肝炎肝硬化伴脾功能亢进者可有红细胞、白细胞、血小板减少的"三系减少"现象。

2.尿常规 尿胆红素和尿胆原的检测有助于黄疸的鉴别诊断。肝细胞性黄疸时两者均阳性；胆汁淤积型黄疸尿胆红素为阳性，尿胆原减少或阴性。

3. 肝功能检查

（1）血清酶学检查　谷丙转氨酶（ALT）检测是判断肝细胞损害程度最敏感、最常用的生化指标。急性肝炎在黄疸出现前3周酶开始升高，黄疸消退后下降；慢性肝炎和肝硬化酶可持续或反复升高，谷草转氨酶（AST）/谷丙转氨酶（ALT）比值＞1，比值越大，预后越差；重型肝炎病人ALT则随黄疸迅速加深反而下降，出现"酶-胆分离"现象，提示肝细胞大量坏死。

（2）血清蛋白测定　持续的肝细胞损害，使肝合成血浆蛋白减少，血浆白蛋白（A）下降、球蛋白（G）升高、A/G比值下降或倒置，这对判断慢性肝炎后期和肝硬化有参考价值。

（3）血清胆红素和尿胆红素测定　黄疸型肝炎血清总胆红素、直接胆红素和间接胆红素、尿胆原、尿胆红素均有升高。

（4）凝血酶原活动度（PTA）测定　PTA高低与肝损害程度成反比，重型肝炎时PTA＜40%提示肝损害严重，PTA越低，预后越差。

4. 肝炎病毒标记物检测

（1）甲肝　血清抗-HAVIgM阳性，提示近期HAV感染，是早期诊断甲肝的可靠指标；血清抗-HAVIgG是保护性抗体，阳性提示对HAV已产生免疫力，见于甲肝疫苗接种后或既往有过HAV感染。

（2）乙肝

①病毒标志物检测的临床意义（表11-1）。

表11-1　乙肝病毒标志物检测的临床意义

血清标志物	临床意义
乙型肝炎表面抗原（HBsAg）	阳性表示体内存在HBV，有无传染性必须结合其他指标而定；如无任何临床表现，肝功能正常而HBsAg持续6个月以上阳性者为慢性乙肝病毒携带者
乙型肝炎表面抗体（抗-HBs）	为保护性抗体，阳性表示对HBV有免疫力，见于乙型肝炎恢复期、乙肝疫苗接种后或既往感染者
乙型肝炎e抗原（HBeAg）	阳性提示HBV复制活跃，传染性强，持续阳性则易转为慢性
乙型肝炎e抗体（抗-HBe）	阳性提示HBV复制减少和传染性减低，但少数也可因HBV发生某种基因变异而不表达
乙型肝炎核心抗原（HBcAg）	一般方法不宜检出，但阳性表示病毒呈复制状态，有传染性
乙型肝炎核心抗体（抗-HBc）	抗-HBcIgG阳性提示过去感染或近期低水平感染；高滴度抗-HBcIgM阳性则提示HBV有活动性复制

②HBV-DNA阳性是体内HBV复制的直接指标。

（3）丙肝　抗 HCVAg 是非保护性抗体，阳性是 HCV 感染的标志；抗 – HCVIgM 阳性见于急性期和慢性 HCV 感染病毒活动复制期。

（4）丁肝　HDVAg 阳性是 HDV 感染的直接证据；抗 – HDVIgG 阳性是现正在感染的标志。

（5）戊肝　抗 –HEVIgM 和抗 –HEVIgG 阳性，证明机体近期有 HEV 感染。

5. 影像学检查　B 超对肝硬化有较高的诊断价值。彩色超声可观察到血流变化。CT、MRI 的应用价值基本同 B 超，但价格较昂贵，有不同程度的损伤性，如使用增强剂可加重病情等。

6. 肝组织病理检查　对明确诊断、判断炎症活动度、判断纤维化程度及评估疗效具有重要价值。还可在肝组织中原位检测病毒抗原或核酸，以判定病毒复制状态。

【诊断及鉴别诊断】

1. 诊断

（1）病原学诊断

①甲型肝炎具有急性肝炎临床表现，抗 –HAVIgM 阳性；或急性期抗 –HAVIgG 阴性，恢复期阳性；或粪便分离出 HAV 者，确诊为甲型肝炎。

②乙型肝炎具有急、慢性临床表现，HBsAg、HBeAg、HBcAg、HBV–DNA、抗 –HBcIgM 中有 1 项阳性可确诊。

③丙型肝炎具有急、慢性肝炎临床表现，抗 –HCVIgM、抗 –HCVIgG 或 HCV–RNA 阳性可确诊。

④丁型肝炎具有急、慢性肝炎的临床表现，HBsAg 阳性，同时 HDVAg、抗 –HDVIgM 或抗 –HDVIgG 其中 1 项阳性可确诊。

⑤戊型肝炎具有急性肝炎的临床表现，抗 –HEVIgM 或抗 –HEVIgG 阳性，或粪便检出 HEV 可确诊。

（2）临床诊断

①急性肝炎　起病急，无既往肝炎病史，有消化道症状，ALT 显著升高。分为急性无黄疸型肝炎和急性黄疸型肝炎。

②慢性肝炎　依据炎症活动度、肝功能损伤程度及胶原合成度将慢性肝炎分为轻度、中度、重度。

③重型肝炎　急性黄疸型肝炎起病 10 天以内迅速出现重型肝炎表现者应诊断为急性重型肝炎。病程 10 天以上出现重型肝炎表现者应诊断为亚急性重型肝炎。在慢性活动性肝炎基础上出现重型肝炎表现者诊断为慢性重型肝炎。

2. 鉴别诊断　本病应与其他原因引起的黄疸、肝炎相鉴别，如溶血性黄疸、胆汁淤积型黄疸，以及药物、酒精、血吸虫、EB病毒、巨细胞病毒等引起的肝炎。

【治疗】

病毒性肝炎目前还缺乏特效的治疗方法，应根据不同肝炎病毒区别对待。

1. 急性肝炎　以对症和支持治疗为主。病人卧床休息，清淡、易消化饮食，给予充足的热量、蛋白质（1~1.5g/d），适当补充维生素。辅以适当的保肝药物治疗。针对急性丙型肝炎，条件具备时应早期应用抗病毒治疗，如长效干扰素或普通干扰素联合利巴韦林治疗。

2. 慢性肝炎　根据病人的病情给予对症治疗和抗病毒治疗相结合的方案，包括休息、饮食，保肝、抗纤维化、免疫调节、抗病毒药物治疗等。

（1）保肝降酶、降黄药物　复方甘草酸苷、甘草酸二铵、联苯双酯、五味子等有保肝降酶作用；腺苷蛋氨酸、门冬氨酸钾镁、熊去氧胆酸及中药制剂具有降黄作用。还原型谷胱甘肽、葡醛内酯具有保肝解毒作用。

（2）促肝细胞再生及抗纤维化药物　促肝细胞生长素、牛胎肝提取物可促进细胞再生，减少纤维化作用；丹参、前列腺素 E_1、冬虫夏草菌丝、鳖甲软肝片等可减轻肝纤维化。

（3）免疫调节剂　胸腺素 α1、胸腺喷丁、猪苓多糖、白介素等。

（4）抗病毒药物　抗乙肝病毒药物干扰素包括长效干扰素和普通干扰素，临床应用有其适应证及禁忌证。核苷（酸）类似物包括拉米夫定、替比夫定、阿德福韦酯、替诺福韦、恩替卡韦。抗丙肝病毒药物包括干扰素（长效干扰素、普通干扰素）和利巴韦林。

3. 重型肝炎　采取综合措施，减少肝细胞坏死，促进肝细胞再生，预防和治疗并发症，维持病人生命以待肝脏恢复功能。

（1）对症和支持治疗　绝对卧床休息，饮食以碳水化合物为主，减少蛋白质摄入，进食不足者，可静脉补充葡萄糖以供机体消耗。补充足量 B 族维生素、维生素 C、维生素 K，给予血浆、白蛋白支持治疗。维持水、电解质、酸碱平衡。对症保肝降酶、降黄、促肝细胞再生治疗。

（2）并发症的防治

①出血　给予血浆、血小板、凝血酶原复合物、纤维蛋白原、止血药；可用奥美拉唑、泮托拉唑防治消化道出血。

②肝性脑病　低蛋白饮食，口服乳果糖酸化肠道、保持大便通畅，亦可食醋灌肠减少氨的吸收；应用门冬氨酸、鸟氨酸、精氨酸、醋谷胺降血氨治疗；给予支链氨基酸维持氨基酸平衡；脱水、利尿防止脑水肿，但要注意维持水、电解质平衡。

③继发感染　包括呼吸道、消化道、泌尿系统、胆道感染，以及自发性腹膜炎、内

毒素血症等。依据培养及药敏结果应用敏感抗生素，同时需监测真菌感染，必要时抗真菌治疗。

④肝肾综合征　避免肾损害药物，防止因血容量不足而导致的肾灌注不足引起的肝肾综合征。可应用前列腺素 E_1 改善肾循环，必要时行血液透析治疗。

（3）人工肝支持系统　血浆置换、胆红素吸附、血液滤过、分子吸附再循环（MARS）治疗，清除病人体内代谢毒物，改善肝功能，提高生存率。

4. 淤胆型肝炎　病程较长但多能自愈，给予常规保肝降黄的同时可根据病情应用血浆置换、胆红素吸附、肾上腺皮质激素治疗等。

【预后】

1. 急性肝炎　甲型肝炎预后良好，病死率约为 0.01%；急性乙型肝炎 60% ~ 90% 可完全康复，10% ~ 40% 转为慢性或病毒携带者；急性丙型肝炎 50% ~ 85% 易转为慢性或成为病毒携带者；急性丁型肝炎重叠 HBV 感染时约 70% 转为慢性；戊型肝炎病死率为 1% ~ 5%。

2. 慢性肝炎　轻度慢性肝炎一般预后良好；重度慢性肝炎预后较差，约 80% 病人 5 年内发展成肝硬化。慢性丙型肝炎预后较慢性乙型肝炎稍好。

3. 重型肝炎　预后不良，病死率 50% ~ 70%。急性重型肝炎存活者，远期预后较好，多不发展为慢性肝炎和肝硬化；亚急性重型肝炎存活者多数转为慢性肝炎或肝炎后肝硬化；慢性重型肝炎病死率最高，可达 80% 以上，存活者病情可多次反复。

4. 淤胆型肝炎　急性者预后较好，一般都能康复。慢性者预后较差，容易发展成胆汁型肝硬化。

【预防】

1. 管理传染源　急性期隔离治疗，慢性病人和病毒携带者定期检测各项传染性指标，在指标没达完全正常前，坚决禁止献血，不从事饮食、托幼保育等行业。

2. 切断传播途径　防止甲肝、戊肝流行，要做好粪便、水源、饮食管理，幼儿园卫生管理。预防乙肝、丙肝、丁肝的传播，重点是加强血液和体液传播，加强血制品管理，减少输血机会；医疗器械及用具实行一用一消毒制，推广一次性注射用具。

3. 保护易感人群

（1）甲肝　对幼儿、学龄前儿童和其他高危人群可接种甲肝疫苗获得主动免疫；近期与甲肝病人有密切接触的易感儿童可于接触后 10 日内用人丙种球蛋白肌内注射，减少或防止发病。

（2）乙肝　乙肝疫苗适用于未受 HBV 感染的对象，凡 HBsAg 和抗 -HBs 阴性的高危人群均可接种。乙肝免疫球蛋白用于母婴传播的阻断。

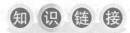

新生儿乙肝疫苗的接种

乙肝病毒感染是引起慢性肝炎、肝硬化、原发性肝癌的重要原因，新生儿是乙肝病毒感染危险的易感人群。控制乙肝最有效的措施就是对新生儿进行乙肝疫苗的预防接种。为此，我国已将乙肝疫苗纳入儿童计划免疫，对所有新生儿进行免费乙肝疫苗的预防接种。

项目三　获得性免疫缺陷综合征

【学习目标】

1. 掌握获得性免疫缺陷综合征的传播途径、分型、临床表现。

2. 熟悉获得性免疫缺陷综合征的治疗方式。

3. 了解获得性免疫缺陷综合征的病因、发病机制、诊断要点和预后。

📚 案例导入

杨某，男，26岁。体检发现HIV-1抗体阳性，但无任何症状和体征。得知阳性结果后情绪不佳，办公室的同事知道后也回避他，根据以上情况思考下列问题。

思考：1.HIV-1抗体阳性的意义是什么？

2. 本病可通过哪些途径传播？

3. 如果和杨某一起工作有感染的风险吗？

获得性免疫缺陷综合征（AIDS）是由人类免疫缺陷病毒（HIV）引起的慢性传染病。本病主要经性接触、血液及母婴传播。HIV主要侵犯、破坏$CD4^+T$淋巴细胞，导致机体免疫功能受损，最终导致各种严重机会性感染和肿瘤。

【病原学】

HIV为单链RNA病毒，呈球形颗粒，属于反转录病毒科，慢病毒属中的人类慢病毒组。HIV 分为 HIV-1 型和 HIV-2 型。包括我国在内，全球流行的主要毒株是 HIV-1。HIV-2 主要局限于非洲西部和西欧，北美也有少量报告，传染性和致病性均较低。HIV 侵入人体可刺激产生抗体，但并非中和抗体，血清同时存在抗体和病毒时仍有传染性。HIV 对外界抵抗力低，对热敏感，100℃ 20 分钟可将 HIV 完全灭活，能被 75% 乙醇、0.2% 次氯酸钠及含氯石灰灭活，0.1% 甲醛、紫外线和 γ 射线均不能灭活 HIV。

【流行病学】

1. 传染源　HIV 感染者和获得性免疫缺陷综合征病人是本病的传染源。无症状而血清 HIV 抗体阳性的 HIV 感染者是具有重要意义的传染源。病毒主要存在于血液、精子、子宫和阴道分泌物中。唾液、眼泪、乳汁中亦含有病毒，均具有传染性。

2. 传播途径　主要是性接触、血液接触和母婴垂直传播。

（1）性接触传播　这是主要的传播途径，包括同性、异性和双性接触。

（2）血液接触传播　共用针具静脉吸毒、输入被 HIV 污染的血液或血制品、介入性医疗操作等均可传播。

（3）母婴垂直传播　感染 HIV 的孕妇可经胎盘将病毒传给胎儿，也可经产道及产后血性分泌物、哺乳等感染婴儿。

（4）其他　接受 HIV 感染者的器官移植、人工授精或使用污染过的器械等，医务人员被 HIV 污染的针头刺伤或破损皮肤也可受染，感染率为 1% 以下。

3. 人群易感性　人群普遍易感，高危人群为男性同性恋者、静脉药物依赖者、性乱交者、血友病者、多次接受输血或血制品者。

【发病机制与病理解剖】

1. 发病机制　HIV 主要侵犯人体免疫系统，包括 $CD4^+T$ 淋巴细胞、巨噬细胞和树突状细胞，主要表现为 $CD4^+T$ 淋巴细胞数量不断减少，导致免疫功能缺陷。HIV 病毒进入人体后，产生病毒血症，导致以 $CD4^+T$ 淋巴细胞数量短期内一过性迅速减少为特征的急性感染。

大多数感染者未经特殊治疗 $CD4^+T$ 淋巴细胞可自行恢复至正常或接近正常水平。但病毒并未被清除，形成慢性感染。HIV 于机体复制导致 $CD4^+T$ 淋巴细胞数量减少和功能障碍；单核 - 吞噬细胞（MP）功能异常抗 HIV 和其他病原体感染能力下降；B 细胞功能异常，出现多克隆化，循环免疫复合物和外周血 B 淋巴细胞增高，对新抗原刺激反应降低等；自然杀伤细胞（NK 细胞）异常直接抑制 NK 细胞的监视功能，从而引起各种机会性感染和肿瘤的发生。

2. 病理解剖　AIDS 的病理特点是组织炎症反应少，而病原体繁殖多。病变主要在淋巴结和胸腺等免疫器官。淋巴结病变可以为反应性病变及肿瘤性病变。胸腺可发生萎缩、退行性或炎性病变。中枢神经系统出现神经胶质细胞灶性坏死、血管周围炎及脱髓鞘等变化。

【临床表现】

获得性免疫缺陷综合征的临床分为急性期、无症状期和获得性免疫缺陷综合征期。

1. 急性期　通常发生在初次感染 HIV 的 2~4 周，部分感染者出现 HIV 病毒血症和免疫系统急性损伤所产生的临床症状。大多数病人临床症状轻微，持续 1~3 周后缓解。临床以发热最为常见，可伴有全身不适、头痛、恶心、呕吐、腹泻、咽痛、肌痛、关节痛、盗汗、皮疹、淋巴结肿大及神经系统症状等。此期血清可检出 HIV RNA 及 p24 抗原。而 HIV 抗体则在感染后数周才出现。CD4$^+$T 淋巴细胞计数一过性减少，同时 CD4/CD8 比例倒置，部分病人可有轻度白细胞和（或）血小板减少及肝功能异常。

2. 无症状期　可从急性期进入此期，或无明显的急性期症状而直接进入此期。此期持续时间一般为 6~8 年，其时间长短与感染病毒的数量、病毒型别、感染途径、机体免疫状况的个体差异、卫生条件及生活习惯等因素有关。由于 HIV 在感染者体内不断复制，免疫系统受损，CD4$^+$T 淋巴细胞计数逐渐下降，故此期具有传染性。

3. 获得性免疫缺陷综合征期　为感染 HIV 后的最终阶段。病人 CD4$^+$T 淋巴细胞计数明显下降，HIV 血浆病毒载量明显升高。此期主要的临床表现为 HIV 相关症状、各种机会性感染及肿瘤。

HIV 相关症状：主要表现为持续 1 个月以上的发热、盗汗、腹泻；体重减轻 10% 以上。部分病人表现为神经精神症状，如记忆力减退、精神淡漠、性格改变、头痛、癫痫及痴呆等。另外，还可出现持续性全身淋巴结肿大，其特点为：①除腹股沟以外有两个或两个以上部位的淋巴结肿大；②淋巴结直径 ≥ 1cm，无压痛，无粘连；③持续时间 3 个月以上。

【辅助检查】

1. 常规检查　血常规：白细胞、血红蛋白、红细胞及血小板均可有不同程度减少；尿常规：尿蛋白常阳性。

2. 免疫学检查　CD4$^+$T 淋巴细胞检测：检测 CD4$^+$T 淋巴细胞数量可以了解 HIV 感染者机体免疫状况和病情进展，确定疾病分期和治疗时机，判断治疗效果和临床合并症。

3. 血生化检查　可有血清转氨酶升高及肾功能异常等。

4. 血清学及病毒学检查

（1）抗体检测　HIV-1/HIV-2 抗体检测是 HIV 感染诊断的金标准。经筛查试验和确证试验（初筛和复检）两步。抗体初筛检测结果通常要经确证试验即蛋白印迹检测确认。

（2）抗原检测　抗 HIV p24 抗原单克隆抗体制备试剂，用 ELISA 法测血清 HIV p24 抗原，有助于抗体产生窗口期和新生儿早期感染的诊断。

（3）病毒载量测定　常用反转录 PCR、实时荧光定量 PCR 扩增技术检测 HIV 病毒载量，从而了解疾病进展，提供抗病毒治疗依据，评估治疗效果，指导治疗方案调整及为早期诊断提供参考。

【诊断及鉴别诊断】

1. 诊断

（1）诊断原则　HIV/AIDS 的诊断需依据流行病学史（包括不安全性生活史、静脉注射毒品史、输入未经抗 HIV 抗体检测的血液或血液制品、HIV 抗体阳性者所生子女或职业暴露史等）、临床表现和实验室检查等进行综合分析，慎重做出诊断。诊断 HIV / AIDS 必须是经确证试验证实 HIV 抗体阳性。

（2）诊断标准

1）急性期　病人近期内有流行病学史和临床表现，结合实验室 HIV 抗体由阴性转为阳性即可诊断，或仅实验室检查 HIV 抗体由阴性转为阳性即可诊断。

2）无症状期　有流行病学史，结合 HIV 抗体阳性即可诊断，或仅实验室检查 HIV 抗体阳性即可诊断。

3）获得性免疫缺陷综合征期　有流行病学史，实验室检查 HIV 抗体阳性，加之以下各项中的任何 1 项，即可诊断为获得性免疫缺陷综合征：①原因不明的持续不规则发热 1 个月以上，体温高于 38℃；②慢性腹泻 1 个月以上，每日超过 3 次；③ 6 个月内体重下降 10% 以上；④反复发作的口腔白念珠菌感染；⑤反复发作的单纯疱疹病毒感染或带状疱疹感染；⑥肺孢子菌肺炎；⑦反复发生的细菌性肺炎；⑧活动性结核或非结核分枝杆菌病；⑨深部真菌感染；⑩中枢神经系统病变。

HIV 抗体阳性，虽无上述表现或症状，但 CD4$^+$T 淋巴细胞数 $< 200/mm^3$，也可诊断为获得性免疫缺陷综合征。

2. 鉴别诊断　主要与原发性 CD4$^+$ 淋巴细胞减少症（ICL）、继发性 CD4$^+$ 淋巴细胞减少症相鉴别。

【治疗】

1. 抗病毒治疗　抗反转录病毒治疗的目标是最大限度地抑制病毒复制，重建或维持免疫功能；降低病死率和 HIV 相关疾病的患病率，提高病人的生活质量；减少免疫重建炎症反应综合征（IRSI）；减少获得性免疫缺陷综合征的传播，预防母婴传播。

目前国际上抗反转录病毒有 6 类 30 余种（包括复合制剂），分为核苷类反转录酶抑制剂、非核苷类反转录酶抑制剂、蛋白酶抑制剂、融合抑制剂、整合酶抑制剂和 CCR5 抑制剂。国内目前只有 4 类 12 种。因只用一种抗病毒药物易诱发 HIV 变异，产生耐药性，故目前主张联合用药治疗，称为高效抗反转录病毒治疗（HAART）。

HAART 治疗选用药物和组成方案须注意以下几点：①注意成人剂量和儿童、婴幼儿剂量的区别；②常见药物不良反应有头痛、恶心、呕吐、腹泻，毒副反应可能包括骨髓抑制，肝、肾损害，糖、脂肪代谢异常，应注意监测，避免产生严重后果；③注意药物配伍的禁忌和相互作用。

（1）抗病毒治疗时机　成人及青少年开始抗反转录病毒治疗的指征和时机为在开始 HAART 治疗前，如果病人存在严重的机会性感染和处于既往慢性疾病急性发作期，应待病情稳定后再进行抗病毒治疗。

（2）特殊人群的抗病毒治疗　特殊人群包括儿童、哺乳期妇女、合并结核分枝杆菌感染的病人、静脉药物依赖者、合并 HBV 或 HCV 感染者，其抗病毒治疗方案不同，各有特点。

（3）抗病毒治疗监测　在抗病毒治疗过程中要定期进行病毒学及免疫学指标评估，评定疗效，及时发现抗病毒药物的不良反应，以及病毒是否产生耐药性。必要时更换治疗方案以取得有效的抗病毒治疗。①病毒学指标：大多数病人在抗病毒治疗 4 周内病毒载量应下降 11g 以上。在治疗 3～6 个月后，病毒载量应达到低于检测水平。②免疫学指标：在抗病毒治疗 3 个月时，$CD4^+T$ 淋巴细胞增加 30%，或治疗 1 年后 $CD4^+T$ 淋巴细胞增加 100/μL，提示有效。

2. 免疫重建　免疫重建是 HIV/AIDS 治疗的重要目标之一，即通过抗病毒治疗及其他医疗手段使 HIV 感染者受损的免疫功能恢复或接近正常。在免疫重建的过程中，病人可能会出现 IRSI，即临床表现为发热、潜伏感染的出现或原有感染的加重或恶化的一组临床综合征。IRSI 发生时，应继续进行抗病毒治疗，并针对潜伏性感染进行病原治疗，症状严重者可短期使用糖皮质激素。

3. 治疗机会性感染及肿瘤　获得性免疫缺陷综合征的各种机会性感染及肿瘤依据病情选用不同的治疗药物、治疗剂量及疗程。

4. 对症支持　加强营养支持治疗，有条件者可辅以心理治疗。

【预防】

1. 管理传染源　本病是法定乙类传染病。发现 HIV 感染者应尽快（城镇于 6 小时内、农村于 12 小时内）向当地疾病预防控制中心（CDC）报告。高危人群普查 HIV 感染有助于发现传染源。隔离治疗病人，监控无症状 HIV 感染者。

2. 切断传播途径　加强获得性免疫缺陷综合征防治知识宣传教育。禁止性乱交，取缔娼妓，严禁毒品注射，严格筛查血液及血制品，用一次性注射器。严格消毒病人用过的医疗器械，对职业暴露采取及时干预。

3. 保护易感人群　获得性免疫缺陷综合征疫苗尚在研制中，部分进入了Ⅱ/Ⅲ期试验研究阶段。

【预后】

AIDS 病死率很高。获得性免疫缺陷综合征期平均存活期 12～18 个月，同时合并卡波西肉瘤及肺孢子菌肺炎者病死率最高。合并乙型、丙型肝炎者，肝病进展加快，预后差。

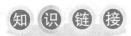

梅　毒

　　梅毒是由梅毒螺旋体感染人而发生的常见的性传播疾病，已问世百年，目前在世界范围内均有分布，是十分重要的性传播疾病；分为获得性梅毒、先天性梅毒和妊娠梅毒。

项目四　细菌性痢疾

【学习目标】
　　1. 掌握细菌性痢疾的临床表现及中毒型细菌性痢疾的抢救配合。
　　2. 熟悉细菌性痢疾的流行病学、病理特点及治疗方式。
　　3. 了解细菌性痢疾的发病机制及预防。

案例导入

　　患儿，女，7 岁。以突然高热伴畏寒、呼吸困难、恶心、呕吐，继而腹痛、腹泻和里急后重收入院。查体：T39.6℃，排便次数增多，每天 10 次以上，量少，呈黏液脓血便，怀疑为中毒型细菌性痢疾。

　　思考：1. 为确诊细菌性痢疾需做何种辅助检查？送检标本需注意什么？
　　　　　2. 此病是由哪种病原菌引起的？说出主要的传染源。
　　　　　3. 为预防本病的传播，对病人应采取怎样的隔离措施？

　　细菌性痢疾简称菌痢，是由志贺菌属（痢疾杆菌）引起的肠道传染病。临床表现主要为恶寒、发热、腹痛、腹泻、里急后重、排黏液脓血样便等，严重者可出现感染性休克和

（或）中毒性脑病。细菌性痢疾常年散发，夏、秋季多见，是我国的常见病、多发病。人群普遍易感，患病后因产生短暂、不稳定的免疫力，易重复感染或复发。

【病原学】

痢疾杆菌属于肠杆菌科志贺菌属。该菌革兰染色阴性，兼性厌氧，无动力，在普通培养基上生长良好。适宜于低温潮湿的环境，对阳光直射、加热及一般消毒剂抵抗力差。

根据生物化学反应及抗原组成不同，痢疾杆菌可分为 4 群 47 个血清型：A 群包括痢疾志贺菌，B 群包括福氏志贺菌，C 群包括鲍氏志贺菌，D 群为宋内志贺菌。目前我国流行的优势菌群为福氏志贺菌和宋内志贺菌。福氏志贺菌感染易转为慢性，宋内志贺菌感染引起症状轻。痢疾志贺菌还可产生外毒素，所致临床症状较重。

【流行病学】

1. 传染源　包括病人和带菌者，其中以急性、非急性典型细菌性痢疾与慢性隐匿型细菌性痢疾为重要传染源。

2. 传播途径　主要为粪 - 口传播，痢疾杆菌随病人或带菌者的粪便排出，通过污染的手、食品、水源或生活接触，或苍蝇、蟑螂等间接方式传播，最终均经口进入消化道使易感者受感染。

3. 人群易感性　人群普遍易感。学龄前儿童患病多与不良卫生习惯有关；成人病人同机体抵抗力降低、接触感染机会多有关，加之患同型细菌性痢疾后无巩固免疫力，不同菌群间及不同血清型之间无交叉性免疫，故造成重复感染或再感染而反复多次发病。

4. 流行特征　本病世界各地全年散发，好发于夏、秋两季，与气温条件、苍蝇活动、细菌繁殖、饮食偏好和胃肠防御功能降低等有关。

【发病机制】

痢疾杆菌进入人体后是否发病，取决于细菌的数量、致病力和人体抵抗力。痢疾杆菌进入胃后，易被胃酸杀灭；未被杀灭的细菌可到达肠道，由于正常人肠道菌群对外来菌有拮抗作用，肠黏膜表面可分泌特异性 IgA，阻止细菌吸附侵袭。当机体抵抗力下降，或病原菌数量较多时，痢疾杆菌借助菌毛贴附并侵入结肠黏膜上皮细胞，在细胞内繁殖，随之侵入邻近上皮细胞，然后通过基底膜进入固有层内继续增殖、裂解，释放内毒素、外毒素，引起局部炎症反应和全身毒血症。大部分痢疾杆菌在固有层被单核 - 巨噬细胞吞噬杀灭，少量可到达肠系膜淋巴结，也很快被网状内皮系统消灭，因此痢疾杆菌所致的菌血症较少见。当肠黏膜固有层下小血管循环障碍，水肿、渗出，上皮细胞变性、坏死，形成浅表性溃疡等炎性病变时，刺激肠壁神经丛使肠蠕动增加，临床上表现为腹痛、腹泻、里急后重、黏液脓血便等。感染 A 群痢疾志贺菌可释放外毒素，由于外毒素的特性，使肠黏膜细胞坏死，如水样腹泻及神经系统症状明显。

中毒型细菌性痢疾是机体对大量病原菌毒素产生的异常强烈反应，表现为急性微循环障碍和细胞代谢功能紊乱。病程中出现感染性休克、DIC、脑水肿及中枢性呼吸衰竭，甚至多脏器功能衰竭。

慢性细菌性痢疾发生机理尚不明了，可能与急性期治疗不及时、不彻底，或者机体抵抗力下降，尤其与胃肠道的原有疾患或营养不良等因素有关。

【病理】

肠道病变主要分布于结肠，以直肠、乙状结肠等部位最显著，升结肠、回肠下端也可见。

1. 急性细菌性痢疾　病变可累及整个结肠，尤其以乙状结肠与直肠显著，呈弥漫性纤维蛋白渗出性炎症，充血、水肿明显，外露或黏膜下斑片状出血，肠腔充满黏脓血性渗出液，黏膜坏死脱落形成表浅溃疡（地图状溃疡）；重症病例可见溃疡修复过程中呈干涸的烂泥坑样改变。

2. 慢性细菌性痢疾　可有轻度充血和水肿，黏膜苍白增厚感或呈颗粒状，血管纹理不清，溃疡修复过程中呈凹陷性瘢痕，周围黏膜呈息肉状。少数肠壁因瘢痕组织收缩呈肠腔狭窄。

【临床表现】

本病潜伏期为数小时至7天，一般为1~3天，流行期为6~11月，发病高峰期在8月。临床可分为急性细菌性痢疾、慢性细菌性痢疾。

1. 急性细菌性痢疾　主要有全身中毒症状与消化道症状，可分为4型。

（1）普通型　起病急，有中度毒血症表现，畏寒、发热（体温达39℃以上）、乏力、食欲减退、恶心、呕吐、腹痛、腹泻，多先为稀水样便，后转成脓血便，每日数10次，量少，此时里急后重明显，常伴肠鸣音亢进、左下腹压痛，失水不显著。一般病程10~14天。

（2）轻型　全身中毒症状、腹痛、里急后重均不明显，可有低热、糊状或水样便，混有少量黏液，无脓血，一般每日10次以下。粪便镜检有红细胞、白细胞，培养有痢疾杆菌生长，可以此与急性肠炎相鉴别。一般病程3~6天。

（3）重型　有严重全身中毒症状及肠道症状。起病急，高热，恶心，呕吐，剧烈腹痛及腹部（尤为左下腹）压痛，里急后重明显，脓血便，便次频繁，甚至失禁。病情进展快，严重失水可致周围循环衰竭。

（4）中毒型细菌性痢疾　多见于2~7岁儿童。起病急骤，中毒症状多于起病24小时内出现，突起寒战、高热，偶有体温不升，病初常无腹泻等胃肠道症状。可分为3型。

①休克型　较为常见，主要表现为循环衰竭。面色苍白、皮肤花斑、四肢冰冷、发

绀、脉细数、血压下降、少尿。可伴有意识障碍、DIC、多脏器功能障碍甚至衰竭。

②脑型　表现为脑水肿甚至脑疝。头痛，有不同程度的意识障碍，可有瞳孔大小不等、昏迷、惊厥及呼吸衰竭。

③混合型　兼有上述两型表现，病情最严重，病死率高。

2.慢性细菌性痢疾　病程反复发作或迁延不愈达 2 个月以上，部分病例可能与急性细菌性痢疾治疗不当或致病菌种类（福氏志贺菌感染易转为慢性）有关，也可能与全身情况差或胃肠道局部有慢性疾患有关。临床上可分为 3 型。

（1）慢性隐匿型　有急性细菌性痢疾史，但无临床症状，大便病原菌培养阳性，乙状结肠镜检查可见细菌性痢疾的表现，为重要的传染源。

（2）慢性迁延型　有急性细菌性痢疾史，长期迁延不愈，腹胀或长期腹泻，黏液脓血便，长期间歇排菌，为重要的传染源。

（3）急性发作型　有慢性细菌性痢疾史，因受凉、饮食不当等因素诱发，但症状较急性期轻。

【并发症】

在恢复期或急性期偶可有多发性、渗出性大关节炎，关节红肿，数周内自行消退。孕妇重症病人可致流产或早产。慢性细菌性痢疾有结肠溃疡病变者，可并发营养不良、贫血、维生素缺乏症及神经官能症。儿童病人可并发中耳炎、口角炎、脱肛。并发败血症者罕见，但病情较为凶险，病死率高，1 岁以内婴儿更高。

【辅助检查】

1.血常规　急性细菌性痢疾常有白细胞增多，可达（10～20）×10^9/L；中性粒细胞增多，核左移。慢性病例可有轻度贫血。

2.粪便检查　粪便外观为黏液脓血便。镜检可见大量白细胞（每高倍视野 15 个以上）、脓细胞、红细胞及巨噬细胞。粪便培养分离出致病菌对诊断及指导治疗都有重要价值。

3.免疫学及分子生物学检查　包括免疫荧光菌球法、增菌乳胶凝集法、协同凝集试验、免疫艳蓝染色法，可快速从粪便中获得阳性结果，阳性率可达 90% 以上，对细菌性痢疾的早期诊断有一定帮助。应用 DNA 探针法，早期阳性率可达 85%，较常规培养阳性率显著增高，增加了早期诊断的阳性率。

4.X 射线检查　慢性细菌性痢疾进行钡餐或钡剂灌肠，可见肠道痉挛、袋形消失、肠壁增厚、肠腔狭窄及肠段缩短等改变。

5.肠镜检查　急性细菌性痢疾结肠黏膜弥漫性充血水肿，并有浅表溃疡及渗出物。慢性细菌性痢疾则可见结肠黏膜充血、水肿及浅表溃疡，黏膜可呈颗粒状且可见息肉等增生性改变，刮取黏液脓性分泌物送培养可以提高阳性率。

【诊断及鉴别诊断】

1. 诊断

（1）流行病学资料　夏、秋季流行，有不洁饮食或与细菌性痢疾病人接触史。

（2）临床表现　急性细菌性痢疾有发热、腹痛、腹泻、里急后重及脓血便，左下腹有压痛。慢性细菌性痢疾则有急性细菌性痢疾病史，病程超过 2 个月未愈。对无典型症状而有高热等毒血症表现的儿童，更应警惕本病。

（3）实验室检查　镜检粪便见大量白细胞、脓细胞及红细胞即可诊断。粪便细菌培养可确诊并可鉴定菌群，药敏试验可指导治疗。对慢性细菌性痢疾病人应做乙状结肠镜检查，直接观察肠黏膜病变，并采取标本培养，以助诊断。

2. 鉴别诊断

（1）急性阿米巴痢疾　阿米巴原虫为本病病原体。临床表现为起病较缓，多无发热，腹痛轻，无里急后重，腹泻次数少，右下腹有压痛。大便量多，为暗红色果酱样血便。镜检白细胞少，红细胞多，有科 - 雷登结晶体，可找到溶组织内阿米巴滋养体。

（2）结肠癌及直肠癌　癌肿继发感染可出现细菌性痢疾的表现，用抗生素治疗后症状好转，但久治无效，伴进行性消瘦。可行肛门指诊及进一步做钡灌肠、结肠镜检查协助诊断。

（3）慢性非特异性溃疡性结肠炎　临床表现可有反复的腹泻及脓血便，但抗生素无效。便培养无致病菌。可采用乙状结肠镜或纤维结肠镜检查，肠黏膜脆弱易出血，有散在溃疡。晚期病人钡灌肠可见结肠袋消失呈铅管样改变。

【治疗】

1. 急性细菌性痢疾的治疗

（1）一般治疗　病人应予胃肠道隔离（至症状消失，大便培养连续 2 次阴性为止）和卧床休息。饮食一般以流质或半流质为宜，给予易消化、高热量、高维生素饮食，忌食多渣多油或有刺激性的食物。恢复期中可按具体情况逐渐恢复正常饮食。有失水现象者给予口服补液盐；如有呕吐等而不能由口摄入时，可给予生理盐水或 5% 葡萄糖盐水静脉滴注，注射量视失水程度而定，以保持水和电解质平衡。

（2）对症治疗　有酸中毒者，酌情给予碱性液体。对痉挛性腹痛可给予阿托品及腹部热敷，忌用显著抑制肠蠕动的药物，以免延长病程和排菌时间。

（3）病原治疗　近年来痢疾杆菌的耐药菌株，尤其是多重耐药菌株日渐增多，粪便培养检出致病菌时需做药敏试验，以指导合理用药。

①磺胺类药　磺胺类药对痢疾杆菌有抗菌活性，如与甲氧苄啶（TMP）合用，则有协

同效果。如复方磺胺甲唑（SMZ-TMP）片剂，每日2次，每次2片，儿童酌减，疗程1周。

②喹诺酮类药　该类药物作用于细菌DNA促旋酶，具有杀菌作用，无毒副作用，已成为治疗成人细菌性痢疾的首选药。由于该类药可影响儿童骨骼发育，学龄前儿童忌用。成人用法：吡哌酸2g/d，分3次口服，疗程5~7天；诺氟沙星600~800mg/d，分2~3次口服，疗程5~7天；氧氟沙星和环丙沙星均为600mg/d，分2次口服，疗程3~5天。

③其他二线药物　可用氨基糖苷类和头孢菌素类。

2. 中毒型细菌性痢疾的治疗

（1）一般治疗　同急性细菌性痢疾，密切观察各项生命体征和意识状态，及时抢救。

（2）抗感染　选择敏感抗生素联合用药、静脉给药，待病情好转后改口服用药。

（3）控制高热与惊厥　高热给予物理降温，必要时给予退热药。高热伴烦躁、惊厥者，可采用亚冬眠疗法。

（4）循环衰竭的治疗　基本同感染性休克的治疗。主要有：①扩充有效血容量；②纠正酸中毒；③强心治疗；④解除血管痉挛；⑤维持酸碱平衡；⑥应用糖皮质激素。

（5）防治脑水肿与呼吸衰竭　可给予20%甘露醇，每次1~2g/kg快速静脉滴注，每4~6小时1次，以减轻脑水肿。保持呼吸道通畅、吸氧等防治呼吸衰竭，必要时可应用机械通气。

3. 慢性细菌性痢疾的治疗

（1）寻找诱因，对症治疗　避免过度劳累，勿使腹部受凉，勿食生冷饮食。体质虚弱者应及时使用免疫增强剂。当出现肠道菌群失衡时，切忌滥用抗生素，立即停用耐药抗生素，改用酶生乳酸杆菌，以利于肠道厌氧菌的生长。

（2）病原治疗　根据病原菌药敏试验选用有效抗生素，通常联用2种不同类型药，疗程适当延长，必要时可给予多个疗程。也可药物保留灌肠，选用0.3%小檗碱、5%大蒜素液或2%磺胺嘧啶银悬液等灌肠液中的1种，每次100~200mL，每晚1次，10~14天为1个疗程。

（3）保留灌肠　对于肠道黏膜病变经久不愈者，同时采用保留灌肠疗法。

【预防】

1. 控制传染源　早期发现病人和带菌者并及时隔离和彻底治疗，是控制细菌性痢疾的重要措施。在饮食业、保育及水厂从业的工作人员，更需做较长期的追查，必要时暂时调离工作岗位。

2. 切断传播途径　搞好"三管一灭"，即管好水、粪和饮食，消灭苍蝇。养成饭前便后洗手的习惯，对饮食业、儿童机构工作人员定期检查带菌状态，发现带菌者，应立即予以治疗并调离工作岗位。

3.保护易感人群　可口服活菌苗，如"依链"株活菌苗。活菌苗无致病力，但有保护效果，保护率达 85%～100%。

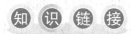

阿米巴痢疾

阿米巴痢疾是由致病性溶组织内阿米巴侵入结肠壁后所致的以痢疾症状为主的消化道传染病，病变多在回盲部结肠，易复发变为慢性。发热症状较轻，大便次数不太多，量中等，混有黏液及血液，呈暗红色或紫红色，糊状，有腥臭；腹痛轻，里急后重少见，右侧腹部轻压痛。乙状结肠镜检可见散在而典型的边缘深在的溃疡，粪便镜检红细胞多，找到溶组织阿米巴即可确诊，阿米巴痢疾预后一般良好。

项目五　霍　乱

【学习目标】

1.掌握霍乱的临床表现和治疗。
2.熟悉霍乱的流行病学和发病机制。
3.了解霍乱的预防。

案例导入

某市疾控中心接到电话报告：当天下午4点，该市某医院肠道门诊接诊2例腹泻病病人，症状相似，腹泻10余次，呕吐4次，霍乱快诊 O139 阳性，结合临床症状，医院诊断为疑似霍乱病例。截至晚上7点，该医院已经累计收治了7例疑似霍乱病人，病人的临床表现具有典型的霍乱症状：剧烈腹泻，先泻后吐，无腹痛，无发热。

思考：1.霍乱采样有哪些注意事项？

2.对霍乱病人采取怎样的治疗措施？

霍乱是由霍乱弧菌所致的烈性肠道传染病，发病急，传播快，在我国属甲类传染病。临床上以剧烈无痛性泻吐、米泔样大便、严重脱水、肌肉痛性痉挛及周围循环衰竭等为特征。

【病原学】

霍乱弧菌为革兰阴性菌，菌体弯曲呈弧状或逗点状，菌体一端有单根鞭毛和菌毛，无荚膜与芽孢。营养要求不高，在 pH8.8 ~ 9 的碱性蛋白胨水或平板中生长良好。在河水、井水、海水中可存活 1 ~ 3 周，在鲜鱼、贝壳类食物上存活 1 ~ 2 周。霍乱弧菌对热、干燥、日光、化学消毒剂和酸均很敏感，耐低温，耐碱。55℃ 15 分钟，100℃ 1 ~ 2 分钟，水中加 0.5mg/L 氯 15 分钟可被杀死。0.1% 高锰酸钾浸泡蔬菜、水果可达到消毒目的。在正常胃酸中霍乱弧菌仅生存 4 分钟。

【流行病学】

霍乱在人群中流行已达两个多世纪，其间发生了 7 次世界大流行。

1. 传染源　病人和带菌者是霍乱的传染源。重症病人吐泻物带菌较多，极易污染环境，是重要传染源。轻型病人和无症状感染者作为传染源的意义更大。

2. 传播途径　本病主要通过水、食物、生活密切接触和苍蝇媒介而传播，以经水传播最为重要。病人吐泻物和带菌者粪便污染水源后易引起局部暴发流行。

3. 人群易感性　人群普遍易感。新疫区成人发病多，而老疫区儿童发病率高。病后可获一定的免疫力，但不持久。

4. 流行特征

（1）地区分布　两型弧菌（古典型和埃尔托型）引起的霍乱均有地方性疫源地。

（2）季节分布　我国发病季节一般在 5 ~ 11 月，而流行高峰多在 7 ~ 10 月。

（3）流行方式　有暴发及迁延散发两种形式，前者常为经水或食物传播引起暴发流行，多见于新疫区；而后者多发生在老疫区。

【发病机制】

正常胃酸可杀死霍乱弧菌，当胃酸暂时低下时或入侵霍乱弧菌数量增多时，未被胃酸杀死的霍乱弧菌进入小肠，在碱性肠液内迅速繁殖，并产生大量强烈的外毒素。这种外毒素可不断激活腺苷酸环化酶，使小肠上皮细胞中的环磷酸腺苷（cAMP）水平增高，导致细胞内大量钠离子和水持续外流。外毒素对小肠黏膜的作用引起肠液的大量分泌，超过肠管再吸收的能力，在临床上表现为剧烈泻吐、严重脱水、血浆容量明显减少、体内盐分缺乏、血液浓缩、出现周围循环衰竭，甚至发生休克及急性肾衰竭。

【病理】

本病主要病理变化为严重脱水现象、皮肤发绀、手指皱缩、皮下组织及肌肉极度干瘪；胃肠道的浆膜层干燥，色深红，肠内充满米泔水样液体，偶见血水样物，肠黏膜发炎松弛，但无溃疡形成，偶有出血；淋巴小结显著肿大，胆囊内充满黏稠胆汁；心、肝、脾等脏器多见缩小；肾脏无炎性变化，肾小球及间质的毛细血管扩张，肾小管上皮有变性及坏死；其他脏器及组织亦可有出血及变性等变化。

【临床表现】

1. 分期

（1）泻吐期　多以突然腹泻开始，继而呕吐。一般无明显腹痛，无里急后重感。每日大便数次甚至难以计数，量多，每日2000~4000mL，严重者8000mL以上，初为黄水样，不久转为米泔水样便，少数病人有血性水样便或柏油样便。腹泻后出现喷射性呕吐，多不伴有恶心，初为胃内容物，继而水样、米泔样。约15%的病人腹泻时不伴有呕吐。由于严重泻吐引起体液与电解质的大量丢失，出现循环衰竭，表现为血压下降、脉搏微弱、血红蛋白及血浆比重显著增高、尿量减少甚至无尿。机体内有机酸及蛋白质产物排泄障碍，病人往往出现酸中毒及尿毒症的初期症状。血液中钠、钾等电解质大量丢失，病人出现全身性电解质紊乱。缺钠可引起肌肉痉挛，特别以腓肠肌和腹直肌最为常见；缺钾可引起低钾综合征，如全身肌肉张力减退、肌腱反射消失、鼓肠、心动过速、心律不齐等。由于碳酸氢根离子的大量丢失，可出现代谢性酸中毒，严重者神志不清、血压下降。本期持续数小时或1~2天。

（2）脱水期　严重者眼窝深陷，声音嘶哑，皮肤干燥皱缩，弹性消失，腹下陷呈舟状，唇舌干燥，口渴欲饮，四肢冰凉，体温常降至正常以下，肌肉痉挛或抽搐。此期病人生命垂危，但若能及时妥善地抢救，仍可转危为安，逐步恢复正常。本期持续数小时或2~3天。

（3）恢复期　腹泻停止，脱水纠正后，症状逐渐消失，体温、脉搏、血压恢复正常。少数病人（以儿童多见）此时可出现发热性反应，体温升高至38~39℃，一般持续1~3天后自行消退。

2. 分型

（1）轻型　仅有短期腹泻，无典型米泔水样便，无明显脱水表现，血压、脉搏正常，尿量略少。

（2）中型　有典型症状及典型大便，脱水明显，脉搏细速，血压下降，尿量甚少，每日500mL以下。

（3）重型　病人极度虚弱或神志不清，严重脱水及休克，脉搏细速或者不能触及，血压下降或测不出，尿极少或无尿，可于发生典型症状后数小时内死亡。

（4）暴发型 又称为干性霍乱，起病急骤，不待典型的泻吐症状出现即因循环衰竭而死亡。

【并发症】

1. 肾衰竭 因休克得不到及时纠正和低血钾所引起，表现为尿量减少和氮质血症，严重者出现尿闭，可因尿毒症而死亡。

2. 急性肺水肿 代谢性酸中毒可导致肺循环高压，后者又因补充大量不含碱的盐水而加重。

3. 其他 低钾综合征、心律不齐及流产等。

【辅助检查】

1. 血液检查 红细胞和血红蛋白增高，白细胞计数增高，中性粒细胞及大单核细胞增多。血清钾、钠、氯化物和碳酸盐降低，血 pH 下降，尿素氮增加。

2. 尿常规检查 可见少许红细胞、白细胞、蛋白及管型。

3. 大便常规检查 可见黏液、少许红细胞、白细胞。

4. 细菌学检查

（1）粪便涂片染色 取粪便或早期培养物涂片做革兰染色镜检，可见革兰阴性稍弯曲的弧菌。

（2）制动试验 取急性期病人的水样粪便或碱性蛋白胨水增菌培养 6 小时左右的表层生长物，先做暗视野显微镜检，观察动力。如有穿梭样运动物时，则加入 O1 群多价血清 1 滴，若是 O1 群霍乱弧菌，由于抗原抗体作用，则凝集成块，弧菌运动即停止。如加入 O1 群血清后，不能制止运动，应再用 O139 血清重做试验。

（3）增菌培养 所有疑似霍乱者的粪便，除做显微镜检外，均应做增菌培养。粪便留取应在使用抗生素之前，且应尽快送到实验室做培养。增菌培养基一般用 pH8.4 的碱性蛋白胨水，36～37℃培养 6～8 小时后表面能形成菌膜。此时应进一步做分离培养，并进行动力观察和制动试验，这将有助于提高检出率和早期诊断。

（4）核酸检测 应用 PCR 技术快速诊断霍乱。

5. 血清学检查 可做血清凝集试验。在发病第 1～3 天及第 10～15 天各取 1 份血清，若第 2 份血清的抗体效价比第 1 份增高 4 倍或 4 倍以上，有诊断参考价值。

【诊断及鉴别诊断】

1. 诊断 在夏、秋季节对可疑病人应详细询问发病前 1 周内的活动情况，是否来自疫区，有无与本病病人及其污染物接触史，以及是否接受过预防接种等。流行病学资料结合临床和实验室检查可做出诊断，凡临床上发现有泻吐症状或原因不明的腹泻病人，应取粪便或呕吐物标本，尽快进行病原诊断，包括镜检、培养、分离、凝集试验及其他鉴定试验。

（1）确诊标准

①凡有泻吐等症状，大便培养霍乱弧菌阳性者。

②霍乱流行期在疫区有典型霍乱症状而大便培养阴性，无其他原因可查者。

（2）疑似标准

①凡有典型泻吐症状的非疫区首发病例，在病原检查未确诊前。

②霍乱流行期，曾接触霍乱病人，有腹泻症状而无其他原因可查者。

2.鉴别诊断

（1）急性胃肠炎　包括产肠毒素的副溶血性弧菌（致病性嗜盐菌）、O139群以外的非O1群霍乱弧菌、金黄色葡萄球菌、变形杆菌、梭状杆菌等，均可引起食物中毒性感染。多数有食用不洁食物史，同餐者往往集体发病，起病急骤，早期常有发热和其他中毒症状。先有呕吐而后腹泻，排便前往往有肠鸣、阵发性腹部剧痛，大便不是米泔样，常为水样或类似痢疾样脓血便，个别重型病人大便可有清水样或洗肉水样（特别是副溶血性弧菌所致者），很少发生肌肉痉挛、虚脱和高氮质血症。

（2）急性细菌性痢疾　临床上常有发热，大便为黏液、脓血便，量少，有腹痛及里急后重。大便镜检有大量的脓细胞。也有以水泻为主、里急后重不明显的不典型病人。大便培养痢疾杆菌阳性。

（3）大肠杆菌埃希菌性肠炎　①产肠毒素性大肠埃希菌（ETEC）性肠炎：潜伏期4~24小时，有发热、恶心、呕吐及腹部绞痛，腹泻每日10次左右，黄水或清水样便，无脓血便，严重腹泻者亦可产生重度脱水，婴幼患儿常因此而危及生命。②肠致病性大肠埃希菌（EPEC）性肠炎：大便为水样或蛋花汤样，重者也会有脱水及全身症状。两者粪便培养均可获得相应的大肠埃希菌。

（4）病毒性肠炎　常见病原体为人轮状病毒，侵犯各年龄组，多见于婴幼儿，好发于秋、冬季，可呈流行性。

【治疗】

1.一般治疗

（1）隔离　按消化道传染病严密隔离。隔离至症状消失6天后，粪便培养连续3次阴性为止，方可解除隔离。病人用物及排泄物需严格消毒，病区工作人员须严格遵守消毒隔离制度，以防交叉感染。

（2）休息　重型病人绝对卧床休息至症状好转。

（3）饮食　剧烈泻吐暂停饮食，待呕吐停止、腹泻缓解可给予流质饮食，在病人可耐受的情况下缓慢增加饮食。

（4）补液　为霍乱的基础治疗，轻型病人可口服补液，重型病人需静脉补液，待症状好转后改为口服补液。

（5）标本采集　病人入院后立即采集呕吐物、粪便标本，送常规检查及细菌培养，注意标本采集后要立即送检。

（6）密切观察病情变化　每4小时测生命体征1次，准确记录出入量，注明大小便次数、量和性状。

2. 补液　治疗原则：早期、迅速、适量，先盐后糖、先快后慢，纠酸补钙、见尿补钾。

（1）补液量　按脱水程度补液，一般入院后最初2小时应快速输液以纠正低血容量性休克及酸中毒，轻型者补液要3000~4000mL，小儿100~150mL/kg；中型者补液4000~8000mL，小儿150~200mL/kg；重型者补液8000~12000mL，小儿200~250mL/kg。

（2）补液种类　在开始纠正休克及酸中毒时，用生理盐水与1/6mol/L的乳酸钠或碳酸氢钠。待休克纠正后可增加葡萄糖注射液，有尿时即刻补钾。

（3）补液速度　所有低血容量性休克病人入院30分钟应输入含钠液1000~2000mL（或30~60mL/min）。入院最初的输液速度非常重要，如输液不及时可发生休克而死亡，或发生肾衰竭。休克纠正后将每日需要量输完。

3. 抗菌治疗　可缩短疗程、减轻腹泻及缩短粪便排菌时间，减少带菌现象。选用环丙沙星，成人每次250~500mg，每日2次口服；或用诺氟沙星，成人每次200mg，每日3次。

4. 对症治疗

（1）频繁呕吐可给予阿托品。

（2）剧烈腹泻可酌情使用肾上腺皮质激素。

（3）肌肉痉挛者可静脉缓注10%葡萄糖酸钙、热敷、按摩。

（4）周围循环衰竭者在大量补液纠正酸中毒后，血压仍不回升者，可用间羟胺或多巴胺药物。

（5）尿毒症病人应严格控制摄入量，禁止蛋白质饮食，加强口腔及皮肤护理，必要时进行透析治疗。

【预防】

1. 控制传染源　设置肠道门诊，及时发现隔离病人，做到早诊断、早隔离、早治疗、早报告。对接触者需留观5天，待连续3次大便培养阴性方可解除隔离。第1次粪检后预防性服药可减少带菌者，一般应用多西环素200mg，顿服，次日口服100mg，儿童6mg/（kg·d），连服 2 天。亦可用诺氟沙星 200mg，每日 3 次，连服 2 天。

2. 切断传播途径　加强饮水消毒和食品管理。长期改善水的供应和卫生设施是预防霍乱的最好方法。对病人和带菌者的排泄物进行彻底消毒。此外，应消灭苍蝇等传播媒介。

3. 保护易感人群　积极锻炼身体，提高抗病能力，可进行霍乱疫苗预防接种。

【预后】

霍乱的预后与病型轻重、治疗的早晚及治疗是否恰当紧密相关。婴幼儿、老年人如有合并症或并发症时预后较差。主要死亡原因是循环衰竭和急性肾衰竭。

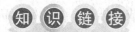

副霍乱

副霍乱是由霍乱弧菌古典生物型和艾尔托生物型所引起的烈性肠道传染病。弧菌产生的肠毒素是致病的主要因素。临床表现轻重不一，病情严重者有剧烈泻吐、米泔样便、大量水和电解质的迅速丢失、低容量性休克、代谢性酸中毒和急性肾衰竭等。未经治疗或治疗不及时者病死率较高。发病多在夏、秋季节，流行地区全年均可发生，多见于沿海、江河及水网地区。

项目六　流行性脑脊髓膜炎

【学习目标】

1. 掌握流行性脑脊髓膜炎的临床表现及治疗。
2. 熟悉流行性脑脊髓膜炎的流行病学和预防。
3. 了解流行性脑脊髓膜炎的发病机制和辅助检查。

案例导入

患儿，男，2 岁。因"发热 1 天，皮肤瘀斑 8 小时，伴抽搐 3 次"入院。此病例特点：① 2 岁幼儿，冬季发病，起病急，病程短。②发热 24 小时出现皮肤瘀点、瘀斑，短期内迅速增多，融合成片，伴有惊厥和意识障碍等颅内高压的表现。③很快出现脏器灌注不良，血压下降，末梢循环衰竭，代谢性酸中毒，脑膜刺激征阳性。入院后同时伴多器官功能衰竭。④瘀斑涂片：革兰阴性双球菌。

　　思考：1. 此患儿患何种疾病？

　　　　　2. 支持诊断的依据是什么？

　　流行性脑脊髓膜炎简称流脑，是由脑膜炎球菌引起的化脓性脑膜炎。好发于冬、春季，以儿童多见。其主要临床表现有高热、头痛、呕吐、皮肤黏膜瘀点及脑膜刺激征等。

【病原学】

　　脑膜炎球菌属奈瑟菌属，为革兰阴性球菌，呈卵圆形，常成对排列。该菌专性需氧，在普通培养基上不易生长，在含有血液、血清、渗出液及卵黄液的培养基上生长良好，一般于 5%～10% 的二氧化碳环境下生长更好。本菌对寒冷、干燥及消毒剂极为敏感。在体外极易死亡，病菌能形成自身溶解酶，故采集标本后必须立即送检接种。

　　脑膜炎球菌可分为 A、B、C、D、X、Y、Z 等 13 个血清群。90% 以上病例由 A、B、C 3 个群引起。我国发病及流行者以 A 群为主，其次为 B 群和 C 群。

【流行病学】

　　1. 传染源　人为本病唯一的传染源，病原菌存在于带菌者或病人的鼻咽部。在流行期间人群带菌率可高达 50%，人群带菌率如超过 20% 时提示有发生流行的可能。病后带菌者有 10%～20% 排菌时间可达数周至 2 年。带菌时间超过 3 个月者，称为慢性带菌者，带菌者对周围人群的危险性大于流脑病人。

　　2. 传播途径　病原菌借飞沫直接由空气传播。密切接触对 2 岁以下婴儿的发病有重要意义。日常用品间接传播机会较少。

　　3. 人群易感性　本病在新生儿少见，2～3 个月以后的婴儿即有发病者，6 个月～2 岁婴儿的发病率最高，以后又逐渐下降。男女发病率大致相等。感染后可获得持久免疫力。

　　4. 流行特征　本病发病率随着冬季来临而增加，一般从 11 月开始上升，至次年 2～4 月为高峰。人群易感性与抗体水平密切相关。各地区由于各年龄组的免疫力不同而有发病率的差异。平均每隔 10 年有 1 次流行高峰。

【发病机制】

　　病原菌自鼻咽部侵入人体，如人体免疫力强，则可迅速将病原菌杀灭，或成为带菌状态；若体内缺乏特异性杀菌抗体，或细菌毒力较强时，则病菌可从鼻咽部黏膜进入血液，发展为败血症，继而累及脑脊髓膜，形成化脓性脑脊髓膜炎。

　　暴发型脑膜炎的发生和发展亦和内毒素有关。第Ⅲ型变态反应亦可能在发病机理中起某些作用，如在受损的血管壁内可以见到免疫球蛋白、补体及脑膜炎球菌抗原的沉积。

【病理】

脑膜炎期的病变以软脑膜为主。早期充血、少量浆液性渗出及局灶性小出血点。后期则有大量纤维蛋白、中性粒细胞及血浆外渗。病变主要在大脑半球表面和颅底。由于颅底脓液黏稠及化脓性病变的直接侵袭，可引起脑膜粘连，加重视神经、展神经及动眼神经、面神经、听神经等颅神经损害。内毒素的损伤可使脑神经组织表层发生退行性病变。此外，炎症亦可沿着血管壁侵入脑组织，引起充血、水肿、局灶性中性粒细胞浸润及出血。

暴发型脑膜炎病变以脑组织为主，有明显的充血、水肿、颅内压增高。当水肿的脑组织向颅内的裂孔突出时，则形成枕骨大孔疝或天幕裂孔疝。

【临床表现】

本病潜伏期 1~7 天，一般 2~3 天。可为普通型、暴发型和慢性败血症型。

1. 普通型　最常见，约占 90%，临床可分为 3 期。

（1）上呼吸道感染期　大多数病人不产生任何症状，部分病人有咽喉疼痛、鼻咽黏膜充血及分泌物增多，病程 1~2 天。

（2）败血症期　病人常无前驱症状，突起畏寒、高热（体温迅速升高至 40℃以上）、头痛、呕吐、全身乏力、肌肉酸痛、食欲不振及神志淡漠等毒血症症状。幼儿则有哭啼吵闹、烦躁不安、皮肤感觉过敏及惊厥等。少数病人有关节痛或关节炎，脾大常见。70% 左右的病人皮肤黏膜可见瘀点或瘀斑。病情严重者瘀点、瘀斑可迅速扩大，且因血栓形成发生大片坏死。约 10% 的病人常于病初几天在唇周及其他部位出现单纯疱疹。本期持续 1~2 天后进入脑膜炎期。

（3）脑膜炎期　大多数败血症病人于 24 小时左右出现脑膜刺激征，此期持续高热、头痛剧烈、呕吐频繁、皮肤感觉过敏、怕光、狂躁及惊厥、昏迷，血压可增高而脉搏减慢。脑膜的炎症刺激表现为颈后疼痛、颈项强直、角弓反张、克氏征及布氏征阳性。

婴儿发作多不典型，除高热、拒乳、烦躁及啼哭不安外，惊厥、腹泻及咳嗽较成人多见，脑膜刺激征可缺如。前囟突出，有助于诊断。但有时因呕吐频繁、失水仅见前囟下陷，造成诊断困难。

2. 暴发型　少数病人起病急骤，病情凶险，如不及时抢救，常于 24 小时内甚至 6 小时之内危及生命。此型病死率达 50%，婴幼儿可达 80%。临床可分为 3 型。

（1）休克型　突起高热、头痛、呕吐、精神极度萎靡，常在短期内全身出现广泛瘀点、瘀斑，且迅速融合成大片，皮下出血，或继以大片坏死。面色苍灰，唇周及指端发绀，四肢厥冷，皮肤呈花纹，脉搏细速，血压下降，甚至不可测出。脑膜刺激征缺如。脑脊液大多清亮，细胞数正常或轻度增加，血培养常为阳性。

（2）脑膜炎型 除具有严重的中毒症状外，病人频繁惊厥，迅速陷入昏迷。有阳性锥体束征及两侧反射不等。血压持续升高，部分病人出现脑疝，常死于呼吸衰竭。

（3）混合型 这是本病最严重的一型，病死率常高达 80%，兼有以上两型的临床表现，常同时或先后出现。

3.慢性败血症型 本型不多见，多发生于成人。病程迁延数周或数月。反复出现寒战、高热及皮肤瘀点、瘀斑，关节疼痛亦多见，发热时关节疼痛加重呈游走性。

【并发症与后遗症】

1.并发症 包括肺炎、中耳炎、化脓性关节炎（常为单关节炎）、肺炎、脓胸、心内膜炎、心肌炎、动眼肌麻痹、视神经炎、听神经及面神经损害、肢体运动障碍、失语、大脑功能不全、癫痫、脑脓肿、血管炎、关节炎及心包炎等。

2.后遗症 常见的后遗症有耳聋、失明、动眼神经麻痹、瘫痪、智力或性情改变、精神异常和脑积水等。

【辅助检查】

1.血常规检查 白细胞总数明显增加，一般在（10~30）×10^9/L；中性粒细胞在 80%~90%。有 DIC 者，血小板减少。

2.脑脊液检查 这是诊断本病的重要依据。病程初期仅有压力增高，外观正常。典型脑膜炎期，压力增高，外观呈混浊或脓样，白细胞数达 $1000×10^6$/L，以中性粒细胞为主，蛋白质增加，糖和氯化物减少。若临床有脑膜炎症状及体征而早期脑脊液检查正常，应于 12~24 小时后复验。流脑经抗生素治疗后，脑脊液改变可不典型。

3.细菌学检查

（1）涂片 皮肤瘀点处取组织液镜检，阳性率高达 80% 以上。脑脊液沉淀涂片的阳性率为 60%~70%。

（2）细菌培养 血培养在流脑时阳性率较低。但血培养对普通型流脑败血症期、暴发型流脑败血症及慢性败血症型诊断甚为重要，故必须注意在应用抗生素前采血做细菌培养，并宜多次采血送验。

4.免疫学试验 这是近年来开展的流脑快速诊断方法。

（1）抗原的检测 有利于早期诊断，其敏感性高，特异性强。主要有对流免疫电泳、乳胶凝集试验、酶联免疫吸附试验等。

（2）抗体的检测 不能作为早期诊断方法，且敏感性与特异性均较差，故临床应用日渐减少。对流免疫电泳法、放射免疫测定法、间接血凝试验，如恢复期血清效价大于急性期 4 倍以上，则有诊断价值。

【诊断及鉴别诊断】

1. 诊断

（1）流行病学资料　本病在冬、春季节流行，多见于儿童，大流行时成人亦不少见。

（2）临床表现　突起高热、头痛、呕吐、脑膜刺激征及皮肤黏膜瘀点、瘀斑等。

（3）实验室检查　白细胞及中性粒细胞明显增高，脑脊液呈化脓性改变，细菌学检查见脑膜炎球菌可确诊，特异性抗原检测有助于早期确诊。

2. 鉴别诊断

（1）其他　化脓性脑膜炎、肺炎球菌脑膜炎、流感杆菌脑膜炎、葡萄球菌脑膜炎等大多体内有感染灶存在。确诊需依据脑脊液、血液细菌学和免疫学检查。

（2）结核性脑膜炎　多有结核病史或密切接触史。起病缓慢，伴有低热、盗汗、消瘦等症状，无瘀点和疱疹。脑脊液在试管内静置后有薄膜形成，细胞数一般在 500×10^6/L，以淋巴细胞为主。细菌学检查可见结核杆菌。

（3）流行性乙型脑炎　发病多在 7～9 月，有蚊叮咬史，起病后脑实质损害严重，惊厥、昏迷较多见，皮肤一般无瘀点。脑脊液早期清亮，晚期微浑，细胞数多在 500×10^6/L 以下，蛋白质稍增加，糖正常或略高，氧化物正常。血清及脑脊液特异性 IgM 抗体等阳性。

【治疗】

1. 普通型

（1）一般治疗　住院隔离，卧床休息，保持病室安静、空气流通。给予流质饮食，昏迷者宜鼻饲，补充水及电解质。密切观察病情。保持口腔、皮肤清洁，防止角膜溃疡形成。经常变换体位以防压疮发生。防止呕吐物吸入。必要时给氧。

（2）病原治疗　化脓性脑膜炎（包括流行性脑脊髓膜炎）预后严重，应力求用药 24 小时内杀灭脑脊液中致病菌，故应选择对病原菌敏感且能较高浓度透过血脑屏障的药物。急性期要静脉用药，做到用药早、剂量足和疗程够。目前大多数脑膜炎球菌对青霉素依然敏感，故首选青霉素。可用青霉素 G，成人 800 万 U，每 8 小时 1 次；儿童 20 万～40 万 U/（kg·d），分 3 次静脉滴注，疗程 5～7 天。少数耐青霉素者需选用第三代头孢菌素。如果短时间内尚不能明确是流行性脑脊髓膜炎，但明确是化脓性脑膜炎，则应选用对肺炎链球菌、脑膜炎球菌和流感嗜血杆菌 3 种常见致病菌皆有效的抗生素。目前主要选择能快速在病人脑脊液中达到有效灭菌浓度的第三代头孢菌素，包括头孢噻肟、头孢曲松等，疗效不理想时可联合使用万古霉素等。

（3）对症治疗　高热时可用酒精擦浴；头痛剧烈者可予镇痛或高渗葡萄糖，用脱水剂脱水；惊厥时可用 10% 水合氯醛灌肠，也可用氯丙嗪、地西泮等镇静剂。

2. 暴发型

（1）休克型

①抗菌治疗　可联合用药，用法同前。

②扩充血容量，纠正酸中毒　最初 1 小时内成人 1000mL，儿童 10～20mL/kg，快速静脉滴注。输注液体为 5% 碳酸氢钠液 5mL/kg 和低分子右旋糖酐。此后酌情使用晶体液和胶体液，24 小时输入量 2000～3000mL，儿童为 50～80mL/kg，其中含钠液体应占 1/2。用 5% 碳酸氢钠液纠正酸中毒。

③血管活性药物的应用　经扩容和纠酸后，如果休克仍未纠正，可应用血管活性药物。如山莨菪碱，每次 0.3～0.5mg/kg，静脉注射，重者可用 1mg/kg，每隔 10～15 分钟 1 次，见面色转红、四肢温暖、血压上升后减少剂量，延长给药时间而逐渐停药。

④抗凝治疗　鉴于本病的休克及出血与血栓形成有关，凡疑有 DIC 者，不必等待实验室检查结果，可用肝素治疗。

（2）脑膜炎型　抗生素的应用同暴发型休克的治疗。此外，应以减轻脑水肿、防止脑疝和呼吸衰竭为重点。

1）脱水剂的应用　下列药物应交替或反复应用：① 20% 甘露醇每次 1～2g/kg。② 25% 山梨醇每次 1～2g/kg。③ 50% 葡萄糖每次 40～60mL。④ 30% 尿素每次 0.5～1g/kg。以上药物按具体情况每隔 4～6 小时静脉快速滴注或静推 1 次，至血压恢复正常、两侧瞳孔大小相等、呼吸平稳。用脱水剂后适当补液，使病人维持轻度脱水状态。肾上腺皮质激素亦可同时应用，以减轻毒血症，降低颅内压。

2）亚冬眠疗法　主要用于高热、频繁惊厥及有明显脑水肿者，以降低脑含水量和耗氧量，保护中枢神经系统。氯丙嗪和异丙嗪各 1～2mg/kg，肌内注射或静推，安静后置冰袋于枕后、颈部、腋下或腹股沟，使体温下降至 36℃ 左右。以后每 4～6 小时再肌内注射 1 次，共 3～4 次。

3）呼吸衰竭的处理　应以预防脑水肿为主。如已发生呼吸衰竭，除脱水外则应给予洛贝林、尼可刹米、二甲弗林等中枢神经兴奋剂。亦可用氢溴酸东莨菪碱，每次 0.02～0.04mg/kg，每 20～30 分钟静脉滴注 1 次，可改善脑循环，有兴奋呼吸和镇静作用。必要时做气管插管，吸出痰液和分泌物，辅以人工辅助呼吸，直至病人恢复自主呼吸。

【预防】

1. 控制传染源　早期发现病人，就地隔离治疗。密切观察接触者，应医学观察 7 天。

2. 切断传播途径　流行期间做好卫生宣传，应尽量避免大型集会及集体活动。不要携带儿童到公共场所，外出应戴口罩。

3. 保护易感人群　疫苗预防以 15 岁以下儿童为主要对象，新兵入伍及免疫缺陷者均应注射，目前国内外广泛应用 A 和 C 两群荚膜多糖菌苗，保护率达 90% 以上。密切接触者可用碘胺嘧啶（SD）进行药物预防。

项目七　流行性乙型脑炎

【学习目标】

1. 掌握流行性乙型脑炎的流行病学特点和临床表现。

2. 熟悉流行性乙型脑炎的治疗与预防。

3. 了解流行性乙型脑炎的发病机制和辅助检查。

案例导入

患儿，男，4 岁。于 7 月 23 日送入院，入院时家长诉患儿晨起自诉头痛，高热不退，嗜睡，于中午开始呕吐，颈部发硬。体温 40℃，面色苍白无光泽，神志不清，时有惊厥，两侧瞳孔不等大，对光反射迟钝，呼吸深浅不均，节律不齐，听诊肺部有湿啰音。1 小时后忽然一阵强烈抽搐，立即呼吸骤停，抢救无效死亡。抽取脑脊液呈微浊状，压力增高，白细胞总数增多。中性粒细胞略有增高。肉眼可见脑组织膨隆，血管充血。

思考：1. 本病的病理诊断是什么？依据是什么？

2. 如何鉴别流脑和乙脑？

流行性乙型脑炎简称乙脑，是由乙脑病毒引起、由蚊虫传播的以脑实质炎症为主要病变的急性传染病。本病夏、秋季为发病高峰季节，主要分布在亚洲。临床上以急性起病、高热、意识障碍、惊厥、强直性痉挛和脑膜刺激征为特征。乙脑的病死率和致残率较高，重型病人病后往往留有神经系统后遗症。

乙脑的病原体 1934 年在日本发现，故名日本乙型脑炎。1939 年，我国也分离到乙脑病毒。中华人民共和国成立后进行了大量调查研究工作，改名为流行性乙型脑炎。

我国是乙脑高流行区，在 20 世纪 60 年代和 70 年代初期全国曾发生大流行，20 世纪 70 年代以后随着大范围接种乙脑疫苗，乙脑发病率明显下降。近几年全国乙脑报告病例数每年在 5000 ~ 10000 例之间，但局部地区时有暴发或流行。而全世界病例数每年高达 50000 例，死亡数 15000 例。

【病原学】

乙脑病毒属披膜病毒科黄病毒属第 1 亚群，呈球形，直径 20~40nm，为单股 RNA 病毒，外有类脂囊膜，表面有血凝素，能凝集鸡红细胞，病毒在胞浆内增殖，对温度、乙醚、酸等都很敏感，其抗原性较稳定。

【流行病学】

1. 传染源　乙脑是人兽共患的自然疫源性疾病，人与许多动物（蚊虫、鸟类、蝙蝠、家畜）都可以成为本病的传染源。人被乙脑病毒感染后，可出现短暂的病毒血症，但病毒数量少，持续时间短，所以人不是本病的主要传染源。动物中特别是猪的感染率高，仔猪在流行季中感染率几乎 100%，感染后血中病毒数量多，持续时间长，猪的饲养面广，因此猪是本病的主要传染源。乙型脑炎病毒在猪间传染常早于人间传染 1~2 个月，故检测猪的乙脑病毒感染率可预测当年在人群中的流行趋势。

2. 传播途径　主要通过蚊虫叮咬而传播，其中三带喙库蚊是主要传播媒介，其次是库蚊、伊蚊、按蚊。由于蚊虫可携带病毒越冬，并可经卵传代，所以蚊虫不仅为传播媒介，也是长期储存宿主。

3. 人群易感性　未感染过乙型脑炎病毒者对该病毒普遍易感，多数呈隐性感染，感染后可获得持久免疫力。病人多集中在 10 岁以下的儿童，以 2~6 岁组发病率最高，婴儿可从母体获得抗体而具有保护作用。近年来由于儿童和青少年广泛接种疫苗，故成人和老年人的发病率则相对增加。

4. 流行特征

（1）主要流行区　东南亚和西太平洋地区是乙脑的主要流行地区。我国除东北、青海、新疆和西藏外，均有本病流行。

（2）农村高于城市　主要是城市限制猪的饲养，而感染者不是主要传染源。

（3）时间与蚊虫数量相关　热带地区全年发生，亚热带和温带地区多为 7~9 月。

（4）呈高度散发状态　因隐性感染率高，本病集中发病少，呈高度散发性，家庭成员中很少有多人同时发病。

随着疫苗的广泛接种，我国乙脑的发病率已逐年下降。

【发病机制】

感染乙脑病毒的蚊虫叮咬人体后，病毒随蚊虫唾液进入人体，先在单核－吞噬细胞系统中繁殖，随后进入血流，引起病毒血症。发病与否取决于病毒的数量、毒力和机体的免疫功能。免疫力强者迅速消除病毒血症，病毒无机会通过血脑屏障，形成隐性感染或轻型病例。免疫力弱，侵入病毒量多、毒力强，或因高血压、脑寄生虫病等原因削弱血脑屏障，病毒容易侵入，则形成显性感染。由于病毒经血流播散，若侵入血脑屏障则将引起广泛脑实质炎症。

【病理】

本病可引起脑实质广泛病变，以大脑皮质、脑干及基底核的病变最为明显，脑桥、小脑和延髓次之，脊髓病变最轻。镜下主要表现为变质性炎，包括神经细胞变性坏死、软化灶形成、脑血管改变、胶质细胞增生。

【临床表现】

本病潜伏期5~15天。大多数病人症状较轻或呈无症状的隐性感染，仅少数出现中枢神经系统症状，表现为高热、意识障碍、惊厥等。典型病例的病程可分4个阶段。

1. 初期 起病急，体温急剧上升至39~40℃，伴头痛、恶心和呕吐，部分病人有嗜睡或精神倦怠，并有颈项轻度强直，病程1~3天。

2. 极期

（1）高热 体温持续上升，可达40℃以上。

（2）意识障碍 有嗜睡、昏睡乃至昏迷，昏迷越深，持续时间越长，病情越严重。神志不清最早可发生在病程第1~2天，但多见于3~8天。

（3）惊厥、抽搐、癫痫 发生率40%~60%，发作时均伴有意识障碍。程度可从面肌、眼肌的小抽搐，到单侧、双侧或四肢的肢体抽搐、强直性抽搐，严重者可为全身强直性抽搐。时程从数分钟到数十分钟不等。究其原因，一方面由高热、脑实质炎症或脑水肿所致，另一方面因长时间或频繁抽搐影响呼吸运动，甚至引起呼吸暂停，加重缺氧，脑缺氧后可加重脑水肿。

（4）中枢性呼吸衰竭 严重病人可因脑实质（尤其是脑干）病变、缺氧、脑水肿及颅内高压、脑疝、低血钠性脑病等病变所致。表现为呼吸节律不规则、双吸气、叹息样呼吸、呼吸暂停、潮式呼吸和下颌呼吸，甚至呼吸停止。

（5）其他 神经系统症状和体征体检可发现脑膜刺激征，瞳孔对光反应迟钝、消失或瞳孔散大，腹壁及提睾反射消失，深反射亢进，病理性锥体束征如巴氏征等可呈阳性。

3. 恢复期 体温逐渐下降，精神、神经系统症状逐日好转。重症病人仍可留有反应迟钝、痴呆、失语、吞咽困难、颜面瘫痪、四肢强直性痉挛或扭转痉挛等表现，少数病人也可有软瘫。经过积极治疗大多数症状可在半年内恢复。

4. 后遗症期 少数重症病人半年后仍有精神神经症状，称为后遗症。主要有意识障碍、痴呆、失语、肢体瘫痪及癫痫等。如给予积极治疗可有不同程度的恢复。癫痫后遗症可持续终身。

【临床分型】

1. 轻型　病人神志清楚，体温在 39℃ 以下，多数在 1 周内恢复，无后遗症。

2. 普通型　病人有意识障碍如昏睡或浅昏迷，脑膜刺激征明显，病理征阳性，偶有抽搐，体温在 39～40℃ 之间，病程 1～2 周，无后遗症。

3. 重型　病人意识障碍较重，昏迷，反复或持续抽搐。脑膜刺激征明显、病理征阳性、浅反射消失、深反射先亢进后消失，常有神经系统定位表现，可出现中枢性呼吸衰竭。体温在 40℃ 以上，病程常在 2 周以上，常有恢复期症状，部分病人留有后遗症。

4. 极重型　起病急骤，进展迅速，体温在 40℃ 以上，反复或持续性剧烈抽搐，深度昏迷，迅速出现脑疝及中枢性呼吸衰竭，多在极期死亡或留有严重后遗症。

【并发症】

发生率在 10% 左右，常见为肺炎，多因昏迷导致呼吸道分泌物不易咳出，或因呼吸衰竭应用机械通气继发呼吸机相关性肺炎，其次为肺不张、败血症、泌尿系统感染、压疮、深静脉血栓形成等。重型病人尚需警惕应激性溃疡并出血。

【辅助检查】

1. 血常规　白细胞总数在（10～20）×10^9/L，少数可更高；中性粒细胞数常 > 80%。部分病人血象可一直正常。

2. 脑脊液检查　无色透明，压力增高，白细胞计数在（50～500）×10^6/L，病初 2～3 天以中性粒细胞为主，以后则单核细胞增多。糖正常或偏高，蛋白质常轻度增高，氯化物正常。病初 1～3 天内，脑脊液检查在少数病例可呈阴性。

3. 特异性 IgM 抗体　特异性 IgM 抗体在感染后 4 天即可出现，2～3 周内达高峰，血或脑脊液中特异性 IgM 抗体在 3 周内阳性率达 70%～90%，可早期诊断。

4. 病原学检查　病毒主要存在于脑组织，在血及脑脊液中浓度很低，故不能提供早期诊断。

5. 影像学检查　CT、MRI 对本病鉴别诊断有一定的帮助。

【诊断及鉴别诊断】

1. 诊断

（1）流行病学资料　夏、秋季有蚊虫叮咬史，10 岁以下儿童多见。

（2）临床表现　起病急、高热、意识障碍、抽搐、呼吸衰竭、头痛、呕吐、脑膜刺激征及病理征阳性等。

（3）实验室检查　白细胞总数及中性粒细胞均增高，脑脊液呈无菌性脑膜炎改变，特异性 IgM 抗体阳性，可做出早期诊断。

2. 鉴别诊断

（1）中毒性细菌性痢疾　本病与乙脑流行季节相同，多见于夏、秋季，但起病比乙脑更急，多在发病 1 天内出现高热、抽搐、休克或昏迷等。乙脑除暴发型外，很少出现休克。可用 1%～2% 盐水灌肠，如有脓性或脓血便，即可确诊。

（2）化脓性脑膜炎　本病病情发展迅速，重症病人在发病 1～2 天内即进入昏迷，脑膜刺激征显著，皮肤常有瘀点。脑脊液混浊，中性粒细胞占 90% 以上，涂片和培养可发现致病菌。周围血象白细胞计数明显增高，中性粒细胞多在 90% 以上。如为流脑则有季节性特点。早期不典型病例不易与乙脑鉴别，需密切观察病情和复查脑脊液。

（3）结核性脑膜炎　本病无季节性，起病缓慢，病程长，有结核病史。脑脊液中糖与氯化物均降低，薄膜涂片或培养可找到结核杆菌。X 射线胸部摄片、眼底检查和结核菌素试验有助于诊断。

【治疗】

1. 一般治疗　隔离病人，注意饮食和营养。高热、昏迷、惊厥病人易失水，故宜补充足量液体。但输液也不宜多，以防脑水肿，加重病情。对昏迷病人宜采用鼻饲，注意监测生命体征。

2. 对症治疗

（1）高热的处理　可采用物理降温或药物降温，使肛温保持在 38～39℃之间。

（2）惊厥、抽搐的处理　去除病因及镇静止痛：①因脑水肿所致者，应以脱水药物治疗为主，可用 20% 甘露醇，每次 1～2g/kg，每 4～6 小时 1 次。同时可合用呋塞米、肾上腺皮质激素等。②因呼吸道分泌物堵塞、换气困难致脑细胞缺氧者，则应给氧，保持呼吸道通畅，必要时行气管切开，加压呼吸。③因脑实质病变引起的抽搐，首选地西泮，成人每次 10～20mg，儿童每次 0.1～0.3mg/kg，静脉注射。

（3）呼吸障碍和呼吸衰竭的处理　保持呼吸道通畅，吸氧，使用呼吸兴奋剂，必要时做气管切开或插管，使用加压人工呼吸器等。

（4）循环衰竭的处理　如为心源性心力衰竭，则应加用强心药物，如毛花苷 C 等；如因高热、昏迷、失水过多造成血容量不足而致循环衰竭，则应以扩容为主。

3. 糖皮质激素治疗　糖皮质激素有抗炎、退热、降低毛细血管通透性、保护血脑屏障、减轻脑水肿、抑制免疫复合物的形成、保护细胞溶酶体膜等作用，对重症病人可应用。

4. 恢复期和后遗症期治疗　应加强护理，防止压疮及继发感染的发生。进行语言、吞咽和肢体的功能锻炼，还可采用理疗、针灸、高压氧等治疗措施。

【预防】

及时隔离和治疗病人，以疫苗免疫幼猪、人猪分离等方法控制传染源；防蚊、灭蚊以切断传播途径；应用乙脑疫苗预防接种以保护易感人群。

【预后】

病死率在 10% 左右，轻型和普通型病人大多恢复健康，暴发型和脑干型病人的病死率较高，多于极期因呼吸衰竭而死亡。

项目八　伤　寒

【学习目标】

1. 掌握伤寒的流行病学和临床表现。

2. 熟悉伤寒的治疗与预防。

3. 了解伤寒的发病机制和诊断。

案例导入

张某，男，21 岁。某酒店餐饮部主任，因高热、食欲不振、腹部不适、乏力 1 周入院。查体见右胸前皮肤有数个淡红色皮疹，压之退色。肝肋下 1.5cm，剑突下 2cm，质软有轻度触痛，脾肋下 2cm。入院时血培养阴性，肥达反应结果：TO 1:160，TH 1:80，PA 1:20，PB 1:20，入院后第 7 天再复查肥达反应，结果：TO 1:640，TH 1:640，PA 1:20，PB 1:20。

思考：1. 考虑该病人患何种疾病？

2. 诊断依据是什么？

伤寒是由伤寒杆菌引起的急性肠道传染病。临床特征为长程发热、全身中毒症状、相对缓脉、肝脾肿大、玫瑰疹及白细胞减少等。主要并发症为肠出血和肠穿孔。

【病原学】

伤寒杆菌属于沙门菌属中的 D 族，革兰染色阴性，呈短杆状，有鞭毛，能活动，不产生芽孢，无荚膜。在普通培养基上能生长，在含有胆汁的培养基中生长较好。

伤寒杆菌的菌体（O）抗原、鞭毛（H）抗原和表面（Vi）抗原在体内均能诱生相应的抗体。伤寒杆菌在自然界中生命力强，在水中可存活 2~3 周，在粪便中可维持 1~2 个月，在牛奶中能生存繁殖；耐低温，在冰冻环境中可持续数月，但对光、热、干燥及消毒剂的抵抗力较弱；加热 60℃ 15 分钟或煮沸后立即死亡；消毒饮用水余氯达 0.2~0.4mg/L 时迅速杀灭。

伤寒杆菌只感染人类，在自然条件下不感染动物。伤寒杆菌在菌体裂解时释放强烈的内毒素，对本病的发生发展起着较重要的作用。

【流行病学】

1. **传染源** 病人及带菌者为唯一传染源。全病程均有传染性，以病程第 2~4 周传染性最大。少数病人可成为长期或终身带菌者，是我国近年来伤寒持续散发的主要原因。

2. **传播途径** 本病主要经粪–口传播。病菌随病人或带菌者的粪便排出，污染水和食物，或经手及苍蝇、蟑螂等间接污染水和食物而传播。水源污染是传播本病的重要途径，常酿成流行。

3. **人群易感性** 人对伤寒普遍易感，青少年多见。病后可获得持久性免疫力，与副伤寒间无交叉免疫力。

4. **流行特征** 本病终年可见，以夏、秋季最多。发病以学龄期儿童及青壮年多见，性别无明显差异。本病世界各地均有发生，以热带、亚热带地区多见。从 20 世纪 60 年代起，我国的发病率大为降低。

【发病机制】

伤寒杆菌随污染的水或食物进入小肠后，侵入肠黏膜，部分病菌被巨噬细胞吞噬并在其胞浆内繁殖；部分经淋巴管进入回肠集合淋巴结、孤立淋巴小结及肠系膜淋巴结中繁殖，然后由胸导管进入血流引起短暂的菌血症。此阶段相当于临床上的潜伏期。

伤寒杆菌随血流进入肝、脾和其他网状内皮系统继续大量繁殖，再次进入血流，引起第二次严重菌血症，并释放强烈的内毒素，引起临床发病。病程的第 1~2 周，血培养常为阳性；骨髓属网状内皮系统，细菌繁殖多，持续时间长，培养阳性率最高。

病程第 2~3 周，经胆管进入肠道的伤寒杆菌，部分再度侵入肠壁淋巴组织，在原已致敏的肠壁淋巴组织中产生严重的炎症反应，引起肿胀、坏死、溃疡。若病变波及血管则可引起出血，若溃疡深达浆膜则致肠穿孔。

病程第 4~5 周，人体免疫力增强，伤寒杆菌从体内逐渐清除，组织修复而痊愈，但约 3% 可成为慢性带菌者。少数病人由于免疫功能不足等原因引起复发。

【病理】

本病的主要病理特点是单核–巨噬细胞系统的增生性反应，以回肠末端集合淋巴结和孤立淋巴小结最为显著。镜检最显著的特征是以巨噬细胞为主的细胞浸润，可见胞质内含有吞噬的淋巴细胞、红细胞、伤寒杆菌及坏死组织碎屑，称为"伤寒细胞"。若伤寒细胞聚积成团，则称为"伤寒小结"。除肠道病变外，肝、脾也非常显著。胆囊呈轻度炎症病变。少数病人痊愈后伤寒杆菌仍可在胆囊中继续繁殖而成为慢性带菌者。心脏、肾等脏器也有轻重不一的中毒性病变。

【临床表现】

本病潜伏期 7~23 天，平均 1~2 周。

1. 典型伤寒

典型伤寒临床可分为 4 期。

（1）初期　病程第 1 周。起病较缓，体温呈阶梯状上升，于 5~7 天达 39.5℃或以上，伴有全身不适、食欲不振、咳嗽等。部分病人出现便秘或腹泻。

（2）极期　病程第 2~3 周，其主要表现如下：

①高热　为稽留热，一般持续半个月。近年来，由于早期不规律使用抗生素或激素，使得弛张热及不规则热型增多。

②消化系统症状　腹胀、腹部不适、右下腹压痛、便秘或腹泻等。

③神经系统症状　表情淡漠、反应迟钝、耳鸣、听力减退。重者可有谵妄、抓空、昏迷。合并虚性脑膜炎时，可出现脑膜刺激征。

④相对缓脉　20%~73% 的病人体温高而脉率相对缓慢。并发中毒性心肌炎时，相对缓脉不明显。

⑤肝脾肿大　半数以上病人于起病 1 周前后脾脏肿大，质软；部分病人肝脏亦肿大，且可伴 ALT 升高，个别病人出现黄疸。

⑥皮疹　约半数病人在病程第 1 周末于前胸、腹部出现淡红色丘疹（玫瑰疹），直径达 2~4mm，压之退色，散在分布，量少，一般仅数个或十数个，多在 2~4 天内消退。

（3）缓解期　病程第 3~4 周。体温开始波动下降，各种症状逐渐减轻，脾脏开始回缩。但本期仍有发生肠出血及肠穿孔的危险。

（4）恢复期　病程第 4 周末开始。体温恢复正常，食欲好转，但体质虚弱，一般约需 1 个月康复。

2. 非典型伤寒

（1）轻型　一般症状较轻，体温多在 38℃左右，病程短，1~2 周即可痊愈。轻型多见于儿童，或发病后早期接受抗生素治疗，或已接受过伤寒菌苗注射者。由于轻型病人的病情轻，症状颇不典型，目前又较多见，临床上易致漏诊或误诊。

（2）迁延型　起病与典型伤寒相似，但由于人体免疫功能低下，发热持续不退，热程可达 5 周以上。

（3）逍遥型　起病时毒血症状较微，病人可照常工作。部分病人可因突然性肠出血或肠穿孔而就医。

（4）暴发型　起病急，中毒症状重，病人可出现超高热或体温不升，血压降低，出现中毒性心肌炎、肠麻痹、休克与出血倾向等。

3. 伤寒的复发与再燃

（1）复发　恢复期热退 1~3 周后，发热等临床症状再次出现，但较初发轻，病程短（1~3 周）。

（2）再燃　缓解期体温波动下降，但尚未达到正常时，热度又再次升高，持续 5~7 天后退热，常无固定症状。

【并发症】

1. **肠出血**　肠出血为常见的并发症，多见于病程第 2~3 周，可出现大便潜血阳性至大量血便。少量出血时可无症状或仅有轻度头晕、脉快；大量出血时热度骤降，脉搏细速，体温与脉搏呈现交叉现象，并有头晕、面色苍白、烦躁、出冷汗、血压下降等休克表现。

2. **肠穿孔**　肠穿孔为严重的并发症，多见于病程第 2~3 周。表现为突然右下腹剧痛，伴有恶心、呕吐、出冷汗、脉搏细数、体温暂时下降等，但不久体温又迅速上升并出现腹膜炎征象，肝浊音界减少或消失，X 射线检查膈下有游离气体，白细胞计数升高。

3. **其他**　尚可并发中毒性心肌炎、中毒性肝炎、肺部感染、溶血性尿毒综合征、胆囊炎等。

【辅助检查】

1. 常规检查

（1）血常规　白细胞计数偏低或正常，中性粒细胞可减少，嗜酸性粒细胞减少或消失。

（2）尿常规　轻度蛋白尿，偶见少量管型。

（3）粪便常规　肠出血时有血便或潜血试验阳性。少数病人当病变侵及结肠时可有黏液便甚至脓血便。

2. 细菌学检查

（1）血培养　发病第 1 周采血阳性率可达 80% 以上，以后阳性率下降。

（2）骨髓培养　全病程均可获较高的阳性率，第 1 周可高达 90%，且较少受抗生素的影响。

（3）粪便培养　在第 3~5 周时阳性率较高。在判断结果时，要注意排除慢性胆道带菌者。

3. 血清学检查　伤寒血清凝集试验（肥达反应）所用的抗原有伤寒杆菌菌体（O）抗原、鞭毛（H）抗原及副伤寒杆菌甲、乙、丙鞭毛抗原 5 种。目的在于测定病人血清中各种相应抗体的凝集效价。一般从病程第 2 周开始阳性率逐渐增加，至第 4 周可达 90%，病愈后阳性反应可持续数月之久。

【诊断及鉴别诊断】

1. 诊断

（1）流行病学资料　注意当地流行情况、流行季节、病人的生活卫生习惯，是否有伤寒病史、预防接种史及与伤寒病人密切接触史。

（2）临床表现　有持续高热、相对缓脉、玫瑰疹、肝脾肿大、肠出血、肠穿孔等。

（3）实验室检查　血白细胞计数降低，嗜酸性粒细胞减少。血、骨髓、粪培养阳性是确诊依据。肥达反应结果 4 倍升高有助于诊断。

2. 鉴别诊断

（1）病毒感染　上呼吸道或肠道病毒感染均可有持续发热，白细胞计数减少，与伤寒相似。但此类病人起病较急，多伴有上呼吸道症状，常无缓脉、脾大或玫瑰疹，伤寒的病原学与血清学检查均为阴性，常在 1~2 周内不药而愈。

（2）斑疹伤寒　流行性斑疹伤寒多见于冬、春季，地方性斑疹伤寒多见夏、秋季。一般起病较急，脉搏较速，多有明显头痛。第 5~6 病日出现皮疹，数量多且可有出血性皮疹。外斐反应阳性。治疗后退热比伤寒快。

（3）急性粟粒性肺结核　可与伤寒相似，但病人多有结核病史或与结核病病人密切接触史。发热不规则，常伴盗汗、脉搏增快、呼吸急促等。发病 2 周后 X 射线胸部检查可见双肺有弥漫的细小粟粒状病灶。

（4）败血症　部分败血症病人的白细胞计数不增高，可与伤寒混淆。败血症多有原发病灶，热型多不规则，常呈弛张热，伴寒战，无相对缓脉。白细胞计数虽可减少，但中性粒细胞升高，血培养可分离出致病菌。

（5）其他　如疟疾、恶性组织细胞病、风湿热及变应性亚败血症等。

【治疗】

1. 一般治疗　给予消化道隔离，临床症状消失后连续两次粪便（每隔 5~7 天送检）培养阴性方可解除隔离。发热期病人必须卧床休息。注意皮肤及口腔的护理，注意观察体温、脉搏、血压、粪便等变化。给予高热量、高维生素、易消化的流食或无渣半流食，少量多餐。退热后食欲增强时，仍应继续进食一段时间的无渣饮食，以免诱发肠出血和肠穿孔。

2. 对症治疗

（1）高热适当应用物理降温，不宜用发汗退热药，以免虚脱。

（2）便秘用开塞露或生理盐水低压灌肠，禁用泻剂。

（3）腹泻可用收敛药，忌用鸦片制剂。

（4）腹胀可用松节油腹部热敷及肛管排气，禁用新斯的明类药物。

3. 病原治疗　目前，在没有伤寒药敏试验结果之前，经验治疗首选第三代喹诺酮类药物，儿童和孕妇病人宜首先应用第三代头孢菌素。

（1）喹诺酮类　左氧氟沙星每次 0.2～0.4g，每日 2～3 次口服，疗程 14 天。环丙沙星每次 0.5g，每日 2 次口服，疗程 14 天；对于重症或有并发症的病人，每次 0.2g 静脉滴注，每日 2 次，症状控制后改为口服，疗程 14 天。

（2）头孢菌素　头孢哌酮，成人每次 2g（儿童每次 50mg/kg），每日 2 次静脉滴注，疗程 14 天。头孢噻肟，成人每次 2g（儿童每次 50mg/kg），每日 2 次静脉滴注，疗程 14 天。

（3）氯霉素　成人剂量 1～2g/d，小儿 25～50mg/（kg·d），分 4 次口服，重症病人可增加剂量。待体温降至正常并稳定 2～3 天后减为半量，再继续给药 10～14 天。

4. 并发症的治疗

（1）肠出血　绝对卧床休息，严密观察血压、脉搏、神志变化及便血情况；禁食或进少量流质；注意水、电解质的补充并加用止血药；根据出血情况酌量输血；如病人烦躁不安可给予镇静剂；经积极治疗仍出血不止者，应考虑手术治疗。

（2）肠穿孔　禁食，胃肠减压，加强支持疗法，加强抗感染治疗。肠穿孔尤其伴发腹膜炎的病人应及早手术治疗，同时加用足量有效的抗生素。

【预防】

1. 控制传染源　隔离期应至临床症状消失、体温恢复正常后 15 天为止。亦可进行粪便培养检查，5～7 天 1 次，连续 2 次均为阴性者可解除隔离。病人的大小便、便器、食具、衣物、生活用品均须做适当的消毒处理。慢性带菌者的管理应严格执行。饮食、保育、供水等行业从业人员应定期检查，及早发现带菌者。慢性带菌者应调离上述工作岗位，进行治疗，定期接受监督管理。密切接触者要进行医学观察 23 天。有发热的可疑伤寒病人，应及早隔离治疗。

2. 切断传播途径　做好卫生宣教，搞好粪便、水源和饮食卫生管理，消灭苍蝇。养成良好的卫生习惯，饭前与便后洗手，不吃不洁食物，不饮用生水、生奶等。改善给水卫生，严格执行水的卫生监督，是控制伤寒流行的最重要环节。

3. 保护易感人群　伤寒，副伤寒甲、乙三联菌苗接种，有一定的保护作用。

项目九　传染性非典型肺炎

【学习目标】

1. 掌握传染性非典型肺炎的流行病学、临床表现及预防。

2. 熟悉传染性非典型肺炎的诊断与治疗。

3. 了解传染性非典型肺炎的发病机制和并发症。

案例导入

张某，男，36岁。于2月19日入院，2周前曾接触过SARS病人。10天前出现发热、畏寒、头痛，无卡他症状；3天后出现干咳、少痰，偶有血丝痰；现在频繁咳嗽、气促和呼吸困难，略微活动则气喘、心悸。血常规：白细胞计数正常，淋巴细胞减少。

思考：1. 该病人考虑诊断为何种疾病？

2. 诊断的依据是什么？

传染性非典型肺炎（非典）又称严重急性呼吸综合征，是由SARS冠状病毒引起的急性呼吸道传染病。以发热、头痛、肌肉酸痛、乏力、干咳少痰、腹泻等为主要临床表现，严重者出现气促或呼吸窘迫。主要通过飞沫、接触病人呼吸道分泌物及密切接触传播。

【病原学】

在狸猫、果子狸、家猫等动物中发现了类似的病毒。果子狸与SARS冠状病毒的传播密切相关，但SARS冠状病毒的自然储存宿主尚未明确。SARS冠状病毒是一种新的病毒，属于冠状病毒科，是一种单股正链RNA病毒。

SARS冠状病毒的抵抗力和稳定性要强于其他人类冠状病毒。在干燥塑料表面最长可存活4天，尿液中至少1天，腹泻病人粪便中至少4天。在4℃培养中存活21天，−80℃保存稳定性佳。56℃90分钟或75℃30分钟可灭活病毒。对乙醚、氯仿、甲醛和紫外线等敏感。

SARS冠状病毒特异性IgM抗体在起病后较早出现，在急性期或恢复早期达到高峰，约3个月后消失。IgG抗体为保护性抗体，在起病后2周左右出现，在病程第3周即可达高滴度，12个月后仍持续高效价。

【流行病学】

1.传染源　病人是主要传染源。潜伏期病人传染性低或无传染性，作为传染源无意义。

2.传播途径

（1）呼吸道传播　飞沫传播是本病的主要传播途径。当病人咳嗽、打喷嚏或大声讲话时，飞沫直接被易感者吸入而发生感染。气溶胶传播是另一种方式，易感者吸入悬浮在空气中含有 SARS 冠状病毒的气溶胶而感染。

（2）消化道传播　病人粪便中可检出病毒 RNA，通过消化道传播可能是另一个传播途径。

（3）直接接触传播　通过直接接触病人的呼吸道分泌物、消化道排泄物或其他体液，或者间接接触被污染的物品，亦可导致感染。

3.易感性和免疫力　人群普遍易感。病人家庭成员和医务人员属高危人群。患病后可获得一定程度的免疫力，未发现再次发病的报道。

【发病机制与病理解剖】

本病发病机制尚不清楚，免疫损伤被认为是本病发病的主要原因。肺部的病理改变最为显著，可见弥漫性肺泡病变、肺水肿及透明膜形成。病程 3 周后可出现肺间质纤维化，导致肺泡纤维闭塞。镜下还可见小血管内微血栓和肺出血、散在的小叶性肺炎及肺泡上皮脱落、增生等病理改变。

【临床表现】

本病潜伏期 1~16 天，常见为 3~5 天。典型的临床表现分为 3 期。

1.早期　发病最初的 1~7 天。起病急，发热为首发症状，体温一般 > 38℃，偶有畏寒；伴有头痛、关节肌肉酸痛、乏力等症状；部分病人可有干咳、胸痛、腹泻等症状；常无上呼吸道卡他症状。发病 3~7 天出现下呼吸道症状，可有咳嗽，多为干咳、少痰，偶有血丝痰；可有胸闷，肺部体征不明显，部分病人可闻少许湿啰音，或有肺实变体征。

2.进展期　病程 10~14 天达到高峰，发热、乏力等感染中毒症状加重，并出现频繁咳嗽、气促和呼吸困难，活动后气喘、心悸、胸闷，肺实变体征进一步加重，被迫卧床。易发生呼吸道的继发性感染。少数病人（10%~15%）出现急性呼吸窘迫综合征（ARDS）而危及生命。

3.恢复期　病程 2 周后，发热渐退，临床症状与体征减轻乃至消失。肺部炎症的吸收和恢复较为缓慢，体温正常后仍需 2 周左右才能完全吸收恢复至正常。

【辅助检查】

1.血常规检查　病程初期到中期白细胞计数正常或下降，淋巴细胞计数绝对值常减少，部分病例血小板减少。

2. 血液生化检查　丙氨酸氨基转移酶（ALT）、乳酸脱氢酶（LDH）及其同工酶等均有不同程度的升高。血气分析血氧饱和度下降。

3. 血清学检查　应用酶联免疫吸附法（ELISA）或（和）免疫荧光试验检测抗体。IgG抗体在起病后第1周检出率低，第2、3周末检出率持续升高，在病后6个月仍保持高滴度。IgM抗体发病1周出现，在急性期和恢复早期达高峰，3个月后消失。

4. 分子生物学检测　应用反转录聚合酶链反应（RT-PCR）方法检测病人呼吸道分泌物、血液、粪便等标本中的SARS冠状病毒RNA。

5. 影像学检查　多数病人胸部X射线检查异常，多呈斑片状或网状改变。起病初期病灶小，短时间内病灶迅速扩大，常累及双肺或单肺多叶。部分病人进展迅速，呈大片状阴影。胸部CT检查可见局灶性实变，毛玻璃样改变最多见。肺部阴影吸收、消散较慢，与临床症状、体征不相平行。

【并发症】

本病常见的并发症包括肺部继发感染、肺间质改变、纵隔气肿、皮下气肿和气胸、胸膜病变、心肌病变、骨质缺血性改变等。

【诊断及鉴别诊断】

1. 诊断

（1）流行病学资料

①与传染性非典型肺炎病人有密切接触史。

②发病前2周内曾到过疫区。

（2）临床症状与体征　起病急，以发热为首发症状，体温一般＞38℃，偶有畏寒；可伴有头痛、关节酸痛、肌肉酸痛乏力、腹泻；常无上呼吸道卡他症状；可有咳嗽，多为干咳、少痰，偶有血丝痰；可有胸闷，严重者出现呼吸加速、气促或明显呼吸窘迫。肺部体征不明显，部分病人可闻及少许湿啰音或有肺实变体征。

（3）血常规检查　外周血白细胞计数一般不升高，或降低；常有淋巴细胞计数减少。

（4）血清学检查　用ELISA法检测病人血清特异性抗体，特异性IgM抗体阳性，或特异性IgG抗体急性期和恢复期抗体滴度4倍或以上升高时，可作为确定诊断的依据。检测阴性结果，不能作为排除本病诊断的依据。

（5）胸部X射线检查　肺部有不同程度的片状、斑片状浸润性阴影或呈网状改变，部分病人进展迅速，呈大片状阴影；常为多叶或双肺改变；因阴影吸收、消散较慢，肺部阴影与症状、体征可不一致。

2. 鉴别诊断 临床上本病需与上呼吸道感染、流行性感冒、细菌性或真菌性肺炎、获得性免疫缺陷综合征合并肺部感染、军团病、肺结核、流行性出血热、肺部肿瘤、非感染性肺间质性疾病、肺水肿、肺不张、肺栓塞、肺嗜酸性粒细胞浸润症、肺血管炎等呼吸系统疾病鉴别。

【治疗】

本病以综合疗法为主，治疗总原则为：早期发现、早期隔离、早期治疗。目前尚无特异性治疗手段，病人应集中隔离治疗，疑似病例与临床诊断病例分开隔离。重型病人治疗中要注意防治急性呼吸窘迫综合征和多器官功能障碍综合征（MODS）。

1. 监测病情变化 病人在发病后2周内都可能处于进展期，必须密切观察病情变化，监测体温、呼吸频率、血氧饱和度，或动脉血气分析、血象、胸部X射线检查（早期复查间隔时间不超过2天），以及心、肝、肾功能等。

2. 一般治疗和对症治疗

（1）一般治疗：卧床休息，避免劳累、用力，补充充足营养，注意水、电解质、酸碱平衡。

（2）对症治疗：咳嗽剧烈者给予镇咳；咳痰者给予祛痰药。发热超过38.5℃者，可给予物理降温，如冰敷、酒精擦浴等，并酌情使用解热镇痛药。儿童忌用阿司匹林，因有可能导致Reye综合征。出现气促或氧分压<70mmHg或血氧饱和度<93%，给予持续鼻导管或面罩吸氧。

（3）脏器保护：有心、肝、肾等器官功能损害者应做相应脏器的保护治疗。

（4）应用糖皮质激素：有下列各项之一者即可早期应用糖皮质激素：①有严重中毒症状，高热3天不退。②48小时内肺部阴影进展超过50%。③有急性肺损伤或出现ARDS。一般成人剂量相当于甲泼尼龙80~320mg/d，必要时可适当增加剂量，大剂量应用时间不宜过长。具体剂量及疗程根据病情调整，待病情缓解或胸部X射线检查阴影有所吸收后逐渐减量、停用。在本病的治疗过程中，激素的应用没有绝对禁忌证，儿童慎用糖皮质激素；相对禁忌证包括中度以上的糖尿病、重型高血压、活动性胃炎、十二指肠溃疡、精神病、癫痫及处于妊娠期的病人。

（5）预防和治疗继发细菌感染：主要用于治疗和控制继发细菌或真菌感染。根据病情选用适当的抗感染药物治疗。

（6）抗病毒治疗：目前尚无针对本病的特异性抗病毒药物。早期可试用蛋白酶类抑制剂类药物洛匹那韦及利托那韦等。利巴韦林的疗效不确切。

（7）增强免疫功能治疗：重型病人可试用免疫增强的药物，如胸腺素、丙种球蛋白等，但是疗效尚不确切，故不推荐常规使用。

（8）中药辅助治疗。

3. **重型病例的治疗** 重型病例须严密动态监护，及时给予呼吸支持，合理使用糖皮质激素，加强营养支持和器官功能保护，维持水、电解质和酸碱平衡，预防和治疗继发感染，及时处理并发症。

（1）对重型病例收入重症监护病房，给予持续动态监护，包括对生命体征、出入液量、心电图及血糖的监测。

（2）使用无创正压机械通气（NPPV）的指征：①呼吸频率 > 30 次 / 分。②吸氧 5L/min 条件下，血氧饱和度 < 93%。

禁忌证：①有危及生命的情况，需要紧急气管插管。②意识障碍。③呕吐、上消化道出血。④气道分泌物多和排痰障碍。⑤不能配合 NPPV 治疗。⑥血流动力学不稳定和有多器官功能损害。

（3）若病人不耐受 NPPV 或血氧饱和度改善不满意，应及时进行有创正压机械通气治疗。具体插管通气的指征：①经无创通气治疗病情无改善，表现为血氧饱和度 < 93%，面罩氧浓度 5L/min，肺部病灶仍进展。②不能耐受无创通气，气促明显。③中毒症状明显，病情急剧恶化。

（4）出现休克或多器官功能衰竭，给予相应支持治疗。在 MODS 中，肺衰竭、肾衰竭及消化道出血、DIC 发生率较高。脏器损害愈多，病死率越高，两个或两个以上脏器衰竭的病死率约为 69%。

【预防】

1. **控制传染源**

（1）我国已将传染性非典型肺炎列为法定乙类传染病，但其预防、控制措施按甲类传染病执行。要求早发现、早报告、早隔离、早治疗。

（2）隔离治疗病人。对临床诊断病例和疑似病例应在指定的医院按呼吸道传染病分别进行隔离观察和治疗。出院指征需同时具备下列 3 个条件：①体温正常 7 天以上。②呼吸系统症状明显改善。③X 射线检查病灶有明显吸收。

（3）隔离观察密切接触者。医学观察病例和密切接触者应接受隔离观察 14 天。在家中接受隔离观察时应注意通风，避免与家人密切接触。

2. **切断传播途径**

（1）加强科普宣传，流行期间避免大型集会或活动，保持公共场所通风换气、空气流通，加强消毒处理。

（2）养成良好的个人卫生习惯，不随地吐痰，有咳嗽、咽痛等呼吸道症状及时就诊，戴口罩，避免与病人近距离接触。

（3）医院应设立发热门诊，建立本病的专门通道。严格隔离病人。医护人员要切实做好个人防护。加强医务人员防治知识的培训。

（4）加强实验室管理。实验室要求必须具备生物安全防护条件，以防实验室病毒传播。

3.保护易感人群　本病尚无有效的预防药物及疫苗。流行期间应保持乐观稳定的心态，均衡饮食，注意保暖，避免疲劳；在空旷场所进行适当的体育锻炼，有助于提高人体对传染性非典型肺炎的抵抗力。

【预后】

大部分病人经综合治疗后痊愈。少数病人可进展至 ARDS 甚至死亡。重型病人及患有其他严重基础疾病的病人病死率高。少数重型病人出院后随访发现肺部有不同程度的纤维化。

项目十　人感染禽流感

【学习目标】

1.掌握人感染禽流感的临床表现和治疗。

2.熟悉人感染禽流感的流行病学和预防。

3.了解人感染禽流感的发病机制和实验室检查。

案例导入

傅某，男，45 岁。1 周前去过活禽市场，3 天前出现类似流感样症状，现在体温持续在 39℃以上，出现呼吸困难、咳血痰，急诊入院。

思考：1.考虑病人患了何种疾病？

2.要诊断此病需要做哪些检查？

人感染禽流感（human avian influenza）是由甲型流感病毒中某些感染禽类亚型中的一些毒株引起的人类急性呼吸道传染病。其中 H5N1 亚型引起的为人感染高致病性禽流感，其病情严重，可因毒血症、感染性休克、多脏器功能衰竭及瑞氏综合征等导致死亡。

【病原学】

禽流感病毒属正黏病毒科甲型流感病毒属，其中的 H5 和 H7 亚型毒株（以 H5N1 和

H7N7 为代表）能引起严重的禽类疾病，称为高致病性禽流感。目前感染人类的禽流感病毒亚型主要为 H5N1、H9N2、H7N7，其中感染 H5N1 亚型的病人病情重、病死率高。

【流行病学】

1. 传染源　主要为患禽流感或携带禽流感病毒的鸡、鸭、鹅等家禽，其他禽类、野禽或猪也有可能成为传染源。病人是否为人感染禽流感的传染源尚未确定。

2. 传播途径　主要通过呼吸道传播，也可通过密切接触感染的禽类及其分泌物、排泄物，病毒污染的水等被感染。目前尚无人与人之间的传播证据。

3. 人群易感性　人群普遍易感。高危人群是与不明原因病死家禽或与感染、疑似感染禽流感家禽密切接触人员。

【发病机制与病理解剖】

本病发病机制尚不清楚。人感染禽流感的发病机制与流行性感冒的发病机制基本一致，免疫损伤可能是本病发病的主要原因。肺部的病理改变最为显著，镜下可见弥漫性肺泡病变，肺水肿及透明膜形成；支气管黏膜严重坏死；肺泡内大量淋巴细胞浸润，可见散在的出血灶和肺不张。

【临床表现】

本病潜伏期一般在 7 天以内。感染 H5N1 亚型者呈急性起病，早期类似普通型流感，发热，体温大多持续在 39℃以上，热程 1～7 天，多为 3～4 天。可伴有流涕、鼻塞、咳嗽、咽痛、头痛、肌肉酸痛和全身不适。

本病在发病 1～5 天后出现呼吸急促及明显的肺炎表现。重症病人病情进展迅速，发病 1 周内出现呼吸窘迫、肺部实变体征、呼吸衰竭，多数病人即使接受呼吸机治疗仍然死亡，还可出现肺炎、肺出血、胸腔积液、全血细胞减少、肾衰竭、败血症、感染性休克及瑞氏综合征等并发症。

【并发症和后遗症】

轻症病人预后良好。H5N1 亚型感染重症病人病情发展迅速，常出现重症肺炎、急性呼吸窘迫综合征、肺出血、胸腔积液、全血细胞减少、多脏器功能衰竭、败血症、休克及瑞氏综合征等并发症。

【辅助检查】

1. 血常规检查　外周血白细胞计数一般正常或降低，重症病人多有白细胞计数及淋巴细胞下降。

2. 血清学检查　发病初期和恢复期双份血清禽流感病毒抗体滴度上升 ≥ 4 倍，

可确诊。

3.**病毒抗原及基因检测** 取病人呼吸道标本，应用免疫荧光法或酶联免疫法检测甲型流感病毒核蛋白（NP）抗原及禽流感病毒 H 亚型抗原，还可应用 RT-PCR 法检测病毒核酸。

4.**病毒分离** 从病人呼吸道标本（如鼻咽分泌物、口腔含漱液、气管吸出物或呼吸道上皮细胞）中分离出禽流感病毒。

【诊断及鉴别诊断】

1.**诊断** 依据流行病学史，在禽流感流行时，发病前 1 周内曾到过疫点，有明确的病、死禽及其分泌物、排泄物接触史，结合临床表现、实验室检查易于诊断。本病确诊的重要依据为从病人呼吸道分泌物中分离出特定病毒或采用 RT-PCR 检测到禽流感 H 亚型病毒基因，双份血清抗禽流感病毒抗体滴度恢复期较发病初期有 4 倍或以上升高。

2.**鉴别诊断** 应与流感、普通感冒、细菌性肺炎、衣原体肺炎、支原体肺炎、传染性单核细胞增多症、传染性非典型肺炎等疾病进行鉴别。

【治疗】

1.**隔离** 对疑似病例、临床诊断病例和确诊病例均应进行隔离治疗。

2.**一般治疗** 卧床休息，多饮水，补充营养物质。高热者给予解热镇痛药，咳嗽咳痰者可给予止咳祛痰药物。

3.**抗病毒治疗** 应在发病 48 小时内试用抗流感病毒药物。用药方法与流行性感冒相同。金刚烷胺推荐用量为成人 200mg/d，老年人 160mg/d，小儿 4~5mg/（kg·d），分两次口服，疗程 3~4 天。不良反应主要有头晕、失眠、共济失调等神经精神症状。奥司他韦应及早服用，推荐口服剂量为成人每日 2 次，每次 75mg，连服 5 天。儿童体重 15kg 者推荐剂量为 30mg，15~23kg 者推荐剂量为 45mg，24~40kg 者推荐剂量为 60mg，大于 40kg 者可用 75mg，1 岁以下儿童不推荐使用。

4.**重症病人的治疗** 处理原则：①营养支持。②加强血氧监测和呼吸支持。③防治继发细菌感染。④防治其他并发症，如短期给予肾上腺皮质激素改善毒血症状及呼吸窘迫。

【预防】

1.**控制传染源** 加强禽类疾病的监测，一旦发现禽流感疫情，立即封锁疫区，将高致病性禽流感疫点周围半径 3km 范围划为疫区，捕杀疫区内的全部家禽，并对疫区 5km 范围内的易感禽类进行强制性疫苗紧急免疫接种。此外，应加强对密切接触禽类人员的检疫。

2.**切断传播途径** 发生禽流感疫情后，彻底消毒禽类养殖场、市售禽类摊位及屠宰场，销毁或深埋死禽及禽类废弃物，彻底消毒病人排泄物、用于病人的医疗用品及诊室，医护人员做好个人防护。

3. 保护易感人群　目前尚无人用 H5N1 疫苗。对密切接触者试用抗流感病毒药物或按中医辨证施治。

【预后】

病人年龄、存在基础性疾病、治疗延迟、出现并发症等影响本病预后。感染 H5N1 亚型者预后较差，病死率为 30%～80%。

复习思考

一、名词解释

1. 消毒。

2. 隔离。

3. 获得性免疫缺陷综合征。

二、简答题

1. 试述消毒的种类及隔离的方法。

2. 简述乙肝病毒标志物的检测内容及意义。

3. 试述 HIV 的传播途径及临床表现。

4. 试述急性细菌性痢疾的临床表现和治疗。

5. 简述霍乱、流脑及乙脑的临床表现及预防措施。

6. 试述伤寒的病理改变及临床表现。

7. 试述非典及人感染禽流感的传染途径及预防措施。

附 录

一、急诊临床检验参考值

（一）血液检查

1. 红细胞

（1）成人男性（4.0～5.5）×10^{12}/L

（2）成人女性（3.5～5.0）×10^{12}/L

（3）新生儿（5.0～7.0）×10^{12}/L

2. 血红蛋白

（1）成人男性 120～160g/L（12～16g/dL）

（2）成人女性 110～150g/L（11～15g/dL）

（3）新生儿 170～200g/L（17～20g/dL）

3. 白细胞分类及计数

（1）白细胞（4.0～10.0）×10^9/L

（2）中性粒细胞 50%～70%

（3）淋巴细胞 20%～40%

（4）嗜酸性细胞 0.5%～5%

（5）嗜碱性细胞（B）（0～1）%

（6）单核细胞 3%～8%

4. 网织红细胞计数

（1）成人 0.5%～1.5%

（2）绝对值（24～84）×10^9/L

5. 红细胞沉降率

（1）成年男性 0～15mm/h

（2）成年女性 0～20mm/h

6. 血小板计数 （100～300）×10^9/L

（二）尿液检查

1.一般检查

（1）尿量：①正常人尿量为1000~2000mL/24h；②少尿：尿量<400mL/24h；③无尿：尿量<100mL/24h；④多尿：尿量>2500mL/24h

（2）尿比重：正常人尿比重波动在1.010~1.025之间

（3）pH：5.5~7.4

（4）尿糖定性检测结果（班氏试剂颜色）

附表1　尿糖定性检测结果

反应结果	符号	葡萄糖含量（g/L）
蓝色	（–）	不变
绿色	（+）	微量，5以下
黄绿色	（++）	少量，5~10
土黄色	（+++）	中等量，10~20
砖红色	（++++）	大量，20以上

（5）尿蛋白：正常人尿蛋白定性试验呈阴性反应，定量试验0~80mg/24h

2.尿显微镜检查

（1）镜下血尿：每个高倍视野中平均见到3个（男性）或5个（女性）以上红细胞

（2）脓尿：每个高倍视野中超过3~5个白细胞

（三）常用肾功能检查

1.内生肌酐清除率　80~120mL/min

2.血尿素　3.2~7.1mmol/L

3.血肌酐

（1）男性53~106μmol/L

（2）女性44~97μmol/L

（四）常用肝功能检查

1.胆红素代谢功能试验

（1）血清总胆红素：1.7~17.1μmol/L

（2）直接胆红素：0~4μmol/L

（3）血清结合胆红素：0~6.8μmol/L

（4）非结合胆红素：1.7~10.2μmol/L

2.判断黄疸程度

（1）隐性黄疸：血清总胆红素17~34μmol/L

（2）轻度黄疸：血清总胆红素35~170μmol/L

（3）中度黄疸：血清总胆红素 171~340μmol/L

（4）重度黄疸：血清总胆红素 ＞ 350μmol/L

3. 蛋白质功能试验

（1）血清蛋白总量 60~80g/L

（2）清蛋白 40~55g/L

（3）球蛋白 20~30g/L

（4）A/G 比例为（1.5~2.5）：1

4. 血脂测定

（1）总胆固醇 ＜ 5.20mmol/L

（2）甘油三酯 0.56~1.70mmol/L

5. 浆膜穿刺液检查

附表2　漏出液与渗出液的鉴别要点

鉴别要点	漏出液	渗出液
病因	非炎症性	炎症性、肿瘤性、风湿性、物理化学性刺激等
颜色	淡黄色	黄色、绿色、脓液、血性等
透明度	透明或微混	多混浊
比重	＜ 1.018	＞ 1.018
凝固性	不易自凝	易凝固
黏蛋白定性试验	阴性	阳性
蛋白定量	＜ 25g/L	＞ 40g/L
细胞计数	常 ＜ $100×10^6$/L	常 ＞ $500×10^6$/L
细胞分类	以淋巴细胞和间皮细胞为主	急性炎症多以中性粒细胞为主，结核性以淋巴细胞为主
细菌学检查	阴性	可找到病原体
乳酸脱氢酶（LDH）	＜ 200U/L	＞ 200U/L

二、内科急救常用药物

附表3　内科急救常用药物

药品与规格	适应证	用法与计量	副作用与注意事项
肾上腺素针剂 1 毫克/支	1. 过敏性休克 2. 心搏骤停 3. 局部止血 4. 严重支气管哮喘	1. 过敏性休克皮下或肌内注射：0.5~1mg，儿童 0.005~0.01mg/kg 2. 心搏骤停静脉注射：0.5~1mg，每 5 分钟一次 3. 鼻腔出血可用 0.1% 滴鼻或填鼻	1. 常有心悸、头痛，可致心律失常，偶致室颤 2. 高血压、心脏病、洋地黄中毒、出血性休克、心源性哮喘禁用；甲亢慎用

续表

药品与规格	适应证	用法与计量	副作用与注意事项
去甲肾上腺素针剂2毫克/支	1. 各类休克 2. 上消化道大出血灌胃	1. 抗休克：静脉滴注4~10μg/min，儿童2μg/min，根据血压调整滴速 2. 上消化道大出血口服：2~3毫克/次，每日3次	1. 同肾上腺素针剂 2. 不得与碱性药物配伍 3. 严防注射液外渗（可致局部组织坏死）
山梗菜碱针剂3毫克/支，10毫克/支	各种原因引起的呼吸衰竭	皮下或肌内注射：3~10毫克/次，极量20毫克/次；儿童1~3毫克/次，极量3毫克/次 静脉注射：3~6毫克/次，极量20mg/d 儿童0.3~3毫克/次	1. 过量可出现头晕、呕吐、心动过速、传导阻滞、血压下降，大量可致惊厥 2. 静脉注射应缓慢
尼可刹米针剂0.375克/支	各种原因引起的呼吸衰竭	皮下、肌内注射或静脉注射：0.25~0.5克/次，极量1.2克/次；儿童6个月75毫克/次，1岁125毫克/次，4~7岁175毫克/次	1. 大剂量可致血压升高、出汗、震颤、惊厥 2. 对吗啡中毒效果较好，对巴比妥中毒效果较差
贝美格针剂50毫克/支	各种原因引起的呼吸衰竭，巴比妥及其他安眠药中毒	静脉注射或静脉滴注：用5%葡萄糖液稀释后每3~5分钟注射50mg至症状改善	注射不宜过快，否则可致精神错乱、惊厥
佳苏伦针剂100毫克/支	中枢抑制药物引起的呼吸抑制	静脉注射：1~2mg/kg，必要时5~10分钟注射一次 静脉滴注：5%葡萄糖液稀释成1mg/mL，每小时总量不超过300mg	癫痫患者禁用，颅内高压、冠心病、高血压患者及孕妇慎用
硝普钠针剂50毫克/支	1. 高血压危象 2. 高血压脑病 3. 急性肺水肿	静脉注射或静脉滴注：50mg加入5%葡萄糖液250~500mL，根据血压调整滴速或浓度	1. 使用时观察血压、脉搏 2. 长期使用需测血氰化物 3. 停药时逐渐减量 4. 药物使用过程中注意避光
间羟安针剂10毫克/支	各种低血压及休克	静脉注射或静脉滴注：10~40mg加入5%葡萄糖液250~500mL，根据血压调整滴速和浓度	1. 长期使用对肾功能有影响 2. 充血性心力衰竭、甲亢患者慎用
酚妥拉明针剂10毫克/支	1. 感染性休克 2. 急性肺水肿 3. 高血压急症 4. 急性心功能不全	静脉注射或静脉滴注：10~20mg加入5%葡萄糖液250~500mL，根据血压调整滴速和浓度	1. 使用时观察血压、脉搏 2. 肾功能减退患者禁用 3. 心肌梗死患者慎用 4. 不能与铁剂合用
硝酸甘油片剂0.3毫克/片；针剂10毫克/支	1. 高血压危象及难治性高血压 2. 心力衰竭及心绞痛 3. 心功能不全	静脉滴注：10mg加入5%葡萄糖液250~500mL，根据血压、心率调整滴速，一般为每分钟1~3μg/kg；心绞痛舌下含服：每次0.3~0.6mg，一天可多次含服	1. 可出现头晕、头痛、体位性低血压 2. 长期连续使用有耐药性 3. 青光眼患者禁用 4. 右室心肌梗死患者不宜使用
毛花苷C针剂0.4毫克/支	1. 充血性心力衰竭 2. 不伴预激综合征的室上性心动过速 3. 心率较快的心房颤动	静脉注射：0.2~0.4毫克/次，总量1~1.6mg/d；儿童1个月内每次0.022mg/kg，3个月内每次0.025mg/kg	1. 心瓣膜机械梗阻伴窦性心律、高度房室传导阻滞、病窦综合征、急性心梗24小时内、肥厚性心肌病、洋地黄中毒患者禁用 2. 安全范围较小，使用时要个体化 3. 注射时速度要缓慢

药品与规格	适应证	用法与计量	副作用与注意事项
毒毛旋花苷K针剂0.25毫克/支	1. 充血性心力衰竭 2. 不伴预激综合征的室上性心动过速 3. 心率较快的心房颤动	静脉注射：每0.125~0.25毫克/次，总量1~1.6mg/d；儿童总量每天0.007~0.01mg/kg	肾功能不良及少尿、休克时减量或慎用
利舍平针剂1毫克/支	高血压危象	肌内注射：1毫克/次，4~6小时可重复使用一次	1. 可出现精神忧郁和水钠潴留 2. 溃疡病患者慎用，孕妇禁用
多巴酚丁胺针剂20毫克/支	1. 低排血量心力衰竭 2. 顽固性心力衰竭者慎用	静脉滴注：20~40mg加入5%葡萄糖液中，2.5~7.5μg/（kg·min）	1. 心瓣膜机械性梗阻心力衰竭、高血压患者及孕妇慎用 2. 促进房室传导，心房颤动
多巴胺针20毫克/支	1. 各种低血压、休克 2. 与利尿剂合用于肾功能衰竭 3. 用于心跳、呼吸骤停复苏后血压的维持	1. 静脉注射或静脉滴注：20~100mg加入5%葡萄糖液或生理盐水250~500mL中，5~10μg/（kg·min）根据血压调整剂量及滴数 2. 顽固性腹水；呋塞米20mg、多巴胺20mg腹腔注射，每日1次	1. 可出现头痛、恶心、心律失常 2. 嗜铬细胞瘤、心动过速、室颤患者禁用 3. 与碳酸氢钠配伍禁忌
利多卡因针剂200毫克/支，400毫克/支	1. 严重室性心律失常 2. 癫痫持续状态 3. 麻醉用药	50~100mg，2分钟内静脉注射，无效时5~10分钟再静脉注射100mg，达400mg后无效者换药，有效则以1mg/min维持，每日不超过1200~1500mg	1. 阿斯综合征患者禁用 2. 窦缓、心力衰竭、慢性阻塞性肺部疾病、心输出量降低、休克、严重缺氧、肝病患者慎用 3. 大剂量可抑制呼吸 4. 青光眼及重症肌无力患者禁用
氨力农针100毫克/支	洋地黄、利尿剂、扩血管剂等治疗无效的心力衰竭	静脉注射：首次0.75mg，于3分钟注完，继而以5~10μg/（kg·min）维持	1. 不能用右旋糖酐或葡萄糖稀释 2. 可致血小板减少、低血压 3. 严重主动脉、肺动脉瓣病变患者禁用
普罗帕酮150毫克/片，针剂75毫克/支	室性或室上性心律失常	口服：治疗量150mg，3~4次/日，维持量300~600mg/d；静脉注射：在严密监测下70毫克/次，8小时后可重复使用，或静脉注射20~40mg/h	1. 可出现头痛、恶心、体位性低血压、传导阻滞 2. 严重低血压、心源性休克、心动过缓、传导阻滞患者禁用
胺碘酮0.2克/片；针剂150毫克/支	1. 各种室性、室上性心律失常，心房扑动和颤动 2. 改善心肌梗死、心绞痛所致的心肌缺血	口服：每次0.1~0.2g，每日3~4次，3天后改为0.1g，每日3次；静脉注射：5mg/kg稀释后5~10分钟注完，无效15分钟后可再给药一次	1. 可有角膜色素沉着、胃部不适、周围神经损害、肝功能损害等 2. 碘过敏、房室传导阻滞、甲亢、心动过缓患者及孕妇慎用，不能与单胺氧化酶抑制剂合用
溴苄胺针剂0.25克/支	利多卡因无效的严重室性心律失常	静脉注射：0.25g加注射用水20mL于10分钟注完，必要时10~20分钟再注射0.125g；总量1.5g/d	1. 注射过快致血压下降、呼吸抑制、恶心、呕吐 2. 严重心力衰竭、心瓣膜病患者慎用

药品与规格	适应证	用法与计量	副作用与注意事项
维拉帕米 40 毫克/片,针剂 5 毫克/支	1. 阵发性室上性心动过速 2. 可用于高血压和心绞痛	口服:每次 40~80mg,每日 3 次。静脉注射:每次 5~10mg。每日 2~3 次	1. 不宜与 β 受体阻滞剂合用 2. 心力衰竭、心源性休克患者慎用 3. 静脉注射可致心律失常,应做心电监护
甘露醇注射液 50g/250mL	1. 颅内高压、脑水肿 2. 青光眼 3. 急性肾衰竭早期	1. 快速静脉滴注:每次 20~100mg,每日 2~6 次。儿童以 10% 静脉滴注,每日总量 1~2g/kg 2. 急性肾衰竭早期:以 12.5~25g 于 10 分钟内滴完。儿童以 10% 静脉滴注,每日总量 2g/kg	1. 滴注过快有头痛、视力模糊和眩晕 2. 心、肾衰竭,活动性颅内出血患者慎用 3. 本药物易出现结晶,需温热溶解后使用
呋塞米针剂 20 毫克/支	心力衰竭、心源性水肿、肾性水肿、肝硬化腹水、脑水肿	肌内注射或静脉注射:每次 20mg,隔日 1 次,必要时一日量可增至 120mg	1. 可引起体位性低血压、高尿酸血症、高血糖、电解质紊乱、肝性脑病 2. 血容量不足、妊娠及哺乳者禁用
西咪替丁 0.2 克/片;针剂 0.2 克/支	1. 消化性溃疡及应激性溃疡 2. 上消化道出血 3. 急性胰腺炎	口服:每次 0.2g,3 次/日,静脉滴注:每次 0.4~0.6 克/次,2 次/日 静脉注射:0.2g 稀释成 20mL,每 6 小时一次	1. 可引起心律不齐、血压下降、粒细胞减少、肝功能损害、精神症状 2. 肾功能不全患者慎用
阿托品针剂 0.5 毫克/支	1. 缓慢型心律失常 2. 平滑肌痉挛致内脏绞痛 3. 有机磷农药中毒	1. 缓慢型心律失常:先静脉注射 0.5~1mg 后改用异丙肾上腺素 2. 内脏绞痛:静脉注射或肌内注射 0.5~1 毫克/次,极量 3mg/d 3. 有机磷农药中毒:首次静脉注射 2~10mg,以后每 10~30 分钟静脉注射 1~5mg,至阿托品化后减量	1. 可出现怕光、视力模糊、口干、心动过速,过量可致中枢兴奋至抑制 2. 青光眼、前列腺肥大、哮喘患者禁用;妊娠、老年心功能不全患者慎用
精氨酸针剂 5 克/支	1. 肝性脑病 2. 低氯血症	静脉滴注:15~30g 加入 5% 葡萄糖液 500~1000mL 中,静脉滴注时间不少于 4 小时	1. 过快可引起面部潮红、呕吐;过量可致酸中毒 2. 肾功能不全患者慎用或禁用
谷氨酸钾针剂 6.3 克/支	肝性脑病	静脉滴注:每次用 4 支,加入 5% 葡萄糖 500mL,每日 1~2 次;具体用量视病情而定	1. 过量可致碱中毒 2. 使用时注意电解质平衡 3. 少尿,无尿及肾功能不全患者慎用或禁用
谷氨酸钠针剂 5.75 克/支	同谷氨酸钾针剂	同谷氨酸钾针剂	同谷氨酸钾针剂
吗啡针剂 10 毫克/支	各种原因致剧烈疼痛 急性左心衰竭 急性心肌梗死 麻醉前给药	皮下注射:每次 5~15mg,5~50mg/d,极量 20 毫克/次,100mg/d,儿童每次 0.1~0.2mg/kg;急性左心衰竭 5~10mg 静脉注射。必要时可重复使用	极易成瘾 产妇、哺乳期妇女、休克、肺心病、支气管哮喘、颅脑损伤、颅内高压患者禁用
哌替啶针剂 50 毫克/支	1. 同吗啡针剂 2. 人工冬眠	皮下或肌内注射:每次 25~100mg,极量 150 毫克/次,600mg/d;儿童每次 0.5~1mg/kg	同吗啡针剂

药品与规格	适应证	用法与计量	副作用与注意事项
布桂嗪针剂 100毫克/支	各种原因所致的疼痛	皮下或肌内注射：每次 50~100mg	1. 有成瘾性 2. 恶心、头晕、困倦
腹蛇抗栓酶针剂 0.25 单位/支	脑栓塞后遗症 各种高凝血症	静脉滴注：0.25~0.5U/d，每日 1 次	用前需做皮试 有出血倾向者、妇女月经期禁用，消化性溃疡患者禁用
尿激酶剂 1000 单位/支	1. 急性肺梗死 2. 急性心肌梗死 3. 脑栓塞形成 4. 静脉血栓形成	静脉滴注 20000~40000U/d	1. 用前做皮试 2. 有出血倾向者，妇女月经期，消化性溃疡、严重高血压、脑出血、出血性脑梗死患者禁用 3. 检测试管法凝血时间，出血用氨甲苯酸拮抗
肝素钠针剂 每支 1000U, 每支 50000U； 每支 12500U	1. 同尿激酶剂 2. DIC 的预防与治疗	静脉滴注：首次 5000U 加入 5% 葡萄糖液 100mL，速度 20~30 滴/分，30~60 分钟滴完，必要每隔 4~6 小时重复一次，每次 5000U。不超过 25000U/d	1. 有出血倾向者，妇女月经期，消化性溃疡、严重高血压、脑出血、出血性脑梗死患者禁用 2. 血友病、黄疸、紫癜禁用 3. 监测试管法凝血时间，出血用鱼精蛋白拮抗
6- 氨基己酸针剂 2克/支	1. 产后出血及术后出血 2. DIC 中后期（与抗凝药同用）	静脉滴注：4~8g 加入 5% 葡萄糖液 100mL，30 分钟滴完	有血尿、血栓形成倾向或血栓病史患者慎用 肾功能不全患者慎用 严重出血患者无效
酚磺乙胺针剂 0.25 克/支	同 6- 氨基己酸针剂	静脉滴注：1~3g 加入 5% 葡萄糖液 100mL，每日 1~2 次	1. 同 6- 氨基己酸针剂 2. 不可与 6- 氨基己酸合用
双氢埃托啡针剂 20毫克/支	各种原因所致的疼痛	肌内注射：每次 20μg	1. 有成瘾性 2. 可有恶心、头晕、血压下降、呼吸抑制 3. 急性心梗、心力衰竭患者慎用
地西泮针剂 10 毫克/支	1. 癫痫大发作 2. 催眠	肌内注射或静脉注射：每次 5~10mg，极量 20 毫克/次	1. 可有皮疹、头晕、乏力 2. 婴儿，青光眼、重症肌无力患者禁用
苯妥英钠针剂 0.1 克/支，0.5 克/支	1. 癫痫大发作 2. 洋地黄中毒所致心律失常	肌内注射、静脉注射或静脉滴注：每次 0.1~0.25g	1. 大剂量可致传导阻滞 2. 静脉注射速度要缓慢
苯巴比妥针剂 0.1 克/支	1. 癫痫大发作 2. 抗惊厥	肌内注射：每次 0.1~0.2g，极量每次 0.25g，0.5g/d；儿童抗惊厥每次 5mg	1. 久用可成瘾 2. 偶有肝肾功能损害

药品与规格	适应证	用法与计量	副作用与注意事项
胰岛素针剂 400U/10mL	1. 糖尿病急症 2. 高血钾 3. 高能量营养疗法	1. 糖尿病酮症及高渗性昏迷，静脉滴注 5U/（kg·h），依血糖调整剂量及滴速 2. 高血钾，以葡萄糖加胰岛素静脉注射，依血钾调整用量	1. 监测血压、血糖、血钾 2. 长期使用可有水肿，偶尔出现过敏性休克
地塞米松针剂 5 毫 克 / 支	1. 过敏反应 2. 支气管哮喘 3. 脑水肿、肺水肿 4. 休克	静脉注射或静脉滴注：5~10 毫克 / 次，必要时可重复使用	高血压、糖尿病、消化性溃疡、血栓形成、妊娠、全身真菌感染、结核感染、精神异常、库欣综合征患者禁用
碘解磷定针剂 0.4 克 / 支	有机磷农药中毒	静脉注射或静脉滴注：轻、中度中毒者以 0.4g/h，维持 4~6 小时；重度中毒者，首次 1g，再以 0.4g/h，维持 6 小时	
依地酸钙钠针剂 1 克 / 支	重金属中毒	静脉滴注：1g 加入 5% 葡萄糖 500mL，静脉滴注 4~8 小时，儿童 25mg/（kg·d）	1. 可有肾损害、脉管炎、肌痛、头痛、胃肠道反应 2. 心肾功能不全患者慎用
亚甲蓝针剂 20mg/2mL	1. 亚硝酸盐中毒 2. 氰化物中毒	亚硝酸盐中毒每次 1~2mg/kg；氰化物中毒每次 5~10mg/kg，以葡萄糖稀释后静脉注射	1. 同依地酸钙钠针剂 2. 用药后尿呈蓝色，并可有尿道口刺痛
纳洛酮针剂 0.4 毫克 / 支	1. 酒精中毒 2. 吗啡类药物中毒	肌内注射或静脉注射；每次 0.4~0.8mg，必要时重复使用	高血压、心功能不全患者慎用

主要参考书目

[1] 陈灏珠，钟南山，陆再英 . 内科学 . 8 版 . 北京：人民卫生出版社，2013.

[2] 井霖源 . 内科学基础 . 北京：中国中医药出版社，2015.

[3] 倪伟 . 内科学 . 北京：中国中医药出版社，2012.

[4] 陈灏珠，林果为 . 实用内科学 . 13 版 . 北京：人民卫生出版社，2011.

[5] 贾卫平，陈生弟 . 神经病学 . 7 版 . 北京：人民卫生出版社，2013.

[6] 郝伟，于欣 . 精神病学 . 7 版 . 北京：人民卫生出版社，2013.

[7] 井霖源，于晓斌 . 内科学 . 北京：中国中医药出版社，2010.

[8] 杨绍基，任红 . 传染病学 . 8 版 . 北京：人民卫生出版社，2013.

[9] 井霖源 . 内科学 . 西安：西安交通大学出版社，2012.

[10] 邹春杰，马怡婷 . 内科护理 . 北京：人民卫生出版社，2016.

[11] 葛均波，徐永健 . 内科学 . 8 版 . 北京：人民卫生出版社，2013.

[12] 王庸晋，宋国华 . 内科学 . 7 版 . 北京：人民卫生出版社，2014.

[13] 陈文彬，潘祥林 . 诊断学 . 7 版 . 北京：人民卫生出版社，2014.

[14] 许幼晖 . 西医内科学 . 3 版 . 北京：人民卫生出版社，2013.